Franz Bauer
Ratgeber für Behinderte

Franz Bauer

Ratgeber für Behinderte

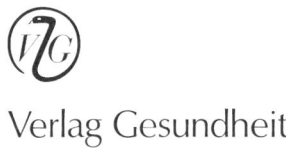

Verlag Gesundheit

Wichtiger Hinweis

Kein Brief ohne Rückporto!
Bei allen *Verbänden, Institutionen* und *Privatpersonen,* von denen Sie etwas wollen, sollten Sie bitte
nie »vergessen«, für den nötigen Porto- und Unkostenaufwand – je nach Ihren Wünschen – ca.
3–5 DM in Briefmarken beizulegen; bei *Behörden* nur dort, wo es ausdrücklich gewünscht wird. Teilweise wird nur noch dann geantwortet, wenn Rückporto beigefügt ist. Bitte beherzigen Sie das in jedem Fall!

4., überarbeitete und erweiterte Auflage
ISBN 3-333-01010-0
1997 by Ullstein Buchverlage GmbH, Berlin
Verlag Gesundheit
Redaktionsschluß 1.7.1997

Umschlaggestaltung: Klaus Meyer/Tabea Dietrich
Satz: ew print & medien service gmbh, Würzburg
Druck und Verarbeitung: Clausen & Bosse, Leck

Printed in Germany 1997

ISBN 3-333-01010-0

Gedruckt auf alterungsbeständigem Papier
mit chlorfrei gebleichtem Zellstoff

»Nicht behindert zu sein ist wahrlich kein Verdienst,
sondern ein Geschenk, das jedem von uns jederzeit genommen werden kann.
Lassen Sie uns die Behinderten und ihre Angehörigen
auf ganz natürliche Weise in unser Leben einbeziehen.
Wir wollen ihnen die Gewißheit geben, daß wir zusammengehören.«

Richard von Weizsäcker

Inhaltsverzeichnis

Vorwort

Behindert ist man nicht, behindert wird man gemacht. Durch Architektur, durch andere Menschen – die dabei oft in guter Absicht handeln –, auch durch schwerverständliche Rechtsprechung. Der vorliegende Ratgeber, der offenbar erste seiner Art in der Bundesrepublik, kann keine architektonischen Barrieren beseitigen. Er kann und will auch nicht sogenannte Nichtbehinderte zu einem wirklichen integrativen Umgang mit jenen anhalten, die mit körperlichen, geistigen oder seelischen Beeinträchtigungen leben müssen. Aber er kann scheinbar undurchschaubare Paragraphen und Bestimmungen, er kann das »Behindertenrecht« durchschaubarer machen – und damit zu mehr Selbstwertgefühl, Selbstbehauptung, Chancengleichheit und Teilhabe der Betroffenen am gesellschaftlichen Leben beitragen.

Über sieben Millionen Menschen in Deutschland haben einen Behindertenausweis. Die Dunkelziffer jener, die aus Furcht vor Benachteiligungen keinen Antrag auf Feststellung ihres Status gestellt haben, ist beträchtlich. Da von »Minderheiten« zu sprechen, verbietet sich von selbst. Zumal Behinderung immer auch eine Frage der Definition und der Sichtweise ist. Behindert, das heißt beeinträchtigt in den Möglichkeiten der körperlichen und geistigen Entfaltung, ist letztlich fast jeder. Der eine mehr, der andere weniger. Die eine sichtbarer – im Rollstuhl-, die andere versteckter. In diesem Ratgeber ist die Rede von denen, die im engen Wortsinne betroffen sind. Nach Umfragen kennen 98 % von ihnen, von uns, die Rechte, die der Gesetzgeber bietet, nicht oder nur unzureichend. Keine Frage, ich zähle zu dieser großen Mehrheit. Mehr als das Bedauern darüber blieb mir in der Vergangenheit, von Einzelfragen abgesehen, zumeist nicht.

Deshalb begrüße ich das Erscheinen dieses Ratgebers vorbehaltlos. Der nahezu vollständige Problemkatalog, die speziellen Hinweise für die neuen Bundesländer, die Beispiele und Muster sind eine Handreichung für alle Lebenslagen, in denen man bisher nahezu hilflos einer kalten und unpersönlichen bürokratischen Maschinerie ausgeliefert zu sein schien. Behindertenrecht versperrt sich einfachem Zugang durch einen Irrgarten von Sonderregelungen, über die kaum jemand Bescheid weiß. Problematisch ist das vor allem für »neue« Behinderte. In der früheren DDR habe ich erlebt, daß einem von staatlicher Seite alles ins Haus geflogen kam. Jetzt muß man sich selber kümmern. Diese Mündigkeit ist allemal besser als die beschriebene Vormundschaft. Aber sie hat natürlich auch ihre Haken. Wer nicht selbst aktiv wird, der kriegt auch nichts! Und man muß Hartnäckigkeit lernen. Meine Erfahrung: Erst mal wird alles abgelehnt. Beim zweiten oder dritten Mal dann geht es. Franz Bauers Buch macht Mut, alles zu unternehmen, die fixierten Rechte auch wahrzunehmen. Wir wollen ja nichts geschenkt, sondern akzeptiert werden.

Dank meiner exponierten Stellung im Sport habe ich es diesbezüglich vielleicht etwas leichter als andere. Was ich sage, wird in der Öffentlichkeit beachtet, es gibt Kontakte zu Politikern, Funktionären, Prominenten, deren Wort Gewicht hat. Immer wieder habe ich in den vergangenen Jahren diese Möglichkeit genutzt, um – nicht für mich allein, sondern für eine große Menschengruppe – auf Mißstände, Oberflächlichkeit, unsensiblen Umgang hinzuweisen. Im kleineren oder größeren Rahmen gibt es für viele Behinderte solche Gelegenheiten. Jeder sollte für sich selbst ein Feld finden, auf dem er seine individuelle Anerkennung anstrebt – ob das im Sport, in der Kultur, im sozialen Bereich oder wo auch immer ist. Nicht in der Ecke zu Hause sitzen, sondern sich bewegen, initiativ und aktiv sein! Daß der vorliegende Ratgeber genau dazu animiert, daß er hinter die trockenen Rechtsformulierungen zeigt, wie Paragraphen und Verordnungen lebenssinnstiftend sein können, wenn sie nur angewandt und benutzt werden, macht für mich seinen wertvollsten Zweck aus. Dann nämlich wird der Behinderte damit nicht zusätzlich »behindert«, sondern von lästigen Behinderungen befreit. Soziale Ausgrenzungen heben sich so auf, und die verbal propagierte Beteiligung der Betroffenen am Leben der Gesellschaft gewinnt eine ganz andere Dimension. Zu oft noch verhindern »Barrieren« aller Art für Behinderte die Wahrnehmung des Rechts, sein Leben selbstbestimmt und in Würde zu gestalten. Ebendeshalb wünsche ich dem »Ratgeber für Behinderte. Mit vielen Insider-Tips«, daß er viel gekauft und, noch mehr, daß er intensiv be- und genutzt wird.

Auch wenn die Amtssprache nicht eben zur entspannenden Lektüre einlädt – mit dem Buch ist die Tür zum Irrgarten offen, und es lohnt sich – im doppelten Wortsinne – nach dem Ausgang zu suchen. Es ist wie im Sport: Ohne Kampf, ohne Einsatz kein Sieg. Behinderte sind keine Randgruppe. Machen wir es denen nicht zu leicht, die sich an eine solche gesellschaftliche Zuschreibung gewöhnen möchten. Leistung, Lebensmut, Leidenschaft – das sind keine Exklusiveigenschaften Nichtbehinderter. Das Einmischen fängt bei der Wahrnehmung der eigenen Rechte der vermeintlich Schwachen an. Deshalb möchte ich mich bei Herrn Franz Bauer ganz herzlich für das vorgelegte Werk bedanken und wünsche allen Lesern eine Lektüre mit Gewinn.

Ihre Marianne Buggenhagen

Marianne Buggenhagen, geboren im Mai 1953 in Ueckermünde, ist nach einer aufsteigenden Querschnittslähmung seit 1977 Rollstuhlfahrerin. Sie ist Deutschlands erfolgreichste Behindertensportlerin und hat mit ihrem Beispiel einen großen Beitrag für die gewachsene öffentliche Sensibilität für dieses Thema geleistet. Erst nach der politischen Wende in der DDR konnte sie auch international starten und wurde seitdem in der Leichtathletik siebenmal Weltmeisterin (1990, 1994). Sechsmal gewann sie Gold bei den Paralympics, den Olympischen Spielen der Behindertensportler. Außerdem erreichte sie mit dem deutschen Team 1993 den zweiten Rang bei der Rollstuhl-Basketball-EM. Marianne Buggenhagen erhielt verschiedene Auszeichnungen, unter anderem als erste Nichtamerikanerin den Victory Award für ihre Verdienste um die Sache der Behinderten (am 28.4.1993 im Weißen Haus aus der Hand von US-Vizepräsident Al Gore). Ende 1994 ehrten sie die ARD-Zuschauer mit der »Sport 1« als populärste Sportlerin des Jahres vor Schwimmerin Franziska van Almsick. Marianne Buggenhagen arbeitet als Sozialtherapeutin im Klinikum Berlin-Buch und betreut querschnittsgelähmte Patienten.

Einführung

Das größte Problem der Behinderten sind meist die Nichtbehinderten. Die Gleichgültigkeit und Unkenntnis der Mitmenschen erschweren das Leben der Behinderten in allen Bereichen. So habe ich es in unzähligen Fällen als Behinderter und vor allem als Behindertenbeauftragter erfahren. Vor diesem Hintergrund wuchs die Motivation zu diesem Buch: Wer das Leid anderer, die endlose Bürokratie der Behörden, die Stolpersteine allenthalben und die Undurchdringbarkeit des Paragraphendschungels zur Genüge erlebt hat, *muß* diesen ungeheuren Erfahrungsschatz weitergeben. So entstand dieser außergewöhnliche Ratgeber, in dem ich meine vielfältigen Erfahrungen, die ich als Behinderter, Behindertenbeauftragter, ehrenamtlicher Mitarbeiter des Weißen Ring und Sozialrichter gesammelt habe, weitergebe. Sozusagen aus der Praxis für die Praxis. Ich möchte Behinderten und ihren Angehörigen Informationen und Mut geben, alles zu unternehmen, damit sie ihre gesetzlich verankerten Rechte in Anspruch nehmen.

Ein herzliches Danke allen, die mir bei der Entstehung des Buches geholfen haben; so auch Gudrun Jänisch vom Verlag Gesundheit. Ganz besonders danke ich meiner Tochter Barbara, die zwar als *Juristin in spe* einen großen Anteil beigetragen hat, aber dem Vater als Autor den Vortritt gelassen hat, und meiner Frau Marion für ihre Geduld, ihre vielen Ideen und konstruktive Kritik.

Das Buch soll Sie ermutigen, sich nicht unterkriegen zu lassen. Ihr Schicksal aktiv in die Hand zu nehmen und bei Behörden, Institutionen und Verbänden in jedem Fall nachzuhaken. Sie haben nichts zu verschenken, und Sie dürfen auf Möglichkeiten und Rechte, die zumindest ein kleiner Nachteilsausgleich sein können, nicht verzichten.

Wenn im nachfolgenden von *er, ihm, dem* die Rede ist, bezieht sich das natürlich auch immer auf die Frauen.

Ihr Franz Bauer

1. Grad der Behinderung (GdB)

(In Anlehnung und mit Auszügen aus den »Anhaltspunkten für die Begutachtung« des Bundesministers für Arbeit und Sozialordnung)

Abkürzungen in Kapitel 1:

AG = Arbeitsgemeinschaft EI = Elterninitiative
AK = Arbeitskreis FV = Förderverein
BAG = Bundesarbeitsgemeinschaft IG = Interessengemeinschaft
BV = Bundesverband/-vereinigung SHG = Selbsthilfegruppe
Dt. = Deutsche/r

1.1. Allgemeine Hinweise

Anmerkungen zur GdB-Tabelle

→ Der Grad der Behinderung, kurz *GdB* (früher Minderung der Erwerbsfähigkeit, *MdE*), wird in Zehnergraden von 20 bis 100 % festgelegt.

→ Einzel-GdBs von 10, 20 und 30 % bedeuten bei der Berechnung des Gesamt-GdBs, also des endgültigen Grades zur Behinderung, *nur im Ausnahmefall* zusätzliche Prozente; sie werden deshalb nicht aufgeführt. Im Antrag für die Feststellung einer Behinderung und auf Ausstellung eines Behindertenausweises sollten Sie allerdings alle gesundheitlichen Probleme angeben.

! Die Anhaltspunkte für die Begutachtung wurden bis Ende 1996 geändert. Die Prozente wurden zum Teil herabgesetzt und die Maßgaben deutlich verschärft. Das Ziel könnte sein: Möglichst viele bei einer Ausweis-Verlängerung unter 50 % drücken und Neuanträge ablehnen.

→ Die Prozente werden nicht addiert: Fünf Probleme mit je 20 % ergeben also keine 100 %, sondern bestenfalls einen GdB von 30 oder höchstens 40 %. Richten Sie deshalb Ihr Augenmerk in erster Linie auf die Behinderungen, die Ihnen für den GdB *wirklich nützlich sind.*

→ Liegt ein Unfallschaden, ein Berufsunfall oder eine Berufskrankheit vor, heißt es, besonders wachsam zu sein. Hierbei ist jedes Prozent wichtig. Ab 20 % kann es bereits eine Rente geben. Im Ringen um die Prozente werden Versicherungen und Berufsgenossenschaften besonders gründliche Untersuchungen fordern. (↗ Kapitel 9.4.)

→ Alterserscheinungen werden nicht berücksichtigt. Als solche werden die körperlichen und psychischen Leistungseinschränkungen gesehen, die sich im Alter physiologisch (die Lebensvorgänge im Organismus betreffend) entwickeln und die für das Alter nach ihrer Art und Umfang typisch sind.

Merke: Alles, was nicht regelmäßig und nicht nur im fortgeschrittenen Alter auftritt (z.B. Geschwülste, arteriosklerotisch bedingte Organerkrankungen, stärkere Bewegungseinschränkungen durch Arthrosen usw.), gehört nicht zu den Alterserscheinungen, auch wenn es erstmalig im Alter auftritt!

Ausländer

→ Das Schwerbehindertengesetz schützt uneingeschränkt auch alle Ausländer, wenn sie den Wohnsitz, den gewöhnlichen Aufenthalt oder ihre Beschäftigung in der BRD haben. Anträge und Bescheide sollten nur mit sprach- und fachkundiger Beratung ausgefüllt bzw. akzeptiert werden.

Hilfe/Beratung:
- Gesellschaft zur Förderung behinderter türkischer Kinder, Vahrenwalder Str. 194, 30165 Hannover, T.: 05 11/7 98 40 43
- Verband der Initiativgruppen in der Ausländerarbeit (VIA), Hochemmericher Str. 71, 47226 Duisburg, T.: 0 20 65/5 33 46

Kinder

→ Entscheidend ist, was altersbedingt über das normale baby-/kindbedingte Maß an Einschränkungen hinausgeht. Hier geht es vor allem um den hohen Steuerfreibetrag (7200 DM), um den Sie kämpfen sollten. Ein behindertes Kind benötigt in jedem Alter ein ganz besonders hohes Maß an ständiger Beaufsichtigung, Hilfen, Therapie usw.

→ Hilfsorganisationen und besondere Hinweise siehe bei der jeweiligen Behinderung und ↗ Kapitel 12.

→ Prüfen Sie Ihre Situation anhand der vom Bundessozialgericht formulierten Grundsätze:
- Die notwendige Hilfeleistung muß erheblich sein,
- die notwendige dauernde Bereitschaft zur Hilfeleistung muß mit einer aktiven Hilfe vergleichbar sein und
- die Hilfe kann auch durch Überwachung und Anleitung (geistig-psychische Hilfe) geleistet werden.

→ Eine Überwachung und Anleitung wäre erst dann ausreichend, wenn ein Elternteil oder eine sonstige Hilfsperson bei den existenzsichernden Verrichtungen (siehe Seite 105) anwesend sein muß, um jeweils zu Einzelschritten aufzufordern und um den Vorgang und dessen Ergebnis zu kontrollieren. Aus dem bei Kapitel 5 genannten Katalog von 21 Verrichtungen müßte für mindestens drei ein ständiger Hilfebedarf bestehen, damit Hilflosigkeit angenommen werden kann.

→ Es genügt nicht, daß ein geistig Behinderter vergleichbar einem schulpflichtigen Kind allgemeiner Aufsicht bedarf. Es genügt auch nicht, daß ein derart Behinderter verwahrlosen würde, wenn er ohne Aufsicht bliebe.

Krankheitsbezeichnungen

› Leider konnten nicht alle Krankheitsbezeichnungen in eine verständliche Form gebracht werden. Die Bezeichnung Ihrer Krankheit, Behinderung usw. wird allerdings immer wieder wichtig sein. Lassen Sie sich deshalb die genaue Bezeichnung vom Arzt erklären und aufschreiben.

> **Merke:** Von Anfang an sollten alle Probleme und deren Beschwerden von den Ärzten optimal dokumentiert werden! Nur so kann auch tatsächlich der GdB herauskommen, der angemessen ist. Die Entscheidungen der Behörden können nur so gut sein wie die zugrunde liegenden Befundberichte der Ärzte.

Selbsthilfeorganisationen

› Auf Bundes- und Landesebene bestehen für viele Behinderungen/Krankheiten *Selbsthilfeorganisationen*. Nachfolgend und im Anhang sind Organisationen genannt, die Info-Unterlagen für Sie bereithalten. Daß man einem Anliegen ohne Mitgliedschaft etwas zurückhaltend gegenüberstehen könnte, wäre verständlich. Die Zugehörigkeit zu Selbsthilfeverbänden und zu Behindertenorganisationen ist relativ preiswert und der Nutzen unbezahlbar. Diese Verbände sind meist sehr schlagkräftig, erfahren und kompetent.

› *Bitte bei Anfragen an nichtamtliche Stellen und Personen nie vergessen:* 3–5 DM in Briefmarken beilegen!

> **Sie suchen eine Selbsthilfegruppe?**
>
> Die folgenden zentralen Ansprechpartner können Ihnen dabei helfen (bitte ca. 5 DM Unkosten in Briefmarken nicht vergessen!)
>
> - NAKOS, Nationale Kontakt- und Informationsstelle zur Anregung und Unterstützung von Selbsthilfegruppen, Albrecht-Achilles-Str. 65, T.: 030/8 91 40 19, Fax: 0 30/ 8 93 40 14 (Hilfe bei der Suche, Gründungsberatung)
> - Kindernetzwerk, Hanauer-Str. 15, 63739 Aschaffenburg, T.: 0 60 21/1 20 30, Fax: 1 24 46, Telef. Anfragen: Mo., Di., Do. 9–12 Uhr
> - Deutsche Arbeitsgemeinschaft Selbsthilfegruppen (DAG SHG) e.V. c/o Friedrichstraße 28, 35392 Gießen, T.: 06 41/99–4 56 12
> - Adressen – Datei des Malteser Hilfsdienstes e.V., Malteser Telefon, Kalker Hauptstr. 22, 51103 Köln, T.: 02 21/9 82 22 22
> - In *Österreich:* SIGIS, Service- und Informationsstelle für Gesundheitsinitiativen und Selbsthilfegruppen, Laxenburger-Str. 36, 1100 Wien, T.: 02 22/7 11 72-43 67, Fax: 02 22/7 11 72-43 98 (von Deutschland aus internationalen Antwortschein nicht vergessen)

1.2. Augen

GdB

Maßgebend ist die korrigierte Sehschärfe (Prüfung *mit Gläsern!*); zudem Ausfälle des Gesichts- und Blickfeldes, Reizerscheinungen, Tränenträufeln, Empfindlichkeiten (Licht, Staub), Erkrankungen, chronische Gefäßhautentzündung, Grüner Star und Strabismus je nach Behinderung.

Verlust eines Auges, Linsenlosigkeit bei Verlust des anderen . . . . 40 %

Gesichtsfeldausfälle; je nach Intensität . . . . 10–70 %

Konzentrische Einengungen je nach Abstand vom Zentrum . . . . 10–100 %

Einzel-GdBs je nach Sehvermögen

Sehschärfe		1,0	0,8	0,63	0,5	0,4	0,32	0,25	0,2	0,16	0,1	0,08	0,05	0,02	0
LA	RA	$5/5$	$5/6$	$5/8$	$5/10$	$5/12$	$5/15$	$5/20$	$5/25$	$5/30$	$5/50$	$1/12$	$1/20$	$1/50$	0
1,0	$5/5$	0	0	0	5	5	10	10	10	15	20	20	25	25	(25)
0,8	$5/6$	0	0	5	5	10	10	10	15	20	20	25	30	30	30
0,63	$5/8$	0	5	10	10	10	10	15	20	20	25	30	30	30	40
0,5	$5/10$	5	5	10	10	10	15	20	20	25	30	30	35	40	40
0,4	$5/12$	5	10	10	10	20	20	25	25	30	30	35	40	50	50
0,32	$5/15$	10	10	10	15	20	30	30	30	40	40	40	50	50	50
0,25	$5/20$	10	10	15	20	25	30	40	40	40	50	50	50	60	60
0,2	$5/25$	10	15	20	20	25	30	40	50	50	50	60	60	70	70
0,16	$5/30$	15	20	20	25	30	40	40	50	60	60	60	70	80	80
0,1	$5/50$	20	20	25	30	30	40	50	50	60	70	70	80	90	90
0,08	$1/12$	20	25	30	30	35	40	50	60	60	70	80	90	90	90
0,05	$1/20$	25	30	30	35	40	50	50	60	70	80	90	100	100	100
0,02	$1/50$	25	30	30	40	50	50	60	70	80	90	90	100	100	100
0	0	(25)	30	40	40	50	50	60	70	80	90	90	100	100	100

Anmerkung

An die Stelle der mit 0 gekennzeichneten Werte tritt nach der Verwaltungsvorschrift Nummer 4 zu § 30 BVG ein GdB von 30 %.

→ *Sehbehindert* ist, wer trotz Korrektur mit Gläsern ein Sehvermögen von 1/3–1/20 der Norm hat. *Hochgradig sehbehindert* ist, wer nur 1/20 –1/50 erreicht. Als *blind* gilt ein Sehvermögen von 1/50–0 auf dem besseren Auge.

Wichtig ist das u. a. beim Ausweis (Merkzeichen *Bl, H, aG, B, RF*), Steuerfreibetrag (DM 7200), Blinden- und Pflegegeld und bei der Eingliederungshilfe.

→ Vor dem nächsten Augenarztbesuch sollten sie Ihre Werte und die Tabelle vergleichen. Es könnte ja sein, daß sich Ihr Sehvermögen erheblich verschlechtert hat. (↗ Tabelle).

→ Bei Diabetes kann es im fortgeschrittenen Stadium zu ständigem Einbluten in die Netzhaut kommen. Derartige Eintrübungen bedeuten meist für die Betroffenen erhebliche Einschränkungen. Orientierung und Gleichgewichtssinn können dadurch schwer beeinträchtigt sein. Jegliche Belastungen sind unmöglich. Bringen Sie das ggf. deutlich zum Ausdruck, sonst bleibt es bei den Prozenten unberücksichtigt.

Hilfe/Beratung:
- Dt. Blindenverband, Bismarckallee 30, 53173 Bonn, T.: 02 28/95 58 20, Fax: 02 28/35 77 19
- Dt. Verein Blinde und Sehbehinderte in Studium und Beruf, Frauenbergstr. 8, 35039 Marburg, T.: 0 64 21/48 14 50, Fax: 0 64 21/5 18 22
- Bund der Kriegsblinden, Schumannstr. 35, 53113 Bonn
- Dt. Katholisches Blindenwerk, Eschstr. 12, 52351 Düren, T.: 0 24 21/5 11 55
- Dt. Taubblindenwerk, Albert-Schweitzer-Hof 27, 30559 Hannover
- Selbsthilfegruppe Albinismus, Silcherstr. 5, 89171 Illerkirchberg, T.: 0 73 46/57 63
- Selbsthilfegruppe Uveitis, Richard-Dopheide-Weg 23, 33332 Gütersloh, T.: 0 52 41/4 93 57
- Selbsthilfegruppe Blinde und Sehbehinderte, Villbacherstr. 7, 63599 Biebergemünd
- AG blinde/sehgeschädigte Kinder, Torstr. 2, 30169 Hannover, T.: 05 11/88 48 85
- Dt. Retinitis Pigmentosa-Vereinigung –DRPV–, Vaalser-Str. 108, 52074 Aachen, T.: 02 41/87 00 18, Fax: 87 39 61
- Bund zur Förderung Sehbehinderter –BFS–, Max-Planck-Str. 24, 40880 Ratingen, T. + Fax: 0 21 02/44 47 37
- Fördergemeinschaft für Taubblinde e.V., Basteistr. 83 a, 53173 Bonn, T.: 02 28/95 63 76–3, Fax: –5, E-Mail: 100602.3224 a compuserve.com
- Patienteninitiative Trockenes Auge, Albert-Gerst-Str. 7, 07407 Keilhau, T.: 0 36 72/4 31 01-7, Fax: -6
- BAG kath. Einrichtungen für Sinnesbehinderte, Karlstr. 40, 79104 Freiburg, T.: 07 61/20 00
- Dt. Blindenstudienanstalt e.V., Am Schlag 8, 35037 Marburg, T.: 0 64 21/6 06 24
- Evangelischer Blinden und Sehbehindertendienst in Deutschland –EBS–, Lessingstr. 5, 35039 Marburg, T.: 0 64 21/4 22 22

1.3. Bindegewebe

- Dt. Fibromyalgie-Vereinigung e.V., Pf. 13 08, 71536 Murrhardt, T.: 0 71 92/13 66 oder 0 71 91/98 00-13, -14, Fax: 0 71 91/98 00 13
- Marfan Hilfe e.V., Pf. 20 22, 59010 Hamm, T.: 0 23 81/2 62 73, Fax: 1 22 43
- SHG Sklerodermie in Deutschland e.V., Jagdstr. 1, 90559 Burgthann, T.: 0 91 88/5 12 Fax: 38 67
- Scleroderma Liga e.V., Pf. 12 44, 90506 Zirndorf, T.: 09 11/60 57 53, Fax: 6 00 11 85

1.4. Blut – Blutdruck – Lymphsystem

GdB

Für Blutkrankheiten und blutbildende Organe sind hämatologische Veränderungen, Organstörungen, Rück- und Auswirkungen maßgebend.

Chronische lymphatische Leukämie, primär generalisierte niedrig bösartige Non-Hodgkin-Lymphome: mäßige Auswirkungen (Behandlungsbedarf)	40–70 %
– Anämie, Antikörpermangel, Milz stark vergrößert	80–100 %
Plasmozytom, mäßige Auswirkungen (Behandlungsbedarf)	50–70 %
– starke Auswirkungen (z.B. Osteolysen, Anämie, Schmerzen)	80–100 %
Hodgkin-Lymphome bis 60. Lebensjahr, je nach Auswirkungen	60–100 %
– Vollrückgang: 5 Jahre Heilungsbewährung	50 %
Nach 60. Lebensjahr:	
Non-Hodgkin-Lymphome	80–100 %
– Vollrückgang: 5 Jahre Heilungsbewährung	80 %
Chronische myeloische Leukämie (Myelose), je nach Milzvergrößerung	50–80 %
– akutes Stadium	100 %
Andere chronische Erkrankungen (Poly- oder Thrombozythämie, Osteomyelosklerose):	
– mäßige Auswirkungen	50–70 %
– starke Auswirkungen: Blutungs- und Thromboseneigung	80–100 %
– nach Milzentfernung immer	100 %
Akute Leukämie, bösartige generalisierte Non-Hodgkin-Lymphome	80–100 %
– bei Kindern bis zum Ende der Therapie	100 %
– danach 5 Jahre Heilungsbewährung	60 %
Farbstoffmangel-, perniziöse-, hämolytische Anämien, Panmyelopathie	
– starke: dauernder Transfusionsbedarf	50–80 %
– Panmyelopathie mit Thrombozythopenie	100 %
Hämophilie und plasmatische Blutungskrankheiten (Folgen zusätzlich):	
– mittelschwer mit häufigen Blutungen	50–80 %
– schwer: Faktor VIII unter 1%	80–100 %
Sonstige Blutungsleiden: starke Auswirkungen, Blutungsneigung	50–80 %
– ständige Blutungsneigung (Gefahr lebensbedrohlicher Blutungen)	80–100 %
HIV-infiziert, große Einschränkungen, weitere Symptome	50–80 %
– Aidserkrankung	100 %

Hilfe/Beratung:

- Dt. Hämophilie-Gesellschaft zur Bekämpfung von Blutungskrankheiten, Halenseering 3, 22149 Hamburg, T.: 0 40/6 72 29 70, Fax: 6 72 49 44
- Bluter-Betreuung-Bayern e.V., Medizinische Klinik Innenstadt der LM-Uni, Ziemssenstr. 1, 80336 München, T.: 0 89/ 51 60-53 01, Fax: -21 48
- Dt. Hämophiliegesellschaft e.V., Neugasse 5, 66646 Marpingen, T.: 0 68 53/43 29
- IGH Hämophilie e.V., Johannesstr. 38, 53225 Bonn, T.: 02 28/42 98-55, Fax: -66

- Dt. Hämophilieberatung, Lessingstr. 61, 45772 Marl-Hüls, T.: 0 23 65/2 15 03, Fax: 2 65 78
- Dt. Leukämie-Hilfe e.V., Bundesverband der Selbsthilfeorganisationen für Erwachsene mit Blut-/Blutsystemerkrankungen, Thomas-Mann-Str. 44 a, 53111 Bonn, T.: 02 28/7 29 90–67, Fax: –11
- Arbeitsgemeinschaft Leukämiepatienten, Herrenstr. 34, 48167 Münster, T.: 0 25 06/67 68
- Dt. Leukämie Forschungshilfe, Aktion für krebskranke Kinder (Dachverband), Joachimstr. 20, 53113 Bonn, T.: 02 28/22 18 33, Fax: 02 28/21 86 46
- Selbsthilfegruppe Haarzell-Leukämie, Wildensteinstr. 15, 38642 Goslar, T.: 0 53 21/8 10 03
- Selbsthilfeorganisation Knochenmarktransplantation, Hilfe für Leukämie-/Tumorkranke, Westerwaldstr. 1, 13589 Berlin, T.: 0 30/3 71 36 40
- SHG Morbus Hodgkin, Gelderner-Straße, 52428 Jülich, T.: 0 24 61/5 75 34, Fax: 5 95 91
- Knochenmarkspender-Register für Deutschland GmbH, Neue Str. 22, 89073 Ulm, T.: 07 31/9 66 68–0, Fax: –30
- Dt. Knochenmarkspenderdatei, Pf. 14 05, 72074 Tübingen, T.: 0 70 71/9 43–0, Fax: –1 17
- AKB-Knochenmarkspende Bayern e.V., Pentenrieder-Str. 100, 82152 Krailling, T.: 0 89/89 90–7 18, Fax: –6 21
- Transplantationsklinik für Leukämiekranke und Stefan-Morsch-Stiftung, Dr. Ottmar-Kohler-Str. 2, 55743 Idar-Oberstein, T.: 0 67 81/66 15–80, Fax: –84
- Leukämie-Liga, Pf. 10 10 07, 40010 Düsseldorf, T.: 02 11/3 11 77 20
- Arbeitsgruppe Angeborene Immundefekte, Pf. 123, 86062 Augsburg, T. + Fax: 08 21/40 72 32
- Dt. AIDS-Hilfe, Dieffenbachstr. 33, 10967 Berlin, T.: 0 30/6 90 08 70, Fax: 0 30/69 00 87–42
- AIDS-Stiftung, Adenauerallee 58, 53113 Bonn, T.: 02 28/21 40 98
- Nationale Dt. AIDS-Stiftung, Pipinstr. 7, 50667 Köln, T.: 02 21/25 10 61
- Kinder-Aids-Hilfe Deutschland, Kasernenstr. 59, 40213 Düsseldorf, T.: 02 11/32 67 02
- Eltern HIV-betroffener Kinder, Burscheidter Str. 33, 40591 Düsseldorf, T.: 02 11/76 72 37
- Histiozytosehilfe e.V., Alte Landstr. 45, 25597 Kronsmoor, T.: 0 48 28/16 41
- SHG Plasmozytom, Abraham-Lincoln-Str. 14 a, 65189 Wiesbaden, T.: 06 11/71 99 38

Bluthochdruck   GdB

Bluthochdruck, Grad III (schwere Form): gestörte Herz- und Nierenfunktion oder Hirn-
durchblutung, je nach Organbeteiligung . . . . 50–100 %
Grad IV: Papillenödem, Venenstauung, Exsudate, Blutungen . . . .   100 %

Hilfe/Beratung:
- Dt. Liga zur Bekämpfung des hohen Blutdruckes, Pf. 10 20 40, 69010 Heidelberg, T.: 0 62 21/41 17 74
- Herz-Kreislauftelefon Heidelberg: 0 62 21/47 48 00
- Dt. Institut für die Bluthochdruckforschung, Wielandstr. 26, 69120 Heidelberg
- Selbsthilfegruppe Bluthochdruckkranke, Hagener Str. 269, 44229 Dortmund, T.: 02 31/73 43 81

1.5. Brüche (Gewebe)

GdB

Bauchnarbenbruch, häufige Ileuserscheinungen	40–50 %
Zwerchfellbrüche, je nach Organverlagerungen und Auswirkungen	40–70 %

1.6. Galle

GdB

Chronische Entzündung der Gallengänge, je nach Leberbeteiligung	20–100 %
Gallenwegserkrankungen (Steinleiden, Entzündungen)	
– lange Entzündungen oder mit Komplikationen	40–50 %
Bösartiger Tumor: 5 Jahre Heilungsbewährung, wenigstens	80 %

→ Eine sehr gründliche eigene ständige Bestandsaufnahme sowie die Information Ihres Arztes sind wichtig. (Siehe auch Anmerkung bei ↗Nieren, S. 50)

1.7. Gefäßschäden

GdB

Arteriovenöse Fisteln	20–40 %
– mit ausgeprägten Auswirkungen	50–100 %
Aneurysmen (je nach Sitz und Größe)	20–40 %
– Funktionsstörungen, eingeschränkt belastbar	50–100 %
Arterielle Verschlüsse (ein- oder beidseitig):	
– 50 bis 100 m Gehvermögen	50–60 %
– unter 50 m ohne Ruheschmerz	70–80 %
– unter 50 m mit Ruheschmerz	80–100 %
Krampfadern, chronische Geschwüre, beidseitig	30–50 %
Lymphödem (Entstellungen zusätzlich):	
– betroffene Glieder erheblich beeinträchtigt	50–70 %
– ganzes Gliedmaß unbrauchbar	80 %

Hilfe/Beratung:
- Dt. Gesellschaft für Venenerkrankungen, Pf. 18 10, 90007 Nürnberg, T.: 09 11/5 98 86 00
- Arbeitsgemeinschaft Lymphknotensyndrom, Am Gesundbrunnen 20, 74078 Heilbronn
- SHG Hämangiome (Blutschwamm), Hämmern 15, 51688 Wipperfürth, T.: 0 22 67/16 63

- Dt. Liga zur Bekämpfung von Gefäßerkrankungen, Med. Klinik Klinikum, 76307 Karlsbad-Langensteinbach, T./Fax: 0 72 53/2 62 28
- Dt. Gesellschaft für Phlebologie, Uniklinik, Sigmund-Freud-Str. 25, 53105 Bonn
- Aktion Venen-Hilfe e.V., Postfach 80 10 05, 81610 München, T.: 0 89/45 44 14 26
- Initiative Venengesundheit, Burgpl. 21–22, 40213 Düsseldorf, T.: 02 11/3 23 95 62
- Dt. Gesellschaft für Gefäßsport, Praxis Dr. Gerlach, T 6, 25, 68161 Mannheim
- SHG Morbus Meniere –KIMM– e.V., Kastanienweg 5, 71404 Korb, T.: 0 71 51/6 41 13

1.8. Harnwege – Geschlechtsorgane

Harnwege   GdB

Chronische Harnwegentzündung (schwerer Grad)	20–40 %
Begleiterscheinungen (Hautschäden, Harnwegentzündungen) zusätzlich	
Entleerungsstörungen (Katheter/Urinal)	50 %
Bösartiger Tumor: 5 Jahre Heilungsbewährung	60–100 %
Harninkontinenz (völlig)	50 %
Schrumpfblase, je nach Auswirkung	20–50 %
Nieren-, Harnleiter-, Blasen-Hautfistel	50 %
Künstliche Harnableitung nach außen (ohne Nierenstörung)	50 %

Hilfe/Beratung
- Inkontinenz-Hilfe, Friedrich-Ebert-Str. 124, 34119 Kassel, T.: 05 61/78 06 04, Fax: 05 61/77 67 70
- Hilfe für inkontinente Personen, Pf. 11 13 22, 40513 Düsseldorf, T.: 02 11/59 21 27
- Selbsthilfe Inkontinente Menschen, SIM-Info-Telefon: 0 18 02/21 23 26
- Pro Kontinenz e.V., Blauenstr. 13, 79258 Hartheim, T./Fax: 01 80/5 22 32 50
- SHG Bettnässen, Selbsthilfezentrum, Bayerstr. 77a, 80335 München, T.: 0 89/53 29 56
- SOMA (angeborene Anusmißbildung/Inkontinenz), Junkernweg 16, 21641 Apensen, T.: 0 41 67/14 22
- SHG Interstitielle Zystitis, Untere Burg 21, 53881 Euskirchen, T.: 0 22 51/7 67 29
- Eltern-SHG Hypospadie, Viernheimer-Weg 16, 69123 Heidelberg, T.: 0 62 21/83 42 02
- Dt. Klinefelter-Syndrom-Vereinigung e.V., Markusweg 4, 93167 Falkenstein

Geschlechtsorgane männlich

Bösartige Tumore: 5 Jahre Heilungsbewährung, Penisverlust; bösartiger Penis-, Hoden- oder Prostatatumor	50–100 %

Hilfe/Beratung:

- Patientenbroschüre »Prostata«, Grünes Kreuz, Schuhmarkt 4, 35037 Marburg (Kuvert mit 3 DM!)
- Thermooblation, Tagesklinik, Brückenkopfstr. 1–2, 69120 Heidelberg, T.: 0 62 21/40 90 22, Fax: 40 90 33
- Info-Service-Prostata –ISP–, Bolongarostr. 82, 65189 Wiesbaden
- Prosta-Relax, Arbeitskreis Prostata, Mainzer Str. 75, 65189 Wiesbaden

Geschlechtsorgane weiblich   GdB

Bei bösartigen Tumoren: generell 5 Jahre Heilungsbewährung	
Verlust der Brust: Probleme im Schultergürtel oder Arm als OP- oder Bestrahlungsfolge (Lymphödem, Muskeldefekte, Nerven-Läsionen), besondere psychische Störungen zusätzlich, beidseitig	40 %
Bösartiger Brusttumor	50–80 %
Bösartiger Gebärmuttertumor	50–80 %
Bösartiger Eierstocktumor	50–80 %
Chronische Adnexeentzündung, akut und öfter	50 %
Endometriose, schwerer Grad, Beeinträchtigung der Nachbarorgane	50 %
Harnweg- oder Mastdarm-Scheidenfistel	60 %
– Harnweg-Mastdarm-Scheidenfistel	100 %
Scheidenwandsenkung und/oder Vorfall der Gebärmutter, je nach Intensität der Inkontinenz	20–50 %
Scheiden-Gebärmutteraplasie, ohne Plastik, nach 14. Lebensjahr	40 %
Kraurosie vulvae, erhebliche Beschwerden	10–40 %
Bösartiger Scheidentumor	60–80 %
Bösartiger Tumor an den äußeren Geschlechtsteilen	50–80 %

Argumente bei Erwerbsunfähigkeit wegen Brustkrebs

- Mein linker/rechter Arm ist seit der Brust-Tumor-OP nicht mehr zu gebrauchen. Durch diese Erkrankung habe ich seit … zunehmend ständig unerträgliche Probleme: Lymphdrüsen-Schwellungen, Ödeme, massive Rückenschmerzen, beständiges Ziehen und Brennen; vor allem in …
- Physiotherapeutische Maßnahmen (z. B. Lymphdrainagen, Krankengymnastik) brachten jeweils nur kurzfristig minimale Erfolge. Sie konnten weitere Verschlechterungen nicht verhindern.
- Täglich ergeben sich innerhalb der Arbeitszeit starke Schwellungen. Ruhepausen mit Hochlagerung des Armes sind nicht möglich; ebenso keine »Schonhaltung«.
- Die ständigen Schmerzen sind täglich nur noch mit Medikamenten zu ertragen.

> - Alternativen bestehen nicht. Ein Arbeitsplatzwechsel ist nicht möglich.
> - Die berufliche Tätigkeit erfolgt voll auf Kosten der Gesundheit, um den Arbeitsplatz nicht zu verlieren.
> - Außerdem bestehen ständige Beschwerden in/durch/…

Hilfe/Beratung:
- Frauenselbsthilfe nach Krebs, B 6, 10/11, 68159 Mannheim, T.: 06 21/2 44 34, Fax: 06 21/15 48 77
- Frau und Gesundheit e.V., Helenenweg 15, 40822 Mettmann, T.: 0 21 04/7 57 24
- Dt. Frauenring, Lessingstr. 9, 61231 Bad Nauheim
- Krebsinfozentrum, T.: 0 62 21/41 01 21 (Mo.–Fr. 8.00–20.00 Uhr)
- Selbsthilfegruppe Silikongeschädigte, Fürstenberger Str. 215, 60323 Frankfurt/M., T./Fax: 0 69/5 97 14 03
- Information für Frauen, Blumenstr. 43, 69115 Heidelberg, T.: 0 62 21/2 13 17
- Arbeitsgemeinschaft Gestose-Frauen, Pf. 12 53, 47654 Issum, T.: 0 28 35/26 28, Fax: 0 28 35/29 45
- Arbeitskreis Frauenberatung zu gynäkologischen Fragen, Im Kleinen Sande 7, 21640 Horneburg, T.: 0 41 63/9 13 52 Mittwoch, 14.00–17.00 Uhr (Literaturliste und Informationsschriften)
- Frauen-Selbsthilfe-Wildwasser e.V., Friesenstr. 6, 10965 Berlin, T.: 0 30/6 93 91 92
- Cystinose-Selbsthilfe, c/o C. Sproedt, Bentheimer Str. 15, 40883 Ratingen, T.: 0 21 02/6 96 27
- SHG Endometriose, A.-Hoffmann-Str. 109, 04275 Leipzig, T.: 03 41/4 77 77 54

Homosexualität
- BVH, Bundesverband Homosexualität e.V., Greifswalder Str. 224, 10405 Berlin, T.: 0 30/4 41 24 98
- SVD, Schwulenverband in Deutschland e.V., Haus der Demokratie, Friedrichstr. 165, 10117 Berlin, T.: 0 30/2 01 08 04

Sexualität/Potenzprobleme
- Sexualberatung Medizinische Hochschule, Konstanty-Gutschow-Str. 8, 30625 Hannover, T.: 05 11/5 32 24 88
- Psychiatrie Klinik rechts der Isar, Ismaninger Str. 22, 81675 München, T.: 0 89/41 40–40 20
- Urologisches Labor des Klinikums, Theodor-Kutzer-Ufer, 68135 Mannheim, T.: 06 21/3 83–24 07
- Kombiklinik Homburg, Bau 6, 66421 Homburg, T.: 0 68 41/16–4 70 09
- Untersuchungskrankenhaus, Hindenburgdamm 30, 12200 Berlin, Andrologische Sprechstunde T.: 0 30/7 98–25 66
- SHG »DRAGO« p.i.n., Elleringhäuser Str. 3, 34454 Arolsen-Volkhardinghausen, T.: 0 56 96/4 16 (benennt auch Urologen)

Transsexualität
- SHG Transidentitas e.V., Pf. 10 10 46, 63010 Offenbach, T./Fax: 0 69/8 00 10 08

1.9. Haut

GdB

	GdB
GdB je nach Art, Ausdehnung, Sitz, Auswirkungen, Begleiterscheinungen (Jucken, Nässen, Brennen, abstoßende Gerüche), wiederholte stationäre Behandlung; Einschränkungen, Organprobleme zusätzlich.	
Bei Entstellungen: je nach Schwierigkeiten im Erwerbsleben, Unannehmlichkeiten im Alltag; seelische Konflikte, besonders bei Gesichtsentstellungen	
Endogenes Ekzem, generalisierte Hauterscheinungen, Gesichtsbefall	40–50 %
chronische Urtikaria, schwere chronische Form	40–50 %
Acne conglobata, häufig Fisteln und psychische Probleme	30–40 %
Hautveränderungen bei Autoimmunkrankheiten (Erythematodes, Dermatomyositis, Sklerodermie usw.)	50–70 %
Blasenbildende Hautkrankheiten (z.B. Pemphigus)	20–40 %
Haut- und Schleimhautbefall	50–80 %
Psoriasis vulgaris, andauernd, ausgedehnter Befall	30–50 %
Erythrodermien, mittlere Intensität	50–60 %
– stärkere Auswirkung auf den Allgemeinzustand	70–80 %
Ichthyosis, mittlere Form: stärkere Schuppung, mit Verfärbung	20–40 %
– schwere Form: gesamte Haut, besonders Beugen und Gesicht	50–80 %
Erysipel, chronisch je nach Lymphödemausprägung	20–40 %
Bösartiger Hauttumor: 5 Jahre Heilungsbewährung	50–80 %

↪ Bei einer Klimatherapie (z. B. Davos, Schweiz, Kurzentrum Ein Bokek am Toten Meer, Norderney) sollten Sie in jedem Fall immèr zuerst bei einem der nachfolgend genannten Fachverbände Rat einholen und dann erst mit Ihrer Krankenkasse und natürlich Ihrem Facharzt Kontakt aufnehmen.

Hilfe/Beratung:
- Dt. Psoriasis-Bund, Oberaltenallee 20 a, 22081 Hamburg, T.: 0 40/2 27 09–85, Fax: –86
- SHG Psoriasis-Arthritis, c/o Rheuma-Forum, Pf. 13 08, 71536 Murrhardt, T.: 0 71 92/13 66 oder 32 90
- Neurofibromatose: Von-Recklinghausen-Gesellschaft, Langenhorner-Chaussee 560, 22419 Hamburg, T.: 0 40/52 71 28 22, Fax: 5 27 74 62
- Bundesverband Neurodermitiskranker, Pf. 11 65, 56135 Boppard, T.: 0 67 42/8 71 30
- Dt. Neurodermitikerbund, Spaldingstr. 210, 20097 Hamburg, T.: 0 40/23 08 10
- Dt. Haut- und Allergienhilfe, Fontanestr. 14, 53173 Bonn, T.: 02 28/35 10 91, Fax: 02 28/36 37 43

- Dt. Vitiligo SHG, Feldstr. 26 b, 47506 Neukirchen-Vluyn, T.: 0 28 45/2 13 99
- El brandverletzter Kinder, Lauferstr. 30 a, 90571 Schwaig, T./Fax: 09 11/5 07 57 18
- SHG Brandverletzte, Dr.-Ebeling-Str. 26, 31020 Salzhemmendorf, T.: 0 51 53/10 39
- SHG Pilzerkrankungen und chron. Müdigkeit, Weskammstr. 11, 12279 Berlin, T/Fax: 0 30/7 23 18 91
- SMC, SHG Mykosen und CFS, Lauterach 1, 92280 Kastl, T./Fax: 0 96 25/9 11 07
- AG Mykosen, Unterortstr. 16, 65760 Eschborn, T.: 0 61 96/4 29 17
- SHG Morbus Ostler, Lessingstr. 13, 41372 Niederkrüchten, T.: 0 21 63/8 12 49
- SHG Macula-Degeneration, Breslauer-Str. 26, 93073 Neutraubling
- SHG Ichthyose, Schmollerstr. 912, 70378 Stuttgart, T.: 07 11/53 68 95
- SHG Lupus Erythematodes, Göllenkamp 3, 44357 Dortmund, T./Fax: 02 31/37 02 86
- DEBRA, IG Epidermolysis, Dornblüthstr. 5, 01277 Dresden, T./Fax: 03 51/4 64 85 61
- AK Camouflage, Helmstedter-Str. 16, 10717 Berlin, T.: 0 30/8 54 28 29

Haut – Lasertherapie

→ Fragen Sie Ihren Arzt nach Vergleichsfällen, Anzahl der Operationen, genaue Kosten mit Nachbehandlung und etwaiger Korrekturen, Dauer der Therapie, Nebenwirkungen, Risiken, Augenschutz und Art der Betäubung. Klären Sie vor einer Therapie, ob und inwieweit Ihre Krankenkasse die Gesamtkosten übernimmt und lassen Sie sich anhand der ärztlichen Leistungs- und Kostenaufstellung eine entsprechende Zusage geben.

Hilfe/Beratung:
- Dt. Ges. für Lasermedizin, Marchioninistr. 15, 81377 München, T.: 0 89/70 95–29 71
- Qualitätsverband für ästhetische Lasertherapie, Pf. 10 07 04, 20005 Hamburg, T.: 0 40/23 28 87
- Dt. Gesellschaft dermatol. Lasertherapie, Fürst-Wilhelm-Str. 27, 72488 Sigmaringen, T.: 0 75 71/6 22 11
- AG Laser in der Dermatologie, Eckernförder-Str. 54, 24116 Kiel, T.: 04 31/6 36 60
- Servicerufnummer der Dt. Dermatologischen Lasergesellschaft, T.: 0 18 05/31 32 46

1.10. Herz-Kreislauf

GdB

Maßgeblich ist weniger die Art einer Erkrankung, sondern die Leistungsverluste.	
Herzklappen, Aneurysma usw. nicht unter	30 %
Heilungsbewährung bei Herzinfarkt 1 Jahr, mindestens	50 %
Herzschäden (Klappen, Infarkte nach Heilungsbewährung usw.):	
– Beschwerden bei *75 Watt* Ergometertest und bei mittlerer Belastung	20–40 %
– Beschwerden bei *50 Watt* Ergometertest und bei leichter Belastung	50–70 %
– Probleme *in Ruhe* (Ruheinsuffizienz)	90–100 %
Rhythmusstörungen (Probleme zusätzlich), leichte Auswirkungen	20–40 %
– schwer: ausgeprägte Tachykardien oder Bradykardien	50–80 %

→ Das G (= gehbehindert) im Ausweis bekommt nur, wer entsprechend dokumentierte Beschwerden hat (entsprechende Wattzahl, Gehvermögen). ↗ Kapitel 4.

→ »Watt-Wahnsinnige«? Die gibt es tatsächlich, nämlich beim Ergometertest. Bei Herzkranken wird ergometrisch ermittelt, wie hoch das Leistungsvermögen und damit der GdB ist; eine sehr simple Untersuchung mit großen Auswirkungen: Diese Watt-Zahl entscheidet darüber, ob Sie als krank oder gesund, arbeitsfähig oder rentenreif gelten.

! Wer 75 oder gar 100 Watt schafft, kann als Herzkranker – je nach Schwere seiner Erkrankung – entweder fast *gesund oder hochgradig selbstmordgefährdet* sein. Auf jeden Fall ist er ein Dummkopf, wenn er die möglichen Konsequenzen kennt, sich trotzdem bis zur Erschöpfung verausgabt und die Watt-Zahl bis zum »höher geht nicht mehr« hochtreibt.

→ Bei Herz- und Kreislauferkrankungen wird in der Regel ein bis maximal zwei Jahre nach dem Ereignis (z. B. Infarkt) und nach einer – obligatorischen – Anschlußheilbehandlung *bereits bei einer Stabilisierung* (damit hat sich noch nichts gebessert!) eine sogenannte *Heilungsbewährung,* vermutet.

! Die Folge ist, daß der GdB nach einer Anhörung meist auf unter 50 % herabgesetzt und alle Merkzeichen gestrichen werden. Damit genau das nicht so leicht passieren kann, sollten Sie sich mit den nachfolgenden Tips etwas intensiver beschäftigen.

→ Die 1996 überarbeiteten Anhaltspunkte für die Begutachtung lassen befürchten, daß man bei Herzpatienten noch zurückhaltender bei der GdB-Bemessung vorgeht. Seien Sie also besonders wachsam, wenn nach einer Heilungsbewährung (↗ Kap. 4.1!) der GdB überprüft und in der Regel stark reduziert wird. Wichtigster Dreh- und Wendepunkt, egal, ob Behindertenausweis oder Rentenantrag, ist immer Ihr behandelnder Kardiologe!

→ Bei einer Anschlußheilbehandlung, die routinemäßig z. B. nach Herzerkrankungen durchgeführt wird, kommt auch Ihren Angaben und Ihrem Verhalten eine entscheidende Bedeutung zu. Wer von dort als rehabilitiert/gebessert entlassen wird, hat bei einer Erwerbsunfähigkeitsrente keine Chance. Prüfen Sie deshalb dazu insbesondere die Anmerkungen beim Kap. 10.6!

→ Wer vor dem Ereignis bzw. bei Eintritt der Beschwerden im Arbeitsprozeß war, wird auf dem schnellsten Weg wieder dorthin zurückgeschickt. Daß manche nach einem schweren Infarkt zwar an den Arbeitsplatz zurückkehren, aber nach einem Reinfarkt nicht nur diesen für immer verlassen, sollte zu denken geben. Leider werden Rentenanträge bei »Herz...« häufig im ersten Anlauf abgelehnt. Das darf Sie nicht entmutigen. Damit Ihnen das nicht passiert, sollten Sie vor einem Rentenantrag Kapitel 10 lesen!

→ Entscheidend ist, daß die eigene Argumentationskette und die Dokumentation der Behinderungen und ständigen Probleme bei den Ärzten sehr konsequent und lückenlos geführt wird. Deshalb ein paar Hilfen, die man auch bei einem Ausweisverfahren oder Rentenantrag in ähnlicher Form, natürlich auf die persönlichen Bedürfnisse zugeschnitten, verwenden kann:

Argumentationsbeispiele bei »Herz«

• *Es hat sich seit Krankenhausaufenthalt/Kur* keinerlei Stabilisierung oder Verbesserung eingestellt. Verschlechterungen haben noch tiefer greifende, ständige, schlimme Einschränkungen und Beschwerden gebracht.

• *Seit dem Eintritt der Probleme ist/sind unmöglich:*
– jegliche körperliche Betätigung, Treppensteigen,
– längere Wege (über ca. 500 m).

• *Geringfügige psychische* (Ärger, Druck usw.) und vor allem körperliche Belastungen oder bereits ein längeres Sitzen (1 Stunde) führen zu Atemnot und Beklemmung. Der Einsatz des Nitro-Sprays ist jeweils unerläßlich.

! Dieses muß gegebenenfalls entsprechend oft verordnet und ständiger Bedarf beim Arzt nachgewiesen sein.

• *Sehr häufig entstehen ohne jegliche Belastung* schwere Ermüdungserscheinungen, grundlose Schwächezustände und Kreislaufstörungen.

• *Diese Zustände machen sich täglich mehrfach* bemerkbar und können nur durch Liegen etwas ausgeglichen werden.

• *Quälende Schlafstörungen* treten in jeder Nacht auf. Ursächlich dafür sind die ausgeprägten Angstzustände.

• Es bestehen ständig, in einem sehr hohen Maße, anhaltende und sich verschlechternde, außerordentlich lebensbeeinträchtigende und lebensgefährdende Erkrankungen und Schädigungen ohne Chancen auf Besserung oder Heilung. Die Aufnahme einer beruflichen Tätigkeit, gleich welcher Art, ist damit auf Dauer leider unmöglich.

! Akzeptieren wird man das nur dann, wenn bei Ihren regelmäßigen Arztbesuchen diese Beschwerden und zudem entsprechende lückenlose Befunde überzeugend dokumentiert sind.

Hilfe/Beratung:
• Dt. Herzhilfe, Weißhausstr. 21, 50939 Köln, T.: 02 21/41 08 12
• Dt. Gesellschaft für Prävention und Rehabilitation Herz- und Kreislauferkrankter, Rizzastr. 34, 56068 Koblenz, T.: 02 61/30 92 31/33 (hat u.a. Verzeichnis aller Koronargruppen)
• Dt. Herzstiftung, Vogtstr. 50, 60322 Frankfurt, T.: 0 69/95 51 28–12, Fax: –13
• Anti-Infarkt-Club, Schweizerstr. 23, 47533 Kleve, T.: 0 28 21/2 25 38
• Herz- und Kreislaufhilfe, Josef-Lutz-Weg 15, 81371 München, T. + Fax: 0 89/7 23 53 33
• Herzschrittmacher Selbsthilfe, Lindwurmstr. 68, 80337 München, T.: 0 89/77 18 61, Fax: 0 89/77 46 49
• AG Künstliche Herzklappen, Neidsteinerstr. 11, 90482 Nürnberg, T.: 09 11/50 26 68
• Herz-Kreislauftelefon Heidelberg: 0 62 21/47 48 00 (Mo.–Fr. 9–17 Uhr)
• Bundesverband Herzkranke Kinder, Kullenhofwinkel 24 a, 52074 Aachen, T. + Fax: 02 41/8 23 28
• Herzkind e.V., Husarenstr. 70, 38102 Braunschweig, T.: 05 31/2 20 66–0, Fax: –22

- IG »Das herzkranke Kind«, Möbiusstr. 11, 45143 Essen, T.: 02 01/62 69 72
- Dt. Liga zur Bekämpfung von Herzrhythmusstörungen, Goethestr. 4, 53757 St. Augustin, T.: 0 22 41/2 10 15, Fax: 0 22 41/2 97 86
- BV Williams-Beuren-Syndrom e.V., Bornkamp 5 a, 23795 Fahrenkrug, T.: 0 45 51/64 93
- Koronar-Sport: Regionale Anschriften erfahren Sie über: Dt. Behindertensportverband e.V., Friedrich-Albert-Str. 15, 47226 Duisburg

! Herzpatienten sollten sich regelmäßig in ihrer Apotheke die Zeitschrift »Das Herz« besorgen. Redaktionsanschrift: »Das Herz«, Eintrachtstr. 110–118, 50668 Köln

1.11. Infektionskrankheiten

- Dt. Vereinigung zur Bekämpfung von Virus-Krankheiten, Von-Stauffenberg-Str. 36, 48151 Münster, T.: 02 51/7 79 51 59
- BV Poliomyelitis, Am Mühlberg 20, 37154 Northeim, T.: 0 55 51/6 40 16, Fax: 6 38 28
- Hepatitis: Dt. Grünes Kreuz e.V., Schuhmarkt 4, 35037 Marburg, T.: 0 64 21/2 93–0
- Schutzverband für Impfgeschädigte, In den Gärten 3, 35625 Hüttenberg

1.12. Klein-/Großwuchs

GdB

Körpergröße nach Wachstumsabschluß bis 130 cm	50 %
– 130 cm bis 140 cm (harmonischer Körperbau)	30–40 %
Zusätzlich: mangelhafte Proportionen, verbildete Glieder, Gelenk- und Muskelprobleme, Statik, Störungen (z.B. Sinnesorgane, neurologische)	

Hilfe/Beratung:
- Bundesverband Kleinwüchsige Menschen, Westerstr. 98–104, 28199 Bremen, T.: 04 21/50 21 22
- Verein Kleinwüchsiger Menschen, Hauptstr. 14, 56587 Oberhonnefeld, T.: 0 26 34/54 22
- Dubowitz-Syndrom: SHG Kleinwuchs, Pestalozzistr. 12, 79540 Lörrach, T.: 076 21/8 65 57
- Bundessportgemeinschaft Kleinwüchsiger Menschen e.V., Turnerberg 5, 24939 Flensburg, T.: 04 61/4 71 62
- Klub Langer Menschen e.V., Peltzerberg 4, 25336 Elmshorn, T.: 0 41 21/66 89
- SHG Ektodermale Dysplasie, Obere Schulgartenstr. 7/I, 74343 Sachsenheim, T.: 0 71 47/1 21 66
- Dt. Ullrich-Turner-Syndrom-Vereinigung e.V., Pf. 96 01 16, 51085 Köln, T.: 02 21/8 90 47 90

1.13. Knochen – Gelenke

Allgemeines zu Gliedmaßen

- Der GdB ergibt sich aus einem Vergleich mit einem entsprechenden Verlust.
- Schmerzhafte arthrotische Veränderungen können schwerwiegender als eine Versteifung oder ein Gliedverlust sein.
- Der Zustand eines erhaltenen Gliedes kann also ungünstiger als dessen Verlust sein.
- Die GdB-Sätze für Verluste gehen von günstigen Verhältnissen aus. Bei ungünstigen Stumpfverhältnissen, Erkrankungen und Beeinträchtigung benachbarter Gelenke zusätzlich 10 % (unabhängig von Ersatzstücken).
- Endoprothesen der Gelenke: Je nach Bewegungsbehinderung und -belastbarkeit. Bei Endoprothesen der Hüft- und Kniegelenke . . . . 30–50 %
- Bei angeborenen oder erworbenen Schäden entscheiden Bewegungsbehinderungen, Belastbarkeit und Auswirkungen auf den Körper.
- Bei Arthrosen, Osteochondrose usw. sind zudem Schmerzen, Reizerscheinungen (u.a. Schwellungen, Athropien) maßgebend.
- Röntgenologische Befunde allein rechtfertigen keinen GdB; ebenso Operationen (Meniskus, Bandscheibenoperationen). Fremdkörper ohne Beschwerden bleiben unberücksichtigt.
- Bei chronischer Gelenkentzündung zusätzlich: Auswirkung auf Allgemeinzustand. Bei ausgeprägter Osteoporose entscheiden Einbußen und Schmerzen (z. B. hormonelle Störungen, Nierenschäden, gastrointestinale Resorptionsstörungen). Muskel- und Sehnenverletzungen: Maßgeblich sind Funktionseinbußen, Blut- und Lymphsystemstörungen.

↗ Prüfen Sie anhand der Grafiken auf den Seiten 73–75 die Beweglichkeit Ihrer Gelenke. Einschränkungen werden anhand der dort angegebenen Grade mit einem Winkelmesser ermittelt. Diesen Graden wird teilweise eine sehr hohe Aussagekraft eingeräumt und danach der Prozentsatz der Behinderung festgelegt.

↗ Vorsicht! Beruht Ihr Grad der Behinderung ganz oder zum Teil auf Knochen- oder Gelenkproblemen, könnte bei einer Ausweisverlängerung aufgrund der 1996 vollzogenen Änderungen der Begutachtungsgrundsätze eine Herabsetzung des GdB auf Sie zukommen.

↗ Arthrosen sollten röntgenologisch sichtbar sein. An Prozenten bringen sie nicht besonders viel. Es sind die Auswirkungen, die den Sprung über 20/30 % bedeuten können. Und diese empfindet jeder anders. ↗ Kapitel 1.25

↗ Sind Gelenke/Knochen beteiligt, bedeutet das quälende Schmerzen bei jedem Schritt, beim Stehen, Sitzen und Liegen. Marode Beingelenke führen mittelfristig fast immer zu Schäden in allen anderen Gelenken des Stützapparates.

↗ Was diese Schmerzen an Kraft kosten können, ist meist nur sehr schwer zu beschreiben. Es wird auch häufig – weil daran gewöhnt – etwas übersehen. Das ganze Leistungsvermögen kann dadurch regelrecht zerstört werden! Daß mancher nur mit Hilfe von Schmerzmitteln existieren kann, liegt nahe.

Merke: Auch hier gilt: Wie sich das in Prozent letztlich auswirkt, hängt entscheidend von der längerfristigen Dokumentation ab, gerade wenn auf den Röntgenaufnahmen die Schäden nur unerheblich festgestellt werden können.

Hilfe/Beratung:
- BV Körper- und Mehrfachbehinderte, Brehmstr. 5–7, 40239 Düsseldorf, T.: 02 11/64 00 40
- BV Selbsthilfe Körperbehinderter, Pf. 20, 74236 Krautheim/Jagst, T.: 0 62 94/6 81 10
- Dt. Arthrosehilfe, Pf. 11 05 51, 60040 Frankfurt, T.: 0 68 31/94 66 77
- Interessengemeinschaft Arthrogryposis, Hauptstr. 130, 79713 Bad Säckingen, T.: 0 77 61/5 71 09
- Amputierten-Initiative, Spanische Allee 158, 14129 Berlin, T./Fax: 0 30/8 03 26 75
- Elterninitiative Apert-Syndrom, Friedrich-Ebert-Str. 251, 58566 Kierspe, T.: 0 23 59/13 01
- AK Cornelia de Lange-Syndrom, Dr. Florian-Rieß-Str. 20, 74831 Gundelsheim-Tiefenbach, T.: 0 62 69/17 17
- Kuratorium Knochengesundheit, Leipziger Str. 6, 74889 Sinsheim, T.: 0 72 61/9 21 70
- Selbsthilfe Morbus Sudeck, Pf. 73 01 62, 22121 Hamburg, T.: 0 40/6 72 55 86

Arm – Schulter   GdB

Verlust beider Arme oder ein Arm und ein Bein	100 %
ein Arm	70–80 %
Verlust des Armes im Unteram	50–60 %
Schulterversteifung/-verrenkung/Schlottergelenk	40–50 %
Oberarm-Pseudarthrose	30–50 %
Ellenbogen-Versteifung, je nach Stellung	30–40 %
Ellenborgen-Schlottergelenk	50 %
Unterarm-Pseudarthrose	30–50 %
Speichen- und Ellenbruch, starke Schiefstellung	20–40 %

Argumentationsbeispiele Schulter- und Armprobleme
- Seit … bestehen ausgeprägte, außerordentlich belastende, ständige Schmerzen bei jeder mittel- oder unmittelbaren Beanspruchung:
  → in und auf der linken/rechten Schulter und im linken/rechten oberen Rückenbereich,
  → in den gesamten Nacken und Schultergürtel ausstrahlend,
  → im Bereich des Halses und Hinterkopfes.
- Schmerzen sind zu jeder Tageszeit quälend und unerträglich in jeder Körperhaltung/Tätigkeit vorhanden.
- Hilflosigkeit besteht (ganz/teilweise) zum Beispiel bei:

> → Körperpflege, An- und Auskleiden, Toilettengang,
> → Tätigkeiten in Beruf, Haushalt, Garten usw.
> ● Das Schmerzempfinden wird immer schlimmer. Schmerzmittel können sie nur bedingt dämpfen. ↗ Kapitel 1.25.

Hilfe/Beratung:
● IK Arm- u. Handfehlbildungen, Hochheimer Str. 6, 65474 Bischofsheim, T.: 0 61 44/4 32 99
● AHoJ, Hauptstr. 29, 25866 Mildstedt

Aseptische Nekrosen   GdB

Perthes' Krankheit, aktives Stadium, ca. 2 Jahre	70–100 %
Lunatum-Malazie, aktives Stadium, ca. 2 Jahre	30–40 %

Bechterew Krankheit   GdB

Mittlerer Schweregrad, je nach Verlauf	50–60 %
Schwerer Grad, je nach Verlauf (Auswirkungen jeweils zusätzlich)	70–100 %

Hilfe/Beratung:
● Dt. Morbus Bechterew, Metzgergasse 16, 97421 Schweinfurt, T.: 0 97 21/2 20 33,
   Fax: 2 29 55

Hände – Finger *(alle nichtgenannten Verluste sind unter 30 %)*   GdB

Verlust einer Hand oder fünf Finger einer Hand	50 %
Verlust beider Hände	100 %
Handgelenk-Versteifung	30–40 %
beide Daumen	40 %
zwei Finger	30 %
vier Finger	40–50 %
vier Finger an beiden Händen	80 %
alle zehn Finger	100 %

Osteomyelitis GdB

Funktionsstörungen aufgrund Lage, Ausmaß und Stärke des Prozesses, Auswirkungen auf Zustand und Folgen (z.B. Anämie) sind zu berücksichtigen.
Osteomyelitis chronisch (mittlere und schwere Form) . . . . 50–70 %

Hilfe/Beratung:
- Bundesselbsthilfeverband Osteoporose, Kirchfeldstr. 149, 40215 Düsseldorf, T.: 02 11/31 91 65
- Osteoporose Gesellschaft e.V., Allgäuer Str. 87, 81475 München
- Gesellschaft für Osteogenesis imperfecta, Wangerooger Str. 3, 27755 Delmenhorst
- Dt. Gesellschaft für Osteogenesis imperfecta Betroffene, Pf. 15 46, 63155 Mühlheim, T.: 0 61 08/6 92 76
- Bundesarbeitsgemeinschaft Förderung haltungs- und bewegungsauffälliger Kinder und Jugendlicher, Fischtorplatz 17, 55116 Mainz

Rückenmarkschäden

Maßgeblich sind die Funktionsausfälle an den Gliedmaßen und die Blasen-, Mastdarm- und Potenzstörungen.

↗ Siehe auch Selbsthilfegruppen für Unfallverletzte bei Kap. 7.11!

Hilfe/Beratung:
- Dt. Heredo-Ataxie Gesellschaft, Haußmannstr. 6, 70188 Stuttgart, T.: 07 11/2 15 51 14
- Fördergemeinschaft Querschnittgelähmte, Silcherstr. 15, 67591 Mölsheim, T.: 0 62 43/52 56
- Verband für Unfallgeschädigte/ZNS, Humboldstr. 30, 53115 Bonn, T.: 02 28/63 11 53
- Redaktion der Zeitschrift »paraplegiker«, vfm, Pf. 10 57 67, 69047 Heidelberg
- SHG Syringomyelie, c/o KISS, Wilhemshöher Allee 32 a, 34117 Kassel, T.: 05 61/10 49 35

Scheuermann Krankheit GdB

Bis Wachstumsende (18. Lebensjahr), Korsett nötig . . . . 20–30 %

Spina bifida/Hydrocephalus

Je nach Funktionseinschränkungen an Rumpf und Beinen, zusätzlich Störungen der Blasen- und Mastdarmfunktion, Hydrocephalus und Hirnschädigungen.

Hilfe/Beratung:
- Arbeitsgemeinschaft Spina bifida/Hydrocephalus, Münsterstr. 13, 44145 Dortmund,
T.: 02 31/83 47 77

Wirbelsäulenschäden   GdB

Degenerative Veränderungen, dauernde Einbußen, häufige, starke, anhaltende Nerven- und Muskelschmerzen. Nur bei nachweisbaren Ausfällen und/oder außergewöhnlichen Schmerzen über 30 %	20–30 %
Mittelgradige andere Schäden: Funktionen und mehrere Segmente ausgeprägt, eingeschränkt oder versteift, auch bei Skoliose, Keil- oder Schmetterlingswirbel, fixiertem Rundrücken	20–40 %
Schwerer Grad: Große Abschnitte versteift, ständige Ruhigstellung durch Rumpforthese über drei Wirbelsäulenabschnitte	50–70 %
Zusätzlich: Einschränkungen der Glieder und Organe	

› Im Regelfall sind alle Hals-, Brust- oder Lendenwirbelsyndrome bei Beschwerden röntgenologisch sichtbar. Allerdings: Was dem einen kaum Beschwerden bereitet, kann bei anderen unerträgliche Schmerzen verursachen und zur totalen Leistungsminderung führen.

Wichtig: Rückenbeschwerden bedeuten *immer Schmerzen* beim Gehen, Stehen, Liegen und Sitzen, also in allen Körperhaltungen. Und sie bessern sich ohne Operation meist nicht; im Gegenteil, trotz Gymnastik, Massagen usw. verschlimmern sie sich noch. Aber es gibt noch kein »Schmerzmeßgerät«. Das Maß gibt jeder mit Worten, Bewegungen, Schmerzenslauten usw. an. Anhand Kapitel 1.25 sollten Sie das rechtzeitig einordnen!

› *Wichtig ist nur, was man nicht kann.* Denn letztlich geht es nur darum, wie stark die Leistungsfähigkeit in der gesamten Lebensführung (z. B. bei Ausweis oder Pflegegelder) oder beruflich (z. B. bei Arbeitsunfall oder Erwerbsunfähigkeitsrente) eingeschränkt ist. Damit ggf. Wichtiges nicht vergessen wird, bitte die folgenden Beispiele prüfen:

Argumentationsbeispiele bei Rückenbeschwerden
Rückenschmerzen sind fast
→ *immer* vorhanden (also rund um die Uhr) und *immer* unerträglich.
Das sind die Folgen:
- Erhebliche irreparable Schäden und dadurch ständig unerträgliche Schmerzen im gesamten Wirbelsäulenbereich,
- ständig fortschreitende Funktionseinbußen im hauptsächlich betroffenen Rückgratabschnitt und gesamten Bewegungsapparat des Schulter- und Beckengürtels,

---

• körperliche Betätigungen/Belastungen, Drehbewegungen, Heben, Tragen (Getränketräger, Abfalleimer, gefüllte Einkaufstasche usw.) sind unmöglich,
• die berufliche Tätigkeit erfolgt voll auf Kosten der Gesundheit zur Sicherung des Arbeitsplatzes,
• Wege über 500 m verursachen unerträgliche Schmerzen,
• Sport scheidet völlig aus; Sex (das ist zwar keine klassische Sportart) ist nur noch bedingt möglich.

! Beim Gutachter sollte man möglichst nicht die agile Sportskanone spielen. Was normalerweise nicht oder nur schmerzverzerrt geht, geht auch nicht beim Gutachter.

Hilfe/Beratung:
• Arbeitsgemeinschaft Wirbelsäulenerkrankte, Mainzer Ring 22, 34560 Fritzlar, T.: 0 56 22/91 53 10
• Dt. Heredo Ataxie Gesellschaft, Haußmannstr. 6, 70188 Stuttgart, T.: 07 11/21 55–1 14
• Bundesverband Torticollis (Schiefhals), Eckernkamp 39, 59077 Hamm, T.: 0 23 89/53 69 88
• SHG Schleudertrauma, Schillerstr. 2, 73650 Winterbach, T.: 0 71 81/7 75 23
• SHG Skoliose – IG Wirbelsäulengeschädigte, Mühlweg 12, 74838 Limbach, T./Fax: 0 62 87/47 92

Zehen – Füße – Beine – Knie – Hüften
(alle nichtgenannten Verluste sind unter 30 %!)   GdB

Verluste: beide Beine oder Bein und Arm	100 %
Verlust eines Beines im Oberschenkel	70–80 %
Verlust eines Fußes, einseitig, guter Stumpf	40 %
Fußverlust beidseitig	70 %
Versteifungen beider Hüftgelenke	80–100 %
Hüftgelenk in ungünstiger Stellung versteift	40–60 %
Hüftgelenks-Bewegungseinschränkungen, beidseitig, mittlerer Grad	40 %
stärkerer Grad, beidseitig	50–100 %
Hüftluxation angeboren, ganztägige Spreizbehandlung	100 %
zeitweilige Spreizbehandlung	50 %
Hüftgelenksresektion/Pseudarthrose, je nach Funktionsstörungen	50–80 %
Knie-Versteifungen: ein Gelenk	40–60 %
beide Kniegelenke versteift	80 %
Kniebandapparat-Lockerungen, Stützapparat nötig	30–50 %
Schienbein-Pseudarthrose, schlaff	40–50 %
Sprunggelenk-Versteifungen	30–40 %
Klumpfuß einseitig, je nach Funktionsstörungen	20–40 %
beidseitig, je nach Funktionsstörungen	30–60 %

Pseudarthrose des Oberschenkels oder Schenkelhalses	50–70 %
Nervenausfälle (total): Plexus lumbosacralis	80 %
N. femoralis	40 %
N. ischiadicus proximal	60 %
Völlige Gebrauchsunfähigkeit eines Beines	80 %

1.14. Kopf – Gehirn – Gesicht

↗ Epilepsie, Alzheimer, Migräne usw. siehe Kap. 1.19. »Nerven«!

Geistige Behinderung   GdB

Eingeschränkte geistige Leistungsfähigkeit: nur ungelernte Tätigkeiten, gestörte Sprachentwicklung, Intelligenzrückstand	30–70 %
Stark eingeengte Bildungsfähigkeit	80–100 %
Morbus-Down-Syndrom in der Regel immer	100 %

→ Der GdB wird hierbei häufig viel zu niedrig festgesetzt. Geistig Behinderte neigen nämlich dazu, bei Ärzten ihr gesamtes Wissen und Können beweisen zu wollen. Dadurch kommt es zwangsläufig zu einer völlig falschen Entscheidung. Der Arzt lernt ja nur die »Schokoladenseite« kennen.

→ Sollte es tatsächlich zu einer Begutachtung kommen, müssen Sie diesen Termin mit Ihrem Schützling in jedem Fall vorbereiten, wenn Sie Mißverständnisse verhindern wollen. Sagen Sie sehr konkret, wie er sich verhalten und auf Fragen antworten soll. Kurz vor der Untersuchung sollten Sie das Gelernte noch mal in Erinnerung rufen. In der Regel wird man sich allerdings auf den (hoffentlich sehr ausführlichen) Befundbericht des behandelnden Arztes verlassen können.

→ Bei Säuglingen mit Down-Syndrom erkennen die Versorgungsämter meist nur noch einen Grad der Behinderung von 50 % an und verweigern das Merkzeichen »H« (= Hilflos). Betroffene sollten diese Entscheidungen nicht akzeptieren, empfiehlt der Rechtsdienst der Lebenshilfe. Wenden Sie sich ggf. mit einem solchen Problem an die Lebenshilfe oder eine der genannten Down-Selbsthilfeorganisationen.

Hilfe/Beratung:
- Bundesverband Lebenshilfe für geistig Behinderte, Pf. 70 11 63, 35020 Marburg, T.: 0 64 21/4 91–0
- Arbeitskreis Down-Syndrom, Hegelstr. 19, 33649 Bielefeld, T.: 05 21/44 29 98
- SHG Down-Syndrom und ihre Freunde, Röntgenstr. 24, 91058 Erlangen, T.: 09 11/5 70 07 37
- »Die Brücke«, Johannesstr. 20, 59755 Arnsberg, T.: 0 29 32/13 88
- Down-Kind, c/o M. Ash, Brodersenstr. 69, 81929 München, T.: 0 89/93 47 46

- Europ. Down-Syndrom Assoziation Deutschland, Höfchenweg 4, 57258 Freudenberg-Oberfischbach

Kopf und Gesicht GdB

Hirn-Schädel-Beschädigung (ohne Gehirnfunktionsstörungen)	30 %
Gesichtsentstellung, abstoßende Entstellung	50 %
Gesichtsneuralgien, schwer (je nach Schmerzen/Schmerzattacken)	40–80 %
Echte Migräne: nach Häufigkeit und Dauer der Anfälle, schwere Form (lange, ausgeprägt), nur kurze Anfallspausen	50–60 %
Periphere Fazialis parese, beidseitig komplette Lähmung	50 %

↗ 1.19. »Nerven«, 1.25. »Schmerzen«

Hilfe/Beratung:
- Bundesselbsthilfeverband Schlaganfallbetroffener und gleichartig Behinderter, Altenessener Str. 392, 45326 Essen, T.: 02 01/35 00–21/-22
- Bund Dt. Hirnbeschädigter, Humboldtstr. 32, 53115 Bonn, T.: 02 28/65 10 12
- Bundesverband für die Reha der Aphasiker (Sprachstörung), Oberthürstr. 11a, 97070 Würzburg, T.: 09 31/5 88 99
- Dt. Schlaganfall-Liga, Carl-Bertelsmann-Str. 256, 33311 Gütersloh, T.: 0 52 41/70 20 70
- Selbsthilfeverband »Schädel-Hirn-Patienten in Not«, Bayreuther Str. 33, 92224 Amberg, T.: 0 96 21/6 48 00
- Schlaganfall: BV Rehabilitation der Aphasiker, Oberthürstr. 11a, 97070 Würzburg, T.: 09 31/57 37 49
- SHG Patienten im Wachkoma, Am Heshahn 4, 51702 Bergneustadt, T.: 0 22 61/94 94 44
- Verband Hirn-, Rückenmark- und Nervenverletzte, Ebertstr. 1, 67063 Ludwigshafen, T.: 06 21/69 46 86
- CERES, Hilfe für Cerebralgeschädigte, Steinlachallee 14, 72072 Tübingen, T.: 0 70 71/79 13 32
- Gesichtsverletzungen: SHG Tulpe, Kreuzstr. 9, 71634 Ludwigsburg, T.: 0 71 41/90 29 46
- BV Rehabilitation und Interessenvertretung Behinderter, Humboldtstr. 32, 53115 Bonn, T.: 02 28/65 10 12
- Literatur: Christian Zippel, Schlaganfall, Ullstein Medicus

Hilfe/Beratung für Eltern:
- Elternhilfe für Kinder mit Rett-Syndrom, Tulpenweg 9, 27637 Nordholz, T.: 0 47 41/98 00–26
- Verein Ganzheitstherapie hirnverletzter Kinder, Arpsdamm 98, 28865 Lilienthal, T.: 0 42 98/10 25
- Eltern hirngeschädigter Kleinkinder, Dinscheder Str. 16, 59823 Arnsberg, T.: 0 29 37/65 38
- El Meningitis, Burgunderstr. 12, 79400 Kandern 5, T.: 0 76 26/16 96

- BAG für Kinder u. Jugendliche mit Teilleistungsstörungen (cerebrale Dysfunktion), Pf. 45 02 46, 50933 Köln, T.: 02 21/4 99 59 18
- SHG Wahrnehmen und Bewegen, Hagenauer Str. 19, 28211 Bremen
- EI MCD/HKS, Pf. 31 51, 71384 Weinstadt, T.: 0 71 51/6 86 02
- Verein zur Förderung der Kinder mit MCD, Friedemann-Bach-Str. 1, 82166 Gräfelfing, T.: 0 89/8 54 31 41
- Verein zur Förderung Wahrnehmungsgestörter Kinder, Büdinger Str. 17, 60435 Frankfurt/M., T.: 0 69/9 54 31 80
- Aktion Dinah, Verein für hirnverletzte Kinder und neuropädriatrische Therapie, Pf. 71 02 31, 50742 Köln

Krampfanfälle   GdB

GdB nach Anfallsart, -ausprägung und -häufigkeit, mittelgradig: große Anfälle in Monatsabständen	20–40 %
häufige, schwere Organspasmen schweren Grades: große Anfälle im Wochenabstand und häufige, schwere Organspasmen	50–80 %

Lernbehinderung   GdB

Legasthenie, sehr wesentliche Schulprobleme	20–30 %

Hilfe/Beratung:
- Bundesverband zur Förderung Lernbehinderter, Rolandstr. 61, 50677 Köln, T.: 02 21/ 38 06 66
- Arbeitskreis Legasthenie Bayern, Waldstr. 3 a, 82166 Gräfelfing, T.: 0 89/8 54 19 08
- Beratungs-Service »Alfa-Telefon«: 02 51/53 33 44, Schreibwerkstatt e.V., Goebenstr. 13, 48151 Münster
- BV Legasthenie, Königstr. 32, 30175 Hannover, T.: 05 11/31 87 38, Fax: 31 87 39

Lippen – Gaumen – Zähne   ↗ siehe 1.17. »Luftwege«!

Schlaflosigkeit/Chronische Müdigkeit/Schlafapnoe

→ Viele Krankheiten werden von zermürbenden Schlafstörungen begleitet. Besonders belastend treten sie bei allen schmerzhaften Problemen (Knochen, Gelenke) und bei Herz- und Kreislauferkrankungen auf. Schmerzen sind meist nicht beweisbar. Entscheidend sind deshalb immer genaueste Angaben. ↗ Kapitel 1.25

! Nicht die Frage nach dem *Schlafmittel* übersehen. Schon wegen einer beständigen ärzt-
! lichen Kontrolle sollte es bei Bedarf vom Arzt regelmäßig verschrieben werden.

Hilfe/Beratung:
- Dt. Narkolepsie-Gesellschaft, Pf. 11 07, 42755 Haan, T.: 0 21 29/5 37 23
- Schlafbezogene Atemregulations-Störungen, Hölkeskampring 40, 44625 Herne, T.: 0 23 68/5 47 00
- Dt. Gesellschaft für Schlafforschung und -medizin, Schimmelpfengstr. 2, 34613 Schwalmstadt/Treysa, T.: 06 91/27 33 (frank. Kuvert für Liste der Schlaflabors!)
- SHG Chronisches Müdigkeitssyndrom/Immundysfunktion, Pf. 16 01 53, 40564 Düsseldorf, T./Fax: 02 11/21 87 24
- SHG Chron. Erschöpfungssyndrom Fatigatio, Pf. 41 02 61, 53024 Bonn, T.: 02 28/66 02 33
- SHG Schlafapnoe/Atemstillstand, Linneper Weg 44, 40885 Ratingen, T.: 02 01/57 06 57
- Fachverband Schlafapnoe/Schlafstörungen im VdK, Wurzerstr. 4 a, 53175 Bonn, T.: 02 28/8 20 93–0
- Dt. Apnoiker Gesellschaft, Auerstr. 75, 08315 Bernsbach/Sachsen

1.15. Krebs (Allgemeines)

> Bei den jeweiligen Erkrankungen sind Werte angegeben, die den Zustand nach Beseitigung berücksichtigen und regelhaft verbleibende Organ- und Gliedmaßenschäden einbeziehen.
> Zusätzlich sind zu berücksichtigen: außergewöhnliche Folgen oder Begleiterscheinungen der Behandlung (z. B. wiederholte Chemotherapie).
> Bei Krebserkrankungen ist generell eine 5jährige Heilungsbewährung vorgesehen.

↗ Zum Thema »Heilungsbewährung« siehe Kap. 4.1. »Behindertenausweis«!

→ Bei bösartiger Krebserkrankung ist das Gutachten der Gewebszelluntersuchung für den GdB maßgebend.
Aber die generellen Folgen können sehr unterschiedlich ausfallen. Liegen außergewöhnliche Schwierigkeiten und Beschwerden vor, sollte man das mit dem Arzt besprechen. Nur dann, wenn er einen Verschlimmerungsantrag für gerechtfertigt hält, sollte man das weiterverfolgen.
→ Finger weg von Befunden zu Tumor-Erkrankungen! Das feine Netz von wechselseitigen Beziehungen und Wirkungen kann ausschließlich von den behandelnden Ärzten, auf den Einzelfall bezogen, analysiert und beurteilt werden!
→ Wer diese Befundberichte einsehen möchte, sollte sie nur durch den Arzt anfordern lassen. Die Versorgungsämter gehen mit derartigen Befunden sowieso generell sehr behutsam um und geben sie an unmittelbar Betroffene nicht gern heraus, weil damit immer Mißverständnisse und fatale – nämlich völlig falsche und unsinnige – Schlußfolgerungen verknüpft werden.

Wirksame Medikamente verhindern Metastasierung

→ Nach einer operativen Entfernung des Tumors und/oder Chemo-/Strahlentherapie ist eine konsequente und umfassende *Krebsnachsorge* der zweite entscheidende Teil einer erfolgreichen Therapie! Fragen Sie dabei Ihren Arzt nach einer begleitenden Mistel-/Enzyme-, Spurenelemente- und/oder Vitamin-Therapie bei Tumorerkrankungen. Sie wird mittlerweile von zahlreichen (seriösen) Ärzten auf der Grundlage eindeutiger wissenschaftlicher Erkenntnisse zusammengestellt (z. B. Eurixor der Fa. medisculab, Fellbach/Stuttgart) und regelmäßig sehr erfolgreich bei Krebspatienten als Nachsorge verabreicht.

→ Außer der Selbstbeteiligung trifft in der Regel die Patienten keine Belastung. Die Therapien werden nämlich seit mehreren Jahren meist von den Krankenkassen bezahlt. Ein Patientenbegleitheft erhalten Sie kostenlos bei: Arbeitskreis Pro Enzyme, Kanalstr. 17, 80538 München, T.: 0 89/26 16 01 15, Fax: 29 16 08 41.

! Zu warnen ist vor (sehr teuren) Immuntests, die Ärzte verschiedentlich ihren Patienten zur Bestimmung des Krebsrisikos anbieten: Nach Einschätzung namhafter Universitätsexperten ist das »rausgeschmissenes Geld«!

! Besonders zu warnen ist auch vor allen Variationen an »Wunder- und Geistheilern«, geschäftstüchtigen Quacksalber-Ärzten, obskuren Therapien und angeblich sensationellen Präparaten, die Sie selbst bezahlen müssen! Statt den Kranken zu helfen, füllen sie in der Regel nur die Taschen derjenigen, die das Leid, die Ängste, Hoffnungen und die Verzweiflung der Krebspatienten skrupellos ausnützen. Sie verschlingen meist horrende Honorare oder »Spenden« und kosten letztlich kostbarste Zeit, Gesundheit und das Leben.

Hilfe/Beratung:
- Dt. Krebshilfe, Thomas-Mann-Str. 40, 53111 Bonn, T.: 02 28/7 29 90–0 (mit »Härtefonds« bei krankheitsbedingten finanziellen Notlagen)
- Dt. Krebsgesellschaft, Paul-Ehrlich-Str. 41, 60596 Frankfurt, T.: 0 69/6 30 09 60
- Gesellschaft für Biologische Krebsabwehr, Pf. 10 25 49, 69015 Heidelberg, T.: 0 62 21/16 15 25
- Dt. Krebsforschungszentrum und Krebsinformationsdienst, Im Neuenheimer Feld 280, 69120 Heidelberg, T.: 0 62 21/41 01 21
- Magdeburger Krebsliga, Gerhart-Hauptmann-Str. 35, 39108 Magdeburg, T.: 03 91/6 71 73 94
- Verein Krebsnachsorge, Hagenmarkt 2, 38100 Braunschweig, T.: 05 31/1 46 89
- Bundesverband Frauenselbsthilfe nach Krebs, B 6, 10/11, 68159 Mannheim, T.: 06 21/2 44 34
- Dt. Gesellschaft für Lymphologie, Haslachstr. 37, 79868 Feldberg-Falkau, T.: 0 76 55/80 09–2 54
- Psychosoziale Beratungsstelle für Krebskranke und Angehörige, Albrecht-Achilles-Str. 65, 10709 Berlin, T.: 0 30/8 91 40 49
- Hilfe für krebskranke Kinder, Komturstr. 3, 60528 Frankfurt, T.: 0 69/9 67 80 70
- Infos über Internet: US-OncoLink Service (http://cancer.med.upenn.edul.)

- Genesendenhilfe e.V., Steindamm 87, 20099 Hamburg, T.: 0 40/24 69 05 (für Norddeutschland)
- Verein Antroposophisches Heilwesen e.V., Johannes-Kepler-Str. 56, 75378 Bad Liebenzell-Unterlengenhardt
- Literaturdienst P. Weingärtner, Danziger-Str. 11, 53757 St. Augustin, T.: 0 22 41/20 22 74 (umfassendes Literaturangebot)
- Gesellschaft zur Förderung der ambulanten Krebstherapie, Engelbertstr. 42, 50674 Köln, T.: 02 21/2 40 69 03
- Knochenmarkspender-Dateien siehe bei 1.4 »Blut«!

1.16. Leber

↗ siehe auch bei 1.11. »Infektionskrankheiten«!   GdB

Hepatitis und Fettleber: chronisch-aggressiv, mittelgradig	40–60 %
– chronisch-aggressiv, schwerer Grad	70–100 %
Entzündliche Leberzirrhose: gering aktiv	50 %
– stärker: je nach Störungen und Verlauf	60–100 %
Leberlappenresektion, wenigstens	50 %
Bösartiger Tumor: 5 Jahre Heilungsbewährung	100 %

Hilfe/Beratung:
- Dt. Leberhilfe, Gesmolder Str. 27, 49324 Melle, T.: 0 54 22/4 44 99, Fax: 65 68
- Dt. Glykogenose, Gockelstr. 5, 33142 Büren, T.: 0 29 51/47 89 (abends)
- Verein Leberkrankes Kind, Am Tarpenufer 33, 22848 Norderstedt, T. + Fax: 0 40/5 29 47 21
- Dt. Hepatitis-Liga e.V., Pf. 20 06 66, 80006 München, T.: 0 89/50 40–91, Fax: –92
- BV HCV-geschädigter Frauen nach Immunprophylaxe »Anti D«, c/o KISS, Rembrandtstr. 17, 09111 Chemnitz, T.: 03 71/67 09 01
- SHG Lebertransplantierter Deutschland e.V., Karlsbader Ring 28, 68782 Brühl, T./Fax: 0 62 02/78 00 15
- Morbus Wilson e.V., Meraner Str. 17, 83024 Rosenheim, T.: 0 80 31/24 92 30, Fax: 4 38 76

1.17. Luftwege

↗ Siehe auch bei 1.9 »Haut« und 1.28 »Umweltkrankheiten«!

Allergien
→ Besorgen Sie sich die kostenlose Broschüre »Allergie – was hat die Forschung zu bieten?« beim Bundesministerium für Bildung, Wissenschaft, Forschung und Technologie, Öffentlichkeitsarbeit, 53170 Bonn, Fax: 02 28/57 39 17

Hilfe/Beratung:
- Dt. Allergie- und Asthmabund, Hindenburgstr. 110, 41061 Mönchengladbach,
  T.: 0 21 61/18 30 24
- Arbeitsgemeinschaft Allergiekrankes Kind, Hauptstr. 29, 35745 Herborn,
  T.: 0 27 72/92 87–0
- Allergie- und umweltkrankes Kind, Westerholter Str. 142, 45892 Gelsenkirchen,
  T.: 02 09/3 05 30
- Dt. Haut- und Allergiehilfe, Fontanestr. 14, 53173 Bonn, T.: 02 28/35 10 91,
  Fax: 02 28/36 37 43
- Dt. Allergie- und Asthmahilfe, Dorotheenstr. 174, 22299 Hamburg
- Allergie und Berufswahl: AG Allergiekrankes Kind, Dorfpl. 7, 38304 Wolfenbüttel
- Selbsthilfe Prävention, Allergie, Asthma, Reha (PAAR), Kuhlbacher Str. 30, 51789 Lindlar
- Allergie-Verein in Europa, Marienstr. 57, 99817 Eisenach, T./Fax: 0 36 91/21 30 88
- Allergiker Selbsthilfe e.V., Hermann-Löns-Weg 11 a, 65779 Kelkheim,
  T./Fax: 0 61 95/91 06 74
- Dt. Atemwegsliga mit Allergie Dokumentations-/Infozentrum, Burgstr. 12, 33175 Bad
  Lippspringe, T: 0 52 52/95–45 00, Fax: –45 01 (Liste zahlreicher Infos zu Allergien, Asth-
  ma, Therapien usw.)

Brustkorb – tiefere Atemwege – Lunge   GdB

Bei bösartigem Tumor grundsätzlich: 5 Jahre Heilungsbewährung	80 %
Krankheiten der Atmungsorgane (z.B. Bronchiektasen, Lungenfibrosen):	
– mittel: Atemnot bei Spaziergang, leichter Arbeit,	
Meßwert bei $2/3$ unter Soll	50– 70 %
– schwer: Atemnot bei leichtester Belastung und in Ruhe,	
Meßwert um mehr als $2/3$ unter Soll	80–100 %
Bronchialasthma mit Serien schwerster Anfälle	40– 50 %
Asthmasyndrom bei Kindern, bis 10 Atemnotanfälle pro Jahr	40– 60 %
schwer: 3 Monate asthmatische Bronchitis	70–100 %

Hilfe/Beratung:
- Dt. Liga zur Bekämpfung der Atemwegserkrankungen, Pf. 2 69, 45964 Gladbeck
- Cystische Fibrose-Selbsthilfe, H. Bossen, Meyerholz 3, 28832 Achim, T.: 0 42 02/8 22 80
- Patientenliga Atemwegserkrankung, Wormser Str. 81, 55276 Oppenheim,
  T.: 0 61 33/35 43
- Dt. Atemwegsliga, Burgstr. 12, 33175 Bad Lippspringe, T.: 0 52 52/95 45 05, Fax: –06
- Verband »Kinder brauchen Luft zum Leben«, Talstr. 79, 61381 Friedrichsdorf,
  T.: 0 61 72/7 73 98

Mundhöhle – obere Luftwege – Sprache   GdB

Kieferklemme mit flüssiger Nahrungsaufnahme und Sprachstörung	50 %
Ober-/Unterkieferverlust, entstellend, Nase beeinträchtigt	20–50 %
Verlust des Gaumens, ohne Korrekturmöglichkeit	50 %
Lippen-, Kiefer-, Gaumenspalte, je nach Störungen	20–50 %
Kehlkopfverlust durch bösartigen Tumor	50–80 %
5 Jahre Heilungsbewährung bei bösartigem Tumor	100 %
Dauerkanülenträger nach Luftröhrenschnitt, je nach Störungen	50–70 %
Trachealstenose, Dauerkanüle ist notwendig	40–50 %
Rekurrenslähmung beidseitig, je nach Atembehinderung	30–50 %
Artikulationsstörungen, kaum verständliche Sprache	50 %
Funktionsstörungen der Zunge durch Gewebsverlust	30–40 %

↗ Speiseröhre siehe bei 1.29. »Verdauungstrakt«!

Hilfe/Beratung:
- Bundesverband Kehlkopflose, Obererle 65, 45897 Gelsenkirchen, T.: 02 09/59 22 82
- Elternselbsthilfe Trachealkanüle, Lahriede 75, 30916 Isernhagen, T.: 05 11/61 36 49
- Elterninitiative Pseudo-Krupp, Merseburger Str. 45 a, 90491 Nürnberg, T.: 09 11/51 13 00
- Bundesverband Selbsthilfe der Stotterer, Gereonswall 112, 50670 Köln, T.: 02 21/1 39 11 06
- Gemeinschaft zur Förderung schwerhöriger/sprachgeschädigter Kinder, Supperstr. 3, 70565 Stuttgart, T.: 07 11/74 11 85
- SHV Lippen-, Kiefer- Gaumenfehlbildungen, Donaustr. 6, 35625 Hüttenberg, T./Fax: 0 64 03/55 75

Nase   GdB

Völliger Verlust der Nase	50 %
Chronische Nebenhöhlenentzündung, schwergradig, Ozaena	20–40 %

Sarkoidose   GdB

Vergrößerung der thorakalen Lymphknoten, klinische Symptomatik	20–40 %
Lungenparenchymbefall, je nach Funktionseinschränkung	20–60 %
Ausgedehntes Narbenstadium, je nach Funktionseinschränkung	50–100 %

Hilfe/Beratung:
- Dt. Sarkoidose-Vereinigung, Pf. 30 43, 40650 Meerbusch, T. + Fax: 0 21 50/73 60

Tuberkulose   GdB

Funktionseinschränkungen der Lunge jeweils zusätzlich Lungentuberkulose, behandlungsbedürftig, ansteckungsfähig	100 %
– behandlungsbedürftig, nicht ansteckungsfähig	50 %
Extrapulmonale Tuberkulose, behandlungsbedürftig	50 %

Zähne

- IG Zahnmetallgeschädigte, Pf. 12 22, 35621 Rechtenbach, T./Fax: 0 64 41/7 30 21
- Beratungsstelle für Amalgamvergiftete, Lochhamer Str. 79, 82166 Gräfelfing, T.: 0 89/8 54 13 01
- Der Weg e.V., SHG für Amalgam- und Zahngoldgeschädigte, Pf. 12 24, 84496 Altötting, T.: 0 86 79/91 16–32

1.18. Muskelkrankheiten

GdB je nach Funktionseinbußen an Gliedern und Rumpf. Auswirkungen auf innere Organe (z. B. Lungenfunktion, Herzleistung, Augenmuskel-, Schluck- und Sprechstörungen) sind zusätzlich zu berücksichtigen.

Hilfe/Beratung:
- Dt. Gesellschaft für Muskelkranke, Hohenzollernstr. 11, 79106 Freiburg, T.: 07 61/28 75 80
- Dt. Muskelschwund-Hilfe, Neuer Kamp 25, 20359 Hamburg, T.: 0 40/43 42 52
- Eltern muskelkranker Kinder, Egerlandstr. 38, 85053 Ingolstadt, T.: 08 41/6 17 29
- Elternkreis Muskelatrophie, Eichenweg 13, 84367 Tann, T.: 0 85 72/5 33, Fax: 76 47
- Dt. Myasthenie Gesellschaft, Langemarckstr. 106, 28199 Bremen, T.: 04 21/59 20 60
- Muskelverkrampfung: Dt. Dystonie Gesellschaft, Bockhorst 45 a, 22589 Hamburg, T.: 0 40/8 70 21 33

1.19. Nerven

Multiple Sklerose   GdB

Entscheidend sind die Ausfallerscheinungen. Aktuelles Stadium und 2 Jahre danach mindestens	50 %

Hilfe/Beratung:
- Dt. Multiple-Sklerose-Gesellschaft, Vahrenwalder Str. 205, 30165 Hannover, T.: 05 11/63 30 23, Fax: 05 11/63 38 87
- Bundesverband Selbsthilfe MS-Kranker, Wiclefstr. 61, 10551 Berlin, T.: 0 30/3 95 31 35
- Psychosomatik und MS: Stiftung Lebensnerv, Liebstöckelweg 14, 13503 Berlin, T.: 0 30/4 36 35 42

Nervenausfälle ·   GdB

N. ulnarius, N. axillarius, N. radialis	30 %
N. medianus proximal	40 %
N. radialis axillarius	50 %
N. radialis ulnaris	50 %
N. radialis, N. ulnaris N. medianus im Vorderarm	60 %
Armplexus	80 %

Nervensystem   GdB

Hirnbeschädigung, je nach Leistungsbeeinträchtigung	30–100 %
Psychische Störungen, mittelgradig	50– 70 %
schwer	70–100 %
Zentrale vegetative Störungen (starke Kopfschmerzen, Schwindel, häufige Anfälle, schwere Auswirkungen auf Allgemeinzustand)	50– 60 %
Koordinations- und Gleichgewichtsstörungen	40–100 %
Hirnkranke, herdbedingte Ausfälle (z. B. Sprachvermögen)	30–100 %
Epileptische Anfälle, selten (längere Pausen)	50– 60 %
– mittlere Häufigkeit (Pausen von Wochen)	60– 80 %
– häufig (z. B. kleine Anfälle täglich)	90–100 %
Besondere psychische Behinderungen bei Kindern:	
– Verhaltensstörungen, Normalschule unmöglich	50– 80 %
– Autismus (je nach Verlauf)	50–100 %

Hilfe/Beratung:
- Bundesverband spastisch Gelähmte und andere Behinderte, Brehmstr. 5, 40239 Düsseldorf, T.: 02 11/64 04–0, Fax: –20
- Kuratorium ZNS, Unfallverletzte mit Schäden des zentralen Nervensystems, Rochusstr. 24, 53123 Bonn, T.: 02 28/97 84 50–40/–41
- SHG spastische Spinalparalyse, Römerstr. 20, 73525 Schwäbisch-Gmünd, T.: 071 71/6 94 34
- Dt. Alzheimer Gesellschaft, Büchsenstr. 34–36, 70174 Stuttgart, T.: 07 11/2 26 85 98
- Dt. Huntingtonhilfe, Pf. 28 12 51, 47241 Duisburg, T.: 02 03/78 87 77
- Neurofibromatose/Morbus Recklinghausen-Gesellschaft, Langenhorner-Chaussee 560, 22419 Hamburg, T.: 0 40/52 71–28 22

- Guillaín-Barre-Syndrom, Kreuzäcker 103, 74889 Sinsheim-Hilsbach, T.: 0 72 60/15 84
- Tourette Gesellschaft Deutschland, Kreuzbergstr. 9, 10965 Berlin, T.: 0 30/7 85 94 30
- Borreliose-Liga e.V., Rheinstr. 38, 76676 Graben-Neudorf, T.: 0 72 55/72 55 55
- SHG Polyneuropathie, Heischstr. 7, 24143 Kiel, T.: 04 31/7 64 68
- Verband der Hirn-, Rückenmark- und Nervenverletzten, Ebertstr. 1, 67063 Ludwigshafen, T.: 06 21/69 46 86
- Akustikus-Neurinom-Vereinigung, Leinenweberstr. 13, 31655 Stadthagen, T.: 0 57 21/7 63 66
- Ruhelose Beine: SHG RLS, Pf. 12 47, 82207 Herrsching, T.: 0 81 52/9 63 99
- Tuberöse Sklerose Deutschland e.V., Worthgarten 3, 32549 Bad Oeynhausen, T.: 0 57 34/15 17 oder 0 45 24/6 69

Hilfe/Beratung für Eltern:
- Neurologische Erkrankungen von Kindern: LIBERO e.V., Farmserstr. 24, 31174 Schellerten, T.: 0 51 23/84 37
- MCD, Verein zur Förderung Kinder mit minimaler cerebraler Dysfunktion, Friedemann-Bach-Str. 1, 82166 Gräfelfing, T.: 0 89/8 54 31 41
- Kinderneurologie Königstein, Königsteiner-Str. 114, 65812 Bad Soden, T.: 0 61 96/8 20 06
- Kinderneurologie-Hilfe Münster, Grevener-Str. 89, 48159 Münster, T.: 02 51/29 78 48
- AK Überaktives Kind, Dieterichsstr. 9, 30159 Hannover, T.: 05 11/3 63 27–29, Fax: –72
- Bundesverband der Elterninitiativen zur Förderung hyperaktiver Kinder, Am Hinteranger 14, 91301 Forchheim, T.: 0 91 91/3 48 74

Autismus:
- Autismus: Festhaltende Eltern, Annastr. 9, 70327 Stuttgart, T.: 07 11/33 37 53
- Hilfe für das autistische Kind und Vereinigung zur Förderung autistischer Menschen, Bebelallee 141, 22297 Hamburg, T.: 0 40/5 11 56 04

Epilepsie:
- Dt. Epilepsievereinigung, Zillestr. 102, 10585 Berlin, T.: 0 30/3 42 44 14
- Liga gegen Epilepsie [mit großem Info-Zentrum], Herforder Str. 5–7, 33602 Bielefeld, T.: 05 21/12 41 92 (9–12 Uhr)
- Stiftung Michael für Epilepsiekranke, Münzkamp 5, 22339 Hamburg, T.: 0 40/5 38 85 40

Migräne-Kopfschmerzen (↗ Kap. 1.25 »Schmerzen«!):
- Migräne Liga, Westerwaldstr. 1, 65462 Ginsheim-Gustavsburg, T./Fax: 0 61 44/22 11
- Migräne: »PRO KOPF«, Pf. 15 01 48, 60061 Frankfurt (»Migränetagebuch« anfordern!)

Parkinson:
- Dt. Parkinson-Vereinigung, Moselstr. 31, 41464 Neuss, T.: 0 21 31/4 10–16/–17
- Junge Parkinsonpatienten, Friedrich-Naumann-Str. 37, 76187 Karlsruhe, T.: 07 21/7 14 39

1.20. Nieren – Nebennieren

Cushing-Syndrom

Den GdB bestimmen Muskelschwäche und Auswirkungen an Organsystemen (z. B.: Hypertonie, Herzinsuffizienz, Diabetes mellitus, Osteoporose, psychische Veränderungen).

Nebennierenrindeninsuffizienz   GdB

Mittelschwer: vorzeitig ermüdbar, Regulationsstörungen . . . . 50– 70 %
Schwer: ausgeprägte Adynamie, Abmagerung, schwere Störungen . . . . . . 80–100 %

- SHG Hypophysen- und Nebennierenerkrankungen, Krankenhausstr. 12, 91054 Erlangen, T.: 0 91 31/85 61 02

Nierenschäden   GdB

Maßgeblich sind die Störungen der Harnproduktion und des Harn-
transportes. Außerdem Auswirkungen auf andere Organe (Herz, Kreislauf)
Verlust/Ausfall einer Niere, die andere geschädigt . . . . 40– 50 %
Verlust/Ausfall einer Niere, die andere erheblich geschädigt . . . . 60– 80 %
Verlust/Ausfall einer Niere, die andere schwer geschädigt . . . . 90–100 %
Nierenschaden mit Funktionseinschränkungen (mittlerer Grad) . . . . 50– 70 %
– schwer: Befinden und Leistungsfähigkeit stark gestört . . . . 80–100 %
Verlust/Ausfall, die andere ist leicht eingeschränkt . . . . 40– 50 %
– mittlerer Grad . . . . 60– 80 %
– schwerer Grad . . . . 90–100 %
Dialyse-Dauerbehandlung . . . . 100 %
Bösartiger Tumor: 5 Jahre Heilungsbewährung . . . . 60–100 %
– Nephroblastom . . . . 50–100 %
Transplantation: 2 Jahre Heilungsbewährung . . . . 100 %

→ Prozente, die sich letztlich auswirken, gibt es nur, wenn Koliken sehr häufig (wöchentlich), ausgeprägt und über mehrere Stunden auftreten! Vergessen Sie nicht die umgehende Mitteilung an Ihren Arzt.

Hilfe/Beratung:
- Arbeitsgemeinschaft Dialysepatienten, Weberstr. 2, 55130 Mainz, T.: 0 61 31/8 51 52, Fax: 83 51 98
- Cystinose-Selbsthilfe, Beuthener Str. 15, 40883 Ratingen, T.: 0 21 02/6 96 27

- Kuratorium für Heimdialyse e.V., Emil-von-Behring-Passage, 63263 Neu-Isenburg
- Elterngruppen nierenkranker Kinder, Weberstr. 2, 55130 Mainz, T.: 0 61 31/8 51 52
- SHG nierenkranker Kinder, Mathildenstr. 1, 79106 Freiburg, T.: 07 61/2 70–45 38
- IG Reha nierenkranke Kinder, Schwalbenstr. 31, 89278 Nersingen, T.: 0 73 08/32 34
- Elternselbsthilfe Nephrotisches Syndrom, Franzosenkoppel 134, 22547 Hamburg, T.: 0 40/8 32 61 71

1.21. Ohren

GdB

Maßgebend für die Bewertung ist das Sprachgehör, dessen Umfang durch Prüfung *ohne Hörgerät* bestimmt wird.
Ohrgeräusche, Schmerzen, Gleichgewichtsstörungen, Schwindel oder Sprachstörungen und besondere psychoreaktive Störungen werden zusätzlich berücksichtigt.
Gehörlosigkeit oder geringer Hörrest, je nach Sprachstörungen:

nach dem 7. Lebensjahr erworben	80–100 %
vor dem 7. Lebensjahr erworben	100 %
Gleichgewichtsstörungen, mit schweren Folgen	50– 80 %

› Insbesonders für mittel- und hochgradig Schwerhörige geht es, abgesehen vom GdB, vor allem auch um die Merkzeichen »G« (= erheblich gehbehindert, »B« (= Begleitung erforderlich) und »RF« (= Rundfunkgebührenbefreiung), die zumindest einen sehr kleinen Nachteilsausgleich bedeuten können.

› Das Buch »*Mein Weg aus der Stille*« (Marlies Herzogenrath, Hohlsteinstr. 9, 57080 Siegen; ca. 20 DM + Porto) kann für viele Gehörlose und Ertaubte völlig neue Dimensionen öffnen.

› Ein Schreibtelefon oder Faxgerät ist für Hörbehinderte eine sehr wichtige Kommunikationsmöglichkeit, die auch von technisch völlig unbegabten Menschen sehr leicht zu bedienen ist. Wenn Sie darüber noch nicht verfügen, sollten Sie nach Rücksprache mit Ihrem Facharzt und Ihrer Krankenkasse, die in der Regel die Kosten dafür übernimmt, eine Anschaffung prüfen.

› Die Übersicht sollten Sie vor dem nächsten Besuch beim Facharzt ansehen:

Zur Ermittlung des GdB aus den Schwerhörigkeitsgraden für beide Ohren

Rechtes Ohr		Hörverlust in %	0–20	20–40	40–60	60–80	80–95	100
	Normalhörigkeit	0–20	0	0	10	10	15	20
	Geringgradige Schwerhörigkeit	20–40	0	15	20	20	30	30
	Mittelgradige Schwerhörigkeit	40–60	10	20	30	30	40	40
	Hochgradige Schwerhörigkeit	60–80	10	20	30	50	50	50
	An Taubheit grenzende Schwerhörigkeit	80–95	15	30	40	50	70	70
	Taubheit	100	20	30	40	50	60	70
Hörverlust in %			0–20	20–40	40–60	60–80	80–95	100
			Normalhörigkeit	Geringgradige Schwerhörigkeit	Mittelgradige Schwerhörigkeit	Hochgradige Schwerhörigkeit	An Taubheit grenzende Schwerhörigkeit	Taubheit

(Diagonale Grenzwerte: 10 – 20 – 35 – 50 – 65)

Linkes Ohr

! Gutachter neigen dazu, die Ergebnisse unterzubewerten. So ist die Einstufung in die
! nächsthöhere Kategorie schwerer möglich.

Hilfe/Beratung:
- Dt. Gehörlosenbund, Paradeplatz 3, 24768 Rendsburg, T.: 0 43 31/58 97–22, Fax: –45
- Dt. Schwerhörigenbund, Schiffbauerdamm 13, 10117 Berlin, T.: 0 30/2 80 78 77, Fax: 0 30/2 83 29 80
- Infozentrum: Wagnerstr. 42, 22081 Hamburg, T.: 0 40/29 16 05, Fax: 0 40/2 99 72 65
- Bundesgemeinschaft Eltern schwerhöriger Kinder, Pirolkamp 18, 22397 Hamburg, T.: 0 40/6 07 03 44
- Dt. Verband Gehör- und Sprachgeschädigter, Quinckestr. 72, 69120 Heidelberg

- Dt. Tinnitus-Liga. Am Lohensiepen 18, 42353 Wuppertal, T.: 02 02/24 65 20, Fax: 02 02/4 67 09 32
- Dt. Zentrum für Gebärdensprache und Kommunikation Gehörloser, Universität Hamburg, Rothenbaumchaussee 45, 20158 Hamburg
- Fördergemeinschaft Gutes Hören, Willibaldstr. 7, 90530 Wendelstein
- Hörtesttelefone: 030/1 97 09, 040/2 80 12 05, 069/63 70 46, 0 91 29/10 37, 0 70 63/5 41
- Faltblatt »Was tun bei Schwerhörigkeit?« gegen Einsendung eines mit 1 DM frankierten Briefumschlages, erhältlich bei AgV-Broschürendienst, Pf. 11 16, 59930 Olsberg
- Dt. Cochlear-Implant-Gesellschaft, Hohlsteinstr. 9, 57080 Siegen, T./Fax: 02 71/35 46 65
- Dt. Gesellschaft Gehörloser u. Schwerhöriger, Niemöllerallee 18, 81739 München, T./Schreibtelefon: 0 89/67 92 02–48, Fax: 67 92 02–49
- Förderverein der Gehörlosen in den Neuen Bundesländern, Schiffbauerdamm 13, 10117 Berlin, Telefon/ST/Fax: 0 30/2 29 30 83 oder 2 29 40 55 (Zeitschrift »Die Neue für Gehörlose«)
- BAG hörbehinderte Studenten und Absolventen, Hinter der Hochstätte 2 a, 65239 Hochhein, T.: 0 61 46/79 58, Fax: 0 61 92/2 62 89
- Fördergemeinschaft für Taubblinde, Basteistr. 83 a, 53173 Bonn, T.: 02 28/9 56 37–63
- Gemeinschaft für schwerhörige/sprachgeschädigte Kinder, Supperstr. 3, 70565 Stuttgart, T.: 07 11/74 11 85
- Ohrmuscheldysplasie: SHG Goldenhar-Syndrom, Hörlestr. 9, 86956 Schongau, T.: 0 88 61/9 01 76

1.22. Organtransplantation

↗ Grad der Behinderung siehe beim jeweiligen Organ/Körperteil!

Hilfe/Beratung:
- Bundesverband Organtransplantierter, Unter den Ulmen 98, 47137 Duisburg, T.: 02 03/44 20 10
- Verband der Organtransplantierten (Eltern-/Kindbereich), Serlostr. 21–23, 45143 Essen, T.: 02 01/62 77 28
- AK Organspende, Pf. 15 62, 63235 Neu-Isenburg, T.: 0 61 02/3 59–2 25
- Stefan-Morsch-Stiftung, Pf. 30 12 42, 55760 Birkenfeld, T.: 0 67 82/99 33–0
- Knochenmarkspender-Dateien siehe bei »Blut« (Kap. 1.4.)!
- Verband Organtransplantierter Deutschlands, Wielandstr. 28 a, 32545 Bad Oeynhausen, T.: 0 57 31/79 21 81
- Runder Tisch Organerkrankter, Arbeitsgemeinschaft von Selbsthilfegruppen, Karlsbader Ring 28, 68782 Brühl, T./Fax: 0 62 02/78 00 15
- SHG für lebensbedrohlich Erkrankte, An der Halde 3, 87463 Schrattenbach, T.: 0 93 74/99 78
- Gen-ethisches Netzwerk e.V., Schöneweider-Str. 3, 12055 Berlin, T.: 0 30/6 85 70 73

1.23. Psychosen – Neurosen – Phobien

GdB

Lange, ausgeprägte (schizophrene oder manisch-depressive Psychosen) ...	50–100 %
Manisch-depressive Psychose: kurze, häufige, mehrwöchige Phasen	20– 50 %
Neurosen (z. B. schwere Zwangsneurosen)	50–100 %

→ Haben Sie *keine Hemmungen,* rechtzeitig, d. h. nicht erst dann, wenn es ein unerträglicher Zustand geworden ist, zu einem Facharzt zu gehen. Psychische Erkrankungen sind mittlerweile sehr weit verbreitet. *Beratungsstellen* gibt es in jeder Stadt. Sie können Sie bei Ihrem Arzt oder über Ihr Rathaus/Ortsamt erfragen oder sich kurz entschlossen an eine der folgenden Institutionen wenden. Sie würden es garantiert nicht bereuen, weil man dort auf Ihre Problematik sehr fachkundig und einfühlsam eingeht.

Ängste – Schuldgefühle
- Dt. Angststörungshilfe, c/o MASH, Bayerstr. 77 a/Rgb., 80355 München,
  T.: 0 89/5 43 80 80
- Notruf bei Angstzuständen: Universität Münster, T.: 02 51/83 66 76 (werktags 8–16 Uhr)
- Dt. Gesellschaft für Zwangserkrankungen, Pf. 15 45, 49005 Osnabrück,
  T.: 05 41/4 09–66 33
- Beratungsstelle bei Angst, Panik und Phobien, Taunusstr. 5, 12161 Berlin,
  T.: 0 30/8 51 58 24

Depressionen
- Hilfe für Depressivkranke, Wermbachstr. 13, 63739 Aschaffenburg, T.: 0 60 21/2 36 26
- »Wege aus der Depression«, Saroten-Service, Bayer-Pharma, Berliner Str. 156, 51063 Köln (3 DM in Briefmarken)

Eßstörungen
- Eß- und Magersucht: Cinderella, Westendstr. 35, 80339 München, T.: 0 89/5 02 12 12
- Bulimieerkrankungen:»Cactus«, Otto-Schill-Str. 1, 04109 Leipzig, T.: 03 41/79 63–3 46
- Eßstörungen: »Dick & Dünn«, Innsbrucker Str. 25, 10825 Berlin, T.: 0 30/8 54 49 94
- Eßstörungen: »KESS«, Himmelgeisterstr. 107, 40225 Düsseldorf, T.: 02 11/39 72 00
- Frankfurter Zentrum für Eßstörungen, Hansaallee 18, 60322 Frankfurt/M.,
  T.: 0 69/55 01 76
- ANAD e.V., Beratung bei Eßstörungen, Ungererstr. 32, 80802 München, T.: 0 89/5 23 66 33
- Overeaters Anonymus (OA), Pf. 10 62 06, 28062 Bremen, T.: 04 21/33 72 24

Mobbing – Psychoterror am Arbeitsplatz
- Infobroschüre der AOK Hamburg, Pappelallee 22–26, 20089 Hamburg (5-DM-Verrechnungsscheck + frankierten C 5-Umschlag beifügen!)
- Service-Telefon der AG »No Mobbing«: T.: 0 40/20 23 02 09;
  bei arbeitsrechtlichen Fragen: T.: 0 40/3 49 15–5 70, –5 71, –5 73

- KDA, Kirchlicher Dienst in der Arbeitswelt, Schillerstr. 7, 22767 Hamburg, T.: 0 40/3 06 23–2 12, Fax: –2 30
- Gesellschaft gegen psychosozialen Streß und Mobbing e.V., Grüne-Str. 14, 33175 Bad Lippspringe, T./Fax: 0 52 52/23 22 (benennt Selbsthilfegruppen)

Psychische Abhängigkeiten – Sekten
- Eltern und Betroffene gegen psych. Abhängigkeit, Heimat 27, 14165 Berlin, T.: 0 30/8 18 32 11
- Aktion Psychokultgefahren, Ellerstr. 101, 40227 Düsseldorf, T.: 02 11/72 10 66
- Arbeitsstelle für Religions- und Weltanschauungsfragen, Saalgasse 1, 60311 Frankfurt, T.: 0 69/28 55 02
- Sekten-Hilfe: Evang. Zentralstelle für Weltanschauungsfragen, Auguststr. 80, 10117 Berlin, T.: 0 30/28 39 50
- Sekten/psych. Abhängigkeit: Aktion für geistige und psychische Freiheit, Graurheindorfer-Str. 15, 53111 Bonn, T.: 02 28/63 15 47
- Sektenprobleme – SOS Anlaufstelle: V.I.T.E.M., Ensheimer-Str. 125, 66386 St. Ingbert, T.+Fax: 0 68 94/87 04 52
- Scientology: »Robin Direkt«, Anti-Scientology-Initiative von Renate Hartwig (Buch »Scientology – Ich klage an!«), T.: 0 73 02/40 19

Psychosen – Neurosen – Zwänge
- Dachverband Psychosozialer Hilfsvereinigungen und Bundesverband Angehöriger psychisch Kranker: Thomas-Mann-Str. 49 a, 53111 Bonn, T.: 02 28/63 26 46, Fax: 02 28/69 17 59
- Dt. Gesellschaft für Verhaltenstherapie, Pf. 13 43, 72070 Tübingen
- Aktion psychisch Kranker, Graurheindorfer Str. 15, 53111 Bonn, T.: 02 28/63 15 45
- Dt. Gesellschaft für soziale Psychiatrie, Stuppstr. 14, 50823 Köln, T.: 02 21/51 10 02
- Berufsverband der Psychologen, Heilsbachstr. 22, 53123 Bonn, T.: 02 28/98 73 10
- Dt. Gesellschaft für Psychoanalyse, Psychotherapie, Psychosomatik und Tiefenpsychologie, Johannisbollwerk 20, 20459 Hamburg, T.: 0 40/3 19 26 19
- Emotions Anonymus-Kontaktstelle Deutschland, Katzbachstr. 33, 10965 Berlin, T.: 0 30/7 86 79 84 (Phobien, Angststörungen, Panikattacken usw.)
- Psychologie & Gesundheit, Informationsstelle, Speestr. 12, 50937 Köln, T.: 02 21/42 28 19
- SHG Trichotillomanie (zwanghaftes Haareausreißen), Pf. 2408, 61350 Bad Homburg
- Forum Anti-Psychiatrischer Initiativen, Berggate 1, 44809 Bochum, T.: 02 34/52 19 75
- Christoph-Dornier-Stiftung für klinische Psychologie, Tibusstr. 7–11, 48143 Münster, T.: 02 51/4 81 04 00 (nennt qualifizierte Therapeuten)
- Dt. Ges. Zwangserkrankungen, Pf. 15 45, 49005 Osnabrück, T.: 05 41/4 09 66 33

Selbstmordprobleme
- Suizidproblem (Angehörige); Wichernstr. 1, 95447 Bayreuth, T.: 09 21/6 61 10
- Michael Franke-Stiftung, Beratung für junge Menschen, die nicht mehr weiterwissen (auch Angehörige), Quantiusstr. 8, 53115 Bonn, T.: 02 28/69 69 39

- Hilfe zum Weiterleben – Arbeitskreis Selbstmordverhütung und Krisenberatung, Pf. 18 18, 32708 Detmold, T.: 0 52 31/ 3 29 84
- Dt. Gesellschaft für Suizidprävention – Hilfe in Lebenskrisen, c/o Psychiatrie I Uni Ulm, 88190 Ravensburg, T.: 07 51/7 60 10

1.24. Rheuma

↗ Bechterew siehe bei 1.13.»Knochen«
↗ Sklerodermie siehe bei 1.3.»Bindegewebe«

GdB-Festlegung je nach Einschränkungen und Beschwerden.

Hilfe/Beratung:
- Dt. Rheuma-Liga, Rheinallee 69, 53173 Bonn, T.: 02 28/9 57 50–0, Fax: –20 (auch Club junger Rheumaerkrankter und Eltern rheumakranker Kinder)
- Rheuma-Forum, Pf. 13 08, 71536 Murrhardt, T.: 0 71 92/13 66, 4 21 40, Fax: 98 00 13
- Info-Stelle für Rheuma und Arthrose, Graf-Adolf-Str. 43, 40210 Düsseldorf
- Elternkreise rheumakranker Kinder in der Dt. Rheuma-Liga, Ammerseestr. 4, 82061 Neuried, T.: 0 89/7 59 39 26
- Rheumafoon: junge Rheumapatienten erhalten Beratungshilfe; Ihre nächstgelegene Rufnummer erfahren Sie bei der Dt. Rheuma-Liga unter T.: 02 28/95 75 00
- Cortison – Infozentrum (CIZ), Bolongarostr. 82, 65929 Frankfurt/M., T.: 0 69/31 40 53 27 (Mi. 13–17 Uhr)
- SHG Wegener'sche Granulomatose, c/o Rheuma-Forum, Pf. 13 08, 71536 Murrhardt, T.: 0 71 92/13 66
- Arbeitskreis Rheuma-Schmerz-Psyche, Universitätsstr. 150, 44780 Bochum, T.: 02 34/7 00 54 39
- Rheuma-Hilfswerk Deutschland e.V., Badstr. 46, 79410 Badenweiler, T.: 0 76 32/75 40

1.25. Schmerzen

Das übliche Maß
→ Für die Berücksichtigung von Schmerzen gilt:
Die *üblicherweise* mit einem Leiden verbundenen Schmerzen sind bei den Prozentsätzen jeweils bereits berücksichtigt. Dies gilt auch für besonders schmerzhafte Zustände, wenn diese mit einem Leiden erfahrungsgemäß in einem bestimmten Stadium verbunden sind. Schmerzhaftigkeit, die allerdings über dieses übliche Maß hinausgeht, kann eine Anhebung des angegebenen GdB begründen.
Jeder Mensch hat ein anderes Schmerzempfinden. Was eine Frau mit 30 Jahren vielleicht als erträglich bezeichnet, kann ein Mann gleichen Alters als außergewöhnlich schlimm empfinden. Da in den Anhaltspunkten nur Durchschnitts-/Erfahrungswerte berücksichtigt

sein können, kann dazu der GdB einmal bei 50 % und im anderen Fall bei 30 % angesetzt werden. Dieser individuelle Zuschlag *hängt immer entscheidend von den eigenen Angaben zu Ausmaß und Intensität und deren Bestätigung* durch den behandelnden Arzt ab.

Gewöhnung an Schmerzen gibt es nicht

⌁ Daß man sich mit der Zeit an Schmerzen gewöhnen könne und deshalb eigentlich bei den Prozentsätzen einen Abschlag machen müsse, wurde Antragstellern immer wieder einmal untergejubelt. Egal, welches Leiden Sie haben, es gibt keinerlei Gewöhnung an immer wieder oder dauerhaft auftretende Schmerzen. Das Gegenteil ist der Fall:

- Schmerzzustände werden immer als nervenzermürbend empfunden. Die Empfindsamkeit wird in der Regel immer schlimmer.
- Sie kosten zunehmend immer mehr Kraft, Konzentrationsfähigkeit, Lebensfreude, verringern den Aktionsradius usw.
- Sie können zu zahlreichen Begleiterscheinungen führen, die mit den eigentlichen Leiden nichts zu tun haben.

Wichtig: Viele Menschen neigen dazu, Schmerzen und Beschwerden zu unterdrücken. Man will nicht als wehleidig gelten, doch das ist falsch. Denken Sie einmal sehr genau darüber nach, was sich bei Ihnen durch die Schmerzen tatsächlich alles verändert hat, was dadurch heraufbeschworen, ausgelöst und zerstört wurde. Sehr schnell werden Sie dann erkennen, daß Sie dieses Thema nicht vernachlässigen dürfen, wenn es in der Waagschale angemessen mit berücksichtigt werden soll.

⌁ Ohne rechtzeitige und sehr genaue *Bestandsaufnahme* werden Sie Ihre Probleme auch nicht annähernd angemessen darstellen können. Notieren Sie sich in einem »Schmerzprotokoll« über längere Zeit täglich all Ihre Schmerzpunkte, um Ungenauigkeiten oder gar Unglaubwürdigkeit zu vermeiden.

Wo tut es weh?	Stellen, Organe
Wann tut es weh?	Zeitpunkt/-raum
Wie tut es weh?	Intensität, Art, Dauer
Warum tut es weh?	Ursache
Was bewirken sie?	Folgen, Konsequenzen

Wichtig: Denken Sie an die zahllosen Variationsmöglichkeiten, die es dazu gibt! Ein paar liste ich Ihnen als Beispiele zur Gedankenanregung stichpunktartig auf. Die Übersichten sollen Ihr Problembewußtsein provozieren und stärken.

Wo kann es weh tun?

- Knochen, Gelenke, Sehnen, Haut, Organe, Muskulatur, Verletzungen, Narben usw.

Wann kann es weh tun?

Knochen und Gelenke: Beim

- Gehen (sehr schmerzhaft? Gehvermögen unter 500/ ... Meter? Gehhilfe notwendig?)
- Stehen (trotz Schmerzen maximal ... Minuten ohne Unterbrechung), Sitzen (Wirbelsäule, Rücken), Liegen (auch nachts?), bei jeder Bewegung,
- Phantomschmerzen nachts, bei jedem Aufstehen vom Stuhl, Wetterfühligkeit, nach geringfügigen Belastungen, Recken, Strecken, Heben usw.

Bauch/Brustraum/Wirbel/Kopf: Beim

- Lachen (Oberkörper, Brust- und Bauchraum, Rücken), Essen (Halswirbel, Gesichtsknochen, Brust), Husten, Schluckauf, Aufstoßen (gesamter Oberkörper),
- Atmen (Oberkörper), heftige oder unbedachte Bewegungen (Rücken) usw.

Wie können Schmerzen sein?

Zu unterscheiden sind zwei Arten von Schmerzen:

- Akute, das heißt auf ein bestimmtes auslösendes Ereignis bezogene, und
- chronische, die akut nicht ausreichend behandelt wurden oder werden konnten.

Sie können zum Beispiel sein:

- brennend, dauernd, dröhnend, dumpf, stechend, klopfend, schneidend, bohrend,
- unerträglich, heftig, leicht, mörderisch, nervtötend, quälend, stark, ziehend,
- wellenförmig, krampfartig, zeitweilig usw.

Warum kann es weh tun?

- Operationen (innen und Narben), Verletzung, Wunde, Prellung, Bruch, Verstauchung,
- Arthrosen, Ruptur, Drehung, Verschleiß (der außergewöhnliche), Fehlhaltungen nach Verletzungen/Schäden, inneres Leiden (medikamentös nicht/nur bedingt beherrschbar), chronische Entzündungen usw.

Was können sie bewirken?

- Schlafstörungen, Kopfschmerzen, nur noch kurze Wege gehen, nur noch kurzzeitiges Stehen, Verlust der Leistungsfähigkeit (privat und Beruf),
- Bewegungen nur noch eingeschränkt möglich, völlige Arbeitsunfähigkeit,
- Störungen im Sexualleben, schwere Depressionen, Schweißausbrüche bei jeder kleinen Anstrengung usw.

Schmerzmittel

→ Wenn Sie Schmerzmittel nehmen, sollten Sie auf jeden Fall den Namen Ihres Präparates kennen. Sagen Sie ganz offen, daß eine regelmäßige Einnahme leider unumgänglich ist. Wenn Sie über derartige Medikamente trotz Bedarf noch nicht verfügen, sollten Sie das sofort mit Ihrem Arzt besprechen.

→ Warum sollten Sie leiden, wenn es gegen die Schmerzen gute Medikamente gibt?

»Selbstmedikation« ist generell und insbesondere bei Schmerzen immer eine höchst frag-
würdige und äußerst gefährliche Methode. Sie sollten deshalb, auch bei Medikamenten,
die Sie vielleicht selbst kaufen müssen, niemals auf den ärztlichen Rat verzichten!
Wenn Sie sich dies allerdings immer rezeptfrei und ohne ärztliche Konsultation besorgen,
kann niemand bestätigen, daß Sie ja schon seit langer Zeit Schmerzmittel einnehmen.

Hilfe/Beratung:
- Auskünfte über Schmerzzentren: Schmerztherapie-Zentrum Bad Mergentheim, Schön-
  bornstr. 10, 97980 Bad Mergentheim, T.: 0 79 31/5 49 30
- Dt. Schmerzhilfe, Woldsenweg 3, 20249 Hamburg, T.: 0 40/46 56 46
- Dt. Schmerzliga, Pf. 10 08 34, 60008 Frankfurt, T.: 0 69/29 98 80–75, Fax: –33
- Medikamentenabhängige Schmerzkranke, Ascherfeld 11, 28757 Bremen,
  T.: 04 21/65 14–95, Fax: –30
- Dt. Gesellschaft zum Studium des Schmerzes, Im Neuenheimer Feld 326, 69120 Heidel-
  berg, II. Physiologisches Institut der Uni, T.: 0 62 21/56 40 51
- Bei Rückenschmerzen: Aktion gesunder Rücken, Pf. 14 64, 27424 Bremervörde,
  T.: 0 47 61/8 67–79, Fax: –61
- Aktive Schmerz-Hilfe e.V., Pf. 2 06, 47702 Krefeld, T.: 0 21 51/76 17 97
- Dt. Migräne- und Kopfschmerzgesellschaft, Zentrum für Nervenheilkunde, Niemanns-
  weg 147, 24105 Kiel (siehe auch unter 1.19.»Nerven«!)
- Migräne-Liga e.V., Westerwaldstr. 1, 65462 Ginsheim-Gustausburg
- Rückenschmerzen: Wirbelsäulen-Rückenschule e.V., Südring 180, 42579 Heiligenhaus,
  T.: 0 20 56/38 36

1.26. Stoffwechsel – Ernährung

Bauchspeicheldrüse   GdB

Je nach Organveränderungen, Einbußen, Beschwerden, Allgemeinzustand und besonderer Kost
– Fettstühle, deutliche Defizite beim Allgemeinzustand . . . . 50– 70 %
– massive Fettstühle, starke Defizite beim Allgemeinzustand . . . . 80–100 %
Bösartiger Tumor: 5 Jahre Heilungsbewährung, in dieser Zeit . . . .   100 %

Hilfe/Beratung
- Beratung Pankreatektomierter, Krefelder Str. 52, 41539 Dormagen, T.: 0 21 33/4 23 29
- Arbeitskreis Pankreatektomierter, Römerstr. 1, 69469 Weinheim, T.: 0 62 09/6 82 51

Diabetes – Unterzucker GdB

Mit Insulin und Diät ausgleichbar, ohne Komplikationen	30 %
mit Insulin schwer einstellbar (Organkomplikationen zusätzlich)	40–60 %

→ Einen nennenswerten GdB, der sich auch in der Gesamtrechnung auswirkt, gibt es nur dann, wenn der Diabetes sehr schwankend und nicht einstellbar ist und außerdem ständig große, auch mit Medikamenten nicht beherrschbare, Probleme (z. B. den gesamten Kreislauf betreffend) bestehen.

Probleme bei Diabetes (trotz Diät, Medikamente, Insulin …!)
- Kreislaufstörungen, Schweißausbrüche, Schwindelanfälle, Besenreißerstellen,
- schwere Schlafstörungen, Durchblutungsstörungen, Blutdruckschwankungen,
- Potenz-/Libidoverlust, Kopfschmerzen, nicht verheilende Wunden,
- Druckgefühl im Kopf, Sehbehinderungen, Gleichgewichtsstörungen,
- Konzentrationsschwäche, Magen-/Darmprobleme.

Das muß auch über längere Zeit umfassend und lückenlos dokumentiert werden. Alles, was nicht per Befundbericht eines Arztes bestätigt ist, findet keine Berücksichtigung.

Hilfe/Beratung:
- Dt. Diabetiker-Bund, Danziger Weg 1, 58511 Lüdenscheid, T.: 0 23 51/98 91 53
- Dt. Diabetiker-Verband und Bund diabetischer Kinder und Jugendlicher, Hahnbrunnerstr. 46, 67659 Kaiserslautern, T.: 06 31/7 64 88
- Bundesverband der Insulinpumpenträger/-innen, Reinekestr. 31, 51145 Köln
- Verein Förderung diabetischer Kinder, Angerstr. 77, 30539 Hannover, T.: 05 11/52 64 95
- Dt. Diabetiker Gesellschaft, Steinhövelstr. 9, 89075 Ulm
- Arbeitskreis Unterzucker-Erkrankungen, Bachstr. 61, 22083 Hamburg, T.: 0 40/22 51 67
- Kontaktstelle der Insulin-Gruppen und Insuliner-Verlag, Narzissenweg 17, 57548 Kirchen-Freusberg, T.: 0 27 41/93 00–40
- Berliner Fördergemeinschaft junger Diabetiker, General-Barby-Str. 71, 13401 Berlin, T.: 0 30/4 12 62 39
- Literatur: Ruth Menzel, Insulin zum Leben, Verlag Gesundheit 1997

Ernährungsprobleme

GdB siehe jeweils bei den entsprechenden Organen.

Hilfe/Beratung:
- Bundesforschungsanstalt für Ernährung, Engesserstr. 20, 76131 Karlsruhe
- Verein zur gesunden Ernährung und Diätetik, Pf. 19 28, 52021 Aachen
- Dt. Gesellschaft für Ernährung, Broschürenversand, Pf. 930210, 60457 Frankfurt, T.: 0 69/97 68 03 20
- Infodienst Ernährung – AID–, Konstantinstr. 124, 53179 Bonn
- Bund für Gesundheit und Ernährung e.V., Schafredder 38, 24787 Fockbek/Rendsburg
- SHG Eltern für unbelastete Nahrung, Königsweg 7, 24104 Kiel, T.: 04 31/67 20 41

Fettstoffwechsel

Entscheidend ist das Ausmaß der Folgekrankheiten (z. B. Arteriosklerose, Fettleber).

Hilfe/Beratung:
- Gaucher-Gesellschaft, An der Ausschacht 9, 59556 Lippstadt, T.: 0 29 41/1 88 70
- Fettstoffwechselstörungen: Lipid-Liga, Waldklausenweg 20, 81377 München, T.: 0 89/7 19 10 01

Fettsucht – Fettleibigkeit

Für Fettleibigkeit allein gibt es keinen GdB. Nur Folge- und Begleiterscheinungen (Herz-/Lungensystem, Bewegungs- und Stützapparat) können einen GdB begründen.

› Eine gründliche Prüfung kann zahlreiche Folge- und Begleiterscheinungen der »Adipositas« zu Tage fördern, z. B. Herz- und Kreislauferkrankungen, Atembeschwerden, Diabetes, Hautschäden, Ödeme an den Beinen, Wirbelsäulen-, Hüft-, Knie- und Fußgelenkbeschwerden.

Gicht

Zu berücksichtigen sind die Einschränkungen der betroffenen Gelenke, Schmerzen, Häufigkeit und Schwere der entzündlichen Schübe und eine Beteiligung innerer Organe.

› Die Problematik muß in den vorhandenen Befunden dokumentiert sein. Ansonsten wären entsprechende Angaben müßig. Von Anfang an müssen deshalb gewissenhaft *alle* Probleme dem Arzt jeweils sofort berichtet werden!

Mukoviszidose   GdB

Geringgradige Bronchitis, körperliche Entwicklung altersgemäß . . . . 50– 60 %
Perbronchiale Infiltration, beginnende Bronchiektasen und Emphysem,
Stuhl verändert, reduziert belastbar, Schulbesuch noch möglich . . . . 70– 80 %
Starke Bronchitis, Bronchiektasen, Emphysem, Entwicklung verzögert . . . . . 90–100 %

Hilfe/Beratung:
- Dt. Mukoviszidose Gesellschaft, Mühlenstr. 13, 29393 Großösingen, T.: 0 58 38/5 71
- Bundesverband Cystische Fibrose, Meyerholz 3, 28832 Achim, T.: 0 42 02/8 22 80
- Mukoviszidose e.V., Bendenweg 101, 53121 Bonn, T.: 02 28/9 87 80–0, Fax: –77
- Mukoviszidose-Hilfe, Pf. 33 24, 76137 Karlsruhe

Phenylketonurie

Bei einem Hirnschaden sind das Ausmaß der geistigen Behinderung und weitere Folgen (Anfälle) maßgebend.

Hilfe/Beratung:
- Dt. Interessengemeinschaft, Phenylketonurie und verwandte angeborene Stoffwechselstörungen, Adlerstr. 6, 91077 Kleinsendelbach, T.: 0 91 26/44 53, Fax: 0 91 26/3 09 46 (Di. 13–16 Uhr)

Schilddrüse   GdB

Maßgebend ist eine nuklearmedizinische Untersuchung
Überfunktion:
Dauertachykardie, starke Gewichtsverluste . . . . 20– 40 %
– schwere Überfunktion: starke Abmagerung, Herzschaden . . . . 50–100 %
Unterfunktion: Ausgleich medikamentös unzureichend (bei Total-OP
immer), nach Allgemeinzustand und Leistungsvermögen . . . . 20– 40 %
Bösartiger Tumor: 5 Jahre Heilungsbewährung . . . . 50– 80 %

↗ Siehe auch 1.29. »Verdauungstrakt«!

Hilfe/Beratung:
- Schilddrüsen-Infodienst, Bolongarostr. 82, 65929 Frankfurt, T.: 0 69/31 40 53 24
- Dt. Schilddrüsen-Liga, Peter-Sander-Str. 15, 55252 Mainz-Kastel, T.: 0 61 34/72 90 11
- Arbeitskreis Jodmangel, Pf. 15 41, 64505 Groß Gerau

Sonstige
- NCL, Dt. Neuronale Ceroidlipofuszinose, Vierkanten 32 b, 21629 Neu-Wulmstorf, T.: 0 40/7 00 75 21
- SHG Fruktoseintoleranz, Kirchstr. 2, Schauerheim, 91413 Neustadt/A., T.: 0 91 61/57 79
- Elterninitiative Galaktosämie, Tiergartenstr. 101, 47800 Krefeld, T./Fax: 0 21 51/50 23 32
- SHG Dt. Glykogenose, Gockelstr. 5, 33142 Büren, T.: 0 29 51/47 89
- Mineralimbalancen, Rungestr. 3–6, 10179 Berlin, T.: 0 30/25 31 12 71
- Kupferspeicherkrankheit: Morbus Wilson, Meraner Str. 17, 83024 Rosenheim, T.: 0 80 31/24 92 30
- Dt. Zöliakie-Gesellschaft e.V., Filderhauptstr. 61, 70599 Stuttgart, T.: 07 11/45 45 14
- Eisenspeicherkrankheit: SHG Hämochromatose, c/o KISS, Hafenstr. 4, 66111 Saarbrücken, T.: 0 68 69/16 06

1.27. Suchtkrankheiten

↗ Siehe auch 1.19. »Nerven« und 1.23. »Psychosen, Neurosen…«!

GdB

Bei Organschäden und nachgewiesener Entziehungstherapie	50 %
Heilungsbewährung: ca. 2 Jahre, je nach Organschäden währenddessen . .	30 %
Über 1 Jahr durch Drogengebrauch körperliche und/oder psychische Abhängigkeit, Entziehungsbehandlung ohne bleibenden Erfolg	50–100 %

› Für die Betroffenen ist das ein sehr heikles Thema. In der Regel und selbst im Endstadium wird die Erkrankung in Abrede gestellt. Dazu kommt, daß ihnen die Gesellschaft mit relativ großer Abneigung gegenübersteht. Ein Entkommen aus dem Teufelskreis aus eigener Kraft ist meist nicht mehr möglich.

› Die Bereitschaft zum Eingeständnis der Krankheit oder auch zu einem Gespräch mit einem Arzt ist meist nicht vorhanden; von einer Therapie ist dann noch gar nicht die Rede. Wer aber das Problem beheben und/oder als Behinderung anerkannt haben möchte, muß seinem Arzt *die Karten auf den Tisch legen* und sich zudem in eine Therapie begeben. Ärzte halten sich übrigens ausnahmslos und strengstens an die Schweigepflicht!

› Es kann allerdings auch gute Gründe geben, daß eine solche Problematik nicht als Behinderung in einem Feststellungsbescheid genannt wird. Überlegen Sie das am besten mit Ihrem Arzt. Auf jeden Fall sollten Sie in einem solchen Fall nur mit Ratschlägen Ihres Arztes vor- und generell sehr behutsam umgehen.

Wichtig: Ein eigenes Verschulden wird von Sozialleistungsträgern, Arbeitgebern und der Rechtsprechung mitunter dann angenommen, wenn die Krankheit nicht wesentlich durch körperliche, psychische oder soziale Störungen entstanden ist. Nachweisbares Verschulden kann bei der Lohnfortzahlung und bei Leistungsansprüchen (Rehabilitation, Pension usw.) zu Problemen bzw. sogar zu einem Verlust führen.

Regionale Beratungsstellen erfahren Sie

- Suchthilfekatalog: Neuland-Verlag, Markt 24–26, 21502 Geesthacht (Schutzgebühr)
- Dt. Hauptstelle gegen Suchtgefahren, Pf. 13 69, 59003 Hamm, T.: 0 23 81/90 15–0, Fax: 1 53 31
- Freundeskreise Suchtkrankenhilfe, Kurt-Schumacher-Str. 2, 34117 Kassel, T.: 05 61/78 04 13
- Verband ambulanter Beratungsstellen Sucht- und Drogenabhängiger, Pf. 4 20, 79004 Freiburg, T.: 07 61/20 03 63
- Bundeszentrale für gesundheitliche Aufklärung, täglich 10–22 Uhr: 02 21/89 20 31
- Malteser-Telefon: 02 21/9 82 22 22
- Selbsthilfe junger Abhängiger (Caritas), Große Hamburger-Str. 18, 10115 Berlin, T.: 0 30/2 80 51 12
- Suchtkrankenhilfe der Evang. Kirche, Pf. 10 13 66, 34013 Kassel, T.: 05 61/10 95 70
- BV stationäre Suchtkrankenhilfe e.V., Kurt-Schumacher-Str. 2, 34117 Kassel, T.: 05 61/ 77 93 51 (Verzeichnis der Akut- und Entwöhnungs-Einrichtungen: Nicol-Verlag, gleiche Anschrift; Schutzgebühr)

Alkoholkranken-Hilfe/Beratung

- Heilsarmee, Talstr. 15, 20359 Hamburg, T.: 0 40/31 34 05
- Anonyme Alkoholiker, Pf. 46 02 27, 80910 München, T.: 0 89/3 16 43 43 und 3 16 95 00
- Al-Anon-Gruppen, Emilienstr. 4, 45128 Essen, T.: 02 01/77 30 07, Fax: 02 01/77 30 08
- Al-Anon-EKA (erwachsene Kinder von Alko-Kranken), Zeppelinallee 101, c/o Frauenfriedenskirche, 60325 Frankfurt/M.
- Elterninitiative Alko-geschädigte Kinder, Von-Graefe-Str. 44 a, 45470 Mülheim, T.: 02 08/43 07 47
- Dt. Frauenbund für alkoholfreie Kultur, Kurt-Tucholsky-Str. 7, 63329 Egelsbach, T.: 0 61 03/4 27 31
- Dt. Guttempler, Adenauerallee 45, 20097 Hamburg, T.: 0 40/24 58 80, Fax: 0 40/24 14 30
- Kreuzbund, Pf. 18 67, 59008 Hamm, T.: 0 23 81/6 72 72–0, Fax: –33
- Blaues Kreuz, Freiligrathstr. 27, 42289 Wuppertal, T.: 02 02/6 20 03 41, Fax: 02 02/6 20 03 81
- Gesellschaft gegen Alkohol- und Drogengefahren, Chemnitzer Str. 59, 04289 Leipzig

Eltern suchtkranker junger Menschen

- BV Eltern drogenabhängiger/-gefährdeter Jugendlicher, Weststr. 2, 59065 Hamm, T.: 0 23 81/9 01 50

- BV Elternkreise drogengefährdeter/-abhängiger Jugendlicher, Herzbergstr. 84, 10365 Berlin, T.: 0 30/2 62 60 89

Frauen mit Suchtkrankheit
- LAGAYA (Frauensuchtberatung), Hohenstaufenstr. 17 b, 70178 Stuttgart, T.: 07 11/6 40 54 90
- Suchtberatung für Frauen (Diakonisches Werk), Kreuzkirchhof 3, 30159 Hannover, T.: 05 11/32 00 54

Sonstige Sucht-/Drogenkranke
- NarAnon (Drogen-/Medikamentenabhängige), Deutingerstr. 4, 80469 München
- SYNANON (Drogen/Alkohol), Herzbergstr. 84, 10365 Berlin, T.: 0 30/5 50 00–0
- Hilfe zur Selbsthilfe Suchtkranker u. Gefährdeter, Pf. 10 29 03, 61019 Heidelberg, T.: 0 62 21/76 76 55
- Jes-Selbsthilfe, c/o DAH, Pf. 149, 10921 Berlin, T.: 0 30/6 90 08 70
- Fachverband Sucht, Adenauerallee 58, 53113 Bonn
- Fachverband Drogen, Odeonstr. 14, 30159 Hannover, T.: 05 11/1 31 64 74
- GamANON (Anonyme Spieler), Eilbeker-Weg 20, 22089 Hamburg, T./Fax: 0 40/2 09 90 19

1.28. Umweltkrankheiten

↗ Siehe auch 1.17. »Luftwege«!

→ Wenn Sie eine Schadstoffmessung beabsichtigen, sollten Sie planvoll vorgehen. Nur dann können Sie einigermaßen sicher sein, daß Kompetenz und das Preis-/Leistungsverhältnis des beauftragten Instituts stimmen.

→ Fragen Sie zuerst bei Ihrer Krankenkasse, ob man dort für Ihre spezielle Problematik eventuell eine eigene Meßeinrichtung (z.B. mobile Umweltambulanz) hat oder eine solche in der Nähe empfehlen und vor allem die Kosten für die Messungen/Untersuchungen übernehmen kann.

→ Wenden Sie sich an Ihren zuständigen »Amtsarzt« (Gesundheitsamt, Landesarzt), und fragen Sie dort nach geeigneten Einrichtungen. In manchen Bundesländern sind dort überregional sehr kompetente Umweltambulanzen eingerichtet.

→ Schließlich können Sie sich vom Umweltreferat Ihres Landratsamtes (Kreisverwaltung, Oberkreisdirektor) oder von Ihrem zuständigen Gewerbeaufsichtsamt entsprechend beraten lassen. Dort sind in der Regel Fachleute, die sich »von Amts wegen« mit solchen Problemen ständig beschäftigen.

→ Wenn Sie ein geeignetes Institut/Firma usw. gefunden haben, sollten Sie sich den Leistungsumfang, die Untersuchungsmethoden und die Gesamtkosten vor einer Auftragserteilung schriftlich anbieten lassen. Gegen 3 DM Porto erhalten Sie Verzeichnisse von Test-Instituten und Labors von: AGÖF, Arbeitsgemeinschaft Ökologischer Forschungsinstitute e.V., im Energie und Umweltzentrum, 31832 Springe-Eldagsen, T.: 0228/63 01 29, Fax: 63 78 68

Elektrosmog-Elektrosensible
- AK Elektrobiologie, Taubenstr. 14, 85649 Brunnthal
- Internationale Gesellschaft für Elektrosmog-Forschung, Pf. 12 23, 83013 Rosenheim, T.: 0 80 31/1 70 92
- Selbsthilfe Elektrosensible e.V., Dachauer-Str. 90, 80335 München, T.: 0 89/52 07–2 01
- Dt. Gesellschaft für medizinische Physik, Pf. 18 01 80, 50504 Köln (frankierten Rückumschlag!)
- KATALYSE e.V., Umweltforschungsinstitut (Messung/Beratung), Bereich Elektrosmog, Weinsbergstr. 190, 50825 Köln, T.: 02 21/5 46 10 55, Fax: 54 53 38
- BV gegen Elektrosmog, F. Kochem, Klosterstr. 9, 65391 Lorch
- Herzschrittmacher siehe 1.10, Hörgeräte siehe 1.21, Insulinpumpen siehe 1.26!

Holzschutzmittel
- IG Holzschutzmittelgeschädigte und IG Pyrethroid-Geschädigte, Unterstaat 14, 51766 Engelskirchen, T./Fax: 0 22 63/37 86
- SHG Chemikalien und Holzschutzmittelgeschädigte, Rudolf-Clausius-Str. 5, 97080 Würzburg

Lebensmittel
- »Bestrahle Lebensmittel – muß das sein?«, erhältlich bei der Verbraucherzentrale Hamburg, Große Bleichen 23, 20354 Hamburg (ca. 7 DM)
- Infoliste der Verbraucherzentrale anfordern: AgV, Pf. 11 16, 59930 Olsberg
- Anamnesbögen für Nahrungsmittelallergien erhalten Sie kostenlos bei: Life pharma, Allergie-Service, Mainstr. 3, 67141 Neuhofen T.: 0 62 36/5 73 35, Fax: 5 11 26

Textilschadstoffe – Teppichböden
- Dt. Teppichforschungsinstitut. Germanusstr. 5, 52080 Aachen
- Dt. Textilforschungszentrum, Frankenring 2, 47798 Krefeld
- Gemeinschaft umweltfreundlicher Teppichboden e.V., Hans-Böckler-Str. 205, 42109 Wuppertal, T.: 02 02/7 59 70

Umwelterkrankungen
- Infostelle Umweltfragen, Akademie für Kinderheilkunde, c/o Kinderhospital, Iburger-Str. 200, 49082 Osnabrück, T.: 05 41/5 84 86–0
- BV Allergie- und Umweltkrankes Kind, Westerholter-Str. 142, 45892 Gelsenkirchen, Fax: 02 09/3 05 30
- Energie- und Umweltbüro, Seeriederstr. 25, 81675 München, T.: 0 89/47 20 37
- Institut für Umweltkrankheiten, Im Kurpark 1, 34308 Bad Emstal, T.: 0 56 24/80 61
- KATALYSE e.V. Umweltinstitut, Weinsbergstr. 190, 50825 Köln, T.: 02 21/54 61 05 55
- Verein Umwelt und Gesundheit, Trausnitzerstr. 8, 81671 München, T.: 0 89/40 48 89
- Dt. Gesundheitshilfe, Umweltmedizin, Pf. 94 03 03, 60461 Frankfurt/M., T.: 0 69/78 00 42
- IG Umweltgiftgeschädigte, Fichtenstr. 23, 85774 Unterföhring (Rückporto!)
- Sektion Umweltmedizin des Instituts für Arbeits- und Sozialmedizin der Uni Ulm, Albert-Einstein-Allee 11, 89070 Ulm

- Verein zum Schutz der Kinder vor Schadstoffen e.V., Theodor-Körner-Str. 32, 42853 Remscheid

Umweltambulanzen – Ärzte
- Ökologischer Ärztebund, Braunschweiger-Str. 53 b, 28205 Bremen, T.: 04 21/4 98 42–51
- Umweltärzte erfahren Sie über: IGUMED, Poststr. 11, 79730 Murg-Hänner, T.: 0 77 63/2 00 14
- Umwelt-Ambulanzen/-Detektive erfahren Sie unter: T.: 04 51/69 12 10 oder 69 06 34
- Umweltambulanzen/-beratung: Berlin 0 30/79 04 36 20, Bremen 04 21/3 96 66 33, Dortmund 02 31/5 02 35 13, Düsseldorf 02 11/72 31 84, Lübeck 04 51/69 12 10, Potsdam 03 31/29 16 04, Schnelldorf 0 79 50/92 50 21
- Umweltmedizinische Institute sind auch meist an Universitäten zu finden!
- Umweltmedizinische Ambulanz Gesundheitsamt Berlin-Steglitz, Schloßstr. 8, 12163 Berlin, T.: 0 30/79 04 36 20
- Therapiezentrum für Naturheilkunde und Umweltmedizin, Leopoldstr. 10, 44147 Dortmund, T.: 02 31/9 83 32–50
- Umweltmedizinische Beratung am Gesundheitsamt Dortmund, Hövelstr. 8, 44137 Dortmund, T.: 02 31/54 22 35 13

Umweltdokumentationszentrum – Datenspeicher
- UMINFO: Umweltmedizinisches Info-Forum, umfassender Datenspeicher der DISU, Iburger-Str. 200, 49082 Osnabrück, T.: 05 41/5 84 86–0; Zugriff unter Mailbox-Nr. 05 41/5 84 86–15, –16 (Modem), 5 84 86–17 (ISDN)
- DISU: Doku- und Infostelle für Umweltfragen, Iburger-Str. 200, 49082 Osnabrück, T.: 05 41/5 84 86–0
- ADIZ: Doku- und Infozentrum, Burgstr. 12, 33175 Bad Lippspringe, T.: 0 52 52/95 45 00

Wohngifte – Hausstaub
- PCP-Konzentration im Hausstaub: Messungen durch Analyse-Labor, Eco-Umweltinstitut, Köln, T.: 02 21/9 21 63 90 (Kosten erfragen!)
- »Schadstoffe in Innenräumen«: anfordern beim AgV-Broschürendienst, Pf. 11 16, 59930 Olsberg (Gebühr!)
- Institut Baubiologie und Ökologie, Holzham 25, 83115 Neubeuern, T.: 0 80 35/20 39
- Umweltbelastung und Raumluft: Med. Institut der Uni für Umwelthygiene, Auf'm Hennekamp 50, 40255 Düsseldorf, T.: 02 11/33 89–0
- »Wohnen ohne Gift«, Ratgeber, ca. 17 DM, Stiftung Warentest, Vertrieb, Pf. 81 06 60, 70523 Stuttgart
- BV Gesundes Bauen und Wohnen e.V., Pf. 15 43, 38005 Braunschweig, T.: 05 31/35 28 51

1.29. Verdauungstrakt

↗ Siehe auch bei 1.6 »Galle«, 1.16. »Leber« und 1.26. »Stoffwechsel«!

Magen–Darm–Bauchfell–After GdB

GdB je nach Allgemeinzustand, Organstörungen und Diät. Bei Allergien zählt die Vermeidbarkeit. Bösartige Tumore: 5 Jahre Heilungsbewährung	
Magen- und Zwölffingerdarmgeschwüre: nur bei Darmstörungen (Durchfälle) oder erheblichen Komplikationen	40– 50 %
Entfernung des Magens (Teilentfernung: 20–40 %)	50– 80 %
Magentumor bösartig	50–100 %
Chronische Darmentzündung, Teilresektion, andere Darmstörungen	40– 50 %
Colitis ulcerosa, häufige Durchfälle, mäßige Auswirkungen	50– 70 %
– mit starken Auswirkungen (Kraft- und Ernährungszustand usw.)	70–100 %
Zöliakie, Sprue, Anfangsstadium	40– 50 %
– therapieresistent, bei Erwachsenen fortgeschrittene Form	70–100 %
Darmtumor, bösartig	50 %
– Kunstafter (dauernd)	70–100 %
Bauchfellverwachsungen, häufige Ileuserscheinungen	40– 50 %
Mastdarmvorfall und Afterschließmuskel-Beschwerden	20– 40 %
– Schließmuskelverlust (mit Darmvorfall 60–70 %)	50– 70 %

Hilfe/Beratung:
- Dt. ILCO, Kepserstr. 50, 85356 Freising, T.: 0 81 61/8 49 11, Fax: 0 81 61/8 55 21
- CED-Hilfe (entzündliche Darmerkrankungen), Fuhlsbüttler Str. 401, 22309 Hamburg
- Dt. Morbus Crohn, Paracelsusstr. 15, 51375 Leverkusen, T.: 02 14/8 76 08–0, Fax: –88
- Dt. Gesundheitshilfe Magen/Darm, Pf. 94 03 03, 60461 Frankfurt, T.: 0 69/7 89 47 47
- Dt. Zöliakie-Gesellschaft, Filderhauptstr. 61, 70599 Stuttgart, T.: 07 11/45 45 14
- SOMA (Anusmißbildungen), Lindenweg 50 D, 21641 Appensen, T.: 0 41 67/14 22
- EI parenteral ernährter Kinder, Tieckstr. 54, 07747 Jena, T./Fax: 0 36 41/33 63 57
- BV Familienhilfe Polyposis coli e.V., Kaiserfeld 20, 56047 Oberhausen, T.: 02 08/87 04 08
- Dt. Gastro-Liga (Darm-, Gallen-, Leber-, Magenerkrankungen), Liebigstr. 13, 35390 Gießen
- Dt. Reizdarm-Selbsthilfe e.V., Am Gümmekanal 6, 31303 Burgdorf, T.: 0 51 36/89 16 06 (10 DM in Briefmarken für 3 Infobroschüren)

Speiseröhre GdB

Nach bösartigem Tumor (Heilungsbewährung 5 Jahre)	80–100 %
Totaler Speiseröhrenersatz	50– 80 %
Funktionelle/organische Stenose, Zustand erheblich beeinträchtigt	50– 70 %

↗ Mundhöhle siehe bei 1.17. »Luftwege«!

Hilfe/Beratung:
- Elternkreis Speiseröhrenmißbildungen, Sommerrainstr. 57, 70374 Stuttgart, T.: 07 11/9 53 78 86

1.30. Vergiftungen – Arzneimittelschäden

- Giftnotrufzentralen: Zu erfragen auch über die regionalen Rettungsleitstellen (Notruf bundesweit: 1 92 22 oder 1 10)
- BV Contergangeschädigte e.V., Paffrather-Str. 132–134, 51069 Köln, T.: 02 21/6 80 34 79

GIFTNOTRUFZENTRALEN

- **Berlin:**
  - Pulsstr. 3–7, T.: 0 30/1 92 40, Fax: 32 68 07 21
  - Klinikum, Augustenburger-Platz, T.: 0 30/45 05-35 55, Fax: 39 16
- **Bonn:** Universität, Adenauerallee 119, T.: 02 28/2 87–32 11/–33 33, Fax: –33 14
- **Erfurt,** Nordhäuser-Str. 74, T.: 03 61/7 30–7 30, Fax –73 17
- **Freiburg,** Universitätsklinik, Mathildenstr. 1, T.: 07 61/2 70–43 61 oder 07 61/43 00 01, Fax: 07 61/2 70–44 57
- **Göttingen,** Robert-Koch-Str. 40, T.: 05 51/39 21 32 oder 1 92 40
- **Homburg,** Univ.-Kliniken: T.: 0 68 41/16–22 57/–28 46, Fax: –40 17
- **Mainz,** II. Med. Uni-Klinik, Langbeckstr. 1, T.: 0 61 31/2 32-4 66/–4 67 oder 0 61 31/1 92 40, Fax: 0 61 31/17 66 05
- **München,** II. Med. Klinik der TU, Ismaninger Str. 22, T.: 0 89/41 40–22 11 oder 0 89/1 92 40, Fax: –24 67
  (Hier kann man auch erfahren, wo ein Serum zu erhalten ist, wenn ein Schlangen-, Spinnen-, Skorpionbiß/-stich vorliegt)
- **Nürnberg,** II. Med. Klinik Nürnberg-Nord, Flurstr. 17, T.: 09 11/3 98–24 51, Fax: –29 99

---

2. Untersuchungen

2.1. Wann – wie – was – womit – wie nicht?

Wie gründlich?

→ Zu unterscheiden sind die folgenden Untersuchungsgründe. Intensität und Umfang der Untersuchungen können dabei sehr unterschiedlich ausfallen.

1. *Behindertenausweisantrag:* Egal, ob die Begutachtung vom Versorgungsamt selbst oder an einen niedergelassenen Arzt delegiert durchgeführt wird: Umfang und zeitlicher Aufwand der Untersuchungen entsprechen einer etwas gründlicheren Untersuchung, wie Sie sie vom Hausarzt her kennen.

2. *Antrag nach dem Sozialen Entschädigungsrecht* (Kriegsopfer, Opferentschädigung usw.): Der Untersuchungsaufwand – auch mit ergänzender fachärztlicher Begutachtung – ist meist sehr gründlich. Es geht um erheblich und länger dauernde Leistungen, die das Versorgungsamt selbst erbringen soll. Jedes Prozent bedeutet bares Geld!

3. *Leistungen der Krankenkassen:* Meist führt der Medizinische Dienst der Krankenkassen (MDK) die nötigen Untersuchungen selbst durch. Nur bei besonders gelagerten Problemen, zum Beispiel bei der Beantragung sehr teurer Geräte, kann es sein, daß ergänzend niedergelassene Fachärzte beteiligt werden.
(↗ Kapitel 3.3.)

4. *Staatliche Gesundheitsbehörden:* Diese Behörden verfügen nur über die Ausstattung einer gut ausgerüsteten Internistenpraxis. Die Ärzte gelten als besonders geschult und erfahren.

5. *Rentenversicherungsträger:* ↗ Kap. 3.2.

› Entscheidend sind in erster Linie immer die (haus)ärztlichen Befundberichte, die vor einer Untersuchung im Regelfall eingeholt werden. Sind diese sehr konkret und überzeugend, werden sich die folgenden Untersuchungen an den Diagnosen und Beschwerdebildern orientieren. Damit müßte Ihnen auch klar sein, wer für Sie – vor allem im Vorfeld – eine ganz besondere Bedeutung haben muß: Ihr Haus- und Facharzt.

Berufskrankheit/Arbeitsunfall

Ist der Grund der Untersuchung eine Berufskrankheit oder ein Arbeitsunfall, werden außerordentlich gründliche Untersuchungen, wenn nötig, auch mit stationärer Beobachtung, durchgeführt.
(↗ Kapitel 9.7.)

→ Die Berufsgenossenschaften und Unfallversicherungen bedienen sich in aller Regel der von ihnen speziell dafür zugelassenen Durchgangsärzte und spezieller Institute. Sie verfügen in eigenen Kliniken über das komplette Instrumentarium der Geräte-Medizin und über erfahrene Spezialisten. Da es immer um Entschädigungsansprüche geht, dürfte die Zielsetzung aller Untersuchungen einigermaßen klar sein.

Nur nach Aufklärung und Zustimmung

→ Untersuchungen bedürfen generell immer Ihrer stillschweigenden, d. h. durch schlüssiges Verhalten ausgedrückten oder ausdrücklichen Zustimmung. Der Arzt muß Sie vor jeder Untersuchung, vor allem bei Eingriffen, über den genauen Ablauf und etwaige Risiken ausführlich informieren. Erzwungene Untersuchungen gibt es nur bei akuter Selbstgefährdung oder bei gerichtsmedizinischer Notwendigkeit.

Merke: Nicht jede Untersuchung ist notwendig und zweckmäßig. Prüfen Sie deshalb vor einer Zustimmung:
● Liegen bereits ausreichende Untersuchungsergebnisse vor?
● Halten Sie nach Abwägung der Risiken und des Nutzens die Untersuchung für sinnvoll oder gar notwendig?
● Bleibt Ihnen trotz ärztlicher Erläuterungen der Sinn der Untersuchung unklar?

Wichtig: Die Interessen der untersuchenden Stelle sind für Sie unerheblich. Wenn Sie den Eindruck haben, daß schon ausreichende Ergebnisse vorliegen, dann sollten Sie schwerwiegenderen Eingriffen nicht zustimmen.

→ Man wird Ihnen bei einer Ablehnung die etwaigen Konsequenzen sehr drastisch schildern. Das darf Sie nicht beeindrucken. Die amtlichen Anhaltspunkte sagen ganz eindeutig: »Wenn die Erkennung des Krankheitsbildes nur unter Anwendung von Eingriffen möglich ist und wenn ein solcher verweigert wird, so ist dies aktenkundig zu machen. Es muß trotzdem versucht werden, nach Aktenlage und nach den erhobenen Befunden eine Beurteilung abzugeben.« (↗ Kapitel 15.4.)

Untersuchung per Hausbesuch
→ Abgesehen vom Medizinischen Dienst der Krankenkassen und dem Staatlichen Gesundheitsamt, die Untersuchungen beim Pflegegeldantrag immer im häuslichen Um-

feld durchführen *müssen,* gibt es das – im Ausnahmefall – auch beim Versorgungsamt. Läßt Ihr Gesundheitszustand eine Fahrt zur Untersuchungsstelle nicht zu, sollten Sie das umgehend der vorladenden Stelle telefonisch mitteilen.
→ Es besteht dann zwar – rein theoretisch – die Möglichkeit, daß man Sie auf Kosten des Amtes mit einem Krankenwagen transportiert. In der Praxis wird es aber weder dazu noch zu einem Hausbesuch kommen, weil sich beides durch ein Telefonat mit den behandelnden Ärzten erübrigt.
→ Sollte tatsächlich ein Hausbesuch stattfinden, darf dieser erst nach Ankündigung und Ihrem Einverständnis zum Termin erfolgen. Man darf Sie auf keinen Fall damit überraschen.

Vorgeschichte – Befragung
→ Normalerweise läuft zuerst das *kleine Abc* des Arztes ab. Er fragt nach Alter, Beruf, Größe, Gewicht, Puls, Blutdruck, Allgemeinzustand, Krankheiten, Beschwerden, Unfällen.
→ Dabei sind Vorerkrankungen, Rauchen, Trinken, Übergewicht und Vorverletzungen meist nur bei Berufsschäden, Unfällen und im sozialen Entschädigungsrecht besonders wichtig. (↗ Kapitel 9.7.)
Unabhängig vom Grund der Untersuchung, sollten Sie sich immer auf eine umfassende und genaue Darstellung aller Krankheiten, Schäden und vor allem Beschwerden vorbereiten:
Alles, was der Arzt erst mühsam hinterfragen muß, hinterläßt einen negativen Eindruck. Er vermutet dann sehr schnell, Sie hätten es deshalb nicht erwähnt, weil es für Sie nicht besonders belastend ist. Am besten schreiben Sie sich alles auf einen Zettel, den Sie griffbereit bei sich haben.

Untersuchungen – allgemein
→ Kniebeugen/Liegestütze: Wer Schäden im

gesamten Bewegungs- und Stützapparat (z. B. Arthrosen) hat, sollte grundsätzlich bei allen Tests besondere Vorsicht walten lassen.

→ Das Bücken: Rückenleidende wissen in aller Regel, wo ihre Grenzen sind, und verhalten sich entsprechend.

Beine – Arme – Oberkörper

→ Das Programm umfaßt zahlreiche Verrenkungen. Der Arzt will wissen, wie weit Sie Ihre Arme, Beine und Ihren Oberkörper strecken, beugen, kreisen usw. lassen können.

> **Merke:** Bereiten Sie die Untersuchung durch eine gründliche Selbstbeobachtung und Selbstuntersuchung vor: Was tut wann weh oder kann sogar einen Schaden heraufbeschwören? Nur wer sich dieses Bewußtsein sehr gewissenhaft antrainiert, kennt die genauen Winkel (siehe Seite 73–75) und bewahrt sich vor Schmerz und vor allem vor Schäden.

Hände – Finger

→ Der Arzt will auch Ihre Hände genauer prüfen. Ein Blick genügt ihm, und er weiß, ob und inwieweit Sie tatsächlich nicht mehr körperlich arbeiten können. Er läßt sich vielleicht auch die Hand drücken. Wer im Handbereich, an der Schulter, im Brust- oder im Halswirbelsäulenbereich über Beschwerden klagt und dann noch kräftig zudrückt, kann nicht so leidend sein.

Beweglichkeit der Gelenke

→ Wer nicht klagt, ist gesund. Sie können sehr schnell selbst ein Opfer dieses Sprichwortes werden, wenn sie jeweils mit Ihrem Können prahlen, in Wirklichkeit aber schwer leidend sind.

→ Beweglichkeit der Beine: Plötzliche Bewegungen können in den lädierten Gelenken, Knie usw. einen stechenden Schmerz verursachen. Wenn sie durch ungewohnte Bewegungen größere Beschwerden oder sogar neuerliche Schäden befürchten, fragen Sie am besten, ob diese Untersuchung sein muß.

! Vorsicht! Entscheidende Bedeutung kommt bei Gelenk-/Knochenschäden vor allem den »Graden« der Bewegungseinschränkungen zu. Mit Lineal und Winkelmesser werden Ihre Grade gemessen und danach der Grad der Behinderung ermittelt. Prüfen Sie anhand der Grafiken auf den Seiten 73–75 Ihre Probleme. Angegeben ist jeweils die »Normal«- und die Maximal-Position. Beschäftigen Sie sich damit, und üben Sie das, bis Sie sicher sein können, daß Sie nicht mit unbedachten Bewegungen Ihre Beschwerden und Schäden verschlimmern.

Innere Organe – Reflexe

→ Abhorchen – Abklopfen – Reflexe: Im Sitzen und Liegen werden Ihr Herz und die Lunge untersucht. Zu kraftvolles Ein- und Ausatmen kann mitunter beschwerlich sein, weil dadurch dumpfe Schmerzen im Rücken, vor allem im Hals- und Brustwirbelsäulenbereich, hervorgerufen werden können.

→ Abtasten des Bauches: Das kann bei entsprechenden Beschwerden druckempfindlich und schmerzhaft sein. Daß Sie vielleicht sogar einen stechenden Schmerz verspüren, merkt man spätestens dann, wenn Sie regelrecht aufschreien.

Füße – Unterschenkel

→ Untersuchung der Fußknochen/Beweglichkeit der Füße: Haben Sie Besenreißer-Stellen, Durchblutungsstörungen, Ödeme usw.? Wenn solche Stellen auch nur ansatz-

Beweglichkeit der Gelenke (Normalgrade)

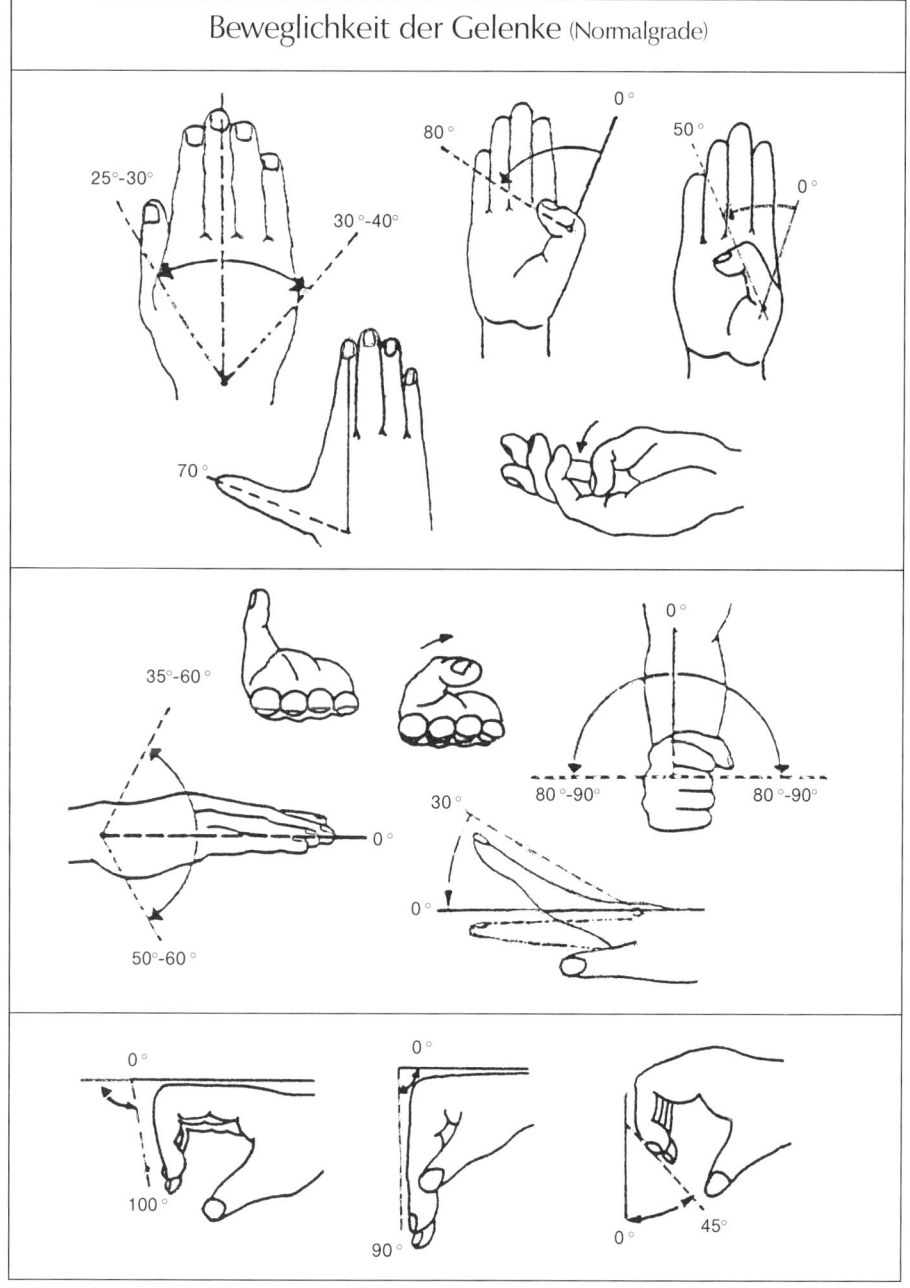

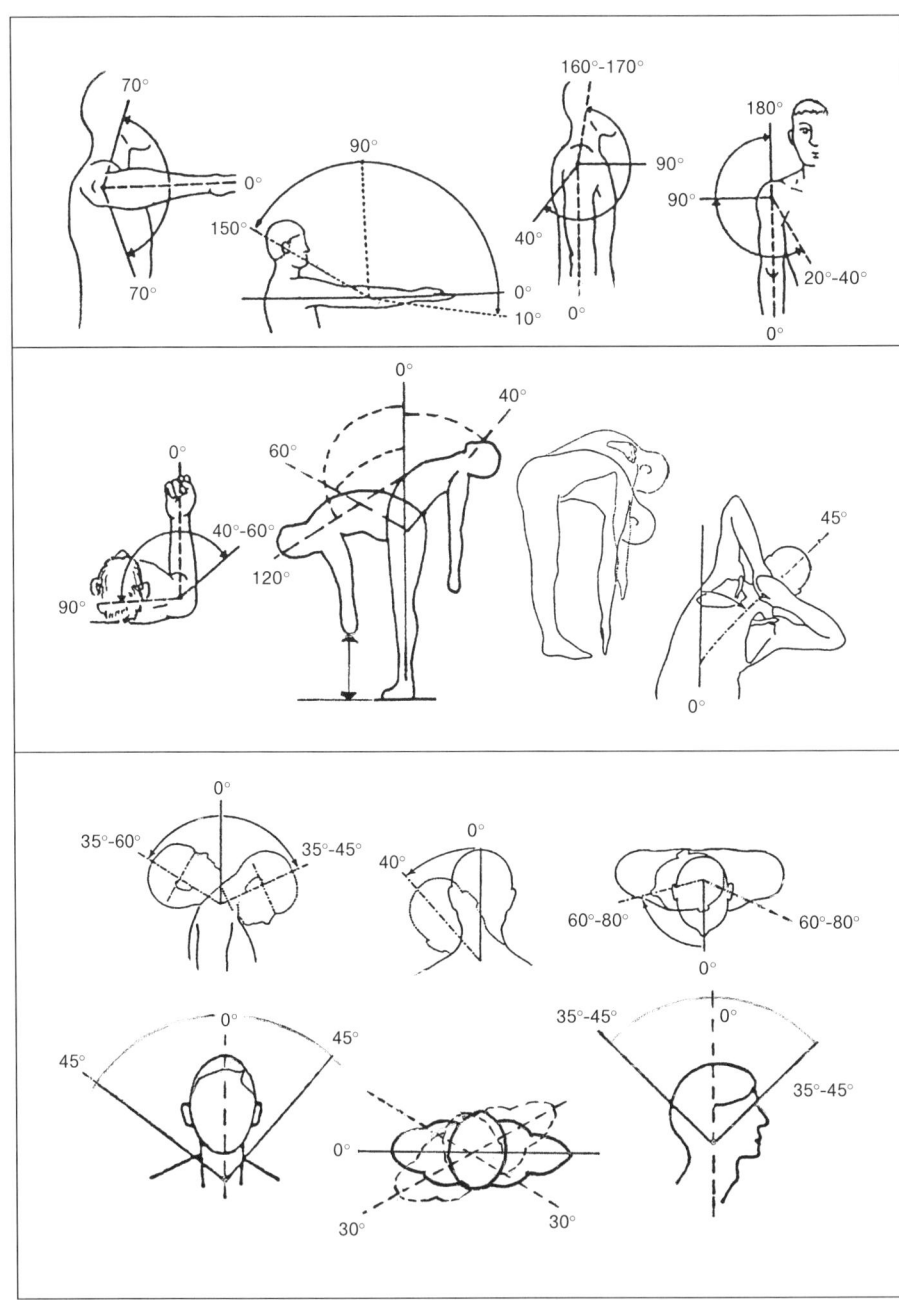

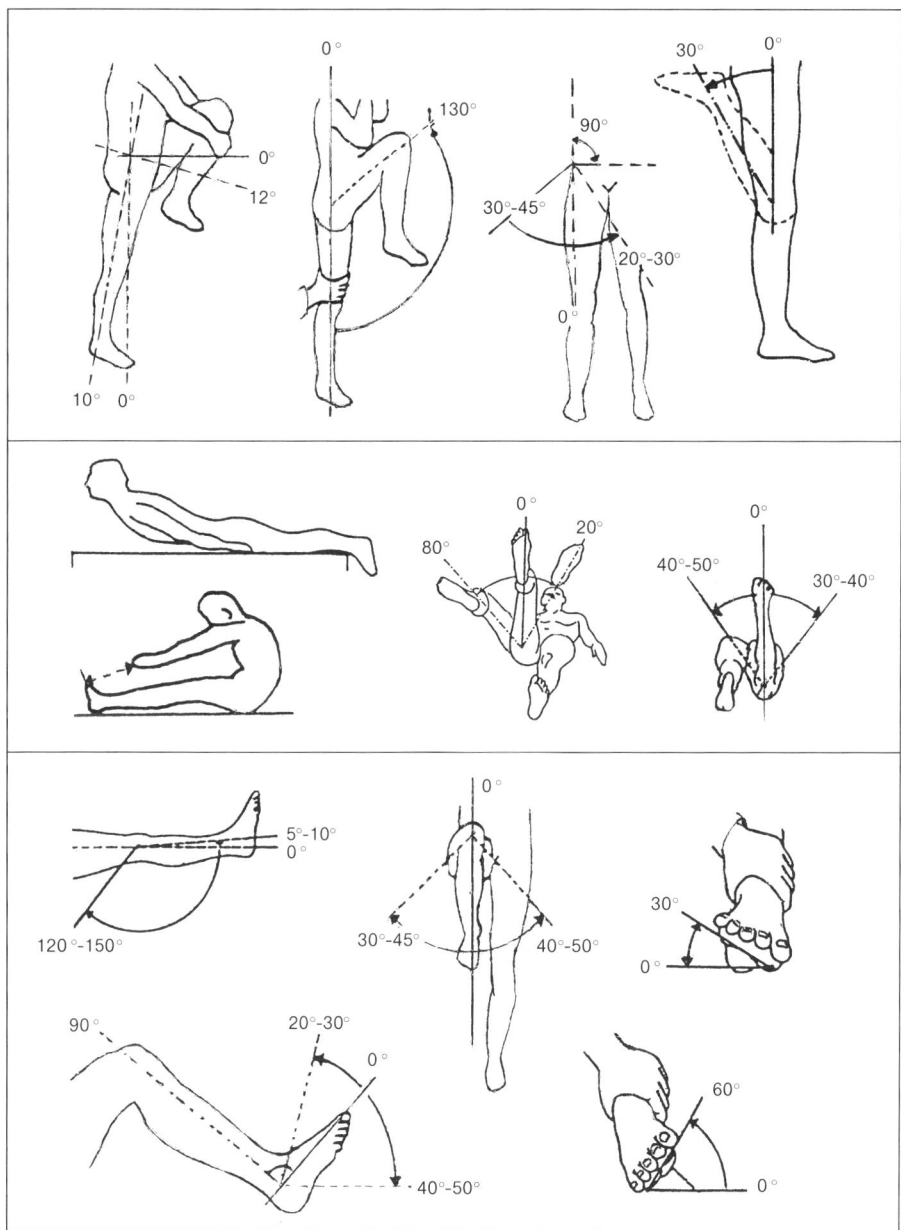

Zusammengestellt nach den Anhaltspunkten für die ärztliche Gutachtertätigkeit des Bundessozialministeriums.

weise da sind, kann das ganze Umfeld hochgradig empfindlich sein. Die Beine könnten deshalb abends immer stark angeschwollen sein.

Merke: Alle Probleme werden vorher genauestens durchgetestet. Wenn Sie den maximalen Bewegungsspielraum und das höchstmögliche Tempo für den Ablauf der Bewegungen genau wissen, üben Sie so, daß Sie keine durchdringenden Schmerzen haben und keinen Schaden davontragen.

Kopf

→ Geprüft wird die Beweglichkeit des Kopfes. Wenn Sie Rückenprobleme oder Probleme mit einem Arm haben, sollten Sie besonders vorsichtig sein. Gehen Sie auch hier zu Hause ruhig bis zur (Schmerz-)Grenze. Erst dann wissen Sie genau, wie weit Sie nicht gehen dürfen.

Rücken

→ Daß Sie bei Rücken-/Bandscheibenleiden Ihre gesamte Beweglichkeit (Bücken, Beugen usw.) eingebüßt und starke Schmerzen usw. haben, ist bei einem dazu einigermaßen passenden Röntgenbefund immer glaubwürdig.

EKG – Ergometrie

→ Routineprüfungen (EKG, Ergometrie) werden meist von Assistentinnen gemacht. Welche zusätzlichen Untersuchungen das im einzelnen sein werden, hängt von Ihren Problemen ab. Bleiben Sie auch hier immer auf der Hut! Zur Ergometrie → *Wattwahnsinnige* bei Kapitel 1.10.

Reisekosten

→ Vergessen Sie nicht die Reisekosten, die Ihnen bei den Versorgungsämtern und bei beruflichen Untersuchungen ersetzt werden. Reisekostenerstattung kann meist bei der Geschäftsstelle der untersuchenden Stelle beantragt werden.

2.2. Stolpersteine bei Untersuchungen

Achten Sie auf alles

→ Und zwar von der ersten bis zur letzten Sekunde Ihres Besuches. Gemeint ist damit ab Öffnung der Autotür bis zum Schließen derselbigen bei der Rückfahrt!

Nicht jedem vertrauen

→ Vorbehaltlos vertrauen können (und sollen) Sie Ihrem Hausarzt und Ihren Fachärzten. Das ist eine sehr wichtige Basis für die Behandlung Ihrer gesundheitlichen Probleme. Jetzt müssen Sie etwas umdenken. Die folgenden Hinweise passen vermutlich nicht so recht zu Ihrer bisherigen Einstellung gegenüber Ärzten.

Merke: Normalerweise steht man jedem Arzt positiv gegenüber. Sie müssen aber begreifen und dürfen nicht vergessen, daß es auch Ärzte gibt, die es nicht ganz so gut mit Ihnen meinen dürfen: Gutachter.

Keine Vertrauensseligkeiten

→ Lassen Sie sich durch nichts und durch niemand *einwickeln*. Behalten Sie in jeder Phase der Untersuchung eine gesunde Portion Mißtrauen. Vor allem: Werden Sie kein Opfer einer Vertrauensseligkeit, Einfältigkeit oder Geschwätzigkeit!

→ Unterlassen Sie also unter allen Umständen:

● Vertraulichkeiten jeglicher Art, Redseligkeit, Anbiederung,

● Mitteilungsbedürfnis, Witzchen machen, den Clown spielen,

● Selbstgerechtigkeit, Wehleidigkeit, Geschäftigkeit, Arroganz,

● übertriebene Höflichkeit oder betonte Unterwürfigkeit.

→ Auch wenn Sie den Gutachter noch so nett und sympathisch finden und glauben, daß Sie ihn damit beeinflussen können: Das gelingt Ihnen niemals!

Merke: Antworten Sie nur auf Fragen, und zwar kurz und bündig.

Alles, was Sie tun oder nicht tun, sagen oder vergessen, wird nicht nur für, sondern auch gegen Sie verwendet!

Fragen Sie sofort nach, wenn Sie etwas nicht verstehen.

Keine Verharmlosungen und Verniedlichungen

→ Mit Verharmlosungen aller Art, egal, ob mit Worten, Mimik, Gesten oder bei Bewegungen, können Sie die eindeutigsten Befunde zerstören. Stellen Sie also Ihre Schäden und Beschwerden ausnahmslos so dar, wie sie sind, und nicht, wie Sie sie gern hätten.

→ Vieles hat sich vielleicht bei Ihnen zwischenzeitlich durch Gewöhnung und die Masche »So tun als ob« (die verflixte Eitelkeit, dieser dumme Stolz!) abgeschliffen, und Sie empfinden es gar nicht mehr als so problematisch. Häufig sind das vor allem Schmerzen und Einschränkungen infolge Herz-, Kreislauferkrankungen und Schäden an den Knochen.

(↗ Kapitel 1.25.)

Antworten Sie ruhig und überlegt

→ Zwingen Sie sich bereits beim Warten vor der Untersuchung zur innerlichen Ruhe. Gehen Sie gedanklich nochmals alle Behinderungen, Probleme, auch Stolpersteine und Ihre speziellen Neigungen und Schwächen durch.

→ Denken Sie daran: Wer seine Schwächen und ihre Auswirkungen genau erkannt hat, hat sie schon fast bewältigt. Betrachten Sie die vor Ihnen liegende Untersuchung als Herausforderung, die Sie unter allen Umständen bestehen müssen. Dann klappt das auch. Sie werden spüren, daß sich dann sehr schnell Gelassenheit und Selbstbewußtsein einstellen.

Ja, aber / Ja, sogar

→ »Das gibt es?« werden Sie fragen. Damit verhindern Sie mißverständliche Pauschalantworten. Hier sind zwei Beispiele:

● Ja, ich arbeite zwar, a b e r nur mit ständigen unerträglichen Schmerzen auf Kosten meiner Gesundheit.

● »Tut das weh?« »Ja, sogar sehr, sehr stark!«

→ Ihrem Einfallsreichtum sind dabei keine Grenzen gesetzt. Überlegen Sie ganz einfach bei jedem *Ja* und *Nein* nur einen Sekundenbruchteil, ob und warum Sie jetzt noch ein *aber* oder ein *sogar* anhängen müssen. Wenn Sie Ihre grauen Zellen entsprechend programmiert und etwas geübt haben, funktioniert das ganz automatisch.

Merke: Geben Sie niemals Pauschalantworten mit einem einfachen *Ja* oder *Nein*. Führen Sie Ihre Antworten kurz aus.

Im richtigen Moment die richtigen Worte! Wenn Sie sich auf alle Fragen des Arztes stumm wie ein Fisch verhalten, kann schließlich keine gute Entscheidung herauskommen.

Schauen Sie Ihrem Gegenüber immer unaufdringlich in die Augen.

Vornehme Zurückhaltung wirkt am besten!

→ Warum sollten Sie Ihrem Gegenüber nicht in jeder Sekunde dezent bestätigen, daß er wirklich der Große, der Mächtige ist, der gewissermaßen Ihr Schicksal in der Hand hält? Irgendwie stimmt es ja sogar. Packen Sie ihn bei der Eitelkeit. Vor allem Männer fühlen sich bei ehrfürchtiger Bewunderung immer sehr geschmeichelt. Tragen Sie aber nicht zu dick auf. Sonst wirkt es lächerlich.

→ Achten Sie darauf, daß Sie sich nicht widersprechen. Rechnen Sie mit Fangfragen, die natürlich völlig unscheinbar und niemals als solche erkennbar daherkommen.

Leistungsfähigkeit: Tendenz fallend!

→ Bei fast allen Untersuchungen sind neben Ihren Schäden und Krankheiten mit deren Beschwerden vor allem nur die *Einbußen beim Leistungsvermögen der absolut entscheidende Punkt.* Alles, was in irgendeiner Form (durch Medikamente, Diät, zum Teil auch Hilfsmittel) ausgeglichen ist, fällt dann unter den Tisch.

→ Auch wenn Sie fünf Herzinfarkte und zehn Operationen hatten, dadurch aber – so Ihre Angaben – in Ihrer Leistungsfähigkeit nicht wesentlich eingeschränkt sind, werden Sie nicht mehr als 20–30 % Grad der Behinderung erhalten.

→ Worauf, glauben Sie, basieren die meisten Ablehnungen beim Pflegegeld, bei Renten und Behindertenausweisanträgen? Die Betroffenen konnten in solchen Fällen ausnahmslos einfach nicht überzeugend

darlegen, daß sie durch die Behinderungen, Krankheiten, Schäden usw. so in ihrer Leistungsfähigkeit beeinträchtigt sind, daß sie Hilfe benötigen, nicht mehr arbeiten können usw. Damit müßte Ihnen jetzt eigentlich klar sein, worauf es wirklich ankommt.

Merke: Ausdrücke wie »das geht schon, das macht mir nichts aus, das ist halb so schlimm usw.« gibt es für Sie nicht mehr!

Sagen Sie nie, was sie noch können. Sagen Sie nur, was Sie nicht oder nicht mehr können!

Können tun Sie in Wahrheit vielleicht gar nichts mehr? Mit Überwindung, wenn Sie unerträgliche Schmerzen, Folgeschäden oder den Tod in Kauf nehmen würden. Aber wer will das schon?

→ Wenn Sie ständig bereits auf Kosten Ihrer Gesundheit arbeiten und damit Raubbau an Ihrer Gesundheit betreiben, müssen Sie das deutlich sagen. Vielleicht dürfen Sie den Arbeitsplatz nicht gefährden und müssen trotz großer Probleme und stärkster Schmerzen arbeiten.

→ Alles ist schlimm, und alles ist problematisch? Prüfen Sie anhand der Beispiele, was Sie nicht tun können oder nicht tun sollen, weil es der Arzt verboten hat oder Ihre Probleme es nicht zulassen:

Beispiele für Leistungseinbußen:

- Autofahren (nur Kurzstrecken), Sex, Gymnastik, Kraftsport,
- Bergsteigen, Spaziergänge, Radfahren, Schwimmen,
- Gartenarbeit, Heben, Tragen usw. in allen Variationen

● Hobbys, Joggen, Treppensteigen (über mehr als ein Stockwerk)

Privates bleibt tabu!

↪ Ihre privaten Probleme gehen niemanden etwas an. Zügeln Sie also Ihr Mitteilungsbedürfnis. Schnell werden Sie nämlich dadurch in eine ganz bestimmte Schublade einsortiert. Das nennt man dann *gestörtes soziales Umfeld*. Eine Ausnahme kann sich zwangsläufig beim Hausbesuch des Medizinisches Dienstes ergeben, wenn Sie Pflegegeld beantragt haben.

2.3. Vorbereitung der Untersuchung

Das Untersuchungsprogramm

↪ Weil alle Gutachter im Prinzip ähnliche Zielsetzungen haben und nach einem vergleichbaren Strickmuster vorgehen, kann man sich zumindest so vorbereiten, daß man nicht wie ein dummer Junge »über jeden Stock hüpft«.

↪ Unterschiedlich sind nur die Anforderungen. Das Untersuchungsprogramm fällt je nach Bedeutung der Angelegenheit mehr oder weniger gründlich aus. Am umfangreichsten ist es, wenn eine Rente oder Entschädigungsleistung mit im Spiel ist.

↗ Unfall/Beruf: Kapitel 9.7.
↗ EU-Rente: Kapitel 10.2.
↗ Sonstige Gutachter: Kapitel 3.
↗ Pflegegeld: Kapitel 5.3.

Genaue Aufzeichnungen

↪ Am wichtigsten sind genaue Aufzeichnungen. Orientieren Sie den Aufbau Ihrer Checkliste für jede Behinderung gesondert an dem folgenden Beispiel:

Checkliste für die Aufzeichnungen:
1. Krankheit, Behinderung/Leiden/Schaden, Einflüsse, Folgen
2. Beschwerden (Brennen, Ziehen, Druck; wann, wodurch…)
3. Einschränkungen, Auswirkungen (privat/beruflich)
4. Wechselwirkungen, Schmerzen (↗ Kapitel 1.25.)

↪ Sprechen Sie Ihre gesamten Aufzeichnungen immer wieder mit Personen Ihres Vertrauens durch, und lassen Sie sich kritisieren und belehren. Schwachstellen, Widersprüche, Verharmlosungen werden dadurch meist erkannt.

↪ Es wird *jeder* Gedanke, auch wenn er auf den ersten Blick ungeeignet erscheinen mag, sofort notiert.

↪ Suchen Sie alle aktuellen Arztberichte, Gutachten, Atteste, Kur- und Krankenhausberichte zusammen. Was Sie nicht haben, besorgen Sie sich bei Ihren Ärzten in Kopie.

↪ Nehmen Sie nur Befunde mit, die Ihnen nützen! Gutachten, die älter als zwei Jahre sind oder in denen teilweise Ihre gute Gesundheit gepriesen wird, sind auch für einen Amtsarzt wenig hilfreich.

Keine Fehleinschätzungen

↪ Ihre ausführlichen Aufzeichnungen prüfen Sie jeden Tag immer wieder Punkt für Punkt genauestens durch. Schreiben Sie jetzt alles dazu, was Sie nicht mehr können oder dürfen. Dazu wird (muß) Ihnen eine Unmenge einfallen.

↪ Seien Sie hier sehr ehrlich, und hüten Sie sich vor Fehleinschätzungen, die letztlich alle nur zu Ihren Lasten gehen. Also, nicht was sie glauben, daß sein soll, ist maßgebend, sondern nur das, was tatsächlich ist. Fragen Sie sich auch, was alles sein könnte.

→ Lassen Sie sich abfragen. Sie werden dadurch sicher und trainieren Ihr Gedächtnis. Der Interviewer muß das ebenso raffiniert und hinterlistig oder scheinbar nett und einfühlsam in Kreuzverhör-Manier machen, wie das vielleicht beim Gutachter auf Sie zukommt.

Selbstbeobachtung ist wichtig

→ Neben einer genauen Übersicht aller Probleme und Beschwerden steht die ständige Selbstbeobachtung und Selbstuntersuchung. (↗ Kapitel 2.2.) Nutzen Sie dafür die Tage bis zum Untersuchungstermin.

→ Bereiten Sie mögichst nur das vor, das Sie nicht können oder nicht können wollen oder nicht können sollen. Zu kompliziert? Lesen Sie es bitte noch mal! Es geht schließlich in erster Linie darum, wo, wie und wie stark Sie in Ihrem Leistungsvermögen eingeschränkt sind.

Niemals provozieren lassen!

→ Lassen Sie sich niemals provozieren! Sie würden es bereuen. Meckern können Sie, wenn Sie wieder zu Hause sind. Sollten Sie sich tatsächlich hinreißen lassen, ist die Sache schon gelaufen. Gekränkte (Amts-)Ärzte verzeihen in den seltensten Fällen Ausfallerscheinungen ihrer Kundschaft.

→ Sollte sich der Arzt vergessen, Sie beschimpfen, verdächtigen, grob anfassen usw., so sagen Sie dazu nichts. Jede Antwort oder Reaktion wäre falsch. Seien Sie nur der schwer getroffene Patient und nicht mehr. Wenden Sie sich bei Beschwerden an den leitenden Arzt oder den Chef der Behörde.

→ Denken Sie aber auch daran, daß Sie vor nichts und vor niemend Angst haben müssen. Sie haben sich gewissenhaft vorbereitet. Ihr Höchstmaß an Konzentration, Umsicht und gesundem Mißtrauen wird von der Gewißheit des Erfolges begleitet. Glück gehört allerdings auch immer etwas dazu.

Merke: Bleiben Sie immer natürlich, wirken Sie ehrlich!

Keine Über- oder Untertreibungen zu Ihrem Nachteil!

Verharmlosen, verniedlichen, banalisieren ist tödlich; was schlimm ist, bleibt auch schlimm…!

Keine Pauschalantworten mit *Ja* oder *Nein!*

Auch Schweigen und mangelhafte Reaktion ist Zustimmung!

3. Wer führt Untersuchungen durch?

3.1. Versorgungsamt

Wie zu finden?

→ Die Bezeichnung lautet (bis auf Bayern und Sachsen) bundeseinheitlich Versorgungsamt (VA). Dieses Amt ist in den Bundesländern dem Sozialminister und in den Stadtstaaten entweder dem Senator für Soziales oder Arbeit nachgeordnet. Am besten erkundigen Sie sich bei Ihrem Rathaus, Ortsamt oder Bezirksamt. In Bayern und Sachsen heißt es Amt für Versorgung und…

→ Zuverlässige Auskünfte geben auch die Geschäftsstellen der Behindertenverbände. (↗ Anhang)

Untersuchungen durch das VA

→ Die Versorgungsämter haben einen eigenen Ärztlichen Dienst, der die Entscheidungen vorgibt. Allerdings muß dort nur ein Bruchteil der Antragsteller vorstellig werden. Das VA führt nämlich eigene Untersuchungen meist nur dann durch, wenn die angeforderten Befundberichte der vom Antragsteller angegebenen Ärzte, Kliniken usw.

● Zweifel offenlassen,
● Widersprüchlichkeiten oder Ungereimtheiten auftauchen,
● Widerspruch erhoben wird oder über einen GdB nach einer Heilungsbewährung zu entscheiden ist.

Merke: Unzureichende Befundberichte sind in der Regel immer von den Antragstellern *selbst* zu verantworten,

weil sie wichtige Informationen und Unterlagen zu den Behinderungen, Schäden, Leiden usw. rechtzeitig und beständig vorenthalten haben. Das sollte zu denken geben!

→ Daß es auch hierbei Unzulänglichkeiten gibt, die von den Ärzten zu verantworten sind, liegt nahe. Die erledigen auch nicht immer alles so, wie es sein könnte/sollte, auch wenn sie eine gut dokumentierte Patientenakte haben.

→ Eine Untersuchung durch das VA kann gründlich ausfallen. Die Palette umfaßt dabei – je nach Befund – halb- oder ganztägig: Untersuchungen durch Fachärzte für innere Erkrankungen, Orthopädie und Augenerkrankungen; zudem erfolgen EKG, Ergometrie, Blutabnahme und Urinabgabe.

→ Ist ein Antragsteller nicht transportfähig, wird das VA im Ausnahmefall auch einen Hausbesuch machen. Auch ein niedergelassener Arzt kann vom VA mit einer Entscheidung nach Aktenlage oder einer Untersuchung beauftragt werden.

Wo werden Befundberichte eingeholt?

→ Diese Frage hat der Antragsteller weitestgehend selbst in der Hand. Es werden nämlich nur bei den im Antrag angegebenen Ärzten, Krankenhäusern, Kuranstalten usw. sogenannte Befundberichte eingeholt. Mit der pauschalen Entbindung von der Schweigepflicht werden alle denkbaren Akten geöffnet. Wen Sie dabei angeben können und wo Sie Vorsicht walten lassen müssen, lesen Sie im ↗ Kapitel 4.

→ Für die Ärzte sind Befundberichte erhebliche zusätzliche Arbeit. Begeisterungsstürme werden damit – verständlicherweise – sicher nicht ausgelöst. Am gründlichsten arbeiten meist Kuranstalten und Krankenhäuser. Das sind aber leider auch diejenigen, die häufig am meisten Zeit für die Rückgabe des Befundberichtes benötigen.

→ Im Ausnahmefall kann das VA auch bei der zuständigen Krankenkasse einen Bericht einholen.

Merke: Die Verwaltungsebene der Versorgungsämter vollzieht nur die vom Gutachter vorgegebenen Festlegungen. Wer seinen Ärger dort abläßt, trifft immer Unschuldige. Besser (und klüger) ist es, wenn man auf die Mitarbeiter dort positiv zugeht und sich gründlich beraten läßt.

Niemand kann es allen recht machen!

→ Die Anwendung der amtlichen Anhaltspunkte für die Begutachtung ist eine höchst undankbare und außerordentlich schwierige Aufgabe. Ist ein Arzt zu lasch, riskiert er, daß der jede Entscheidung prüfende Vorgesetzte ihn beanstandet. Entscheidet er zu streng, häufen sich die Widersprüche. Sie müssen also in jedem Fall den goldenen Mittelweg finden. Wem gelingt das schon?

! Gesundheitliche Probleme sind grundsätzlich nicht vergleichbar. Das wäre immer unsinnig: »Der hat 60 %, und ich habe (bei vermeintlich gleichen Leiden) dafür nur 40 % bekommen.« Das kann eine unzureichende Entscheidung des VA sein. Der tatsächliche *Knackpunkt* dürfte aber in der Regel immer bei den erheblich voneinander abweichenden Befundberichten liegen.

Rechtzeitig Vorsorge treffen!

→ Hauptsächlich bei den Befundberichten haben Sie eine gute Chance, mit frühzeitig einsetzenden, sehr umsichtigen und gewissenhaften Bemühungen die Sache gut über die Bühne zu bringen.

Merke: Die Bedeutung Ihres Hausarztes können Sie gar nicht hoch genug einschätzen. Sorgen Sie deshalb für ein sehr offenes und vertrauensvolles Verhältnis.

Nur was in den Unterlagen Ihrer Ärzte über längere Zeit, regelmäßig und ausführlich dokumentiert ist, kann letztlich auch bei amtlichen Anfragen herhalten. Befunde sind gewissermaßen interpretierbar. Ein äußerst wichtiger Teil sind dabei die Beschwerden, die nötigen Medikamente und Therapien. (↗ Kapitel 2.)

3.2. Rentenversicherungsträger (RV)

Landesversicherungsanstalten (LVA)

→ Sie entscheiden nach Befundberichten, die sie bei Ihren Ärzten einholen, haben eigene Untersuchungsstellen oder schalten den *Medizinischen Dienst der Krankenversicherungen* (MDK) ein, wenn eine Leistung (Rente, Kur usw.) beantragt wird. (↗ Kapitel 3.3.)

Rentenantrag bei der LVA

→ Gesondert untersucht werden Sie bei einem Rentenantrag meist erst dann, wenn die bei Ihren Ärzten und Ihrer Krankenkasse eingeholten Berichte keine Entscheidung nach Aktenlage ermöglichen. Dies gilt im Prinzip für alle Träger.

→ Vor einer Entscheidung kann dann ein Sozialarbeiter der RV beim Arbeitgeber und bei einem Hausbesuch klären, ob und inwieweit eine Rückkehr in den Beruf, eine leichtere Tätigkeit, eine Umsetzung innerhalb des Betriebes usw. machbar sind. Sein Votum ist mit maßgebend.

→ Durch Ihr Verhalten bei Ärzten, im Krankenhaus, bei der Anschlußheilbehandlung, während der Kur usw. haben Sie die Entscheidung weitestgehend mit in der Hand. (↗ Kapitel 2., 10.2. und 10.6.)

Bundesversicherungsanstalt für Angestellte (BfA)

→ Die BfA läßt Gutachten durch dafür zugelassene Ärzte erstellen. Wer Leistungen beantragt, wird – je nach gesundheitlichen Problemen – dorthin geschickt. Aufgrund der Gutachten wird in Berlin abschließend entschieden.

→ Daß diese Ärzte natürlich in erster Linie nach den relativ strengen Kriterien der BfA untersuchen, ist naheliegend. Diese bezahlt schließlich auch das Gutachten.

→ Der Untersuchungskatalog dieser »Vertragsärzte« hängt von der beantragten Leistung ab. Bei einem Rentenantrag ist der Aufwand weitaus intensiver und umfassender als zum Beispiel bei einem Kurantrag.

→ Egal, um welche Leistung es geht – arbeiten Sie die Kapitel 2., 10.2. und 10.6. sehr gründlich durch.

Alle Entscheidungen sind nachprüfbar

→ Die Entscheidungen und die Akten der Krankenkassen und Rentenversicherer (auch Gutachten des MDK) sind jederzeit nachprüf- und einsehbar. Wichtig wird das vor allem dann, wenn Sie ungerecht behandelt werden. (↗ Kapitel 15.1.)

3.3. Medizinischer Dienst der Krankenversicherungen (MDK)

Neutrale Institution

→ Der MDK prüft nicht, wie man Anträge der Mitglieder ablehnen und damit den Kassen Kosten ersparen kann; Ziel ist es, Ihnen die optimale und wirklich zweckmäßige Hilfe zukommen zu lassen. Der Patient wird dabei mit allen seinen körperlichen, psychischen und seelischen Problemen, Besonderheiten der Person und der Verhältnisse, in denen er lebt, gesehen. Daß dabei zwischen dem Auftrag des Dienstes und der Erwartungshaltung der Versicherten mitunter Lücken entstehen, ist unumgänglich.

Der MDK ist nur den von Ärztegremien bundesweit vorgegebenen Grundsätzen, Recht und Gesetz unterworfen. Sein Vorschlag wird in der Regel voll von den Kranken- und Pflegekassen übernommen.

Dienstaufsicht

→ Sie sind dem Dienst nicht schutzlos ausgeliefert, wenn sich tatsächlich einmal jemand unpassend benommen hat. Ein leitender Arzt auf Landesebene ist Kontrollinstanz für die regionalen MDK. Die Anschrift können Sie sich bei Ihrem MDK oder der Krankenkasse besorgen. Vor einer Beschwerde sollte allerdings immer ein klärendes Gespräch auf regionaler Ebene mit dem Sachbearbeiter der Kranken-/Pflegekasse gesucht werden.

Widerspruch gegen eine Entscheidung

Sind Sie mit einer Entscheidung nicht einverstanden, können Sie bei Ihrer Kranken-/Pflegekasse – bitte nur dort – Widerspruch erheben und um Übersendung einer Kopie des Gutachtens bitten. (↗ Kapitel 16.1.)

3.4. Gerichtliche Untersuchungen

Sozial- und Verwaltungsgericht

→ Ihr zuständiges Gericht steht immer in der Rechtsbehelfsbelehrung des Widerspruchs-Bescheides, Urteiles usw. Die Übersichten beim Kapitel 16 geben Ihnen Auskunft über Zuständigkeiten und Aufbau der Sozial- und Verwaltungsgerichte.

Vormundschafts-/Familiengericht

→ Dieses Gericht ist u. a. für Betreuungen (früher Pflegschaften/Vormundschaften) beim Amtsgericht zuständig.

→ Sie entscheiden nur nach Begutachtung und ausführlicher Anhörung des Betroffenen, wenn alle sonstigen Möglichkeiten gemeinsam mit dem Betroffenen ausgeschöpft sind.

Unabhängige Gutachter

→ Das Gericht ermittelt den Sachverhalt immer neu. Bei gesundheitlichen Problemen beauftragt es einen kompetenten Gutachter. Sämtliche bisherigen Untersuchungen sind dann hinfällig.

→ Der Kläger erhält alle Gutachten, Stellungnahmen (auch des Beklagten) rechtzeitig und kann dazu Stellung nehmen.

Gegengutachten

→ Sie können jederzeit ein *Zweitgutachten* bei einem von Ihnen benannten Arzt fordern. Vielleicht haben Sie von einem ärztlichen Spezialisten gehört, der sich speziell mit Ihrer Problematik befaßt hat. Allerdings müßten Sie dann das Zweitgutachten vorerst selbst bezahlen. Vorsicht: Das kann sehr teuer werden!

Wenn sich neue Fakten ergeben

→ Das Gericht entscheidet ausschließlich auf der Grundlage der ihm bekannten Fakten. Was also fehlt, bleibt zwangsläufig unberücksichtigt. Hat sich also etwas geändert, wird das dem Richter sofort mit einem Verfahrensvorschlag (neue Beweiserhebung, ergänzende Begutachtung usw.) mitgeteilt.

Die Verhandlung

→ Mit dem Gutachten ist meist die Richtung des Urteils schon abzusehen. Versuchen Sie trotzdem, in der mündlichen Verhandlung Ihren Standpunkt zu vertreten. Allerdings wird auch der Beklagte (z. B. Versorgungs-/Sozialamt, Krankenkasse), der auch vor Gericht vertreten ist, auf das Gutachten pochen.

Anwaltskosten

→ Eine anwaltliche Vertretung ist immer das optimale. Die wenigsten können sich einen Anwalt leisten, wenn sie nicht zufällig eine Rechtsschutzversicherung abgeschlossen haben oder Mitglied einer Behindertenorganisation sind.

→ Keine Angst, Sie können sich notfalls auch allein vertreten. Die Richter haben dafür meist großes Verständnis.

→ Zu Kosten, Beratungshilfe usw. ↗ Kapitel 16.

3.5. Untersuchungen bei Beamten

Begutachtung

→ Bei Dienstunfähigkeit untersucht in der Regel das Staatliche Gesundheitsamt, Post- arzt usw. Methode und Programm ist ähnlich wie in Kapitel 2. geschildert.

3.6. Verwaltungsbehörden: Landratsamt – Kreisverwaltung – Landschaftsverbände – Sozialamt

Sozialamt (Pflegegeld usw.)

→ Wenn es um Pflegegeld, Hilfen usw. nach dem Bundessozialhilfegesetz geht, wendet sich das Sozialamt an das Staatliche Gesundheitsamt (↗ Kapitel 5.), das als völlig eigenständige Behörde auf Kreis-/Stadtebene besteht.

→ Normalerweise kommt ein Sozialarbeiter oder ein Arzt zu Ihnen nach Hause und schaut sich alles genau an. Bereiten Sie sich darauf vor. (↗ Kapitel 5.6.)

Landratsamt/Kreisverwaltungen

→ Hier sind es auch die Landrats- ämter/Kreisverwaltungen, die richterliche Entscheidungen oder eigene Bescheide durchsetzen müssen. In den meisten Fällen geht es um Seuchengefahren, drohende Verwahrlosung und uneinsichtige kranke Menschen im Zusammenhang mit akuter Selbstgefährdung.

Amtsgericht

→ Das Amtsgericht wird vor allem bei Eingriffen in die Grundrechte immer nur nach gründlichster Prüfung entscheiden. Gegen den Willen eines Betroffenen – soweit er dazu in der Lage ist – wird es nur in ganz besonders gelagerten Fällen einer Verwahrung oder Betreuung zustimmen.

Staatliches Gesundheitsamt

→ Das Gesundheitsamt ist u. a. auch bei Maßnahmen nach dem Seuchengesetz die zuständige Fachbehörde. Daß es dabei streng vorgehen muß, versteht sich von selbst. Entscheidungen und Maßnahmen haben nämlich meist mit der Volksgesundheit zu tun (u. a. Seuchen, Reihenuntersuchung und Gesundheitszeugnisse).

→ Für Einzelschicksale, vor allem auch für Behinderte, gibt es fachkundige Beratung und Hilfestellungen.

3.7. Versorgungsämter: Opferentschädigung – Wehrdienst- und Zivildienstbeschädigung – Haft- und Impfschäden

Schadensfälle

→ Für die folgenden gesundheitlichen Schäden, die durch ein von außen einwirkendes Ereignis zugefügt wurden, gibt es eine Entschädigungsregelung:

- Wehr- und Zivildienstbeschädigung,
- Haftschäden, Impfschäden,
- Verbrechensopfer.

In diesen Schadensfällen (u. a.) tritt das Bundesversorgungsgesetz (BVG) in Kraft.

Zuständigkeit/Begutachtung

‣ Das BVG vollziehen die Versorgungsämter, die auch die nötigen Begutachtungen durchführen. (↗ Kapitel 3.1. und 2.) Bei den Untersuchungen werden in der Regel – vor allem bei Verbrechensopfern und Impfschäden – sehr strenge Maßstäbe angelegt.

‣ Wenn Sie durch ein Verbrechen schwer geschädigt werden, haben Sie u. U. bis zu einem (bescheidenen) finanziellen Ausgleich einen dornenreichen Weg vor sich, denn der Kausalzusammenhang muß bewiesen sein.

‣ Ähnlich wie bei Berufsunfällen werden Sie dann durch die Mangel gedreht, bis Sie schließlich glauben, daß Sie sich selbst die Kugel in den Rücken gejagt haben. Was von Ihren Schäden nicht lupenrein mit dem Schadensereignis zusammenhängt, wird abgezogen (↗ Kapitel 9.7.)

‣ Drängen Sie in jedem Fall auf eine vorläufige Entscheidung unabhängig von einem Strafprozeß gegen den Schädiger! Akzeptieren Sie keine längeren Wartezeiten!

Erstmaßnahmen bei einer Schädigung

‣ Diese Schäden und Behinderungen treffen Sie immer unvorbereitet. Wer handelt nach einem Unfall oder Verbrechen schon überlegt und denkt an Beweisnöte beim Versorgungsamt? Deshalb einige Hinweise, soweit das vorbeugend überhaupt möglich ist:

> **Beherzigen Sie bei einem Verbrechen:**
> - Lassen Sie sich in jedem Fall sofort in ein Krankenhaus einliefern.
> - Verständigen Sie (oder eine Vertrauensperson) sofort die Polizei!
> - Wenden Sie (oder eine Vertrauensperson) sich umgehend über den Opfernotruf 01803/343434 an den Weißen Ring. Ein regionaler Betreuer wird dann schnellstmöglich mit Ihnen Kontakt aufnehmen.
> - Sorgen Sie dafür (wenn das noch geht), daß alle Maßnahmen am Ort des Ereignisses, Verletzungen/Schäden und der Ablauf des Ereignisses vom Arzt, von Ihnen selbst oder einem Angehörigen umgehend genauestens notiert wird.
> - Unternehmen Sie nichts ohne die Beratung eines Anwalts (↗ siehe Kapitel 16.6.!)
> - Klären Sie die Anwaltskosten. Der Weiße Ring kann Ihnen notfalls für eine eingehende anwaltliche Beratung mit einem »Beratungsscheck« helfen.
> - Lassen Sie von allen Schäden – bei Vergewaltigungsverletzungen auch im Intimbereich – vom Arzt Fotos machen.
> - Schreiben Sie Ihre gesamten Beschwerden (z. B. auch Angstzustände, Alpträume, Zittern, Schreckhaftigkeit, Schweißausbrüche usw.) täglich genau auf, und sagen Sie alles auch den Ärzten für Therapie und Dokumentation.
> - Bei Verbrechen müssen Sie – abgesehen von den Aussageverweigerungsrechten – genaue Angaben machen. Machen Sie das nur über einen Anwalt und niemals ohne eine Vertrauensperson, egal, wer etwas wissen will.
> - Als Frau: Verlangen Sie, daß die polizeiliche Vernehmung von einer Beamtin durchgeführt wird oder zumindest eine kompetente Beamtin bei der Vernehmung anwesend ist. Die Polizei macht das in der Regel sowieso so.

- Unterschreiben Sie – abgesehen von den Angaben zur Person – absolut nichts; dies gilt auch für polizeiliche Protokolle. Auch das macht nur Ihr Anwalt.
- Bei amtlich veranlaßten Untersuchungen orientieren Sie sich an den Kapiteln 2. und 9.7.

Hilfe/Beratung:
- Weißer Ring, Verein zur Unterstützung von Kriminalitätsopfern, Weberstr. 16, 55130 Mainz, T.: 0 61 31/8 30 30,

Fax: 0 61 31/83 03 45; bundesweiter Opfernotruf: 0 18 03/34 34 34
- Opferhilfe-Beratungsstelle, Paul-Nevermann-Platz 2–4, 22765 Hamburg, T.: 0 40/38 19 93
- Arbeitskreis der Opferhilfen in Deutschland c/o Frauenberatungsstellen, Ackerstr. 144, 40233 Düsseldorf, T.: 02 11/68 68 79, und Bremer Hilfe e.V., Am Dobben 14–16, 28203 Bremen, T.: 04 21/32 04 30
- Schutzverband Impfgeschädigte, Pf. 11 05, 35620 Hüttenberg, T./Fax: 0 64 41/7 16 70

Opfernotruf bundesweit: 01 80 3/34 34 34
Kosten: Ortstarif

3.8. Schadenersatz bei Versicherungen

↗ Kapitel 2., 3., 7.11. und 9.7.!

→ Unfall und Kfz-Versicherungen erbringen Leistungen meist nur dann, wenn die gesundheitlichen Schäden und Probleme überzeugend dokumentiert sind und die Kausalität, also der Zusammenhang mit dem schädigenden Ereignis, hieb- und stichfest bewiesen ist. Bei Berufsunfähigkeitsversicherungen, die ja in der Regel eine hohe monatliche Leistung bedeuten, wird mitunter so lange geprüft, bis letztlich dann ein Anspruch abgeschmettert werden kann. ↗ Kap. 9.12.!

→ Ärzte begutachten für Versicherungen sehr gern. Die entsprechenden Honorare sind lukrativ. Mit Folgeaufträgen kann ein Arzt allerdings nur dann rechnen, wenn seine Ergebnisse die »Interessen der Versicherungen« nicht unbedacht lassen. Daß man bevorzugt Ärzte beauftragt, die der gewünschten »Richtung« angehören, also einen Standpunkt vertreten, der den Versicherungen besonders angenehm ist, oder die sogar fachfremd sind, sollten Sie bedenken. Alles, was eine Versicherung tut oder unterläßt, geschieht planvoll und vielfach überlegt.

→ Wenn es um Schadenersatzforderungen aus einem Haftungsfall geht, wird die genannte »Kausalität« besonders gründlich geprüft. Daß Ärztefunktionäre und Ärztekammern z.B. mit der chemischen Industrie auch verflochten sein könnten, können Sie bei Dr. Arnold Hilger u. a., »Der Patient und sein Recht, Krankenkassen auf dem Prüfstand«, nachlesen. Oft werden Arzt und Patient von den Versicherungen gegeneinander ausgespielt.

↗ auch 16.7/8. »Patientenrecht, Kunstfehler«!

Merke:

1. Akzeptieren Sie keinen Versicherungs-Gutachter, der weiter entfernt oder als besonders »versicherungsfreundlich« bekannt ist! Orientieren Sie sich dabei vor allem an Kapitel ↗ 9.7. »Unfallversicherung« und ↗ Kapitel 2. »Untersuchungen«.

2. Schlagen Sie selbst der Versicherung kompetente Ärzte vor, die zu Ihren Schäden und Problemen spezialisiert sind. Ihr Fach-/Hausarzt kann Ihnen dabei sicher helfen.

3. Stellen Sie einem Versicherungs-Gutachter alle verfügbaren Unterlagen, Befunde usw. zur Verfügung, und bereiten Sie sich auf die Untersuchung gründlichst vor.

4. Unterschätzen Sie nicht die sogenannte »Kausalität«, den ursächlichen Zusammenhang Ihrer Schäden und Beschwerden mit dem schädigenden Ereignis (z.B. Unfall). Man wird versuchen, Ihnen dabei möglichst viel abzuziehen, weil angeblich vorher schon durch Verletzungen, Krankheiten, Ihren Lebenswandel, besondere Tätigkeiten und Ereignisse usw. Ihre Gesundheit geschädigt war.

5. Besorgen Sie sich grundsätzlich die Gutachten bei der entsprechenden Versicherung und gehen Sie (möglichst mit einem Anwalt Ihres Vertrauens) dagegen vor, wenn Sie darin durch Begriffswahl und Untersuchungsergebnisse Ihre Schäden und Beschwerden unzutreffend taxiert/wiedergegeben sehen.

4. Behindertenausweis

4.1. Zuständigkeit – Antragstellung

Wer ist zuständig?

‣ Bundesweit sind das die Versorgungsämter (VA). Anträge bekommen Sie bei Ihrem Rathaus/Ortsamt. Dort nennt man Ihnen auch das für Sie zuständige VA.

Der Weg des Antrages

Antrag an das zuständige
Versorgungsamt
↓
Eingangsbestätigung des VA:
sofort an Arbeitgeber ‣ Kündigungsschutz und Urlaub
VA holt Befundberichte ein:
ausreichend ‣ Entscheidung
nicht ausreichend ‣ Vorladung
↓
Feststellungsbescheid + Ausweis
(ab 50 % GdB)
Ausweis wird sofort abgeholt und
vorgelegt:
Arbeitgeber ‣ Kündigungsschutz und
Urlaub
Finanzamt ‣ Bei Rückwirkung Steuerkorrekturen
Prüfung ‣ Widerspruch vor Fristablauf
(↗ Kapitel 16.1.)

Wann ist der Antrag zu stellen?

‣ Versäumen Sie keine wertvolle Zeit: Sofort bei Feststellung der Behinderung erledigen! Eine Rückwirkung müssen Sie meist gesondert beantragen.

‣ Wenn Sie in absehbarer Zeit in das *Be-rufsleben* einsteigen wollen, sollten Sie sich einen Antrag für einen Behindertenausweis sehr genau überlegen. In den Personalbögen der Firmen und Behörden wird in der Regel auch danach gefragt, ob Sie aus »arbeitsrechtlichen Schutzbestimmungen Ansprüche oder Rechte geltend machen können« oder einen solchen Antrag gestellt haben. Lösen Sie das Problem ganz einfach dadurch, daß Sie mit einem solchen Antrag bis zum Ablauf der Probezeit warten

‣ Wenn Sie aus den gleichen Gründen einen Ausweis wieder »loshaben« wollen, sollten Sie sich die folgenden Anmerkungen genau durchlesen.

Angaben zu den gesundheitlichen Störungen

‣ Führen Sie alle Beeinträchtigungen Ihres körperlichen, geistigen und seelischen Gesundheitszustandes auf. *Es liegt ausschließlich an Ihnen, was Sie angeben wollen.* Zu Ihrem Nachteil sind immer unkorrekte »Wischi-waschi-Angaben«.

‣ Das VA muß jede angegebene Gesundheitsstörung überprüfen. Vermeiden Sie deshalb alle Angaben, die dem VA Zeit kosten und unnütze Arbeit (und deshalb Ärger) verursachen können wie:

● Geringfügigkeiten (gelegentliche Kopfschmerzen, unwesentliche Kurz-/Weitsichtigkeit, leichter Gehörschaden usw.),

● Operationen und Verletzungen, die länger zurückliegen und zu denen Sie keine Folgeschäden oder -beschwerden haben.

● Probleme und Beschwerden, die me-

dikamentös und/oder mit Diät sehr gut beherrschbar sind (Diabetes, Blutdruck),
• Krankheiten, die länger zurückliegen und keine Belastung oder Einschränkung mehr bedeuten (Kinderkrankheiten),
• Alterserscheinungen.
⤳ Kapitel 2.3. zeigt, wie man sich für eine Untersuchung vorbereiten kann. Sie könnten dieses Strickmuster auch hier passend umsetzen:

Beispiel: Beiblatt zum Ausweisantrag
Massive Wirbelsäulenschäden seit Mai 1988, dadurch
• ständige starke Schmerzen beim Gehen, Stehen, Sitzen und Liegen im gesamten Rücken- und Schulterbereich,
• Schmerzmitteleinnahme seit …, Schlaflosigkeit usw.
⤳ Der Platz auf dem Antrag wird Ihnen nicht ausreichen. Schreiben Sie deshalb in den Antrag nur die Probleme in Kurzform. Auf einem Beiblatt liefern Sie dazu eine umfassende Beschreibung.

Ärzte/Kuren/Krankenhaus
⤳ Zu viele Ärzte verwässern das Ergebnis. Zwei gut informierte sind besser als 9 von 10, die Sie nur einmal aufgesucht haben.

> **Merke:** Prüfen Sie, wer Befunde hat, die Ihnen *nicht* nützlich sein könnten! Geben Sie nur bestens informierte Ärzte an! (⤴ Kapitel 10.2.)

Beweise – Unterlagen
⤳ Haben Sie keine Bange, wenn Sie einen Arzt, eine Klinik oder einen Befund usw. vergessen. Es passiert Ihnen deshalb gar nichts!

> **Merke:** Fügen Sie bitte nur Unterlagen bei, deren Inhalt weitestgehend aktuell und (leider) komplett negativ ausfällt. Zwei Jahre alte Befundberichte – egal woher – sind in der Regel wertlos.

❗ Vermeiden Sie Angaben zu personal- oder betriebsärztlichen Untersuchungen. Dabei ist man nämlich immer bestrebt, möglichst *gut auszusehen.*

⤳ Entbinden Sie möglichst nur namentlich Ihnen genau bekannte Ärzte/Institutionen von der Schweigepflicht. Eine pauschale Entbindung kann dazu führen, daß man (z. B. beim Behindertenausweis) auch auf Einstellungsuntersuchungen, Betriebsarztunterlagen, Akten des Instituts für Wehrmedizinalstatistik und Berichtswesen in Remagen (Musterungsakte) und des Bundesamtes für den Zivildienst zurückgreift.

Ärzte gründlichst informieren!
⤳ Bevor der Antrag weggeschickt wird, wird er noch mit möglichst allen Ärzten eingehend durchgesprochen.

> **Wichtig:** Setzen Sie Ihre Ärzte ruhig etwas unter Zugzwang. Damit sie sich in Ihrem Befundbericht an das VA an Ihren Angaben orientieren können, übergeben Sie jedem eine Kopie des dem Antrag beigefügten Beiblatts.

❗ Ärzte erzählen manchmal nur die halbe Wahrheit! Ein Beispiel: Ein Arzt erzählte einem Patienten, daß er einen »super Bericht« an das VA verfaßt habe. Dieser entpuppte sich als grauenhaft: Im Ärztejargon stellte er den Patienten nämlich als wehleidigen Drückeberger und Simulanten hin.

→ Wenn Sie sich bei Ihrem Besuch gleich untersuchen lassen, ist alles vollständig und aktuell.

Der Bescheid

→ Ab 20 % erhalten Sie einen Feststellungsbescheid, der niemanden etwas angeht; schon gar nicht den Arbeitgeber!

Einzel-GdB/Gesamt-GdB

→ Alle Auswirkungen Ihrer Behinderungen zusammen ergeben den Grad der Behinderung (kurz: GdB, früher: MdE). Bezieht er sich nur auf eine ganz bestimmte Auswirkung Ihrer Behinderung, ist es ein Einzel-GdB.

→ Entscheidend ist, wie stark sich alle Behinderungen zusammengenommen in allen Lebensbereichen (privat und Beruf) auswirken. GdB beim Rentenantrag ↗ Kap. 10.2.

→ GdB-Berechnungen können nur Ärzte erstellen! Grundlage dafür sind die *Anhaltspunkte für die ärztliche Gutachtertätigkeit im sozialen Entschädigungsrecht und nach dem Schwerbehindertengesetz.* Mit dem folgenden Beispiel können Sie Ihren GdB zumindest grob etwas nachvollziehen:

Beispiel: Überschlägige GdB-Berechnung

1. Behinderung 80 %
   Einzel-GdB :1 = 80 %
2. Behinderung 50 %
   Einzel-GdB :2 = 25 %
3. Behinderung 30 %
   Einzel-GdB :3 = 10 %
4. Behinderung 20 %
   Einzel-GdB :4 = 5 %

Das ergäbe 120 %. Da es nur 100 % geben kann, wären es vermutlich 100 %, zumindest 90 %. Entscheidend ist, inwieweit die 2. bis 4. Behinderung bereits in der 1. enthalten sind.

Einzel-GdBs mit 10 und 20 %

→ Nur im Ausnahmefall können Einzel-GdB's von 10 und 20 % beim Gesamt-GdB zu einer Steigerung führen. (↗ Kapitel 1. Seite 17) Konzentrieren Sie sich deshalb besonders auf die Behinderungen, die vermutlich mehr oder weniger deutlich darüber liegen und sich letztlich dann tatsächlich bei der Berechnung bemerkbar machen.

Es wird nicht addiert!

→ Die Einzel-GdBs für Ihre Behinderungen, Leiden, Probleme, Schäden usw. werden nicht addiert. Vier Probleme mit je 20% ergeben also keine 80%, sondern bestenfalls 30/40 %. Letztlich hängt das von der Art der Behinderung ab.

Die Tendenzen weisen nach unten!

→ Fälle aus der Praxis zeigen, daß die Gutachter sehr viel strenger und intensiver als noch vor Jahren prüfen, ob und inwieweit die Einschränkungen durch weitere Behinderungen bereits jeweils in einem anderen Einzel-GdB berücksichtigt sind.

Merke:

1. Die Höhe des Grades der Behinderung bei mehreren Behinderungen hängt davon ab, *wie sie sich in den verschiedenen Lebensbereichen auswirken,* und nicht, ob sie zu unterschiedlichen ärztlichen Fachbereichen gehören. Darauf sollten Sie in Ihrer Argumentation gegenüber dem Versorgungsamt und bei einem Rechtsmittel achten.

2. Hilfreich ist immer, wenn Sie Ihrem Antrag eine Erläuterung beifügen, *weshalb Sie konkret aufgrund der Gesundheitsprobleme beeinträchtigt sind.* Je umfassender und konkreter eine derartige Beschreibung der Funktionseinschränkungen ausfällt, um so größer ist die Chance, daß Ihr GdB angemessen ausfällt.

Arbeitsunfähigkeit

→ Wer glaubt, durch Krankheitstage die Feststellung einer Schwerbehinderteneigenschaft erreichen zu können, geht ein hohes Risiko ein. Eine Schwerbehinderung schützt nicht in jedem Fall vor einer Kündigung.

Heilungsbewährung

→ Bei Krankheiten, die immer wieder auftreten können *(rezidivierend)* oder bei der die Belastbarkeit abgewartet werden muß, ist eine *Heilungsbewährung* vorgesehen.
→ Eine fünfjährige Frist gibt es generell bei allen bösartigen Tumoren. Bei Herzproblemen gibt es meist ein bis zwei Jahre.

! Der GdB wird nach dieser Frist bereits dann reduziert, wenn sich der Gesundheitszustand lediglich stabilisiert hat. Gebessert hat sich damit noch gar nichts.

Merke: Verhindern Sie rechtzeitig unliebsame Überraschungen:
● Besuchen Sie Ihre Ärzte regelmäßig und berichten Sie.
● Ihre stetig verschlimmerten Behinderungen mit Beschwerden müssen bei jedem Besuch vorgebracht und erfaßt werden.
● Führen Sie Buch: Wann waren Sie wo, weswegen, was…?

● Sind wesentliche neue Behinderungen dazugekommen?

Die Prozente werden reduziert

→ Moment! Zuerst kommt immer eine Anhörung. (↗ Kapitel 16.4.) Wird Ihnen etwas genommen, erheben Sie grundsätzlich Widerspruch und anschließend Klage. Wenn Sie es überlegt angehen und alle Fristen ausschöpfen, können Sie das ganz legal um bis zu 1 1/2 Jahre hinausziehen. Damit haben Sie den alten GdB zumindest noch für diese Zeit. Beim gerichtlichen Gutachter werden dann sowieso – völlig neutral – die »Karten neu gemischt«. (↗ Kapitel 16.1.)
→ Klappt das alles nicht, stellen Sie nach einem Jahr – um viele Erfahrungen schlauer – einen Verschlimmerungsantrag.

Gültigkeitsdauer und Verlängerung

→ Ein Ausweis wird erst ab 50% GdB meist für fünf Jahre ausgestellt. Bei Kindern (bis 10. Geburtstag) und Heilungsbewährung wird er entsprechend befristet; ebenso bei Behinderten mit 10 bis 15 Jahren bis zum Monatsende des 20. Geburtstages.
→ Eine Verlängerung ist höchstens zweimal möglich. Sie sollte etwa drei Monate vor Ablauf der Gültigkeitsdauer beim VA beantragt werden. In NRW verlängern auch die Sozialämter.

Einziehung des Ausweises/Schutzfrist

→ Bislang anerkannt Schwerbehinderte, deren GdB unter 50 % gefallen ist, verlieren ihren Ausweis.
→ Wird der GdB auf unter 50 % herabgesetzt, behalten Sie den Schwerbehindertenschutz und Ausweis noch drei volle Monate nach dem Monat des Inkrafttretens des Bescheides:

Beispiel für eine Schutzfrist

Bescheidzustellung am 9.2. = Rechtskraft (nach 1 Monat) im März = Schutzfrist beginnt am 1.4. und endet am 30. Juni.

Die »Schonfrist« gilt nicht für einen abgelaufenen Ausweis. Siehe auch »Die Prozente werden reduziert« Seite 92!

Wer nicht mehr in Deutschland wohnt, sich aufhält oder arbeitet, verliert den Ausweis ohne Schutzfrist.

ÖPNV und Kfz-Steuer-Befreiung

↗ Kapitel 7.

Bescheinigungen

→ Eine Bescheinigung für den Flugverkehr in Deutschland gibt es u. a. nur bei Kriegs- und Wehrdienstbeschädigung.

→ Unter 50 % GdB erhalten Sie für das Finanzamt eine Bescheinigung.

4.2. Merkzeichen

Bedeutung

G	=	Erheblich gehbehindert
aG	=	Außergewöhnlich gehbehindert
H	=	Hilflos
B	=	Begleitung erforderlich
Bl	=	Blind
RF	=	Rundfunkgebührenbefreit
VB	=	Versorgungsberechtigt
EB	=	Entschädung nach BEG
1.Kl	=	Kann 1. Klasse benutzen

Erheblich Gehbehindert

G → Das G erhält, wer infolge einer Einschränkung des Gehvermögens nur gefährdet Strecken bis ca. 2 km gehen kann, wegen

● Behinderung an Beinen/Rückgrat (ab Einzel-GdB 50 %) oder

● innerer Leiden (Herzschäden, Lungenprobleme, Krampfanfälle, Diabetiker mit häufigen Schocks, Kehlkopflose, Ileostoma- oder Urostomabehinderte mit besonderen Schwierigkeiten),

● Anfallsleiden (z. B.: Epilepsie).

● Sehbehinderung ab 70 %, geistiger Behinderung usw.

→ Bei besonderen Auswirkungen auf die Gehfähigkeit kann auch ab einem Einzel-GdB von 40 % das G zuerkannt werden, wenn mit zusätzlichen Behinderungen die für einen Ausweis nötigen 50% erreicht werden.

→ Die Wegstrecke, die »üblicherweise noch zu Fuß zurückgelegt werden kann« und die ein Behinderter aufgrund seiner Funktionseinschränkungen nicht ohne erhebliche Schwierigkeiten und Gefahren bewältigen kann, entspricht nach einer Entscheidung des Bundessozialgerichtes 2 km (= Fußwegdauer von ca. 30 Minuten).

Wichtig für:

● Einkommensteuer (↗ Kapitel 6. und 7.)

● Freifahrt oder Kfz-Steuerermäßigung/-befreiung (↗ Kapitel 7.)

● Nachlaß bei der Kfz-Haftpflicht, soweit noch gewährt, (↗ Kapitel 7.)

● Ermäßigung bei den Automobilclubs (↗ Kapitel 7.)

Außergewöhnlich Gehbehindert

 → Wer dauernd auf fremde Hilfe angewiesen ist oder sich nur mit großer Anstrengung ohne bewegen kann, erhält aG. Zuerkannt wird es nur bei schwersten Einschränkungen:

• Querschnittsgelähmte, Doppelober-/unterschenkelamputierte

• sowie andere Behinderte, die diesem Personenkreis gleichzustellen sind (jeweiliger Einzel-GdB mind. 80 %).

Wichtig für:
• Freifahrt mit Zuzahlung oder Kfz-Steuerbefreiung
• Einkommensteuer (↗ Kapitel 6. und 7.)
• Beitragsermäßigung bei Automobilclubs
• Parken im eingeschränkten Halteverbot

Hilflos

H → Als hilflos gilt, wer über 6 Monate dauernd erhebliche fremde Hilfe benötigt (↗ wie Kapitel 5.1.); H gibt es immer bei:

• Blindheit, schwerer Sehbehinderung, Verlust von zwei Gliedern,

• Querschnittslähmung, dauernd auf Rollstuhl angewiesen, dauerndem Krankenlager,

• Hirnschäden, Anfallsleiden, geistiger Behinderung und Psychosen, wenn diese allein 100 % GdB ausmachen.

→ Wird zwar keine ständige Hilfe benötigt, aber jemand muß dauernd in Bereitschaft sein, kann H begründet sein. Wenn der Hilfebedarf nur ca. eine Stunde beträgt, liegt H nicht vor.

→ Diese Voraussetzungen sind auch erfüllt, wenn die Hilfe in Form von Überwachung oder einer Anleitung zu den bei Kap.

5.1. genannten Verrichtungen erforderlich ist oder wenn die Hilfe zwar nicht dauernd geleistet werden muß, jedoch eine ständige Bereitschaft zur Hilfeleistung erforderlich ist. Zu diesem Katalog kommen (nicht beim Pflegegeld!) die notwendige körperliche Bewegung, geistige Anregung und Möglichkeiten zur Kommunikation.

→ Hilflosigkeit liegt auch dann vor, wenn ein psychisch oder geistig Behinderter zwar bei zahlreichen Verrichtungen keiner Handreichungen bedarf, er diese aber aufgrund einer Antriebsschwäche ohne ständige Überwachung nicht vornimmt. Eine ständige Bereitschaft ist z. B. dann anzunehmen, wenn die Hilfe *häufig* und *plötzlich* wegen *akuter Lebensgefahr* notwendig ist. Der Umfang der notwendigen Hilfen bei *häufigen und regelmäßigen Verrichtungen muß erheblich* sein; der *Bedarf muß dauernd vorliegen.*

→ Hilflosigkeit wird auch bei Autismus und anderen gefühlsmäßigen und psychosozialen Störungen, bei Dialysebehandlung, Bronchialasthma, Herzschäden, Diabetes und Osteogenesis imperfecta bis zum 16. Lebensjahr angenommen.

→ Bei Einschränkungen des Sehvermögens liegt das »H« bis zur Beendigung der Schulausbildung vor, wenn der GdB für diese Behinderung allein bereits 80 % beträgt.

→ Bei Taubheit und an Taubheit grenzende Schwerhörigkeit gibt es das »H« ab Beginn der Frühförderung bis zum Abschluß der Ausbildung. Bei einem Werkstattbesuch kann dieser Abschluß sehr viel später sein.

→ Für Lippen-, Kiefer-Gaumenspalte und Gaumen-Segelspalte gilt: das Merkzeichen »H« muß bis zum Abschluß der Erstbehandlung zugestanden werden (meist 5. Lebensjahr).

→ *Bedeutsam sind nicht nur die Befunde. Entscheidend ist auch, welche Belastungen das Leiden noch zuläßt.*

‚ Bei Kindern wird nur gewertet, was den Hilfebedarf eines gesunden gleichaltrigen Kindes überschreitet.

! Stolpern Sie nicht über diese Fangleine! Überlegen Sie sehr genau, wie Sie das »Überschreiten« gegenüber einem gesunden Kind triftig begründen können. Sprechen Sie unbedingt mit anderen Eltern, deren Baby/Kind das *H* schon hat.

Wichtig für:
● Einkommensteuer (Pauschbeträge: 7200, 1200, 1800 DM)
● ÖPNV + Kfz-Steuer frei, Auto-Clubs
● Pflegegelder (Sozialhilfe, Pflegeversicherung)

Begleitung erforderlich

B ‚ Das *B* erhält, wer wegen seiner Behinderung regelmäßig im ÖPNV beim Ein- und Aussteigen oder während der Fahrt oder wegen Orientierungsstörungen Hilfe benötigt; immer bei:
● Querschnittslähmung, Ohnhändern, hochgradig Hörbehinderten,
● Blinden und erheblich Sehbehinderten, geistig Behinderten,
● Anfallsleiden (wenn im Straßenverkehr beeinträchtigt) und
● bei außergewöhnlicher Gehbehinderung und Hilflosigkeit.

Wichtig für:
● Begleitperson fährt frei in öffentlichen Verkehrsmitteln (Bus und Schiene).

Blind

Bl ‚ *Bl* bedeutet Erblindung oder max. 1/50 Sehschärfe oder vergleichbare Einschränkungen. (↗ Kapitel 1., Seite 20.)

Wichtig für:
● Einkommensteuer (Pauschbeträge: 7200/1200/1800 DM),
● Kfz-Kosten, Umsatz-/Hundesteuer, Postversand, Blindengeld,
● Freifahrt/Kfz-Steuer-frei, Auto-Clubs
● Portogebühren, RF-Geführen, Telefon, Parkerleichterung

Rundfunkgebührenbefreit (↗ Seite 98)

RF ‚ Dieses Merkzeichen bekommt, wer (ab 80 % GdB) ständig nicht an öffentlichen Veranstaltungen teilnehmen kann, sehbehindert ist (Einzel-GdB mind. 60 %) oder sich trotz Hörhilfe nicht ausreichend verständigen kann (Einzel-GdB mind. 50 %); immer bei:
● schweren Bewegungsstörungen, ansteckender Tb,
● abstoßend oder störend wirkenden Behinderungen,
● geistig oder seelisch Behinderten (Störungen bei Veranstaltungen möglich),
● übermäßigen Anstrengungen für Behinderten und Begleitung.
Leider wird das Bewilligungsverfahren selbst bei schweren Bewegungsstörungen zunehmend erschwert.

‚ Es genügt nicht, daß sich die Teilnahme an einzelnen – bestimmten – Veranstaltungen verbietet. Bei Berufstätigkeit sind die Voraussetzungen in der Regel nicht erfüllt. (↗ Kapitel 4.3.)

‚ Rundfunkgebührenbefreiung erhalten auch Sonderfürsorgeberechtigte nach dem Bundesversorgungsgesetz,

● Empfänger von Hilfe zur Pflege und laufender Hilfe nach dem BSHG oder BVG und Pflegebedürftige nach dem LAG und
● Personen mit geringem Einkommen (auch Bewohner von Alten- und Pflegeeinrichtungen).
Näheres sagt Ihnen dazu das Sozialamt Ihres Rathauses/Ortsamtes.

Wichtig für:
● Befreiung von RF-Gebühren und Telefongebührenermäßigung.

Versorgungsberechtigt: *VB*
→ Wegen einem GdB von wenigstens 50% besteht Anspruch auf Versorgung nach anderen Bundesgesetzen.

Entschädigung nach BEG
→ Der Behinderte erhält wegen mindestens 50 % MdE Entschädigung nach dem Bundesentschädigungs-Gesetz (BEG).

Kann 1. Klasse benutzen:

1.Kl. → Durch Schädigungsfolgen im Sinne des BVG/BEG auf die Fahrt in der 1. Klasse angewiesen.

4.3. Nachteilsausgleichsmöglichkeiten

(Zahlreiche Möglichkeiten sind auch in den einzelnen Kapiteln erwähnt.
↗ Inhaltsverzeichnis)

Eintrittsgebühren
→ Veranstalter, Kinos, Museen, Theater, öffentliche Einrichtungen, Frei- und Hallenbäder usw. gewähren Behinderten häufig Ermäßigungen. Haben Sie keine Hemmungen, und nehmen Sie diese kleine Ersparnis in Anspruch.
→ Der kostenfreie Eintritt einer notwendigen Begleitperson (*B* im Ausweis) ist meist auf einer Preistafel nicht aufgeführt. Fragen Sie unter Vorlage des Ausweises danach.
→ Bergbahnen und Ausflugs-Schiffahrt verkaufen mitunter ebenfalls ermäßigte Karten. Wenn Sie auf einer Preistafel keine Ermäßigung entdecken können, sollten Sie danach fragen. Dies gilt auch für eine notwendige Begleitperson.

Kurtaxe
→ Die Städte und Gemeinden mit Kurtaxe räumen Schwerbehinderten meist eine Ermäßigung von $^1/_3$ bis $^1/_2$ des vollen Betrages ein.

Beurkundungs- und Beglaubigungsgebühren
→ Bei Sozialhilfeleistungen und in der Kinder- und Jugendhilfe sind Beurkundungen und Beglaubigungen durch einen Notar und Grundbucheintragungen kostenfrei.
→ Stehen Beglaubigungen mit einem Sozialgesetz im Zusammenhang, so sind behördliche und gerichtliche Geschäfte (z. B. Beglaubigungen) kostenfrei. Sollte die beglaubigende Stelle diese Regelung nicht kennen, so verweisen Sie auf § 64 SGB X.

Gehörlosen-Hilfen
→ Im Bundesland Brandenburg können Behinderte, die von der Pflegeversicherung keine Leistungen erhalten können, ein Gehörlosengeld erhalten (Quelle: Die NEUE für Gehörlose 3/95). Ob auch andere Bundesländer ähnliche Leistungen gewähren, ist zum Zeitpunkt der Neufassung noch nicht bekannt.
→ Ein Schreibtelefon-Verzeichnis können

Sie für 19,50 DM (inkl. Porto und Verpackung) beziehen bei der Firma Hörgeschädigten Technik B & K GmbH, Siemensstr. 13, 48338 Altenberge/Münster. Auch der Gehörlosen-Verlag, Pf. 34 02 31, 45074 Essen plant für 1997 ein solches Verzeichnis.

Arbeitsgeräte

› Wenn Ihnen am Arbeitsplatz spezielle Geräte und Einrichtungen die Arbeit erleichtern können, sollten Sie sich umgehend mit Ihrer Hauptfürsorgestelle in Verbindung setzen. Die dortigen Fachdienste beraten Sie und Ihren Arbeitgeber ausführlich vor Ort. (↗ Kapitel 9.6. und 11.5.!)

Hilfen für blinde Menschen

› Im Kapitel 1., Seite 21, sind Adressen sehr professionell arbeitender und bestens ausgestatteter Institutionen genannt. Ihre bundesweiten Ableger halten auch in Ihrer Nähe umfassende Beratung und Hilfe zu vielen Problemen bereit.

› *Blindengeld* wird von allen Bundesländern und Stadtstaaten als zusätzliche Leistung gewährt. Voraussetzung ist ein maximales Sehvermögen von $1/50$ auf dem besseren Auge. Anträge erhalten Sie über das Sozialamt, die Fürsorgestelle oder das Versorgungsamt. Das Blindengeld wird zum Teil auf das Pflegegeld aus der Pflegekasse angerechnet.

Führhund für Blinde und Sehbehinderte

› Der Blindenführhund (BFH) ist ein sogenanntes »anderes Hilfsmittel« nach §33 SGB V: Danach steht er nicht nur »blinden Menschen« im Sinne des Gesetzes (Blindengeldberechtigten) zu, sondern auch allen stark Sehbehinderten mit sehr geringem Visus, Gesichtsfeld- oder Nachtblindheit, sofern der BFH als Hilfsmittel »angemessen und

zweckmäßig« für diese Person ist. Das SGB V legt nicht exakt fest, wie stark die Einschränkung der Sehkraft sein muß, um mit Aussicht auf Erfolg einen Antrag stellen zu können. Am besten fragen Sie dazu vorab Ihre örtliche Krankenkassen-Filiale.

› Kostenträger sind zu mehr als 90 % die Krankenkassen. Daneben in entsprechenden Fällen die Orthopädischen Versorgungsstellen der Versorgungsämter (Kriegs- und Zivildienstopfer). In wenigen Fällen auch die Sozialhilfe.

› Da die Hilfsmittelreferate der Kostenträger in BFH-Angelegenheiten fast immer unkundig sind, bietet der DVBM e.V., Deutscher Verein für Blindenführhunde und Mobilitätshilfen, Pidinger Str. 10, 81379 München, T./Fax: 0 89/7 84 97 55 (Herr Dr. A. Rüggeburg, ein absoluter Profi!) sowohl Interessenten als auch den Kostenträgern, BFH-Ausbildern und Ärzten, die vor der Verschreibung eines Führhundes stehen, seine Beratung an (T.: Mo. bis Do. 13–16 Uhr). Die Beratung reicht von der Frage, ob ein BFH im Einzelfall sinnvoll ist, über die Auswahl einer geprüften BFH-Schule bis hin zum Abfassen von Anträgen, Widersprüchen oder Klagen beim Sozialgericht.

› Info-Material und eine aktuelle Liste der nur wenigen BFH-Schulen, die ihre Führhunde regelmäßig vor Auslieferung an blinde Menschen überprüfen lassen, kann beim DVBM e.V. angefordert werden. Alle anderen BFH-Schulen sind bisher weder von den Kostenträgern überprüft oder zugelassen worden, noch führen die Kostenträger die vorgeschriebene Qualitätskontrolle bei den Einrichtungen durch, die als BFH-Schulen auftreten.

! Seien Sie also vorsichtig, wenn Sie einen Führhund benötigen! Jeder, also auch geschäftstüchtige Züchter ohne jegliche Spezialausbildung, können problemlos einen entsprechenden Gewerbeschein als »Blindenführschule« bekommen. Ohne Beratung des DVBM sollten Sie auf jeden Fall nichts unternehmen.

→ *Hilfsmittel:* Kaufen Sie grundsätzlich nur im Fachhandel. Das Verzeichnis im Anhang nennt solche Firmen. Vergessen Sie nicht, vorher immer abzuklären, ob es für das notwendige Objekt einen Kostenträger gibt. Auch das wissen die Verbände und die Fach-Firmen meist sehr genau.

→ *Hundesteuer:* Die Städte und Gemeinden erlassen diese (meist sehr hohe) Steuer für Blindenhunde.

→ *Postversand:* Blindensendungen sind unter bestimmten Bedingungen innerdeutsch und international portofrei. Die Post hält dazu die aktuellen Bedingungen in ihrer Gebührenübersicht bereit.

→ Umsatzsteuer: ↗ Kapitel 6., Seite 148.

Literatur für Sehbehinderte

→ Die »Datenautobahnen« bieten zunehmend auch für Sehbehinderte attraktive Möglichkeiten. Am besten lassen Sie sich bei Ihrem Fachverband und im speziellen Fachhandel (siehe z. B. Anhang) beraten.

→ Die eigene Aufbereitung von Büchern mittels Scanner bzw. Blindenschrift-Display und Ausgabe über einen Sprachsynthesizer ist möglich, aber noch sehr zeitaufwendig und teuer.

→ Interessant könnte jedoch zunehmend werden, daß man auch in Deutschland Literatur erfaßt, die über das Internet abrufbar ist: Eine Autorenliste erhalten Sie über http://www.abc.de/gutenb/autor.hfm. Fachkundige Informationen hält dazu für Sie bereit: BIT, Behinderteninformationstechnik, Text- und Dienstleistungs GmbH, Richardstr. 45, 22081 Hamburg, T.: 0 40/29 87 34–0, Fax: –2.

Zeitschriften mit PC lesen

→ Mit einem neuen Service können Blinde und Sehbehinderte mit einem PC Zeitungen, Zeitschriften, Magazine usw. über Braille-Zeile oder Sprachausgabe eigenständig und komfortabel lesen. Das Sortiment reicht vom Spiegel bis zur PM. Probedisketten und Benutzungsbedingungen können angefordert werden bei: J. Schneider, Elmer Landstr. 47, 36381 Schlüchtern, T.: 0 66 91/91 90 70.

Rundfunk- und Fernsehgebührenbefreiung

→ Abgesehen vom Katalog der Einkommensschwachen, erhalten Behinderte eine Gebührenbefreiung nur dann, wenn das Merkzeichen *RF* im Behindertenausweis enthalten ist.

→ Die Befreiung wird von der zuständigen Rundfunkanstalt nur auf gesonderten Antrag bei Ihrem Rathaus ab Antragsdatum gewährt. Das *RF* im Ausweis ist also nur ein Nachweis, daß diese Befreiung dem Ausweisinhaber zusteht.

Westdeutscher Rundfunk (WDR)

→ Der WDR in Köln kann darüber hinaus in besonderen Härtefällen von der Rundfunkgebührenpflicht befreien. Klären Sie das dort, wenn Sie im Bereich von Nordrhein-Westfalen wohnen.

→ Aufpassen müssen Sie, wenn Sie die Befreiung für Ihr Kind beantragen. Die Rundfunkanstalt wird Ihnen daraufhin einen Fragebogen zusenden. Dabei sollten Sie auf die folgenden Punkte besonders achten:

● Für Kinder unter 6 Jahren akzeptieren die Rundfunkanstalten keine Befreiungsanträge.

● Eine Befreiung gibt es nur dann, wenn Besitzer der Rundfunk- und Fernsehgeräte in Ihrer Wohnung Ihr Kind ist. Da es nicht oder noch nicht voll geschäftsfähig ist, sind die Geräte auf den Haushaltsvorstand angemeldet.

● *Entscheidend ist, wer den Aufstellungsort, Einschaltzeiten und Programmauswahl bestimmt.* Daran scheitern viele Anträge, weil die Eltern sich und nicht das Kind angeben.

● Eltern bleiben gebührenpflichtig, wenn sich mehr als ein Gerät in der Wohnung befindet.

↘ Die Gebühreneinzugszentrale (GEZ) hat eigene *Gebührenschnüffler,* die angeblich Fangprämien erhalten und mitunter dementsprechend auftreten. Lassen Sie sich nicht beeindrucken, und bleiben Sie immer schön ruhig und gelassen bei Ihren Angaben.

↘ Denkbar wäre auch, daß Sie zuerst bei der Gebühreneinzugszentrale, 50656 Köln (GEZ-Nummer siehe Abbuchung!), eine Ummeldung auf das Kind vornehmen und erst nach ein paar Monaten aufgrund des *RF* die Befreiung beantragen. Eine Ummeldung im unmittelbaren Zusammenhang mit einem *RF* akzeptieren die Rundfunkanstalten in der Regel nicht.

↘ Bei schwer geistig Behinderten wurde von Rundfunkanstalten argumentiert, daß sie zur Wahrnehmung gar nicht in der Lage seien und deshalb auch für eine Befreiung nicht in Frage kämen. So unqualifiziert argumentiert nur jemand, der mit geistig behinderten Menschen noch keine Berührung hatte.

Suchen Sie in diesen Fällen Hilfestellung bei Ihrem Arzt. Besprechen Sie mit ihm ein Attest, das eindeutige Aussagen zu den o.g. entscheidenden Punkten enthält.

↘ Akzeptieren Sie auf keinen Fall eine Ablehnung der Rundfunkanstalt und gehen Sie dagegen vor!

Telefon – Notrufeinrichtungen

↘ *Gebührenermäßigung:* Wer das *RF* im Ausweis hat, kann auch für das Telefon eine monatliche Ermäßigung der Gebühren bei seinem Rathaus beantragen. In aller Regel wird das zusammen mit dem Antrag auf Rundfunkgebührenbefreiung erledigt.

↘ *Spezielle Telefone:* Die Telekom führt in ihrem Angebot auch spezielle Telefone für Hör- und Sehbehinderte. Auf die Angebote des Fachhandels sei ergänzend hingewiesen. (↗ Anhang)

↘ *Bevorzugter Anschluß:* Liegen besonders dringliche Gründe für einen Telefonanschluß vor, ist die Telekom im Regelfall um eine schnellstmögliche (bevorzugte) Lösung bemüht.

↘ *Notrufeinrichtungen* werden – abgesehen von der Telekom – u.a. auch von Wohlfahrtsverbänden angeboten. Mit einem ständig am Körper mitgeführten kleinen Gerät kann man damit im Notfall per Knopfdruck Hilfe herbeirufen. Fragen Sie am besten beim Roten Kreuz (Malteser/Johanniter) in Ihrer Nähe.

Pay – TV – Vergünstigung

↘ Der Fernsehsender Premiere gewährt Schwerbehinderten mit einem gültigen Behindertenausweis eine Gebührenermäßigung (statt 47,80 DM nur 36,90 DM). Sie können diese Ermäßigung nach Abschluß eines Abonnements erhalten, wenn Sie mit einem kurzen Schreiben (Kundennummer nicht vergessen!) dem Sender eine Kopie Ihres Behindertenausweises übersenden (Anschrift: Premiere 22033 Hamburg).

↘ Nähere Informationen erhalten Sie in Deutschland unter T.: 0 40/66 86 68–00, Fax: –09; in Österreich (Premiere, Neubaugasse 25, 1070 Wien) unter T.: 02 22/52 12 74.

Der Sozialrabatt der Telekom

Grundgebühr beträgt 5 DM für

● Blinde

● Gehörlose

- Sprachbehinderte

wenn der GdB mindestens 90 % beträgt.

Grundgebühr beträgt 9 DM für
- Sehbehinderte, wenn GdB deswegen mindestens 60 %
- Hörbehinderte, wenn GdB deswegen mindestens 50 %
- Behinderte, die nicht an öffentlichen Veranstaltungen teilnehmen können (GdB mindestens 80 %)

Bitte beachten Sie dazu:
1. Voraussetzung ist jeweils zudem das Merkzeichen »RF« in Ihrem Behindertenausweis.
2. Der »Sozialrabatt« ist bei Ihrem Sozialamt (Rathaus, Ortsamt) zu beantragen und gilt ab Antragsdatum für drei Jahre.
3. Denken Sie rechtzeitig an die erneute Antragstellung. Versäumte Monate bleiben versäumt!

Sondertarif bei Mannesmann mobilfunk

→ Behinderte mit einem nachgewiesenen GdB von 80 % oder mehr erhalten einen Nachlaß auf den monatlichen Basispreis (statt 69,95 DM Basispreis in Tarif D 2-Classic24 nur 39,95 DM pro Monat)

Cellway Telefongesellschaft

→ Eine Ermäßigung der Grundgebühr gewährt die Cellway Telefongesellschaft Behinderten in den Mobilfunknetzen D 1, D 2 und E-Plus. Infos erhalten Sie unter T.: 08 11/81 10

Vorsicht bei Gesundheits-Service-Telefonnummern!

→ Soviel kostet Ihr Anruf bei »Servicetelefonnummern«, die es auch zu vielen Gesundheitsfragen gibt, unabhängig davon, wann und von wo Sie anrufen.

0130	Nulltarif	
01802	0,12 DM	pro Gespräch
01803	0,24 DM	pro Gespräch (0,12/30 Sek.)
01805	0,48 DM	pro Minute (0,12/15 Sek.)
01904/6	0,80 DM	pro Minute (0,12/9 Sek.)
01901/2/3/5	1,20 DM	pro Minute (0,12/6 Sek.)
01907/9	2,40 DM	pro Minute (0,12/3 Sek.)
01908	3,60 DM	pro Minute (0,12/2 Sek.)

Quelle: Dt. Telekom

4.4. Haustürgeschäfte mit Blinden- und Behindertenwaren

→ Behindertenwerkstätten und -organisationen verkaufen nichts an der Haustüre (z. B. Waren aller Art, Zeitungsabos, Anzeigenaufträge, Bildpostkarten). »Drückerkolonnen« nutzen meist mit einer Mitleidsmasche die Gutgläubigkeit der Menschen gezielt aus und organisieren so den Verkauf von Billigwaren an der Haustüre, die mit Behinderten absolut nichts zu tun haben.

→ Sollte also jemand unter Hinweis auf irgendwelche angeblichen sozialen oder caritativen Hintergründe an Ihrer Haustür auftauchen und einen Behinderten- oder sonstigen Phantasieausweis vorzeigen, sollten Sie dem grundsätzlich keinen Glauben schenken.

4.5. Assistenzhunde für Behinderte: Lebenshilfe auf vier Pfoten

Besondere Vorzüge

→ Der Hund als Partner behinderter Menschen gewinnt zunehmend an Bedeutung. Entsprechend ausgebildete Vierbeiner können in vielerlei Hinsicht bei eingeschränkter Mobilität, generell für Rollstuhlfahrer, und u.a. – wie alle Haustiere – für das seelische Wohlbefinden eine geradezu segensreiche Anschaffung sein. Sie sind nicht nur Helfer. Sie werden auch sehr schnell zum treuesten und liebsten Freund. Natürlich ist dazu auch eine qualifizierte professionelle Ausbildung unerläßlich.

Keine übereilte Entscheidung!

→ Allerdings sollten – abgesehen vom hohen finanziellen Aufwand – auch ein paar »Rahmenbedingungen« sehr genau vor einem Kauf geprüft werden:

1. Eine Entscheidung muß von allen Familienmitgliedern getragen werden. Ein Hund ist kein benutzbarer Gegenstand! Er muß zu einem Familienmitglied werden und auch so mit Rechten und Pflichten behandelt werden.
2. Ein Garten, zumindest eine Auslaufmöglichkeit, für die täglichen »Geschäfte« ist unverzichtbar. Es muß klar sein, daß die dafür nötigen Spaziergänge mehrfach am Tag konsequent durchgeführt werden müssen.
3. Denken Sie an die zusätzlichen Kosten für Nahrung, Tierarzt und Einschränkungen bei Reisen.
4. Zudem sollten Sie vor einer Kaufentscheidung mit mehreren Besitzern und einem Fachverband (s.u.!) gesprochen haben.
5. Es gibt eine Menge von Züchtern, die behaupten, qualifizierte Assistenzhunde für Behinderte liefern zu können. Jedoch ist auch hier größte Vorsicht geboten. Da der Assistenzhund bis heute nicht von den Krankenkassen bezahlt wird, ist hier noch weniger als bei Blindenführhunden irgendeine Qualitätssicherung gegeben.

Retriever eignen sich am besten

→ Als Assistenzhunde besonders geeignet und bevorzugt sind »Labrador« und »Golden Retriever«. Sie sind besonders lieb, sehr gutmütig, sehr leistungsfähig, bedingungslos treu und – ausgebildet – sehr zuverlässig. Sie bellen spontan sehr wenig. Sie sind aber auch sehr empfindsam bis sensibel und brauchen viele »Streicheleinheiten«. Zudem vertragen sie den dreimaligen Wechsel (Züchter-13 Monate Familie-Züchter-Behinderter) ohne allzu große Probleme.

! Wichtig ist vor allem, daß auch ein Assistenzhund (wie ein Blindenführhund) ein »berufsmäßiger Pazifist« sein muß, also sein Wesen weitestgehend frei von jeglichem Schutz- und Wachtrieb oder von Schärfe ist.

→ Der Autor hat selbst einen solchen »goldigen« – allerdings nicht ausgebildeten – Freund und kann eine Anschaffung nur empfehlen, wenn vorher die Probleme und Einschränkungen intensiv bedacht wurden. Ein Goldy ohne spezielle Ausbildung kostet bei einem guten Züchter bis zu 2000 DM.

→ Die Kosten für einen professionell ausgebildeten Assistenzhund können – je nach Bedarf und Ansprüche – von 10 000 bis über 30.000 DM ausmachen. Sie werden in der Regel von Krankenkassen/-versicherungen nicht übernommen. Sehr viel preiswerter wird es, wenn Sie sich bei einem seriösen Züchter einen nicht ausgebildeten Welpen für bis zu 2000 DM kaufen.

› Machen Sie sich allerdings keinerlei Hoffnungen, daß Sie die Ausbildung zu einem Assistenzhund selbst schaffen können. Für ein Mindestmaß an Erziehung und Können gibt es aber ganz sicher in Ihrer Nähe Welpenspielstunden und Vereine, die Sie fachlich anleiten und unterstützen.

Hilfe/Beratung:

› Wenn Sie einen Assistenzhund möchten, die Kosten einer fachlich qualifizierten Ausbildung aber nicht bestreiten können, so können Sie Hilfe suchen beim »Komitee gegen Leinenzwang und Tierfeindlichkeit e.V.«, c/o Astrid Ebenhoch, Kurfürstenplatz 6, 80796 München, T./Fax: 0 89/34 97 14. Das Komitee verfügt über regionale Gruppen fast im gesamten Bundesgebiet.

› Fachliche Informationen können Sie sich bei den folgenden Institutionen und Verbänden besorgen, die zum Teil auch selbst Assistenzhunde ausbilden und verkaufen:

- DVBM, Deutscher Verein für Blindenführhunde und Mobilitätshilfen e.V., Pidinger-Str. 10, 81379 München, T./Fax: 0 89/7 84 97 55
- Verein zur Förderung der »Partnerhunde für Behinderte«, Frau Elisabeth Färbringer, Römerstr. 6, A-5082 Grödig bei Salzburg, T./Fax aus Deutschland: 00 42-06 63-86 18 39
- »Le Copain«, Schweizerischer Verein für die Ausbildung von Hilfshunden für motorisch Behinderte, Pf. 43, CH-3977 Granges/VS, T. aus Deutschland: 0041-27-45843-93, Fax: –39
- Besorgen Sie sich das Buch »Tiere als Therapie« von Sylvia Greiffenhagen im Buchhandel.
- Verein »Hunde für Handicaps«, Boxhagener-Str. 93, 10245 Berlin, T.: 0 30/29 33 57 27
- Verband für das Deutsche Hundewesen (VDH) e.V., Westfalendamm 174, 44141 Dortmund, T.: 02 31/5 65 00-0

5. Pflegeleistungen

5.1. Pflegeversicherung

Alle Leistungen der Pflegeversicherung in der Übersicht

	Leistungen	Stufe I	Stufe II	Stufe III
		monatlich bis zu		
		DM	DM	DM
1	Pflegesachleistung (durch einen zu-gelassenen Sozial-/Pflegedienst) (Einsatzzahl vorher erfragen!)	750	1800	2800
		(Härtefall bis 3750 DM)		
2	Pflegegeld	400	800	1300
	Ein zugelassener Pflege-/Sozial-dienst muß angefordert werden	halbj.	halbj.	viertelj.
3	Urlaubs-/Verhinderungspflege für maximal 4 Wochen pro Jahr	Mit Auslagenersatz insg. max. 2800		
		400	800	1300
4	Tages- und Nachtpflege in einer Einrichtung (inklusive Beförderung)	750	1500	2100
5	Kurzzeitpflege stationär für maximal 4 Wochen pro Jahr	2800	2800	2800
		(Kombination 3 und 5 möglich)		
6	Kombinationsmöglichkeit verschiedener Leistungen	Die Ziffern 1, 2 und 4 können auch kombiniert gewählt werden		
7	Pflegehilfsmittel (ohne Verordnung)	60	60	60
8	Technische Hilfen im Haushalt Eigenleistung 10 %, max. 50 DM, (keine Verordnung notwendig)	Eventuell auch leihweise Befreiung von der Zuzahlung siehe Kap. 11.2.!		
9	Baumaßnahmen (siehe 5.11.!)	Bis zu 5000 DM je Maßnahme		
10	Pflegekurse	kostenlos		
11	Soziale Absicherung der Pflegeperson	Renten- und Unfallversicherung für die Pflegeperson		
12	Stationäre Pflege ab 1.1.1998 bis zu (Härtefall: bis 3300 DM)	2800	2800	2800
	1997 pauschal	2000	2500	2800

Der Antrag

→ Ohne Antrag geht in der Regel nichts. Kommen Sie damit nicht klar, berät Sie und hilft Ihnen die Pflegekasse.

→ Für Zeiten vor dem Antrag gibt es keine Leistungen. Versäumt bleibt versäumt. Deshalb: Besorgen Sie sich sofort den Antrag bei Ihrer Pflegekasse, oder schicken Sie einen kurzen Brief oder eine Postkarte (»Ich beantrage hiermit Pflegeleistungen«), dann versäumen Sie keine wertvolle Zeit.

→ Daraufhin wird man Ihnen einen Antragsvordruck zusenden, den Sie zuerst einmal beseite legen und *alle* Punkte des Kapitels 5.1. durchlesen. Erst dann füllen Sie gemeinsam mit der Pflegeperson den Antrag aus und schicken ihn zurück.

→ Die Pflegekasse beauftragt daraufhin den Medizinischen Dienst der Krankenversicherungen (MDK, ↗ Kapitel 3.3.) mit der fachlichen Begutachtung. Diese muß in der Regel in Ihrer häuslichen Umgebung stattfinden. Der MDK (meist Pflegekräfte) prüft den Pflegebedarf, Pflegestufe, mögliche Rehabilitationsmaßnahmen, vorhandene und notwendige Hilfsmittel und bauliche Hindernisse.

→ Eine erneute Begutachtung kann nach Bedarf von den Pflegekassen in Auftrag gegeben werden.

→ Leistungen werden ab Monatsersten der Antragstellung gewährt.

Was bedeutet pflegebedürftig?

→ Pflegebedürftig ist, wer wegen einer körperlichen, geistigen oder seelischen Krankheit oder Behinderung täglich (mindestens 6 Monate) im erheblichen oder höheren Maße Hilfe benötigt. Krankenpflege ↗ Kapitel 5.2.

→ Pflegebedürftigkeit bedeutet, daß die notwendigen Verrichtungen ganz oder teilweise von Dritten ausgeführt werden müssen. Auch eine ständig nötige Beaufsichti-

gung oder Anleitung für eine selbständige Ausführung zählt dazu.

→ Welche Verrichtungen zählen bei der Berechnung des Hilfebedarfes? Ausschließlich nur die in der folgenden Übersicht genannten Bereiche können berücksichtigt werden (↗ S. 105)!

Was muß berücksichtigt werden?

→ Siehe Erläuterungen in Kap. 5.9.!

→ Die Hilfe muß in Form – so die Richtlinien der Spitzenverbände der Krankenkassen – »der Unterstützung bei den pflegerelevanten Verrichtungen des täglichen Lebens, der teilweisen oder vollständigen Übernahme dieser Verrichtungen und der Beaufsichtigung der Ausführung dieser Verrichtungen oder der Anleitung zur Selbstvornahme durch die Pflegeperson erforderlich sein« (Katalog S. 105).

→ Ein Hilfebedarf kann nicht deshalb verneint werden, weil sich der Pflegebedürftige tagsüber außerhalb der Wohnung aufhält (z. B. Werkstatt für Behinderte!).

! **Entscheidend ist – damit es ganz klar ist – nur die Häufigkeit und der Zeitaufwand für die Hilfe! Geringfügige, gelegentliche, nur kurzfristige Hilfe oder nur Hilfebedarf beim Haushalt führt zu keiner Pflegestufe!**

Was bleibt unberücksichtigt?

→ Bei der Pflegekasse unberücksichtigt bleiben Maßnahmen der Krankenbehandlung, der medizinischen Rehabilitation, der Behandlungspflege, der beruflichen und sozialen, gesellschaftlichen Eingliederung und zur Förderung der Kommunikation. Dafür ist die Krankenkasse bzw. das Sozialamt bzw. das Arbeitsamt zuständig.

Hilfebedarf/Zeitaufwand

(Lesen Sie zuerst die Erläuterungen, und notieren Sie in Minuten)

A Körperpflege		Tag	Woche	gelegentlich
1	Waschen	....	....	....
2	Duschen	....	....	....
3	Baden	....	....	....
4	Zahnpflege	....	....	....
5	Kämmen	....	....	....
6	Rasieren	....	....	....
7	Darm-/Blasenentleerung	....	....	....
B Ernährung		Tag	Woche	gelegentlich
8	Mundgerechte Nahrungszubereitung	....	....	....
9	Nahrungsaufnahme	....	....	....
C Mobilität		Tag	Woche	gelegentlich
10	Aufstehen/Zubettgehen	....	....	....
11	An- und Auskleiden	....	....	....
12	Gehen	....	....	....
13	Stehen	....	....	....
14	Treppensteigen	....	....	....
15	Verlassen und Wiederaufsuchen der Wohnung	....	....	....
D Hauswirtschaftliche Versorgung		Tag	Woche	gelegentlich
16	Einkaufen	....	....	....
17	Kochen	....	....	....
18	Reinigung der Wohnung	....	....	....
19	Spülen	....	....	....
20	Kleiderpflege	....	....	....
21	Beheizen der Wohnung	....	....	....

Erläuterungen:
- *Zu 4:* Zahnpflege umfaßt auch die Mundpflege.
- *Zu 5:* Haarewaschen und Nagelpflege werden nicht berücksichtigt.
- *Zu 6:* Beinhaltet auch die entsprechende Haut- und Gesichtspflege.
- *Zu 8 + 9:* Hierzu gehören alle Tätigkeiten zur unmittelbaren Vorbereitung und Aufnahme von fester und flüssiger Nahrung (z.B. portions- und temperaturgerechte Vorgabe, Umgang mit Besteck)
- *Zu 12–14:* Bezieht sich nur auf Körperpflege, Ernährung und hauswirtschaftliche Versorgung in der Wohnung. Alles andere zählt nicht!
- *Zu 15:* Es wird nur berücksichtigt, was für die Aufrechterhaltung der Lebensführung zu Hause unumgänglich ist und das persönliche Erscheinen des Pflegebedürftigen erfordert (z.B. Arztbesuche, Therapie). Weiterer Hilfebedarf, z.B. Spaziergänge, Besuche, für Veranstaltungen usw., bleibt unberücksichtigt.
- *Zu 16:* Umfaßt auch den Überblick über Lebensmittelbedarf und Genieß- und Haltbarkeit von Lebensmitteln und Umgang mit Geld.
- *Zu 17:* Mit Vor- und Zubereiten der Bestandteile der Mahlzeit.
- *Zu 18:* Beschränkt sich auf den allgemein üblichen Lebensbereich.
- *Zu 20:* Umfaßt gesamte Wäsche- und Kleiderpflege (z.B. auch Bügeln, Ausbessern).
- *Zu 21:* Umfaßt auch Beschaffung und Entsorgung des Heizmaterials.

Die Pflegestufen

Stufe	Pflegebedarf	
I Erheblich pflege- bedürftig	• Einmal täglich Bedarf bei 2 Verrichtungen der Ziffern 1–15 • zusätzlich mehrfach wöchentlich Hilfe bei Ziffern 16–21	
	Aufteilungsmöglichkeit pro Tag:	*Mindestgesamtzeit*
	• Pflegeaufwand (1–15) : $1^1/_2$ Stunden • Haushalt (16–21) : $^3/_4$ Stunde	$1^1/_2$ Stunden pro Tag davon mind. $^3/_4$ Stunde für 1–15!
II Schwer pflege- bedürftig	• Dreimal täglich Bedarf zu verschiedenen Zeiten bei Ziffern 1–15 • zusätzlich mehrfach wöchentlich Hilfe bei Ziffern 16–21	
	Aufteilungsmöglichkeit pro Tag:	*Mindestgesamtzeit*
	• Pflegeaufwand (1–15) : $2^1/_2$ Stunden • Haushalt (16–21) : $^3/_4$ Stunde	3 Stunden pro Tag davon mind. 2 Stunden für 1–15
III Schwerst- pflege- bedürftig	• Hilfebedarf besteht täglich an 24 Stunden bei Ziffern 1–15 • zusätzlich mehrfach wöchentlich Hilfe bei Ziffern 16–21	
	Aufteilungsmöglichkeit pro Tag:	*Mindestgesamtzeit*
	• Pflegeaufwand (1–15) : $5^1/_2$ Stunden • Haushalt (16–21) : 1 Stunde	5 Stunden pro Tag davon mind. 4 Stunden für 1–15

→ Die Pflegestufe entscheidet darüber, welche Leistungen Sie in welcher Höhe bzw. bis zu welchem Wert bekommen können. Sie entscheidet zudem darüber, in welcher Höhe für Ihre Pflegeperson Rentenbeiträge gezahlt werden. Das kann und wird Ihnen nicht egal sein. Deshalb müssen Sie diese Frage mit Ihrer Pflegeperson sehr ausführlich besprechen.

Merke: *Für die Pflegestufe ist grundsätzlich nur Ihr Hilfe-/Pflegebedarf wichtig. Ihre Leiden und Behinderungen sind dabei zwar wichtig. Sie können das Bild, das sich der Gutachter von Ihnen macht, abrunden. Sie sind* aber immer von nachrangiger Bedeutung. Dazu wird der Gutachter in der Regel bei Ihrem Hausarzt nachfragen.

→ Denken Sie daran: Auch wenn Sie fünf Herzinfarkte und drei Schlaganfälle hatten, aber keinen Hilfe-/Pflegebedarf haben, können Sie keine Leistung der Pflegekasse bekommen!

→ Die Praxis zeigt, daß man sich auf die angegebene **»Mindestgesamtzeit« besser nicht verlassen sollte.**

→ Erreichen Sie keine der Pflegestufen, können Sie von der Pflegekasse keine Leistungen erhalten. Lassen Sie sich dann vom Sozialamt beraten, ob und in welcher Höhe

Sie Leistungen für Ihren Pflegeaufwand erhalten können.

→ Bei den privat Pflegeversicherten erfolgt die Feststellung der Pflegebedürftigkeit und Pflegestufe nach denselben Maßstäben wie in der sozialen Pflegeversicherung.

Pflegebedarf bei einem Kind
Siehe Kap. 5.9.!

Häusliche Pflegehilfe (Sachleistung)
→ Bei der häuslichen Pflege helfen bundesweit Pflegedienste. Mit den Sachleistungen können Sie diese Dienste in Anspruch nehmen. Entscheidend ist die Pflegestufe. Einkommen und Vermögen spielen keine Rolle. Ihr Rathaus/Ortsamt/Bezirksamt oder die Pfarrämter kennen das Angebot in Ihrer Nähe. (↗ Kap. 5.10.)

> **Wichtig:** Diese Hilfe kann auch in einem Heim beansprucht werden. Näheres siehe bei »Heimbewohner« (↗ Kapitel 5.4.)!

! Entscheidend ist für Sie die Frage, ob der ausgewählte Pflegedienst auch von Ihrer Pflegekasse zugelassen ist. Hat er diese Zulassung nicht, zahlen Sie alles selbst!

Zivildienstleistende in der Pflegehilfe
→ Sie können im Rahmen einer *Individuellen Schwerstbehindertenbetreuung* für Sie tätig werden. Fragen Sie nach Informationen bei örtlichen Stellen oder bei:
● Bundesamt für den Zivildienst, Individuelle Schwerstbehindertenbetreuung, 50964 Köln
● Bundesarbeitsgemeinschaft Clubs Behinderter und ihrer Freunde, Eupener Str. 5, 55131 Mainz, T.: 0 61 31/22 55 14/22 57 78, Fax: 23 88 34 (Rückporto!)

● Bundesverband Volkssolidarität, Rykestr. 53, 10405 Berlin, T.: 0 30/44 30 33 00

Zum Pflegevertrag
Siehe Kap. 5.10.!

Pflegetagebuch erstellen!
→ Zur Vorbereitung des Gutachter-Besuches sollten Sie selbst oder Ihre Pflegeperson unbedingt genaueste Aufzeichnungen zum Hilfe-/Pflegebedarf erstellen. Listen Sie über mehrere Wochen sehr genau in einem Pflegetagebuch auf: Wann, wie lange und wobei ein entsprechender Aufwand besteht. Übersehen Sie dabei nicht die täglichen Mindestgesamtzeit (Stufe I: 1,5; II: 3; III: 5 Stunden), die Bedarfszahlen und Mindestanforderungen für die einzelnen Pflegestufen und die Rentenbeiträge (siehe dazu die Grafiken!). Für Kinder, geistig Behinderte, Demenzkranke (z. B. Alzheimer) usw. sollten Sie sich die Anmerkung beim Kap. 5.9. durchlesen! Ein Pflegetagebuch erhalten Sie bei: Kuratorium Dt. Altershilfe, An der Pauluskirche 3, 50677 Köln (6 DM Briefmarken beifügen).

Pflegegeld – Pflegeeinsatz
→ Einkommen und Vermögen spielen keine Rolle. Bei Wohngeld, Sozialhilfe usw. darf es nicht als Einkommen angerechnet werden. Zu etwaigen Anrechnungen bei der Pflegeperson siehe bei den folgenden Abschnitten.

! Problematisch ist ein Arbeitsvertrag. Dann ist das Einkommen Ihrer Pflegeperson anrechenbar (mit allen Konsequenzen).

> **Wichtig:** Halbjährlich müssen Sie bei Stufe I und II und vierteljährlich bei Stufe III von einem zugelassenen Pfle-

gedienst einen Pflegeeinsatz in Anspruch nehmen. Wer dafür in Ihrem Bereich zugelassen ist, weiß Ihre Pflegekasse. Nehmen Sie auch diesen Besuch nicht auf die leichte Schulter. Aufgrund dieses Besuches geht ein Bericht an Ihre Pflegekasse!

Wichtig: Sie müssen den Prozentsatz in der Regel für ein halbes Jahr festlegen. Im Ausnahmefall kann Ihnen die Pflegekasse eine andere Lösung genehmigen.

→ Die Vergütung müssen Sie selbst bezahlen. Sie beträgt in Stufe I und II ca. 30 DM und in Stufe III ca. 50 DM (Anmerkung: Die Dummheit ist die Mutter des Geizes). Der Pflegedienst hat – mit Ihrem Einverständnis – Ihrer Pflegekasse die »bei dem Einsatz gewonnenen Erkenntnisse zur Qualität der Pflegesituation und zur Notwendigkeit einer Verbesserung mitzuteilen«. Von dem Bericht müssen Sie einen Abdruck erhalten.
→ Wenn Sie diesen Pflichteinsatz nicht entsprechend Ihrer Pflegestufe abrufen, muß die Pflegekasse das Pflegegeld angemessen kürzen und kann es im Wiederholungsfall entziehen.

Kombination Sozialdienst + Pflegegeld

→ Wird die Sachleistung nicht voll ausgeschöpft, kann gleichzeitig ein entsprechend reduziertes Pflegegeld beansprucht werden. Das Pflegegeld wird um den Prozentsatz vermindert, in dem Sachleistungen in Anspruch genommen werden.

Beispiel zur Kombination

● Bei Pflegestufe II können Sie an Sachleistungen monatlich bis zu einem Gesamtwert von 1800 DM erhalten.
● Nehmen Sie davon nur 50 % in Anspruch, können Sie gleichzeitig 50 % des Pflegegeldes, also 400 DM, erhalten.

Urlaubs- und Verhinderungspflege

→ Leistungen für eine nicht erwerbsmäßig tätige Pflegeperson gibt es bis zur Höhe Ihres monatlichen Pflegegeldes pro Kalenderjahr. Zusätzlich kann die Pflegekasse gegen Nachweis notwendige Aufwendungen der Ersatzpflegeperson bis zu einem maximalen Gesamtbetrag von 2800 DM pro Kalenderjahr übernehmen. Darunter fallen zum Beispiel nachgewiesener Verdienstausfall für unbezahlten Urlaub, Fahrtkosten u. ä. Die sehr viel weitergehende ursprüngliche Regelung ist mit Wirkung vom 1. 7. 96 entsprechend geändert worden.
→ Wird die Urlaubspflege nicht von einer ehrenamtlich tätigen Person (Angehörige, Nachbarn usw.), sondern von einer professionellen Pflegeperson übernommen, können gegenüber der Pflegekasse bis zu 2800 DM pro Kalenderjahr geltend gemacht werden. Gleiches gilt, wenn der Pflegebedürftige z. B. während des Urlaubs der Pflegeperson in einem Wohnheim oder in einer Ferienstätte untergebracht ist und dort von professionellen Pflegepersonen gepflegt wird.

! Prüfen Sie auch, ob die beim Kapitel 6.5. geschilderte neue Möglichkeit einer »Haushaltshilfe« für Sie (eventuell auch zusammen mit anderen) in Frage kommt.

Wichtig für Urlaubs-/Verhinderungspflege
● Die verhinderte Person muß Sie bereits 12 Monate pflegen. Über Ausnahmen (z. B.

nach Krankenhausaufenthalt) sprechen Sie mit Ihrer Pflegekasse.

● Die Vertretung muß keine Fachkraft sein und kann mit Ihnen verwandt oder verschwägert sein.

● Wichtig ist der Kasse nur die Dauer der Abwesenheit und nicht das Ziel der Pflegeperson. Ein Nachweis, daß sie verreist war, ist nicht erforderlich.

● Die *Rentenbeiträge* laufen ungekürzt weiter.

● Wurde vorher ein Pflegedienst (Sachleistung) in Anspruch genommen, müssen Sie den Ersatz mit Ihrem Pflegedienst abklären. Gibt es Probleme, besprechen Sie das umgehend mit Ihrer Pflegekasse.

› Haben Sie keine Hemmungen, und besorgen Sie sich den Antrag bei Ihrer Pflegekasse! Auch eine Pflegeperson hat ein Recht auf Erholung. Das Pflegegeld entfällt für diese Zeit.

Stationäre Tages- und Nachtpflege

› Ist die Pflege nicht gesichert, kann zeitlich unbegrenzt und einkommens- und vermögensunabhängig teilstationäre Tages- und Nachtpflege je nach Pflegestufe bis zu einem Wert von 750/1500/2100 DM gezahlt werden (siehe Übersicht).

› Diese Leistung ist auch neben der Sachleistung und dem Pflegegeld möglich, wenn der für die jeweilige Pflegestufe vorgesehene Höchstbetrag nicht voll ausgeschöpft wird. Näheres erfahren Sie im Abschnitt »Kombination« auf Seite 108 und sollten dies mit Ihrer Pflegekasse besprechen.

Kurzzeitpflege

› Ist eine vollstationäre Pflege notwendig, so kann diese für 4 Wochen pro Jahr mit bis zu 2800 DM gezahlt weden.

Auch dieser Anspruch ist einkommens- und vermögensunabhängig. Er setzt allerdings voraus, daß die Pflegekraft verhindert ist und sie mindestens zwölf Monate vorher gepflegt hat (Ausnahme: Im Anschluß an einen Krankenhausaufenthalt).

Pflegehilfsmittel

→ Zusätzlich zu den genannten Leistungen können einkommens- und vermögensunabhängig Pflegehilfsmittel bis zu 60 DM pro Monat gezahlt werden (z. B. Unterlagen, Desinfektionsmittel), soweit nicht ein anderer Träger (z. B. Krankenkasse) zuständig ist.

Technische Hilfsmittel im Haushalt

› Diese Hilfsmittel können, soweit sie der Erleichterung der Pflege dienen oder eine selbständigere Lebensführung ermöglichen, ebenfalls zusätzlich einkommens- und vermögensunabhängig gewährt werden. Beispiele: Pflegebett, Lifter, Rollstühle, Polster für die Lagerung. (↗ Anhang)

Finanziert werden keine Mittel, die zum täglichen Lebensbedarf gehören, auch wenn sie die Pflege erleichtern.

Wichtig: Technische Hilfsmittel und Einrichtungen werden häufig nur leihweise überlassen. Wer sie ablehnt, muß das Hilfsmittel selbst bezahlen. Bei leihweiser Überlassung entfällt die Zuzahlung. Ansonsten beträgt die Eigenbeteiligung bis zu 10 %, höchstens jedoch 50 DM pro Hilfsmittel. Befreiung zur Zuzahlung ↗ Kap. 11.2.

› Eine ärztliche Verordnung ist dafür nicht erforderlich. Die Pflegekasse wird jedoch, soweit sich aus dem bestehenden Gutachten keine eindeutigen Anhaltspunkte ergeben, den MDK fragen, der dann eventuell zur Begutachtung kommt.

→ Wenn Ihnen die Pflegekasse etwas nicht gewähren kann, sollten Sie Ihren Arzt fragen, ob er das verordnen kann.

Pflegebedingte Umbauten
Siehe bei Kap. 5.11.!

Soziale Absicherung der Pflegeperson
→ Bis zum 31.3.1995 gab es die »Pflegeberücksichtigungszeiten«. Ein Windei, Sie haben ggf. wenig bis nichts versäumt. Seit dem 1.5.1995 zahlt die Pflegekasse für Pflegepersonen Rentenbeiträge nach der folgenden Übersicht, wenn die nachstehenden Voraussetzungen erfüllt sind.

Wann werden Rentenbeiträge gezahlt?
→ Wer eine pflegebedürftige Person nicht gewerbsmäßig (also nur als Privatperson)
• wenigstens 14 Stunden wöchentlich in deren häuslicher Umgebung pflegt und

• zusätzlich nicht mehr als 30 Stunden pro Woche erwerbstätig ist, bekommt je nach Pflegestufe und wöchentlichem Stundenaufwand von der Pflegekasse Beiträge zu seiner Rentenversicherung gezahlt. Siehe dazu die nachfolgende Übersicht!

→ Daneben ist die pflegende Person für die Pflegetätigkeit dann beitragsfrei in der gesetzlichen *Unfallversicherung* abgesichert, wenn sie im Zusammenhang mit der Pflegetätigkeit einen Unfall erleidet. Im Schadensfall müssen Sie dann sofort Ihre Pflegekasse informieren. Näheres dazu siehe bei Kap. 5.12!

→ Errechnen Sie vor dem Besuch des Gutachters Ihre Stundenzahl anhand der Liste auf Seite 105. Je konkreter und unmißverständlicher Sie das gegenüber dem Gutachter zum Ausdruck bringen, desto besser wird die Entscheidung ausfallen.

→ Anhand der Übersicht (s. unten) sehen Sie, welche Rentenbeiträge bei welcher

Rentenbeiträge für Pflegetätigkeit

→ Berechnungsgrundlage ist das Durchschnittseinkommen aller rentenversicherungspflichtigen Arbeitnehmer. Dieser Wert, auch Bezugsgröße genannt, beträgt für 1997 4270 DM (West) und 3640 DM (Ost). Der Umrechnungsfaktor richtet sich nach der *Pflegestufe* und dem *zeitlichen Aufwand* für die Pflege.

Stufe	Stunden Pflegeaufwand pro Woche	Umrech. faktor	Errechnetes Einkommen		Rentenbeiträge (20,3 %)		Ergibt pro Jahr Pflege an monatlicher Rente mehr	
		%	West	Ost	West	Ost	West	Ost
			DM		DM		DM	
III	ab 28	80	3416,—	2912,—	693,45	591,13	35,56	30,31
	ab 21	60	2562,—	2184,—	520,09	443,35	26,67	22,73
	ab 14	40	1708,—	1456,—	346,72	295,59	17,78	15,15
II	ab 21	53,33	2277,33	1941,32	462,30	394,09	23,70	20,21
	ab 14	35,55	1518,22	1294,22	308,20	262,73	15,80	13,47
I	ab 14	26,66	1138,67	970,67	231,15	197,05	11,85	10,10

Stufe und welcher Pflegeaufwand für Ihre Pflegeperson gezahlt werden. Das Verfahren dazu läuft sehr einfach ab.

› Sie erhalten bald nach dem Bescheid zur Pflegestufe einen Fragebogen, in dem u. a. nach der Rentenversicherung der Pflegeperson und dem zeitlichen Pflegeaufwand pro Woche gefragt wird. Abschließend teilt man der Pflegeperson dann noch die Einzelheiten nach Durchführung des Meldeverfahrens mit.

› Teilen sich zwei Personen die Pflege, können beide entsprechend abgesichert werden, wenn wegen der Schwere des Pflegefalles jede Person 14 Stunden pro Woche pflegt.

› Der Mindestumfang von 14 Stunden kann auch bei Inanspruchnahme eines Sozialdienstes und bei der Tages- und Nachtpflege gegeben sein. Man wird aber in diesen Fällen den Stundenaufwand sehr genau prüfen.

› Von der Rentenversicherungspflicht nicht erfaßt werden Bezieher einer Vollrente wegen Alters sowie Personen, die das 65. Lebensjahr vollendet haben und bisher noch nicht versichert waren. Personen mit Kindererziehungszeiten gelten als versichert.

Ohne Antrag kein Rentenanspruch!

› Übersehen Sie nicht, daß Ihre Pflegeperson bei Ihrer Pflegekasse die Rentenversicherungsbeiträge beantragt. Die Pflegekasse zahlt dann die entsprechenden Beiträge auf das Rentenkonto der Pflegeperson ein. Aus der Tabelle (S. 110) ersehen Sie die zutreffenden Rentenbeiträge und den dadurch entstehenden Rentenanspruch für 1997.

› Die Pflegekassen bei den Gesetzlichen Krankenkassen und Ersatzkassen machen das in der Regel von sich aus und verständigen die Pflegeperson entsprechend. Sollte eine solche Mitteilung bei Ihnen fehlen, müßte Ihre Pflegeperson mit der Pflegekasse sofort Kontakt aufnehmen und den Antrag stellen.

Pflegekurse

› Bei den unentgeltlichen Kursen sollen die Pflegekassen Unterstützung bei seelischen und körperlichen Belastungen anbieten, Erfahrungsaustausch anregen, beraten usw. Das Angebot finden Sie in der Tagespresse/Anzeigenblätter.

Vollstationäre Pflege

↗ Kapitel 5.4.

Wann ruhen die Leistungen?

› Leistungen der Pflegekasse können Sie nicht erhalten:

● Wenn bei ärztlich verordneter Krankenpflege Anspruch auf *Grundpflege* und *hauswirtschaftliche Versorgung* besteht.

● Wenn Sie länger als vier Wochen im Krankenhaus oder auf Kur sind (gerechnet wird ab Aufnahmetag). Leistungen gibt es dann wieder ab dem Entlassungstag.

● Wenn von einer Unfallversicherung oder nach dem Bundesversorgungsgesetz Pflegeleistungen zu erbringen sind. Ausgenommen sind Kriegsopferfürsorgeleistungen.

● Wenn Sie sich länger als sechs Wochen im Ausland aufhalten.

Wichtig: Die Rentenbeiträge für die pflegende Person laufen in der Regel weiter.

Landespflegegesetze – Blindengeld

› In mehreren Bundesländern besteht ein »Landespflegegesetz«, das bereits bisher finanzielle Zuwendungen für Pflegebedürftige vorsah. Es gibt jedoch keine Leistung doppelt. Blindengeld wird nur zum Teil angerechnet.

Arbeitsamt und Pflegekasse

↪ Leistungen der Pflegekasse und des Arbeitsamtes können vom Pflegebedürftigen selbst nebeneinander bezogen werden.
Problemfall 1: Sie schließen mit der Pflegeperson einen Arbeitsvertrag ab. Dann wird das der Pflegeperson als Nebenverdienst angerechnet. Wenn diese nämlich gleichzeitig Beiträge an die Krankenkasse zahlt, merkt man das spätestens beim Datenabgleich Krankenkasse/Arbeitsamt.
Problemfall 2: Die Pflegeperson, die von Ihnen das Pflegegeld ganz oder teilweise erhält, teilt dem Arbeitsamt (gesprächsweise bei einem Besuch) mit, daß Sie jetzt nicht mehr »voll« einsetzbar ist. Dann wird beim Arbeitsamt abgezogen.
Also: Solange Sie arbeitslos sind, sind Sie immer »voll« für den Arbeitsmarkt verfügbar. Arbeiten Sie wieder voll, fällt allerdings die Rentenzahlung aus der Pflegekasse für Sie weg. Vielleicht wechselt dann ja auch die Pflegeperson.
↪ Wer nach einer (nicht berufsmäßigen) Pflegetätigkeit wieder in das Berufsleben zurück möchte, sollte sich beim Arbeitsamt beraten lassen.

Pflegegeld bei Internatsaufenthalt

↪ Pflegebedürftige, die während bestimmter Zeiträume in Internaten – also außerhalb der Familie – betreut werden, können Pflegegeld beanspruchen. Dabei ist Voraussetzung, daß der Pflegebedürftige an den *Wochenenden* (Freitag bis Montag) zum Beispiel von den Eltern gepflegt wird.

↪ Bei einer dauerhaften Internatsunterbringung ist jedoch der Lebensmittelpunkt im Internat anzunehmen, auch wenn der Pflegebedürftige während der Ferienzeiten zu Hause gepflegt wird. In solchen Fällen gibt es kein Pflegegeld. Entscheidend ist letztlich immer, wo der *Schwerpunkt der Pflege* ist.

Vorversicherungszeit

↪ Sie beträgt 1997 zwei, 1998 drei, 1999 vier und 2000 fünf Jahre. Leistungen aus der Pflegekasse gibt es nur, wenn bei einer Antragstellung diese Vorversicherungszeit (Mitgliedschaft) in der Pflegeversicherung jeweils erfüllt ist.

Hilfe und Beratung:
- BAG, Hauskrankenpflege, Schildhornstr. 20, 12163 Berlin
- BAG Hausnotrufdienste, Kaiserstr. 6, 60311 Frankfurt/ Main
- BAG Hilfe für Behinderte, Kirchfeldstr. 149, 40215 Düsseldorf
- Dt. Gesellschaft für Geriatrie, Walsroder Str. 121, 30853 Langenhagen
- Dt. Gesellschaft für Gerontologie, Ratzeburger Allee 160, 23562 Lübeck
- Bundesverband Ambulante Dienste, Dickmannstr. 2–4, 45143 Essen
- Dt. Hausfrauenbund, Coburger Str. 19, 53113 Bonn, T.: 02 28/23 77 28
- Selbsthilfegruppe für Pflegebedürftige und deren Angehörige, LP-Courage, L. Page, Praunheimer-Weg 73, 60439 Frankfurt/M, T.: 0 69/57 00 02 92

5.2. Krankenpflege

Wann gibt es Krankenpflege?
→ Ihr Hausarzt kann verordnen:
● *Behandlungspflege und Grundpflege*, wenn dadurch ein Krankenhausaufenthalt verkürzt oder vermieden wird oder wenn sie zur Sicherung einer ärztlichen Behandlung notwendig sind.
● *Haushaltshilfe*, wenn während eines Krankenhausaufenthaltes oder einer sonstigen stationären oder ambulanten Behandlung oder Kur die Weiterführung eines Haushaltes nicht möglich ist. Zudem muß im Haushalt ein Kind wohnen, das entweder schwerbehindert oder auf Hilfe angewiesen ist. Wenn eine andere Person den Haushalt weiterführen kann, entfällt diese Möglichkeit.

Beispiele für Behandlungspflege
Notieren Sie vor dem Gespräch mit Ihrem Arzt, wie oft Sie solche Behandlungen durchführen müssen:
Absaugen, Bandagen, Blasenfistel, Blasenkatheter, Blutdruck, Blutzucker, Dekubitusschutz, Dekubitusversorgung, Drehen des Körpers, Einreibungen, Gymnastik, Infusionen, Injektionen, Künstlicher Ausgang, Medikamente, Salbenverbände, Thromboseprophylaxe, Venenpflege, Wundversorgung.

Umfang und Dauer
→ *Behandlungspflege* gibt es, wenn gesundheitliche Gründe einen speziellen Behandlungsbedarf im häuslichen Bereich auslösen (Patient darf nicht aufstehen, ist nicht transportfähig ...). Zu den Möglichkeiten siehe die Beispiele. Sie kann nach Bedarf verordnet werden und ist nicht zeitlich begrenzt. Bei längerer Inanspruchnahme wird die Kasse den MDK (↗ Kapitel 3.2.) beteiligen.
→ *Grundpflege* umfaßt die pflegerische

Versorgung des Patienten. Sie kann für vier Wochen je Krankheitsfall gewährt werden; in Ausnahmefällen auch länger. Dann wird der MDK (↗ Kapitel 3.2.) den Bedarf überprüfen.
→ *Haushaltshilfe* soll Wohnung, Kleidung und Essen des Patienten und seiner Familie sicherstellen. Für die Haushaltshilfe regeln die einzelnen Kassen den Anspruch, Umfang und Dauer in ihrer Satzung.

Heimbewohner
→ Leistungen für Heimbewohner sind nur sehr bedingt möglich. (↗ Kapitel 5.4.)

Was gibt es?
→ Ansprüche bestehen nur, soweit im Haushalt niemand die Versorgung gewährleisten kann. Die Krankenkasse kann eine Ersatzkraft stellen oder die Kosten einer selbst beschafften Haushaltshilfe erstatten.
→ Erstattet werden die entstandenen Kosten im angemessenen Umfang. Bei der Behandlungspflege hängt das vom Behandlungsbedarf und bei der Grundpflege vom Pflegeaufwand ab.

Krankenpflege/Pflegegeld
→ Behandlungspflege kann neben den Leistungen der Pflegekasse (Pflegegeld, Sachleistungen usw.) verordnet werden.
→ Ist aufgrund einer Erkrankung Grundpflege und Haushaltshilfe vom Hausarzt verordnet, ruhen entsprechende Ansprüche aus der Pflegekasse (nicht jedoch der Anspruch auf Pflegehilfsmittel und technische Hilfen).

Was ist zu beachten?
● Die Vertretung kann (muß aber keine) Fachkraft sein.
● Verwandtschaft oder verschwägert bis zum 2. Grad scheidet aus (Oma wäre 2.

Grad)! Gegebenenfalls gibt es nur eine Erstattung der Fahrtkosten und Verdienstausfall.

• Die Leistung beginnt ab Antrag. Versäumt ist versäumt.

→ Haben Sie keine Hemmungen, und bitten Sie Ihren Arzt um eine entsprechende Verordnung.

Sozialhilfe: Hilfe zur Haushaltsführung

→ Auch nach dem BSHG gibt es eine solche Möglichkeit, wenn Ihnen sonst niemand mehr helfen kann und auch aus eigenen Mitteln eine Finanzierung einer Hilfe nicht möglich ist. Allerdings müssen Sie dabei Ihre gesamten Vermögens- und Einkommensverhältnisse genauestens auf den Tisch legen und bis zu bestimmten geschonten Beträgen/Größen zuerst hernehmen. Das kann ein dornenreicher Weg sein.

Haushaltshilfe bei Rehabilitation/Kur

→ Es gelten im Prinzip die gleichen Voraussetzungen wie bei der Krankenkasse (Kind noch nicht 12 Jahre usw.).

Haushaltshilfe über die Kinder- und Jugendhilfe

→ Erkundigen Sie sich dazu bei Ihrem Jugendamt (Rathaus/Orts-/Bezirksamt). Dort wird man Sie beraten, wann und unter welchen Bedingungen Sie nach dem Kinder- und Jugendhilfegesetz eine Haushaltshilfe erhalten können.

↗ Kap. 12.7. »Notmütterdienst«!

5.3. Pflegeleistungen bei Unfall, von Sozialhilfe und sozialem Entschädigungsrecht

Pflegekasse und BSHG-Pflegegeld

→ Das Pflegegeld der Pflegekasse wird voll auf das Pflegegeld nach dem BSHG angerechnet. Wer Sachleistungen oder eine Kombination von Sachleistung und Pflegegeld von der Pflegekasse in Anspruch nimmt, kann daneben Pflegegeld nach dem BSHG beantragen. Dieses Pflegegeld kann um bis zu $2/3$ gekürzt werden.

Zusätzliche Hilfen nach BSHG

→ Für alle, die einen Rund-um-die-Uhr-Betreuung benötigen, ist auch künftig die besondere Unterstützung durch die Sozialhilfeträger notwendig. Die hat man bei der Pflegeversicherung etwas vergessen.

→ Das gleiche gilt, wenn die – je nach Pflegestufe – von der Pflegekasse finanzierten Pflegeeinsätze (z. B. eines Sozialdienstes) ausgeschöpft sind, zur Vermeidung einer Aufnahme in ein Pflegeheim jedoch weitere Einsätze nötig sind.

→ Wer mit seinem Hilfebedarf unter den Anforderungen der Pflegestufe I bleibt oder dessen Hilfebedarf nicht auf Dauer, also für weniger als sechs Monate, besteht, der kann ebenfalls Leistungen der Sozialhilfe in Anspruch nehmen.

→ Bewohner eines Pflegeheimes verschlechtern sich ebenfalls nicht. Wenn der monatliche Zuschuß der Pflegekasse von bis 2800 DM (Härtefall bis 3750 DM) für die pflegebedingten (!) Kosten zusammen mit dem Einkommen des Pflegebedürftigen für die Gesamtkosten nicht ausreicht, bleibt leider auch in Zukunft nur der Weg zum Sozialamt.

Pflegekasse und sonstige Leistungen nach BSHG

→ Hilfe zum Lebensunterhalt, Eingliederungshilfe und alle anderen Leistungen, die nicht mit einer Pflegebedürftigkeit im Zusammenhang stehen, bleiben vom Pflegegesetz unberührt. Eingliederungshilfe nach dem BSHG dient immer der Eingliederung und Rehabilitation. Durch das Pflegeversicherungsgesetz darf sich niemand verschlechtern.

Hilfe/Beratung:
- BundesAG der Sozialhilfeinitiativen, Moselstr. 25, 60329 Frankfurt a.M. (hat Anschriften aller örtlichen Initiativen und umfangreiche Literaturliste, berät auch selbst)
- Bundesstelle SEM, Sozialhilfestation »Ein Dach üb. Kopf – Menschen in Not«, Owwerring 26, 48703 Stadtlohn, T.: 0 25 63–38 21

Informationen/Literatur:
- »Sozialhilfe«, Arbeitskammer Saarland, Fritz-Dobisch-Str. 6–8, 66111 Saarbrücken, T.: 06 81/40 50
- »BSHG mit Verordnungen«, Reichsbund, Anschrift ↗ Anhang.
- »Leitfaden Sozialhilfe f. Beh. u. Pflegebedürftige A–Z«, Leitfaden der Sozialhilfe von A–Z, je ca. 5 DM: T.: 0 69/15 33– 28 29, Fax: 0 69/15 33–29 00
- »Arbeitsmappe zu BSHG«, Dt. Verein f. Öffentl. u. private Fürsorge, Am Stockborn 1–3, 60439 Frankfurt/Main

Kriegsopferfürsorge (KOF)

↪ Leistungen nach dem Pflegegesetz gehen vor gegenüber Fürsorgeleistungen zur Pflege nach dem Bundesversorgungsgesetz/ Kriegsopferfürsorge (BVG/KOF). Weitergehende Leistungen zur Pflege nach diesen Gesetzen bleiben ebenfalls unberührt. Das KOF-Recht lehnt sich sehr stark an das BSHG an.

BVG, Wehr- und Zivildienstbeschädigung, OEG

↪ Leistungen bei *Pflegebedürftigkeit* nach dem BVG und nach den Gesetzen, die eine entsprechende Anwendung des BVG vorsehen, gehen gegenüber dem Pflegegesetz vor.
↪ Gegenüber den *Fürsorgeleistungen* zur Pflege nach dem BVG und nach den Gesetzen, die eine entsprechende Anwendung des BVG vorsehen, geht allerdings das Pflegegesetz vor. Weitergehende Leistungen zur Pflege nach diesen Gesetzen bleiben unberührt.

> **Wichtig:** Langjährige Pflege kann nach dem BVG einen Witwenrentenanspruch begründen.

Lastenausgleichsgesetz

↪ Pflegezulage nach dem LAG kann nicht erhalten, wer Pflegegeld oder Pflegesachleistung von der Pflegekasse bekommt. Gleiches gilt auch für das Reparationsschädengesetz und das Flüchtlingshilfegesetz. Weitergehende Leistungen zur Pflege nach diesen Gesetzen bleiben unberührt.

Gesetzliche Unfallversicherung

↪ Entschädigungsleistungen wegen Pflegebedürftigkeit aus der gesetzlichen Unfallversicherung und aus öffentlichen Kassen aufgrund gesetzlicher Unfallversorgung und Unfallfürsorge gehen Leistungen der Pflegeversicherung gegenüber vor.

> **Wichtig:** Langjährige Pflege kann auch hier einen Witwenrentenanspruch begründen. Ein Verzicht auf einen rechtzeitigen Antrag könnte also unangenehme Folgen haben.

5.4. Heimbewohner

Altenheimbewohner

→ Für Leistungen der Pflegekasse ist Ihr Heimvertrag entscheidend. Die Pflegekassen haben hierbei zwei Stolpersteine eingebaut. Leistungen kann nur bekommen, wer nach seinem Vertrag zwischen den im Heim angebotenen Leistungen »frei wählen« und einen eigenen Haushalt führen kann.

Was bedeutet »eigener Haushalt«?

→ Diese Voraussetzung liegt vor, wenn Sie in einem Altenheim über eine Naßzelle verfügen und selbständig für Wäsche und Zimmerreinigung sorgen können. Zudem muß eine Kochmöglichkeit bestehen; eine mitbenutzbare Gemeinschaftsküche reicht. Können Sie nicht selbst kochen und die hauswirtschaftlichen Arbeiten erledigen, also »nur wohnen«, liegt ebenfalls ein eigener Haushalt vor, wenn Sie die hauswirtschaftlichen Leistungen separat bezahlen. Sie dürfen also nicht in einem pauschalen Gesamtpreis Ihres Heimes enthalten sein.

→ Ist die Teilnahme an allen Mahlzeiten obligatorisch, und haben Sie keine Möglichkeit zur eigenen Wäscheversorgung und Wohnungsreinigung (z. B. durch Angehörige), liegt kein eigener Haushalt vor!

→ Erst die Praxis und die Rechtsprechung wird zeigen, ob diese sehr eng gefaßten Regelungen der Pflegekassen Bestand haben. Bis dahin sollten Sie auf jeden Fall nicht die »Flinte ins Korn werfen« und einen Antrag stellen, auch wenn Sie die Bedingungen nur halbwegs erfüllen können.

Prüfen Sie:
Können Sie Ihren Heimvertrag so ändern, daß Sie Leistungen der Pflegekasse in Anspruch nehmen können?
Lassen Sie sich für Ihre Situation von Ihrem Fachverband oder Ihrer Behindertenorganisation beraten (Kapitel 1.).

Erfüllen Sie die Voraussetzungen auch nur annähernd (z.B. Appartement mit Dusche, WC und eigenem Mobiliar), erheben Sie in jedem Fall gegen eine Ablehnung Widerspruch und Klage. Das Sozialgericht Hamburg hat nämlich bereits entschieden, daß Bewohner von Heimen dann einen eigenen Haushalt haben, »wenn sie dauerhaft in einer persönlich geprägten Räumlichkeit wohnen«. Eine eigene Koch- und Wascheinrichtung müsse nicht vorhanden sein.

Vollstationäre Pflege

→ Die Pflegekasse übernimmt bei Heimpflege einkommens- und vermögensunabhängig pflegebedingte Kosten bis zu 2800 DM monatlich; in Härtefällen können bei Schwerstpflege monatlich bis zu 3300 DM gewährt werden. Ein Härtefall kann nur ein Pflegebedürftiger mit einem außerordentlich hohen Pflegeaufwand sein.

→ Die Kosten für Unterkunft und Verpflegung müssen Sie als Pflegebedürftiger, wie bei der häuslichen Pflege auch, aus eigenen Mitteln aufwenden. Damit sie aber letztlich nicht übervorteilt werden, schreibt die Pflegekasse mit den Einrichtungen diese Anteile fest und verhindert so ungerechtfertigte Pflegesätze.

Wichtig: Möchten Sie in ein Heim, der MDK hält das allerdings für unnötig, ist Ihrem Wunsch zu folgen. Ihr Anspruch ist dann auf die »Sachleistungshöhe« bei häuslicher Pflege (↗Kapitel 5.1.) begrenzt: Je nach Pflegestufe 750/1800/2800 DM.

! Überzeugen Sie sich vor einem Vertragsabschluß, ob die Pflegesätze mit Ihrer
Pflegekasse vereinbart sind. Sind sie es
nicht, werden Ihnen nur bis zu 80 % des
vereinbarten Satzes erstattet. Dann gibt es
auch keine weitergehende Erstattung über
die Sozialhilfe!

Einrichtungen der Behindertenhilfe

Für Pflegebedürftige in einer vollstationären
Einrichtung der Behindertenhilfe übernimmt die Pflegekasse zur Abgeltung des
Pflegebedarfes, der sozialen Betreuung
und der medizinischen Behandlungspflege
10 % – höchstens 500 DM – des vereinbarten Heimentgeltes. Für diese Einrich-

tungen bleibt leider die Sozialhilfe zuständig.

Vermittlungsservice für Reha- und Pflegeplätze

› In Rehabilitations- und Pflegefragen spezialisierte Ärzte beraten Sie bei der Cara
Data und vermitteln eine für Ihre besonderen Bedürfnisse geeignete Einrichtung. Kosten entstehen Ihnen dadurch nicht. Näheres erfahren Sie bei: Cara Data, Dr. med.
Grete De Meayer, Brenneysenstr. 1 a, 26603
Aurich, T.: 04 91/95 39–0, Fax: –53.

Umzug in ein Heim ist geplant

↗ Kapitel 8.6. und 8.8.!

5.5. Beihilfevorschriften

› Beamte, Soldaten, Richter und Versor-
gungsempfänger, deren Ehegatten und be-
rücksichtigungsfähige Kinder erhalten bei
häuslicher und stationärer Pflege Beihilfen,
die sich zum Teil an die Pflegeversicherung
anlehnen.

› Einen Überblick über die gültigen Regelungen können Sie sich nur durch eine
rechtzeitige telefonische Rücksprache mit
Ihrem Beihilfensachbearbeiter verschaffen.

5.6. Hausbesuch

Wer kommt?

› Für die Pflege- und Krankenkasse
kommt der Medizinische Dienst der Krankenversicherungen (MDK) (↗ Kapitel 3.3.).
In der Regel kommt ein Arzt oder eine
Pflegekraft. Der MDK muß Sie für das Gutachten in Ihrer Wohnung aufsuchen. Nur
sehr selten kann die Akte der Kranken-/
Pflegekasse bereits so eindeutig sein, daß
ein Hausbesuch einmal nicht nötig wird.
› Bei den privat Pflegeversicherten prüft
das meist die *BAD-Gesundheitsvorsorge
und Sicherheitstechnik GmbH*, die bundes-

weit mit ihren Ärzten tätig ist. Wenn Sie mit
deren Entscheidung nicht einverstanden
sind, sollten Sie widersprechen und vor
dem Sozialgericht klagen.
› Für bestimmte Sozialhilfeleistungen
(Pflegegeld, Hilfsmittel usw.) kommt ein
Arzt bzw. meist ein Sozialarbeiter der Ge-
sundheitsfürsorge vom Gesundheitsamt/
Landesarzt o. ä. Bei der Sozialhilfe gab es
auch schon überraschende Besuche. Das
brauchen und dürfen Sie nicht akzeptieren!
› Der Besuch wird vorher schriftlich mit-

geteilt. Gibt es triftige Gründe, können Sie einen anderen Termin vereinbaren.

→ Um Doppeluntersuchungen zu vermeiden, müssen die genannten Institutionen auf vorhandene Gutachen zurückgreifen. Sagen Sie, wenn bereits kürzlich jemand bei Ihnen war.

Das sind Profis!

→ Bedenken und achten Sie auf alles, was Sie und die Pflegeperson tun und sagen. Der Gutachter macht das zum x-ten Mal, hat wenig Zeit, riesengroße Ohren und Augen, die alles sehen.

→ Als Pflegeperson überlegen Sie sich bitte, was in Gegenwart des Pflegebedürftigen nicht gesagt und getan werden darf, weil er das nicht weiß, nicht wissen soll, nicht verstehen oder in irgendeiner Weise Schaden nehmen könnte (z.B. Krankheit, zu der man ihm die Wahrheit vorenthalten mußte). Sprechen Sie den Arzt gleich zu Beginn darauf an, und erläutern Sie das.

Merke:

● Sprechen Sie vorher jedes Detail, Frage und Problem mit der Pflegeperson mehrfach durch. Vorsicht: Die Gewohnheit läßt viele große Probleme unbedeutend und harmlos aussehen!

● Geantwortet wird nur auf Fragen: kurz und bündig. Sie berichten nur das, was Sie nicht können und dadurch Hilfe benötigen (Merkzettel mit genauer Übersicht fertigen!) Negative Einschätzungen werden sofort korrigiert.

● Orientieren Sie sich ehrlich an der Realität und nicht an Wunschvorstellungen.

Rechtzeitige Vorbereitung

→ Und weil dieser Besuch letztlich darüber entscheidet, ob Sie bald 400–1300 DM mehr auf dem Konto haben, muß sich dieser Besuch bereits Tage vorher in Ihrem Bewußtsein verankern. Die Erfahrung zeigt, daß es ohne gründliche Vorbereitung nicht läuft.

→ Wie diese Vorbereitung, dieses Den-Hilfebedarf-Bewußtmachen aussehen kann, hängt vom Einzelfall ab. Orientieren Sie sich zum Grundsätzlichen am besten an den Kapiteln 2. und 3. Auch da geht es darum, im Interesse eines möglichst angemessenen Ergebnisses dumme Angewohnheiten auszumerzen.

Was will man wissen?

→ Darüber können Sie sich anhand der Übersichten bei Kapitel 5.1. informieren. Zusätzlich sollten Sie das Gutachten (↗ Anhang) sehr genau gemeinsam mit der Pflegeperson durcharbeiten. Der Arzt wird die Genauigkeit Ihrer Antworten meist sehr zu schätzen wissen. Das spart ihm Nachfragen und verhindert Mißverständnisse.

Auch die Zimmer interessieren

→ Je nach Behinderungen könnte es sein, daß der Arzt auch die von Ihnen benutzten Räume und Einrichtungen (Bad/WC) sehen will. Am besten überlegen Sie mit der Pflegeperson gemeinsam in jedem Raum, wonach er vor allem zum Hilfebedarf, Pflegeaufwand usw. (Kapitel 5.1.) fragen könnte.

Wie verhalten?

→ Seien Sie so wie sonst auch. Bemühen Sie sich gemeinsam um ein sehr positives und konstruktives Klima.

Vergessen dürfen Sie und die Pflegeperson in keiner Sekunde (!), daß der Gutachter in sehr kurzer Zeit einen umfassenden Überblick bekommen muß. Also konzen-

trieren Sie sich gemeinsam nur auf das Wesentliche, und das ist der Hilfe-/Pflegebe-
darf während eines Tages.

Pflegebedürftige können sein

‣ In Gegenwart Fremder sind Sie besonders empfindlich, sind redselig, vertrauens-
selig, geben mit Können und Fähigkeiten
an, hören überall Zwischentöne, lesen zwischen den Zeilen, zeigen sich von der
Schokoladenseite und verniedlichen und
verharmlosen. Damit genau das nicht passiert, müssen die Antworten und das Verhalten vorher sehr genau besprochen werden.

‣ Bei geistig Behinderten hat die Pflegeperson eine ganz besondere Verantwortung. Sie muß eigene Fehler vermeiden und
zudem ein korrektes Bild des Hilfebedarfes
rüberbringen. Oft genug wird dies besonders dadurch erschwert, daß der Pflegebedürftige in Anwesenheit eines Gutachters
eine ungeahnte Energie zur positiven
Selbstdarstellung aufbringt.

! Daß nicht nur ständig geholfen und an-
geleitet, sondern ständig auch überwacht und kontrolliert werden muß, kann
bei einer solchen Euphorie beim Gutachter
sehr leicht untergehen! (↗ Kap. 5.9.)

‣ Auch Mütter, die negative Seiten ihres
Kindes schildern sollen, haben mitunter
größere Probleme, den Hilfe-/Pflegebedarf
realistisch darzulegen. Dadurch entstehen
Eindrücke, die zur Ablehnung des Pflegegeldes führen. Zum Pflegebedarf bei einem
Kind siehe Kap. 5.9.!

Notfalls ...

→ Muß die Pflegeperson befürchten, daß
durch die Aufregung des Besuches dem

Pflegebedürftigen Schaden entsteht, sollte
sie unbedingt rechtzeitig mit dem Hausarzt
darüber sprechen.

Und was ist sonst noch wichtig?

‣ Organisieren Sie kein Empfangskomitee.
Die pflegende Person bleibt bei jedem (!)
Gespräch dabei. Bieten Sie ein Getränk an.
Aktuelle Befunde, Medikamente und das
vorbereitete Pflegetagebuch haben Sie be-
reitgelegt.

‣ Werden Sie bereits von einem Sozialdienst gepflegt, sollte auch davon eine
kompetente und bestens mit Ihrer Situation
vertraute Person anwesend sein.

Vor dem Besuch genaue Auf-
zeichnungen

‣ Alle Pflegetätigkeiten notieren Sie mit
der Pflegeperson über eine Woche in einem Pflege-Bericht oder Pflegetagebuch
(↗ 5.1.!):

1 Wie hoch ist der zeitliche Aufwand?
Orientieren Sie sich nur an der Übersicht
bei Kapitel 5.1. Beachten Sie dabei ganz
besonders die Erläuterungen.

2 Welche Hilfsmittel werden zur Pflege
ständig benötigt? Welche Hilfen könnten
die Pflege erleichtern? Informieren Sie sich
dazu vorher. ↗ Kapitel 11.5.

3 Haben Sie dauernde finanzielle Aufwendungen (z.B. wegen Inkontinenz)?

4 Notieren Sie alles für die Begutachtung
genauestens über einen Zeitraum von
mehreren Wochen! Bei Kindern siehe Kap.
5.9.!

→ Der Arzt will sich wahrscheinlich nach
einer Untersuchung die Hände waschen.
Legen Sie frische Seife und Handtuch bereit. Das Bad ist natürlich tipptopp!

5.7. Widerspruch beim Pflegegeld

Was ist zu tun?

1. Erheben Sie **sofort Widerspruch** (Frist: 1 Monat, ↗ siehe Muster!).
2. Klären Sie, **warum abgelehnt** wurde (siehe Musterbrief).
3. Gibt es **Vergleichsfälle,** die Sie um Rat fragen könnten?
4. Fragen Sie eine **Behindertenorganisation** in Ihrer Nähe.
5. Telefonieren Sie mit dem **Sozialamt** Ihres Rathauses.
6. Erkundigen Sie sich bei **caritativen** Organisationen (u.a. Caritas, Diakonie) nach Rat und Hilfe.
7. Versichern Sie sich der **Unterstützung** Ihres Arztes.

Schreiben oder Bescheid?

→ Bei der Pflege-/Krankenkasse kann es – im Gegensatz zum Sozialamt – nur ein formloses Ablehnungsschreiben, also keinen Bescheid mit Begründung und Rechtsmittelbelehrung sein. Dagegen können Sie innerhalb eines Jahres Widerspruch erheben.

Muster für einen Widerspruch beim Pflegegeld

Sehr geehrte Damen und Herren!
Besten Dank für Ihre Mitteilung vom ....
Leider kann ich mich mit dieser Entscheidung nicht einverstanden erklären. Die Begründung reiche ich nach, wenn Sie mir die hiermit gleichzeitig erbetenen Unterlagen wie folgt zugesandt haben:
• einen rechtsmittelfähigen Bescheid und
• alle ärztlichen Gutachten, Auswertungen und Stellungnahmen usw., die Entscheidungsgrundlage waren.
Etwaige Kosten für die Kopien übernehme ich. In § 25 SGB X sollten Sie bitte dafür die Rechtsgrundlage sehen. M.f.G.

→ Ihr Widerspruch geht mit Ihrer Begründung erneut an den MDK. Dort prüft zunächst der Erstgutachter, der also bei Ihnen war, ob er aufgrund neuer Fakten, die Sie in der Begründung aufgezeigt haben, zu einem anderen Ergebnis kommen kann. Ein anderes Ergebnis gibt es dann relativ selten. Vielleicht liegt das auch etwas an nicht besonders überzeugenden Widerspruchsbegründungen. Ändert der Erstgutachter seine Entscheidung nicht, muß das zweite Gutachten von einem anderen Arzt oder einer anderen Pflegekraft erstellt werden.

Mustertext für Widerspruch

→ Bei einem Bescheid muß die Sache anders laufen. Dann müssen Sie innerhalb eines Monats ab Zustellung Widerspruch erheben. Das sollten Sie mit ein paar Sätzen machen:

Muster für einen Widerspruch beim Pflegegeld

Sehr geehrte Damen und Herren!
Gegen den Bescheid vom .... erhebe ich hiermit Widerspruch. Die Begründung reiche ich Ihnen nach, wenn mir die hiermit gleichzeitig erbetenen Kopien wie folgt vorliegen:
• alle Entscheidungsgrundlagen und vor allem die
• ärztlichen Gutachten.
Bitte bestätigen Sie mir den Eingang des Widerspruchs. Etwaige Kosten für die Kopien übernehme ich. In § 25 SGB X mögen Sie bitte die Rechtsgrundlage dafür sehen.
                                   M.f.G.

→ Damit sind Sie jetzt schon ein großes Stück weiter:
• Sie wollen für eine positive Entscheidung kämpfen, und die Pflege-/Krankenkasse ist fristgemäß darüber informiert,

• Sie besorgen sich alle Unterlagen, die gegen Sie sprechen könnten, und
• Sie überprüfen anhand des MDK-Gutachtens die für den nächsten Besuch des MDK entscheidenden Punkte genauestens.
• Ihr Hausarzt hat Ihnen auf dem Fragebogen (↗Anhang) Ihre Antworten bestätigt.

Begründung des Widerspruches

→ Jetzt stürzen Sie sich über die Begründung. Beachten Sie dabei aber ein paar allgemeine Spielregeln:

Grundregeln für einen Widerspruch

• Kurz und bündig, glaubwürdig, also keine Unwahrheiten,
• keinerlei Angriffe, außer Frust bringen sie nichts,
• keinerlei Vorwürfe, sie verursachen nur Ärger,
• bei Vergleichsfällen keine Namen (kann denen schaden),
• auf den Punkt kommen, die Problematik möglichst griffig darstellen und die gesammelten Erkenntnisse verwerten,
• kein langatmiges Geschmarre, es zählen sowieso nur die Fakten, die Sie überzeugend rüberbringen sollen,
• außerdem: Fragebogen (↗Anhang!) ausgefüllt (und vom Hausarzt bestätigt!) beifügen.

! *Bedenken Sie:* Sie wollen (müssen) die Ärzte des MDK davon überzeugen, daß die bisherige Entscheidung zu Ihren Gunsten korrigiert werden muß. Damit ist hoffentlich klar, was auf den Tisch muß: Fakten, Fakten, die dafür sprechen, daß Ihnen tatsächlich eine höhere Pflegestufe zusteht.

→ Zuerst kommt die Gliederung. Markieren Sie in den Kopien alle Punkte, denen Sie widersprechen wollen. Dann notieren Sie sich alle diese Punkte mit Ihrem Gegen-

argument. Dazu kommen alle Fakten, die im MDK-Gutachten fehlen. Orientieren Sie sich vielleicht etwas an dem folgenden Vorschlag:

Strickmuster für einen Widerspruch

1. Machen Sie als erstes eine grobe Gliederung.
2. Daraus wird mit den wichtigsten Fakten, Argumenten usw. dann eine Art grobes Gerüst.
3. In dieses Raster schreiben Sie alles, was Sie an Fakten, Gedanken usw. warum vorbringen wollen.
4. Schließlich feilen Sie jeden Punkt konkret aus.

! Unterlassen Sie bitte jegliche persönliche Angriffe auf den Arzt! Wenn Sie wirklich etwas erreichen wollen, dann schreiben Sie – wie immer im Leben – nur positiv und freundlich. Sie müssen Zustimmung erzeugen und nicht Animositäten wecken. Nur weil Sie poltern, wird Ihnen niemand gern eine andere Entscheidung zugestehen.

Fragebogen zum Hilfe-/Pflegebedarf

→ Kopieren und vergrößern Sie sich den Fragebogen aus dem Anhang. Arbeiten Sie ihn mit der Pflegeperson gründlich durch. Er kann Ihnen vielleicht ein ergänzender Anhaltspunkt für Ihre Widerspruchsbegründung sein. Schreiben Sie allerdings bei jedem Punkt dazu, warum, worin und wobei konkret der Hilfe-/Pflegebedarf besteht.

Übrigens

→ Den Fragebogen könnten Sie mit ärztlicher Bestätigung auch erst dem erneut begutachtenden Arzt übergeben und nicht bereits Ihrer Widerspruchsbegründung beifügen.
→ Füllen Sie diesen Fragebogen nicht zu

zaghaft aus! Es wird nichts verharmlost und verniedlicht.

Muster für eine Widerspruchs-begründung beim Pflegegeld

Sehr geehrte Damen und Herren!
Meinen Widerspruch vom .... darf ich wie folgt begründen und Sie bitten, daß Sie Ihre Entscheidung zur Pflegestufe und zum Pflegeaufwand auf der Grundlage der folgenden Angaben überprüfen:
1. **Ich benötige täglich Hilfe bei den folgenden Verrichtungen:**
1mal beim Duschen und Rasieren,
11mal bei Blasen-/Darmentleerung,
2mal beim Aufstehen/Zubettgehen.
2. Auch das Treppensteigen, Arztbesuche usw. ist mir nur mit Hilfe der Pflegeperson möglich.
3. Die **Nahrungszubereitung und hauswirtschaftliche Versorgung** muß aus-schließlich von der Pflegeperson erledigt werden.
4. Der **Stundenaufwand** für die Hilfe- und Pflegezeiten beträgt pro Tag im Schnitt über 3 $1/2$ Stunden. Dazu kommt eine $3/4$ Stunde für die hauswirtschaftliche Versorgung. Wöchentlich sind das im Schnitt 29–30 Stunden Gesamtaufwand.
5. Auf die genauen Angaben im beigefügten Fragebogen, die mein Hausarzt bestätigt hat, darf ich Sie besonders hinweisen.
Bereits anhand dieser Fakten wird deutlich, daß die Pflegestufe I auf keinen Fall den tatsächlichen Gegebenheiten entsprechen kann.
Ich bitte Sie um entsprechende rückwirkende Korrektur ab Antragsmonat. Für Rückfragen und eine ergänzende Begutachtung durch den MDK stehe ich Ihnen jederzeit gerne zur Verfügung.   M.f.G.

5.8. Selbstbestimmt leben – Pflegeassistenz

Gesetzgeber schaffte Klarheit

→ Behinderte Menschen, die ihr Leben frei von institutionellen Zwängen und zwangsläufig fremdbestimmten Strukturen durch ambulante Dienste leben wollen, organisieren ihre Assistenz (Pflege) nach dem sogenannten *Arbeitgebermodell*. Das heißt, sie beschäftigen ihre Assistenten (Pfleger) im abhängigen Arbeitsverhältnis. Sie selbst bestimmen – wer, wann, wie und wo – Ihre nötigen Hilfeleistungen.

→ Dieses Modell schien mit Einführung der Pflegeversicherung akut gefährdet. Sozialhilfeleistungen werden nämlich stets nachrangig gewährt. Das heißt, zunächst müssen die AntragstellerInnen alle anderen Möglichkeiten der Pflegekostenübernahme ausschöpfen. Daher wollten die Sozialhilfeträ-ger die behinderten ArbeitgeberInnen zunächst auf die höheren Sachleistungen verweisen (Beispiel Pflegestufe III: Sachleistung 2800 DM, Geldleistung 1300 DM).

→ Behinderte ArbeitgeberInnen können die Sachleistungen nicht erhalten, da sie keine Vertragspartnerschaften mit den Pflegekassen eingehen dürfen. Das Arbeitgebermodell wäre zwangsläufig zum Scheitern verurteilt gewesen, da die Inanspruchnahme von ambulanten Diensten (die Sachleistungen abrechnen dürfen) nicht mit dem Arbeitgebermodell zu vereinbaren ist.

→ Die Sozialhilferechts-Änderungen vom Juni 1996 verbieten den Sozialhilfeträgern (§ 69 c Abs. 4) den Verweis auf die Sachleistungen. Damit scheint das Arbeitgebermodell vorerst gesichert.

Gefahr einer Zwangseinweisung in ein Heim

→ Eine Änderung des § 3a BSHG beinhaltet jedoch neue Gefahren für alle, die künftig das Arbeitgebermodell praktizieren wollen. Die Neufassung des 3a erlaubt erstmals den direkten Vergleich von stationären mit ambulanten Kosten. Die vermeintliche Gelegenheit zum Sparen von Pflegekosten versuchen die Sozialhilfeträger natürlich ausgiebigst zu nutzen.

→ Dem entgegen stellte der Gesetzgeber die *Zumutbarkeitsklausel*. Danach muß der Sozialhilfeträger nachweisen, daß dem Antragsteller eine Heimeinweisung zumutbar ist: »Bei der Prüfung der Zumutbarkeit sind die persönlichen, familiären und örtlichen Umstände angemessen zu berücksichtigen«.

! Dieser Nachweis wird ihm in der Regel nicht gelingen, wenn Sie sich frühzeitig des Rats von gleichermaßen Betroffenen versichern!

! Der Gefahr einer Zwangseinweisung unterliegen alle, die sich in der Gesetzgebung nicht auskennen und Rechtsmittel (Widerspruch und Klage) scheuen.

Bestandsschutz für »Altfälle«

→ Sogenannte »Altfälle«, das sind alle, die schon vor dem 27.6.1996 ambulante Assistenzkosten erstattet bekamen, stehen unter dem Schutz des § 143 BSHG. Damit ist klar festgelegt, daß sie nach dem § 3a in der alten Form behandelt werden müssen.

! Leider ignorieren viele Sozialbehörden den § 143 und versuchen auch dort nach dem neuen § 3a BSHG zu handeln. Erneut sind damit alle von einer Heimeinweisung bedroht, die ihre Rechte und Möglichkei-

ten nicht genau kennen. Sie lassen sich mit sehr viel niedrigeren Vergleichsbeträgen und damit einer erheblichen Verschlechterung ihrer Situation »abspeisen«.

Rat und Hilfe aus erster Hand

→ Selbstbestimmt-Leben-Zentren helfen Betroffenen mit entsprechenden Tips. Außerdem verfügt das »Netzwerk Artikel 3« (Grundgesetz) über eine bundesweite, ständig ergänzte, Liste von Rechtsanwälten, die sich auf diesem Gebiet besonders gut auskennen.

→ Die Liste der Zentren und des Netzwerkes und eines »Ratgebers für behinderte ArbeitgeberInnen und solche, die es werden wollen« (ca. 15 DM), können bezogen werden bei Elke Bartz, Nelkenweg 5, 74673 Mulfingen, T privat: 07938/515, T mobil: 0171-235-4411, Fax: 07938/8538, Internet E-Mail: E.BARTZ@LINK-CR.BAWUE.CL.SUB. DE. Bitte nicht »vergessen«, daß Sie *Unkosten in jedem Fall mit Briefmarken erstatten!* Elke Bartz ist selbst Betroffene. Sie ist Journalistin und engagiert sich mit zahlreichen anderen Frauen und Männern bundesweit in überregionalen Gremien und Organisationen.

Knüpfen Sie Kontakte, Sie werden es nicht bereuen

→ Besorgen Sie sich dieses Verzeichnis sowie den Ratgeber bei Elke Bartz und nehmen Sie mit der nächstgelegenen Gruppe Kontakt auf.

Modell »Assistenzgemeinschaft«

→ Neue Wege geht man bei der H.A.G. in Hamburg. Dort wurde das Modell einer Assistenzgemeinschaft entwickelt. Die Behinderten suchen sich die nötigen Assistenten selber – allein oder mit Hilfe der H.A.G. – und die H.A.G. stellt als gemeinsamer Arbeitgeber diese mit festen Arbeitsverträgen bei sich ein. Sie kümmert sich um das Arbeits- und Versicherungsrechtliche und die Abrechnung. Näheres können Sie erfahren (Bitte nicht vergessen: Rückporto!) bei der H.A.G., der Hamburger Assistentengenossenschaft, Antonistr. 3, 20359 Hamburg, T.: 0 40/31 12 10/20, Fax: 3 17 52 28.

5.9. Pflegebedarf bei Kindern, geistig Behinderten, Demenzkranken
[Quellen: u. a. Rechtsdienste der Lebenshilfe, Marburg]

Besonderheiten bei einem Kind
→ Pflegebedürftige Kinder vergleicht der Gutachter mit dem Hilfebedarf eines gesundes Kindes gleichen Alters. Maßgebend ist dabei nur der darüber hinausgehende Hilfebedarf, der sich z. B. aufgrund einer angeborenen Erkrankung, einer Behandlung, Operation usw. zur Körperpflege, Ernährung und Mobilität (↗ Liste Seite 105) ergibt.

Fachliche Hilfe ist unverzichtbar
→ Erkundigen Sie sich vor allem bei einer unzutreffenden Einstufung oder einem erneuten Antrag bei Ihrer Behindertenorganisation/Selbsthilfegruppe. Bei der Lebenshilfe in Marburg, die sich u.a. um geistig Behinderte kümmert, beraten und helfen Ihnen versierte Fachleute kompetent und umfassend; gleiches gilt für viele andere Behindertenorganisationen und Selbsthilfegruppen (Anschriften siehe beim Kapitel 1.!

Führen Sie unbedingt ein Pflegetagebuch!
→ Das Formular für die Begutachtung wurde etwas verbessert. In diesem Vordruck muß der Gutachter jetzt auch zwingend den *jeweiligen Zeitaufwand* anführen. Achten Sie darauf, daß diese Angaben enthalten sind, und prüfen Sie sie bei einem Rechtsmittelverfahren. Ein schlüssiges Zahlenmaterial, das Sie auch dem Gutachter beim Hausbesuch präsentieren oder in einem Widerspruchs- oder Klageverfahren verwenden können, erhalten Sie nur, wenn Sie in einem Pflegetagebuch für mehrere Wochen sehr genau aufschreiben, welcher Pflege-/Hilfebedarf minutiös täglich anfällt. Wo Sie ein solches Buch erhalten können, erfahren Sie im Kapitel 5.1. auf Seite 107!

Therapiemaßnahmen und notwendige Besuche
→ Wird eine therapeutische oder pflegerelevante Maßnahme (z. B. Logopädie, Krankengymnastik) außer Haus durchgeführt, ist die notwendige Begleitung (Fahrt- und Wartezeit) im Zusammenhang mit der Verrichtung »Verlassen und Wiederaufsuchen der Wohnung« zu sehen. Das ist damit Zeitaufwand, der bei der Bemessung der Pflegestufe berücksichtigt werden muß. Auch Arztbesuche oder das Abholen von Medikamenten für den Pflegebedürftigen in Apotheken, wenn er dazu selbst nicht in der Lage ist, oder notwendige Behördentermine o. ä. (Kranken-/Pflegekasse, Sozialamt, Amtsgericht, Rathaus usw.) gehören dazu.

! Notieren Sie sehr genau, wie oft und mit welchem Zeitaufwand Sie derartige Besuche durchführen müssen, und halten Sie auch diese Aufzeichnungen für die Begutachtung bereit.

› Das Stuttgarter Sozialgericht ging sogar noch weiter und hat den für die Begleitung und Abholung beim Schulbesuch notwendigen Zeitaufwand der Pflegeperson als Pflegeaufwand anerkannt, weil der Schulbesuch zwingend vorgeschrieben ist und zudem damit eine sehr teure Internatsunterbringung vermieden werden konnte. Dazu bleibt die weitere Entwicklung abzuwarten.

»Altersbedingter« Pflegeaufwand bei Kindern

› Der natürliche, altersbedingte Pflegeaufwand wird vom insgesamt anfallenden Pflegeaufwand bei Kindern abgezogen. Damit verbleibt schließlich nur der zusätzliche Hilfebedarf, der durch die Krankheit/Behinderung usw. verursacht wird. Oberhalb der nachfolgend genannten Altersangabe nehmen die Gutachter einen rein altersbedingten Hilfebedarf nicht an:

Verrichtung	Alter	Verrichtung	Alter
Körperpflege		**Mobilität**	
Waschen	7	Aufstehen/Zubettgehen	12
Duschen	10	An- und Auskleiden	6
Baden	10	Stehen	1 $1/2$
Zähneputzen	7	Gehen	1 $3/4$
Kämmen	7	Treppensteigen	3 $1/2$
Blasen-/Darmentleerung	6	Verlassen und Wiederaufsuchen der Wohnung	6 $1/2$
Ernährung			
Mundgerechte Zubereitung	7		
Nahrungsaufnahme	3		

→ Argumentieren Sie: Hilfebedarf ist intensiver, zeitaufwendiger, nervenaufreibender, es bestehen besondere Gefährdungen usw. Belegen Sie das mit konkretem Zeitbedarf und Fallzahlen.

Geistig Behinderte, Demenzkranke (z. B. Alzheimer)

› Diese Menschen sind oft ganz oder zum Teil orientierungslos. Die Betreuung ist meist sehr zeitaufwendig, weil eine motorische Unruhe vorhanden ist. Sie springen plötzlich auf, durch unkoordinierte Bewegungsabläufe stoßen sie an, gelegentlich fallen sie, es besteht ständige Selbst- oder Drittgefährdung. Sie können nicht allein gelassen werden. Gutachter verweigern allerdings immer wieder diesen Zeitaufwand bei der Einstufung. Es ergeben sich damit erhebliche zeitliche Differenzen, weil eine meist schwankende Aufnahme- und Kooperationsfähigkeit eine sehr viel günstigere Situation vortäuschen kann.

› Nach einer Entscheidung des Bundessozialgerichtes (BSG) können Maßnahmen, die die Pflegeperson bei wiederkehrenden Verrichtungen zur Hilfe, Anleitung oder Kontrolle einsetzt, nicht von Tätigkeiten getrennt werden, die der Verbesserung einer eigenständigen Ausführung durch das Kind

Vorsicht: Höchstbedarf wird abgezogen!

→ Derzeit wird der folgende Höchstbedarf an Hilfe vom Gesamtpflege-/Hilfebedarf abgezogen, weil er auch bei einem gesunden und altersmäßig entwickelten Kind anfällt:

Alter (in Jahren) Hilfe-Pflegebereich	0 bis 1	1 bis 2	2 bis 3	3 bis 6	6 bis 12
	In Stunden				
Körperpflege (wickeln, waschen, Nägel schneiden, Zähne putzen, auf den Topf setzen)	$1\,^1/_4$	1	$1-^3/_4$	$^3/_4$	$^3/_4-0$
Ernährung (mundgerecht zubereiten, aufnehmen)	2–1	1	$^3/_4$	$^3/_4-^1/_2$	$^1/_2-0$
Mobilität (an- und ausziehen, zu Bett bringen)	2	2	1	$1-^1/_2$	$^1/_2-0$

Wichtig:

→ **Im 1. Jahr** wird nur in Ausnahmefällen Pflegebedürftigkeit (z. B. häufige Mahlzeiten, besondere Körperpflege/Lagerungsmaßnahmen) anerkannt. Gelingen wird Ihnen das, wenn Sie Anzahl und Dauer des besonderen Bedarfes über Wochen aufzeichnen und dem Gutachter präsentieren.

→ **Bis zum 3. Geburtstag gilt:** Weisen Sie nach, daß Ihr Aufwand deutlich über dem für ein gesundes Kindes liegt.

→ **Von 3–14 Jahren** wird für den Haushalt ein Hilfebedarf unterstellt: Stufe I: 30 Minuten, Stufe II und III: 45 Minuten. Ist er bei Ihnen höher, sollten Sie das anhand von Aufzeichnungen begründen.

dienen. Das BSG hat in diesem Zusammenhang insbesondere die »Förderung des Erlernens der Gehfähigkeit, der Grob- und Feinmotorik, der Sprachentwicklung, der Reinlichkeitserziehung sowie der Anleitung zum selbständigen An- und Auskleiden und Waschen« genannt.

→ Diese Tätigkeiten sind bei der Bemessung des Pflegeaufwandes anzuerkennen, wenn sie von der Pflegeperson selbst erbracht werden und im unmittelbaren Zusammenhang mit dem beim Kapitel 5.1. genannten Katalog stehen. Dieser Entscheidung des BSG aus dem Jahre 1994 kommt

auch bei der Pflegeversicherung noch eine entscheidende Bedeutung zu.

→ Muß zum Beispiel die Pflegeperson Vorkehrungen treffen, um beim Essen eine Gefährdung zu vermeiden, so sind nach Auffassung des BSG aus dem Jahre 1996 die dazu nötigen vorbereitenden Tätigkeiten beim Pflegeaufwand zu berücksichtigen, weil damit der Pflegebedürftige erst in die Lage versetzt wird, allein zu essen oder gefüttert zu werden. Ähnlich wie beim Umlagern oder bei Hilfeleistungen, die z. B. einem an Mukoviszidose erkrankten Kind zum regelmäßigen Atmen verhelfen, dient diese Hilfe der Aufrechterhaltung einer so-genannten »Grundfunktion«, nämlich dem Einsatz der Gliedmaßen und anderer Körperteile.

! Die Tätigkeit eines geistig Behinderten in einer Behindertenwerkstatt tagsüber schließt übrigens Leistungen aus der Pflegekasse nicht aus.

! Wenn Sie als Pflegeperson Kritik in Anwesenheit des Pflegebedürftigen vermeiden wollen, sollten Sie auf einer getrennten Befragung durch den Gutachter bestehen.

Krankheitsbedingter Pflegebedarf und Pflegeaufwand

→ Auch ein krankheitsbedingter Pflegebedarf schließt einen Anspruch aus der Pflegekasse nicht aus, wenn die Behandlungspflege nicht die Fachkunde eines Gesundheitsberufes voraussetzt und deshalb z.B. von der Mutter eines pflegebedürftigen Kindes im Rahmen der sogenannten »einfachen Behandlungspflege« miterledigt wird. Diese Tätigkeiten müssen Voraussetzung für eine Verrichtung (↗ Seite 105) sein und damit zeitlich zusammenhängen. Wichtig ist das zum Beispiel für geistig behinderte Kinder, die zugleich spastisch behindert und deshalb beim Sprechen, Kauen und bei Bewegungsabläufen beeinträchtigt oder krank sind (Herzerkrankung, Epilepsie usw.).

→ In solchen Fällen sollten Sie in Absprache mit dem behandelnden Arzt prüfen, ob Sie als Pflegeperson auch die sogenannte »einfache Behandlungspflege« durchführen können, damit Sie die häusliche Pflege überhaupt wirksam leisten können. In der Regel wird das sowieso der Fall sein. Besteht dann noch der geforderte zeitliche Zusammenhang mit den Verrichtungen (1–21), muß der Gutachter den für diese einfache Behandlungspflege erforderlichen Zeitaufwand bei der Einstufung berücksichtigen!

5.10. Auswahl des Pflegedienstes

Zu prüfende Kriterien

→ Die örtlichen Pflegeeinrichtungen erfahren Sie bei Ihrer Kranken-/Pflegekasse oder beim Sozialamt (Rathaus, Ortsamt). Ihre Pflegekasse sollten Sie nach der »Preisvergleichsliste« fragen und um Zusendung bitten.

→ Bei der Auswahl eines ambulanten Pflegedienstes könnten Sie anhand der folgenden Kriterien die Angebote prüfen:

● Hat der Dienst mit Ihrer Kranken-/Pflegekasse einen *Versorgungsvertrag* abgeschlossen?

● Welche *Leistungen* werden zu welchen *Kosten* in einem *Pflegevertrag* angeboten?

● Welche benötigen Sie in welchem *Umfang*. Ist die Anzahl der Einsätze und sind die dafür entstehenden Gesamtkosten durch die Leistungen der Pflegekasse (und eventuell Sozialamt) *abgedeckt* und werden vom Dienst unmittelbar dort abgerechnet?

● Können Sie genaue Regelungen zu den Tagen, Uhrzeit, Dauer, Art der Hilfe usw. vereinbaren?

● Ist der Dienst Mitglied eines Berufsverbandes (z. B. Bundesverband für Hauskrankenpflege)?

● Ist an Sonn- und Feiertagen und bei Bedarf auch nachts ein *Notdienst* abrufbar? Ist eine Rund-um-die-Uhr-Pflege möglich?

● Kann Ihnen eine entsprechende Pflegekraft zugesichert werden *männlich/weiblich*? Müssen Sie mit ständig wechselndem

Personal rechnen, oder hat der Dienst weitgehend Stammpersonal?

• Werden die täglichen pflegerischen Leistungen, Medikamentenverabreichungen usw. gewissenhaft in Ihrer Wohnung *dokumentiert*, und liegen jederzeit für Ihre Einsichtsmöglichkeit, eine Vertretung oder den Arzt bereit?

Und auf was müssen Sie sonst noch achten?

• Schließen Sie in jedem Fall einen *Pflegevertrag*, auf der Grundlage eines detaillierten *Kostenvoranschlages* (was, wie oft, wann, wie teuer, durch wen, wer bezahlt?), und erstellen Sie dabei auch einen *Pflegeplan*.

• Notieren Sie gemeinsam mit dem Dienst alle für die Pflege *wesentliche Punkte* wie zum Beispiel: behandelnde Ärzte, Medikamente, Behinderungen, Schäden, Allergien, Krankheiten, Schmerzen usw.

• Klären Sie, was bei Ihrer *Ausstattung* ergänzt werden muß, damit eine problemlose Pflege möglich ist. Wer bezahlt das?

• Leisten Sie keine *Blankounterschriften*. Die tatsächlich erbrachten Leistungen quittieren Sie auf einem komplett ausgefüllten *Abrechnungsbogen* am Monatsende.

• Gute und qualifizierte Leistung kostet gutes Geld! Sparen Sie nicht am falschen Ende.

• Kleine *Aufmerksamkeiten* zur rechten Zeit können die »klimatischen« Rahmenbedingungen fördern.

• Ergeben Sie sich nie in Ihr Schicksal. Versuchen Sie selbst und mit Hilfe des Dienstes und Ihrer Angehörigen mit kleinen *Aktivierungsübungen* Ihre Situation zu verbessern.

5.11. Um- und Einbauten: Zuschüsse aus der Pflegekasse

Der Antrag und das Verfahren

→ Notwendig ist vor Beginn der Maßnahme/n ein schriftlicher Antrag, dem ein Kostenvoranschlag mit kurzer Beschreibung beigefügt ist. Die Pflegekasse überprüft mit dem Medizinischen Dienst die Voraussetzungen und etwaige effektivere Lösungen. Ein Anspruch ist dann ausgeschlossen, wenn ein anderer Zuschußgeber zuständig ist (z. B. Unfallversicherung).

! Mit dem beabsichtigten Ein- oder Umbau beginnen Sie erst dann, wenn Ihnen dazu die Pflegekasse grünes Licht gibt. Ansonsten gefährden Sie die Zuschußgewährung, und Sie zahlen alles selbst!

Wann und wie hoch wird gefördert?

→ Die Pflegekassen können für bauliche Maßnahmen in der Wohnung des Pflegebedürftigen einkommensabhängig einen Zuschuß bis zu maximal 5000 DM »pro Maßnahme« gewähren, wenn dadurch

• die häusliche Pflege überhaupt erst möglich wird,

• eine erhebliche Erleichterung der Pflege erreicht und damit

• eine Überforderung der Leistungskraft des Pflegebedürftigen und der Pflegeperson verhindert wird,

• eine möglichst selbständige Lebensführung wiederhergestellt, d. h. die Abhängigkeit von der Pflegeperson verringert wird.

Die Maßnahmen müssen mit wesentlichen Eingriffen in die Bausubstanz verbunden sein. Näheres siehe bei den förderbaren Maßnahmen!

→ Grundsätzlich werden nur Maßnahmen in vorhandenen Wohnungen bezuschußt. Im Ausnahmefall kann es auch einen Zu-

schuß für Neubauten geben, wenn feststeht, daß dort ein Pflegebedürftiger mit
einzieht, der nachweislich nicht in seiner
bisherigen Wohnung verbleiben kann. Es
können dann nur die Material-Mehrkosten
bis zum Höchstbetrag übernommen werden (z. B. breitere Tür gegenüber einer normalen Tür).

Welche Verbesserungsmaßnahmen werden gefördert?

● Im gesamten Wohnbereich: Bodenbelag,
Abbau von Türschwellen, Heizungseinbau,
Verlegung von Lichtschaltern und Hei-
zungsventilen in Greifhöhe, Türvergröße-
rungen, Absenkung von Fenstergriffen, Ver-
legen des Badezimmers in das Unterge-
schoß usw.
● In der Küche: Spezialarmaturen, Warm-
wassergeräte, Unterfahrbarkeit für Rollstühle, Höheneinstellung für Küchengeräte, motorische Absenkung von Schränken usw.
● Bad und WC: Spezialarmaturen, Bade-
wanneneinstiegsbauten, rutschsichere Bodenbeläge, Waschtisch, Duschzugang, Austausch einer Badewanne durch eine Dusche
● Umzugskosten

Keinen Zuschuß gibt es für

● Telefon, Kühlschrank, Waschmaschine,
Verbesserung der Wärmedämmung und
des Schallschutzes, Reparatur von Treppen,
● Brandschutz- und Sicherungsmaßnah-
men, Beleuchtung in Treppenhaus und Flur,
Austausch der Heizungsanlage, Warmwas-
seraufbereitung,
● Schönheitsreparaturen, Feuchtigkeits-
schäden, allgemeine Modernisierungsmaß-
nahmen,

● serienmäßig hergestellte Lifter, die lediglich mit Dübeln verankert werden;
● Alten- und Pflegeheime und Wohnungen, die vom Vermieter gewerbsmäßig nur
an Pflegebedürftige vermietet werden, können ebenfalls keine entsprechenden Zuschüsse erhalten.

Welche Kosten werden berücksichtigt?

‣ Ansetzbar sind: Aufwendungen für Vor-
bereitungsarbeiten, Materialkosten, Arbeits-
lohn und anfallende Gebühren (z. B. Ge-
nehmigungen). Werden die Arbeiten in Ei-
genleistung (Angehörige, Nachbarn usw.)
ausgeführt, können nur deren nachgewiesene tatsächliche Aufwendungen (z. B.
Fahrtkosten, Verdienstausfall) berücksichtigt
werden.

Was bedeutet »pro Maßnahme«?

‣ Alle notwendigen Maßnahmen bei der
Zuschußgewährung werden als eine Maßnahme betrachtet. Eine neue Maßnahme
gibt es damit erst dann wieder, wenn sich
die Pflegesituation eindeutig entsprechend
ändert und damit weitere Umbaumaßnah-
men notwendig werden. Gemeint ist also
mit »pro Maßnahme« keine einzelne Baumaßnahme, sondern die *Gesamtheit aller
möglichen und zuschußfähigen Baumaßnahmen* auf der Grundlage des zu diesem
Zeitpunkt vom MDK *festgestellten Pflegebedarfes.* Im Klartext bedeutet das: Ein Auf-
splitten in mehrere einzelne Maßnahmen
und Abwicklung in mehreren zeitlich ver-
setzten Anträgen ist damit bei unveränder-
ter Pflegesituation ausgeschlossen.

5.12. Unfallversicherung für die Pflegeperson

Wer ist versichert?

→ Den kostenlosen Schutz der Gesetzlichen Unfallversicherung (UV) erhalten alle Pflegepersonen, die nicht berufsmäßig einen Pflegebedürftigen, der Leistungen aus der Pflegekasse erhält, wenigstens 14 Stunden wöchentlich pflegen. Klingt kompliziert, ist aber ganz einfach: Jede Pflegeperson, für die von der Pflegekasse Rentenbeiträge eingezahlt werden, ist gleichzeitig – ebenfalls zum Nulltarif – in der Unfallversicherung.

Versicherte Tätigkeiten

→ Der Schutz besteht bei allen Tätigkeiten, die mit den in Kap. 5.1. genannten Verrichtungen (1–21, Seite 105) in einem Zusammenhang stehen. Ausgenommen bleibt die Behandlungspflege (Injektionen, Wundversorgung usw.); für diese Pflege ist die Krankenkasse zuständig. (↗ Kap. 5.2.).

Ein unbegrenzter Schutz besteht bei der Körperpflege. Für Unfälle in den Bereichen Ernährung, Mobilität und hauswirtschaftliche Versorgung besteht ein Schutz nur dann, wenn diese Tätigkeiten überwiegend dem Pflegebedürftigen zugute kommen.

→ Ein Schutz über die gesetzliche UV scheidet aus, wenn bereits anderweitig eine entsprechende Absicherung besteht (z. B. Pflege als ehrenamtliche öffentliche Tätigkeit, im landwirtschaftlichen Haushalt usw.).

Wofür gilt dieser Schutz?

→ Wichtig wird diese Absicherung dann, wenn Sie bei einer Pflegetätigkeit oder mit einer Tätigkeit, die mit dem Pflegebedürftigen im Zusammenhang steht und ihm überwiegend zugute kommt, einen Unfall und dadurch gesundheitliche Schäden erleiden. Die UV übernimmt dann die Folgekosten für Arzt, Krankenhaus, Rehabilitation usw. Sie zahlt bei Dauerschäden eine Rente, wenn durch den Unfall eine dauernde Erwerbsunfähigkeit verursacht wird.

Was ist bei einem Unfall zu beachten?

→ Sorgen Sie zuerst dafür, daß die gesundheitlichen Schäden umfassend durch Ärzte oder in einem Krankenhaus dokumentiert und behandelt werden. Bereits bei der ersten Behandlung bzw. Aufnahme sollten Sie darauf hinweisen, daß es sich um einen Unfall im Rahmen der gesetzlichen UV handelt.

→ Melden Sie den Unfall selbst oder durch eine beauftragte Person umgehend telefonisch bei Ihrer Pflegekasse, und bitten Sie um eine kurze schriftliche Bestätigung, daß diese Meldung an die zuständige Gemeindeunfallversicherung weitergemeldet wurde. Das weitere Verfahren orientiert sich dann im wesentlichen am Ablauf eines Arbeitsunfalles. Siehe dazu Kapitel 9.7.!

6. Steuern

6.1. Werbungskosten (WBK) bei Behinderung

Arbeitsweg – berufliche km

› Die Kosten für Ihren Arbeitsweg, Familienheimfahrten und sonstige beruflich veranlaßte Fahrten können Behinderte pro *gefahrenem km* bei einem Kfz mit 0,52 DM und bei einem Motorrad/-roller mit 0,23 DM bei den Werbungskosten ansetzen oder die *tatsächlichen Kosten* geltend machen. Diese Möglichkeiten können allerdings nur Behinderte wahrnehmen, die mindestens einen Grad der Behinderung von 70 %–100 % oder 50 %–100 % mit dem Merkzeichen »G« oder »aG« oder »H« oder »Bl« haben.

› Zu den tatsächlichen Kosten zählen alle Aufwendungen, die Ihnen für das Kfz entstehen. Das sind z. B. auch die Abschreibung (meist 8 Jahre), Garagen-, Kredit-, Reparatur-, Benzin-, Pflegekosten, Steuer, Versicherungen usw.

› Haben Sie zusätzlich zum Arbeitsweg noch weitere berufsbedingte Fahrten, so sollten Sie diese anhand eines Fahrtenbuches geltend machen. Erstattungen sind abzuziehen.

Berufskrankheit – Arbeitsunfall

› Krankheits-, Kur- und sonstige Kosten, die Ihnen wegen der Heilung oder Linderung einer Berufskrankheit oder eines Arbeitsunfalles entstehen und von einer Unfallversicherung/Berufsgenossenschaft nicht erstattet werden, können Sie bei den WBK geltend machen. Der berufliche Zusammenhang ist nachzuweisen (z. B. Bescheid der Unfallversicherung).

Sie lassen sich fahren

› Für Behinderte, die keinen Führerschein haben oder wegen einer Behinderung nicht fahren können (z. B. sehbehindert, hörgeschädigt) und deshalb zur Arbeit gebracht und abgeholt werden, sind die Kosten der Leerfahrt abzugsfähige WBK.

6.2. Behindertenpauschbetrag (PB)

Wer bekommt einen Pauschbetrag?

› Behinderte, die mit einem Ausweis oder Rentenbescheid einen Grad der Behinderung/Minderung der Erwerbsfähigkeit nachweisen können:

Stufe	MdE/GdB %	jährlich	Stufe	MdE/GdB %	jährlich
1	30	600 DM	5	70	1740 DM
2	40	840 DM	6	80	2070 DM
3	50	1110 DM	7	90	2400 DM
4	60	1410 DM	8	100	2760 DM
Merkzeichen *Bl* oder *H* : 7200 DM					

Wichtig: Wenn Sie meinen, daß Ihnen ein höherer GdB oder eines der Merkzeichen zusteht, dann sollten Sie das umgehend anhand Kapitel 1. und 4. prüfen. Steuerlich wird das innerhalb der Verjährungsfrist bis zu 4 Jahre ggf. rückwirkend auf Ihren Antrag hin korrigiert. Die Frist beginnt mit Ende des Steuerjahres, in dem die betreffende Steuererklärung abgegeben wird.

→ Liegt Ihr GdB/MdE unter 50 %, wird der PB gewährt, wenn die Behinderung
• eine äußerlich erkennbare dauernde Einschränkung der Beweglichkeit bedeutet,
• eine Seh- oder Hörbehinderung zur Folge hat, die mindestens 30 % ausmacht,
• durch eine typische Berufskrankheit hervorgerufen wurde oder
• zu einer Rentenberechtigung führt.
→ Eine dauernde Einbuße der körperlichen Beweglichkeit ist anzunehmen bei allen Schäden des Bewegungs- und Stützapparates (Knochen, Gelenke, Bindegewebe usw.), bei inneren Krankheiten (Herz, Atemwege, Harnwege usw.) und Schäden an Sinnesorganen (Augen, Ohren).

Die Vorteile des Pauschbetrages
→ Er wird nicht um die zumutbare Eigenbelastung gekürzt.
Es ist kein Nachweis erforderlich.
→ Mit dem PB ist alles abgegolten, was aufgrund der Behinderung (z.B. Heimdialyse) als typische Mehraufwendung entsteht, es sei denn, Sie können höhere Aufwendungen bei den außergewöhnlichen Belastungen nachweisen oder glaubhaft machen. ↗ Kap. 6.6!
→ Zusätzlich zum PB können z. B. außerordentliche Krankheitskosten (Kosten einer Operation) beantragt werden, die durch einen akuten Anlaß entstehen, auch wenn sie mit der Behinderung im Zusammenhang stehen.

Merke: Sie haben ein Wahlrecht und können statt des PB auch die tatsächlichen Kosten beantragen. (↗ Tatsächliche Kosten)
Neben dem PB können Sie behinderungsbedingt nur Aufwendungen geltend machen, die allein von der Höhe her völlig untypisch und deshalb im PB nicht berücksichtigt sein können. (Z. B. Baukosten ↗ Kapitel 8.1.)
Haben Sie einen Behinderten-PB beantragt, prüfen Sie, ob die anderen einschlägigen außergewöhnlichen Belastungen krankheitsbedingt sind und mit der Behinderung nichts zu tun haben.

Kinderfreibetrag – Pauschbetrag
→ Ein Kind kann steuerlich berücksichtigt werden, wenn es
[1] zum entsprechenden Jahresbeginn noch nicht 18 Jahre alt war oder
[2] noch nicht 21 Jahre alt war und arbeitslos ist oder
[3] noch keine 27 Jahre vollendet hat und für einen Beruf ausgebildet wird oder eine Ausbildung mangels Ausbildungsplatz nicht beginnen oder fortsetzen kann oder in einer viermonatigen Übergangzeit zwischen zwei Ausbildungsabschnitten sich befindet oder ein freiwilliges soziales oder ökologisches Jahr leistet,
[4] (ohne altersmäßige Begrenzung) wegen einer körperlichen, geistigen oder seelischen Behinderung bereits vor dem 27. Geburtstag außerstande war, sich selbst zu unterhalten. Die Einkommensgrenze beträgt dafür 12000 DM pro Jahr + 2000 DM Arbeitnehmerpauschale).

→ Sie können jedoch einen höheren behinderungsbedingten Unterhaltsbedarf (z. B. Mehrkosten für besondere Kleidung, Wohnung, Ernährung) beantragen.

→ Vermögen des Kindes (außer einem selbstbewohnten Hausgrundstück) muß für den Unterhalt eingesetzt werden, wenn es die Freigrenze von 30.000 DM übersteigt.

→ Die Einkommensgrenze erhöht sich um den Behindertenpauschbetrag; soweit das Kind keine besonderen Leistungen für behinderungsbedingten Mehrbedarf erhält (Blindengeld, Pflegegeld).

→ Die Behinderung weisen Sie mit dem Behinderten-Ausweis oder Gleichstellungs-Bescheid nach. Bei einer seelischen Erkrankung kann ausnahmsweise auch auf stichhaltige Gutachten zurückgegriffen werden. Befindet sich das Kind schon über einem Jahr in einer Kranken- oder Pflegeeinrichtung, genügt eine Bestätigung des für die Einrichtung verantwortlichen Arztes.

→ Das Kind muß nicht unverheiratet sein oder zu Ihrem Haushalt als Steuerpflichtiger gehören.

→ Diese Einkünfte bleiben dabei unberücksichtigt:

● Unterhaltsleistungen der Eltern an das Kind bleiben außer Betracht. Unterhaltsleistungen eines geschiedenen oder dauernd getrennt lebenden Ehegatten des Kindes gehören zu den Einkünften.

● Contergan-Rente, Krankenhilfe, Pflegegeld, Mehrbedarf, Eingliederungshilfe nach BSHG, Leistungen der Pflegekasse,

● rückzahlbare Sozialhilfe oder rückzahlbares BAföG.

→ Bei wem das Kind berücksichtigt ist, dem kommen auch die anderen kindbedingten Steuererleichterungen zugute:

● Haushaltsfreibetrag, außergewöhnliche Belastungen

● Ausbildungsfreibetrag, freiwilliger Rentenbeitrag für ein dauernd erwerbsunfähiges Kind als außergewöhnliche Belastung.

Aufteilung des PB

→ Der PB kann je zur Hälfte oder mit beliebigem Verhältnis auf gemeinsamen Antrag aufgeteilt werden. Er kann auch voll auf einen Elternteil übertragen werden.

→ Erhalten Sie für ein behindertes Kind einen Freibetrag, können Sie auch den Pauschbetrag für dessen Behinderung bei sich eintragen lassen, wenn das Kind den PB nicht selbst beansprucht. Eine Aufteilung Kind/Eltern ist nicht möglich.

→ Bei geschieden, getrennt, unehelich, Stiefkind usw. gilt: Bekommt der andere Elternteil den Kinderfreibetrag voll, können Sie Aufwand für das behinderte Kind beantragen, wenn Sie gleichzeitig auf den halben Pauschbetrag verzichten.

Den Pauschbetrag gibt es ab wann?

→ Der PB wird grundsätzlich für das ganze Jahr gewährt, egal, ob die Voraussetzungen hierfür nur an einem Tag oder an zwölf Monaten vorlagen. Entscheidend ist, ab wann Ihnen der GdB zuerkannt ist, und nicht das Datum des Bescheides.

Wichtig: Wird Ihnen das Merkzeichen aG rückwirkend zuerkannt, sollten Sie nicht übersehen (↗ Kap. 7.):

● 0,52 DM pro km für maximal 15000 km pro Jahr bei außergewöhnlichen Belastungen und 0,52 DM pro km oder die tatsächlichen Kosten WBK

● Rückerstattung der Kfz-Steuer

Statt Pauschbetrag: tatsächliche Kosten

→ Wer den *H*- oder *Bl*-Pauschbetrag mit 7200 DM hat, wird über diese Möglichkeit nicht oder nur dann nachdenken, wenn besonders hohe einmalige Aufwendungen, die deutlich über dem PB liegen, in einem Jahr notwendig waren. Machen Sie sich die Mühe, und wägen Sie ab, wo genau Ihr Vorteil liegt.

→ Ihre Kosten müssen (im Amtsdeutsch) »unmittelbar – infolge der Behinderung – höhere typische Aufwendungen« sein.

! Es gibt dabei zwei Nachteile:
Die Aufwendungen müssen *alle* – also nicht nur die über dem Pauschbetrag liegenden – nachgewiesen werden.
Der Gesamtbetrag der außergewöhnlichen Belastungen wird um die zumutbare Eigenbelastung gekürzt.

→ Da Sie in der Regel nicht nur die tatsächlichen behinderungsbedingten Aufwendungen, sondern auch noch eine Menge anderer Ausgaben bei den außergewöhnlichen Belastungen beantragen, könnte Sie das ggf. nicht besonders berühren.

Diese zumutbare Eigenbelastung wird dann nämlich sowieso abgezogen.

> **Merke:** Die Aufwendungen sind meistens krankheits- und nicht behinderungsbedingt. Vor allem schon deshalb, weil in den seltensten Fällen Pflege- und Krankheitskosten mit der Behinderung im Zusammenhang stehen, sondern immer aufgrund akuter besonderer gesundheitlicher Probleme nötig sind!

Belegen und Begründen

→ Begründen Sie Ihre Aufstellung kurz, und fügen Sie Belege bei. Jeder halbwegs zutreffende Zettel wird aufgehoben. Auch andere Familienmitglieder sollten das genauso machen, wenn Ausgaben für Sie entstehen. Im Notfall können Sie auch einen Eigenbeleg anfertigen. Vergessen Sie niemals: Beamte sind meist nichtbehindert, können Ihnen schon deshalb nur bedingt Verständnis entgegenbringen!

Beispiele für tatsächliche Aufwendungen

↗ Kapitel 6.3.

Die zumutbare Eigenbelastung (EB) beträgt			
bei Einkünften insgesamt [b)	bis 30 000 DM	über 30 000 bis 100 000 DM	über 100 000 DM
Steuerpflichtige ohne Kinder	% des Gesamteinkommens [b) [a)		
– ledig	5	6	7
– verheiratet, verwitwet	4	5	6
Steuerpflichtige mit			
– 1 oder 2 Kindern	2	3	4
– 3 oder mehr Kindern	1	1	2

a) Die zumutbare Eigenbelastung wird vom Gesamtbetrag der außergewöhnlichen Belastungen abgezogen.
b) Der Gesamtbetrag der Jahreseinkünfte (§2 Abs. 3 EStG) ergibt sich nach Abzug der Werbungskosten und des Altersentlastungsbetrages vom Brutto-Einkommen. Steuerfreie Einnahmen pauschal sowie besteuerte Bezüge bleiben unberücksichtigt.

6.3. Pflegepauschbetrag

Wann – Wofür?

→ Wer ständig eine andere Person im häuslichen Bereich pflegt, kann bei der Einkommensteuererklärung einen Pauschbetrag von 1800 DM geltend machen. Es ist dabei unwichtig, in welchem Verhältnis die Pflegeperson zu dem Pflegefall steht.

Die Vorteile

→ Der Pflegepauschbetrag wird nicht um eine *zumutbare Eigenbelastung* gekürzt, und die Aufwendungen müssen nicht einzeln nachgewiesen werden.

Nachweis für das Finanzamt

→ Am überzeugendsten ist ein Bescheid über Pflegegeld mit Pflegestufe III (Sozialamt oder Pflegekasse), notfalls auch der Behindertenausweis mit dem Merkzeichen *H* und einer ärztlichen Bestätigung.

Dr. med. .... 19 ...
Bestätigung zur Vorlage beim Finanzamt
Frau .... wird bestätigt, daß sie seit über zwei Jahren den pflegebedürftigen Schwiegervater, Herrn .... (geb. ....) ständig pflegt und versorgt.

Statt Pauschbetrag tatsächliche Kosten

→ Ist Ihr Kind behindert, können Sie ggf. den Behindertenpauschbetrag auf sich übertragen lassen. Ist es ein sonstiges Familienmitglied oder gar ein Fremder, geht das nicht. Dann kann nur die Person selbst den Pauschbetrag verwenden. Es bleiben Ihnen dann nur die o.g. 1800 DM Pflegepauschbetrag. Und das ist reichlich wenig.

→ Sie beantragen auf jeden Fall alle möglichen Pauschbeträge und zusätzlich bei der Rubrik *Außergewöhnliche Belastungen* die Aufwendungen, die Ihnen und Ihrer Familie aufgrund von Erkrankungen (!) entstanden sind. Zumindest sollten Sie es versuchen und diese meist außerordentlich hohen Aufwendungen geltend machen.

→ Sie können allerdings statt des Pauschbetrages auch die tatsächlichen Aufwendungen für die Pflege beantragen. Damit sind allerdings zwei kleine Nachteile verbunden: Alle Aufwendungen müssen nachgewiesen/glaubhaft sein. Es wird um die zumutbare Eigenbelastung gekürzt (↗ Kapitel 6.2.).

Machen Sie auch hier eine Vergleichsrechnung zwischen dem Pauschbetrag und den tatsächlichen Kosten auf. Lesen Sie zuerst alles durch. Erst dann entscheiden Sie sich.

Pflege- und krankheitsbedingte Belastungen ↗ Kapitel 6.6.

Beispiele für krankheitsbedingten Bedarf

→ Wundcreme, Dekubitusbehandlung, Inkontinenzversorgung,

→ spezielle Einmalwindeln, Kissen und Schaumstoffkeile

→ spezielle Plastiktüten und Behälter für Geruchsabdichtung,

→ spezielle Waschvorrichtungen,

→ spezielle Desinfektionsmittel (medizinischer Alkohol und Sprays, steriles Verbandsmaterial, Pflaster, Tupfer usw.)

→ chemische Behandlung (Verbandsmaterialien/Ausscheidungen),

→ Salben für Durchblutung, Bandagen, Stützstrümpfe,

→ Trinkgelder/Auslagen/Fahrtkosten für Helfer,

→ Gummischürzen, spezielle Einmal-Tücher, Einmal-Handschuhe,

→ Entsorgungs-/Müllkosten.

→ Ihr Hausarzt wird Ihnen gern für alles, was die Kranken- oder Pflegekasse nicht bezahlt, ein Privatrezept oder eine Bestätigung ausstellen: »Zur Vorlage beim Finanzamt wird Herrn/Frau .... hiermit bestätigt, daß für die ständige Behandlung, insbesondere zur Verhinderung bzw. Heilung aus ärztlicher Sicht die folgenden Mittel dringend erforderlich sind/waren: ...«

→ Nachweisen können Sie das durch Quittungen Ihrer Apotheke (die haben entsprechende Listen) zusammen mit den Verordnungen (Privatrezepten) Ihres Arztes.

> **Merke:** Egal, was Sie für einen Pflegebedürftigen benötigen, ob Heftpflaster oder Inkontinenzartikel, lassen Sie es sich vom Arzt – soweit das Ihre Kranken- oder Pflegekasse nicht bezahlt – auf Privatrezept verordnen, und heben Sie die Verordnungen auf.

Pauschbetrag und Pflegekasse

→ Der PB wird grundsätzlich in voller Höhe gewährt, auch wenn die Voraussetzungen nur für ein paar Monate vorgelegen haben. Es gibt also keine »Zwölfteilung«.

→ Der Pflegebedürftige kann den PB ab dem Veranlagungszeitraum 1995 nur dann geltend machen, wenn er für die Pflege keine Einnahmen (z. B. Pflegegeld) erhält. Werden zum Beispiel im Rahmen der Pflegeversicherung Sachleistungen in Anspruch genommen, muß das Finanzamt den PB unberührt lassen.

→ Der Pauschbetrag kann auch genutzt werden, wenn der Pflegebedürftige in einem Heim ist und nur an den Wochenenden in Ihrer Wohnung betreut wird. Wichtig: Die Pflege zu Hause darf nicht nur geringfügig sein. Sie muß mindestens ca. 10 % des gesamten Zeitaufwandes ausmachen (FG München 16K2261/94).

6.4. Heimkosten – Pflegeaufwand

Pflegeaufwand

→ Aufwendungen infolge einer Pflegebedürftigkeit (Kosten einer Pflegekraft, Unterbringung im Pflegeheim) können Sie als Steuerpflichtiger vergleichbar einem Krankenhausaufenthalt geltend machen (nach § 33 EStG als außergewöhnliche Belastungen und nicht nach § 33a Abs. 1 EStG als außergewöhnliche Belastungen in besonderen Fällen!) ↗ Kap. 6.6.!

→ Die Kosten einer altersbedingten Unterbringung in einem Alten(wohn)heim werden grundsätzlich nicht als außergewöhnliche Belastung akzeptiert.

Behindertenpauschbetrag und Pflegeaufwand

→ Für pflegebedingte Aufwendungen gilt das nur, wenn Sie nicht gleichzeitig wegen »H« (Hilflosigkeit) in Ihrem Behindertenausweis den Pauschbetrag (PB) von 7.200 DM in Anspruch nehmen.

Haushaltshilfe im Heim

→ Wohnen Sie als Steuerpflichtiger und/oder Ihr nicht dauernd getrennt lebender Ehegatte in einem Heim oder anderswo dauernd zur Pflege und enthalten Ihre entsprechenden Aufwendungen auch Kosten für Dienstleistungen vergleichbar einer Haushaltshilfe (z. B. Reinigung, Waschen, Essenzubereitung), so können pauschal

- 1200 DM bei Heimaufenthalt ohne Pflegebedarf und
- 1800 DM bei einem Heimaufenthalt zur dauernden Pflege

steuerlich berücksichtig werden. Als Heime gelten Altenwohnheime, Altenheime, Pflegeeinrichtungen und alle vergleichbaren Einrichtungen.

Haushaltsersparnis

→ Wird bei einer Pflegebedürftigkeit der private Haushalt aufgelöst, können Sie nur Kosten über 1000 DM pro Monat geltend machen. Diesen Betrag zieht Ihnen das Finanzamt für die Haushaltsersparnis ab.

Pflegebedarf einer anderen Person

→ Wenn Sie aus rechtlichen, tatsächlichen oder sittlichen Gründen unterhaltsverpflichtet sind und deshalb hohe Aufwendungen wegen der Pflegebedürftigkeit einer anderen Person haben, so können diese Aufwendungen steuerlich berücksichtigt werden.

→ Voraussetzung ist, daß in den Gesamtaufwendungen nicht solche für den laufenden typischen Unterhalt enthalten sind, die bereits durch das Kindergeld, den Kinderfreibetrag oder durch den bei Kapitel 6.8. genannten Aufwendungsbetrag von 12.000 DM abgegolten sind.

6.5. Haushaltshilfe

Was wird wann anerkannt?

→ Eine Haushaltshilfe kann ohne Abführung von Sozialversicherungsbeiträgen geltend gemacht werden:
- Altersgründe: eine Person im Haushalt ist 60 oder älter (bis zu 1200 DM)
- Krankheit eines Familienmitgliedes (Nachweis durch Attest; bis zu 1200 DM)
- Hilflosigkeit; Behinderung oder Pflegebedarf (bis zu 1800 DM).

Ein Arbeitsverhältnis muß dafür nicht vorliegen.

Ohne Sozialversicherungsbeiträge

→ Die o. g. Aufwendungen müssen Sie nachweisen oder glaubhaft machen. Meist reicht eine Bestätigung der Person(en), die geholfen hat (haben).

! Beachten Sie dabei auf jeden Fall den Hinweis auf Seite 138, wenn Sie Pflegegeld oder andere steuerfreie Einnahmen beziehen!

Haushaltshilfe im Heim

↗ Kap. 6.4.!

Attraktive Regelungen seit 1.1.1997 für Haushaltshilfen

→ Seit dem 1.1.97 kann jeder, der eine Haushaltskraft bei sich zu Hause sozialversicherungspflichtig beschäftigt, die Kosten dafür im Rahmen des Sonderausgabenabzuges bis zu 18.000 DM (bisher nur 12.000 DM) pro Jahr steuerlich geltend machen. Die bisherigen Einschränkungen (Kinder usw.) sind weggefallen.

→ Mit einem sozialversicherungspflichtigen Beschäftigungsverhältnis werden Sie als Haushaltshilfe – im Gegensatz zu den sogenannten 610 DM-Jobs – für das Alter, bei Arbeitslosigkeit, Krankheit, dauernder Arbeitsunfähigkeit und Pflegebedürftigkeit abgesichert. Als Arbeitgeber haben Sie andererseits den Vorteil, daß sie die Kosten beim Finanzamt geltend machen können.

Der »Haushaltsscheck«

→ Neu ist auch die Einführung eines *Haus-*

haltsschecks (HS). Das neue Meldeverfahren vereinfacht die Sache wesentlich. Den HS füllen Arbeitgeber und Arbeitnehmer gemeinsam aus (Person, Umfang, Lohn) und reichen ihn bei der Krankenkasse ein. Am Jahresende bekommt der Arbeitgeber den für das Finanzamt nötigen Nachweis und der Arbeitnehmer den Sozialversicherungsnachweis zugeschickt.

→ Den Haushaltsscheck gibt es bei jeder Krankenkasse, Arbeitsämtern, Banken und Sparkassen und beim Bundesarbeitsministerium unter T: 02 28/5 27–11 11, Fax: 01 80/5 22–11 29; genaue Auskünfte erhalten Sie auch beim Bürgertelefon: 01 80/5 22–11 80.

Mehrere Arbeitgeber sind möglich

→ Mehrere Arbeitsverhältnisse werden zusammengezählt! Damit kann jeder Arbeitgeber den Sonderausgabenabzug nutzen, und die Hilfe ist optimal abgesichert. Sie können sich also zum Beispiel mit anderen Hilfebedürftigen zusammentun.

! Vorsicht! Beziehen Sie oder jemand aus Ihrer Familie Pflegegeld aus der Pflegeversicherung, so sollten Sie jeglichen Zusammenhang mit diesen (steuerfreien) Einnahmen beim Arbeitsvertrag usw. vermeiden! Das gilt auch für andere steuerfreie Einnahmen.

6.6. Abc der krankheitsbedingten Aufwendungen

→ Alle folgenden Punkte schließen natürlich auch Ihren Ehegatten und Kinder mit ein.

Zumutbare Eigenbelastung
↗ Kapitel 6.2.

Arbeitsunfall = Werbungskosten
→ Liegt ein Arbeitsunfall oder eine Berufskrankheit vor, gehören sämtliche Aufwendungen zu den Werbungskosten. Prüfen Sie also immer, ob Sie diese (attraktivere) Möglichkeit wahrnehmen können.

Absetzbare Krankheitskosten
→ Geltend machen können Sie nur das, was Sie für sich und Ihre Familie aufgewendet haben. Erstattungen anderer müssen Sie natürlich vorher abziehen.
→ Zu den Krankheitskosten gehört alles, *was der Heilung oder Linderung einer Erkrankung nützt. Aufwendungen für eine Vorbeugung oder Erhaltung der Gesundheit*

sind, so widersinnig das klingt, nicht absetzbar.

Merke: Wenn Sie Aufwendungen beantragen und erkennen lassen, daß sie mit einer ebenfalls geltend gemachten Behinderung im Zusammenhang stehen, wird das Finanzamt immer den Rotstift ansetzen. Man wird Sie dann nämlich immer auf den Behinderten-Pauschbetrag verweisen, wenn Sie den auch beantragt haben!

Allergie – Schadstoffbelastungen
→ Bei den außergewöhnlichen Belastungen können Sie alle Kosten (Erstattungen und zumutbare Belastung werden abgezogen) geltend machen, die mit der Erkrankung in einem Zusammenhang stehen (Arzt, Medikamente, Therapien usw.) und deren Notwendigkeit nachgewiesen wird.

Das sollten Sie mit sehr überzeugenden ärztlichen Bescheinigungen und Gutachten über eingetretene oder zu befürchtende Gesundheitsschäden erledigen. Das FA wird nämlich insbesondere die Voraussetzungen (Belege auch!) genau prüfen. Das gilt auch für einen speziellen Kuraufenthalt, den Arzt und Amtsarzt wegen der Belastungen medizinisch für notwendig erachten.

› Nicht absetzbar sind Diäten und wegen der Allergie ausgetauschter/neu angeschaffter Hausrat. Nur dann, wenn der Restwert ausgetauschten Mobiliars nicht als »praktisch wertlos« zu klassifizieren ist, können Sie diesen abzüglich eines Veräußerungserlöses als außergewöhnliche Belastung ansetzen.

› Sind bestimmte Einrichtungsgegenstände amtsärztlich als medizinisch notwendige Anschaffung in einem Attest bezeichnet worden, könnten Sie auch bei einer Neuanschaffung beim Finanzamt durchkommen.

› Bei Mobiliar, das mit Formaldehyd, Holzschutzmitteln oder Asbest verseucht ist und deshalb Ihre Gesundheit schädigt, sind Ersatzbeschaffungen mit entsprechenden Nachweisen als außergewöhnliche Belastung allgemeiner Art abziehbar; das gilt auch für Einbaumöbel, Holzdecken, Böden, Wandvertäfelung usw.

› Ist eine Umbaumaßnahme allein auf eine Allergieerkrankung zurückzuführen, können Sie die Aufwendungen zur Wiederherstellung als außergewöhnliche Belastung beantragen. Das Finanzamt könnte Ihre Ansätze unter Hinweis auf eine Werterhöhung Ihres Hauses kürzen. Begründen Sie deshalb ggf. einen neuwertigen/noch nicht abgewohnten Zustand des neu beschafften bzw. sanierten Hausrates usw. bereits mit dem Antrag.

Arznei- und Heilmittel

› Alles, was Ihnen ein Arzt oder ein Heilpraktiker verordnet hat und nicht erstattet wird, wird steuerlich berücksichtigt. Bei einem Kassenrezept können Sie die Zuzahlungen geltend machen. Wichtig ist nur, daß Sie sich, egal, ob Heftpflaster oder Vitaminpillen, generell zur Vorlage beim Finanzamt ein (Privat-) Rezept besorgen.

Arzt weiter entfernt/Ausland

› Grundsätzlich besteht in Deutschland freie Arztwahl. Sie können sich also behandeln lassen, wo Sie wollen. Absetzen können Sie alles, was Ihnen nicht anderweitig erstattet wird (z. B. auch Fahrtkosten). Müssen Sie übernachten, so können Sie auch diese Aufwendungen – gegen Nachweis – ansetzen; zudem die nachgewiesenen Verpflegungsaufwendungen gekürzt um 20 % Haushaltsersparnis.

› Behandlungskosten im Auslandsurlaub sind ebenfalls entsprechend abziehbar. Müssen Sie krankheitsbedingt das Hotelbett hüten, können Sie die zusätzlichen Kosten als Krankheitskosten geltend machen. Kosten, die für einen Rücktransport entstehen, können Sie – abzüglich Versicherungsleistungen – geltend machen.

Diätkost

› Diäten in allen Variationen werden nicht als außergewöhnliche Belastung anerkannt. Dies gilt auch dann, wenn die Diät ein Ersatz für eine medikamentöse Behandlung ist, zur Unterstützung einer Heilbehandlung notwendig ist oder zur Verhinderung einer weiteren Verschlechterung der Erkrankung (z. B. Zuckerkrankheit, Multiple Sklerose, Nieren- und Lebererkrankungen) ärztlicherseits angeordnet wird.

Fachliteratur

› Wird steuerlich im Zusammenhang mit Krankheitsaufwendungen nicht mehr akzeptiert.

Fahrtkosten

→ Für Fahrten, die Sie zur medizinischen Versorgung oder wegen der Heilung/Besserung Ihrer Krankheiten unternehmen, können Sie die entstandenen Kosten absetzen: z. B. Ärzte, Apotheke, Augenoptiker, Bestrahlung, Elektrotherapie, Heilpädagoge, Heilpraktiker, Hörgeräte-Akustiker, Krankengymnastik, Logopädie, Lymphdrainage, Massage, Medizinisches Bad, Orthopädisches Fachgeschäft, Sanitätshaus.

→ Besuchsfahrten ins Krankenhaus, Sanatorium, Kurklinik usw. können Sie nur dann bei Ihrer Einkommenssteuererklärung geltend machen, wenn die Notwendigkeit der zuständige Stationsarzt per Attest bestätigt, daß sie therapeutisch unentbehrlich sind. Aber: Man könnte Ihnen die normale Anzahl der Besuche abziehen wollen.

→ Bei einem Kind bis zu einem Jahr können Sie sämtliche Besuchsfahrten ohne eine Bescheinigung beantragen.

→ Am besten legen Sie Ihrer Berechnung einen Betrag von 0,52 DM pro gefahrenen Kilometer zugrunde.

→ Mittagsheimfahrten, die wegen einer ärztlich verordneten Bettruhe oder wegen einer besonderen Diät notwendig sind, können bei den außergewöhnlichen Belastungen nicht berücksichtigt werden.

→ Anders ist hingegen die Sachlage, wenn Sie z.B. wegen einer Sehbehinderung gefahren werden müssen und dadurch Leerfahrten entstehen. Diese können bei den Werbungskosten mit entsprechenden Nachweisen je nach Grad der Behinderung und Merkzeichen mit den tatsächlichen Kosten geltend gemacht werden.

Frisch-/Trockenzellenbehandlung

→ Wollen Sie zum Beispiel eine Frisch- und Trockenzellentherapie, Chelat-, Eigenblut oder Sauerstoffbehandlung, müßten Sie sich vor der Behandlung für das Finanzamt eine amtsärztliche Bestätigung als Nachweis der medizinischen Notwendigkeit besorgen. Sie benötigen auf jeden Fall einen Nachweis, daß die Behandlung der Besserung oder Heilung einer bestehenden Krankheit und nicht nur der Stärkung der Gesundheit dient.

! Die Aufwendungen für Wunder- und Geistheiler, Pilgerfahrten, Scientology usw. sollten Sie dem Finanzamt nicht zumuten.

Gesundheitsvorsorge

→ Prophylaktische Aufwendungen, die der Erhaltung Ihrer Gesundheit, der Vermeidung/Vorbeugung einer Erkrankung dienen, sind in allen Variationen bei der Steuer nicht zu berücksichtigen. Wenn Sie das wollen, muß der Grund/Ursache der Aufwendungen eine bestehende Einschränkung Ihrer Gesundheit, eine Erkrankung, zum Inhalt haben.

Haushaltshilfe

↗ Kap. 6.5.!

Heilpraktiker − Alternative Heilmethoden

→ Die Aufwendungen für einen (zugelassenen) Heilpraktiker, Alternative Untersuchungs-, Behandlungs- und Heilmethoden sind insgesamt absetzbar. Beispiele für solche Methoden: Akupressur, Akupunktur, Anthroposophische Medizin, Autohomologe Immuntherapie, Homöopathie, Magnetfeldtherapie, Sauerstoff-Mehrschritt-Therapie.

! Fügen Sie ein Attest des Therapeuten bei, daß die Behandlung zur Linderung oder Heilung einer Krankheit erfolgt. Am sichersten gehen Sie mit einer amtsärztlichen Bestätigung, die Sie sich vor der Therapie besorgen.

! Steuerlich anerkannt werden müssen auch alle seriösen alternativen Therapiemaßnahmen für Krankheiten, die bisher noch nicht ausreichend erforscht und von der »Schulmedizin« nicht wirksam therapierbar sind (z. B. Aids, Krebs, multiple Sklerose).

Heimdialyse

→ Sie können alle Aufwendungen, die nicht anderweitig gedeckt sind, steuerlich geltend machen. Das gilt bei Heimdialyse auch für Raumkosten (z. B. Heizung, Miete, Schuldzinsen, Strom, Wasser), wenn das Zimmer ausschließlich für die Dialyse genutzt wird.

→ Beantragen Sie gleichzeitig den Pauschbetrag für Ihre Behinderung, können Sie nur die über dem Pauschbetrag liegenden Aufwendungen geltend machen. Allerdings müssen Sie dann den Gesamtbetrag nachweisen oder glaubhaft machen. Die Finanzämter lassen allerdings hierbei aufgrund einer entsprechenden Anweisung Großzügigkeit walten.

Hilfsmittel

→ Abziehen können Sie alle Aufwendungen, die Ihnen nach Erstattungen verbleiben. Am einfachsten klappt das, wenn Sie generell für alle Hilfsmittel ein (Privat-)Rezept Ihres Arztes vorweisen können. Für teurere Geräte/Maßnahmen sollten Sie sich auf jeden Fall mit einem amtsärztlichen Attest absichern.

Beispiele für steuerlich abziehbare Hilfsmittel

Bandagen	Schreibtelefon	Prothesen
Blutzuckermeßgerät	Therapeutische Geräte	Schuheinlagen
Hausnotrufanlage	Bestrahlungsgerät	Blutdruckmeßgerät
Hörgeräte	Brille (+ Reparatur)	Inhalationsgerät
Inkontinenzhilfen	Hilfen für Blinde/	Kompressionsstrümpfe
Kontaktlinsen	Sehbehinderte	Krücken, Gehhilfen
(+ Reinigungsmittel)	Hörhilfen	Rollstühle
Massagegerät	Körperersatzstücke	Spezialbett
Perücken	Orthopädischer Bedarf	Urinflaschen
(Chemotherapie)	(z. B. Schuhe)	

Kleidungskauf infolge Krankheit

→ Weder die Anschaffung noch die Änderung von Kleidung infolge einer Krankheit sind steuerlich abziehbar, weil sie nicht zur Linderung oder Heilung einer Krankheit beitragen und deshalb keine Krankheitskosten sind.

Künstliche Befruchtung – Verhütung

→ Aufwendungen für eine künstliche Befruchtung werden von den Finanzämtern nicht mehr berücksichtigt.

Verhütungsmittel sind steuerlich nicht zu berücksichtigen. Sind Verhütungsmaßnahmen allerdings medizinisch notwendig, weil sich vielleicht mit einer Schwangerschaft für Leib und Leben der Frau Gefahren verbinden würden, sieht die Sache mit einem Attest Ihres Arztes schon sehr viel anders aus. Dann wird das Finanzamt in der Regel diese Aufwendungen anerkennen.

Kosmetische Operation

→ Als außergewöhnliche Belastung – abzüglich etwaiger Erstattungen – können Sie nur dann alle Aufwendungen geltend machen, wenn Sie den Nachweis einer medizinischen Notwendigkeit für die kosmetische Operation fach- und amtsärztlich vor der Operation belegen lassen. Allerdings wird dann in der Regel auch die Krankenkasse/Krankenversicherung den größten Teil der Kosten übernehmen.

Krankenhaus

→ Alle Kosten, die mit der Erkrankung im Zusammenhang stehen und nicht anderweitig abgedeckt sind (z. B. Zuzahlungen, Trinkgelder), können Sie geltend machen. Besuchsfahrten ↗ Fahrtkosten!

Krankenpflege

→ Die Kosten können – abzüglich etwaiger Erstattungen – voll beantragt werden, wenn es sich ausdrücklich um eine Krankenpflege (nicht Hilfe im Haushalt!) handelt. Hilfe im Haushalt ↗ Kap. 6.5.!

Kunstfehler

→ Aufwendungen für die Geltendmachung eines Kunstfehlers (Anwalt, Gericht, Gutachter usw.) sind nur im Ausnahmefall steuerlich abzugsfähig. ↗ Kap. 16.8.!

Legasthenie-Therapie

→ Aufwendungen wegen Schul- und Lernschwierigkeiten werden nicht als außergewöhnliche Belastung angesehen. Sie werden deshalb steuerlich nicht anerkannt. Sie sind bereits mit dem Kinder- und Ausbildungsfreibetrag berücksichtigt.

→ Beruht die Legasthenie jedoch auf einer Störung der zerebralen, für das Lesen und Schreiben notwendigen Wahrnehmungsfunktion oder psychischen Erkrankung (Neurose), wird sie als Krankheit angesehen und mit amtsärztlichem Nachweis abzugsfähig.

→ Ansetzbar sind auch die Kosten für den Besuch einer Privatschule, sofern die Schule eine entsprechende spezielle Therapie mit medizinischem Fachpersonal vornimmt. Sollen dadurch nur soziale Schwierigkeiten oder eine psychische Belastung vermieden werden, erkennt das Finanzamt diese Kosten nicht an.

Medizinische Behandlung

→ Ihre Aufwendungen für Ärzte und die von ihnen verordneten Therapien sind alle abzugsfähig. Steuerlich akzeptiert wird entsprechend auch ein Heilpraktiker und andere Therapeuten, die zur Ausübung der Heilkunde zugelassen sind (z. B. Hebammen, Krankengymnast, Logopäde, Psychotherapeut).

Psychotherapeutische Maßnahmen

→ Diese Aufwendungen sind steuerlich ansetzbar. Wichtig ist eine entsprechende ärztliche Verordnung. Erkennt eine staatliche Beihilfestelle die Notwendigkeit einer solchen Therapie an, reicht das auch aus.

Schuldzinsen für Krankheitskosten

→ Am zweckmäßigsten beantragen Sie im Jahr des Entstehens alle entsprechenden Krankheitskosten und in den Folgejahren die gezahlten Schuldzinsen bei den außergewöhnlichen Belastungen.

Schwangerschaft – Geburt

→ Alle Aufwendungen für Krankenhaus, Arzt, Hebamme, Medizin usw. können Sie steuerlich geltend machen.

Sport

→ Besteht eine – nachgewiesene – medizinische Notwendigkeit, wird Ihnen das Finanzamt die entsprechenden Aufwendungen bei den außergewöhnlichen Belastungen anerkennen. Art und Umfang und die medizinische Notwendigkeit der Maßnahme für eine Besserung oder Heilung Ihrer Krankheiten müßten im ärztlichen Attest konkret zum Ausdruck kommen.

→ Eine medizinische Notwendigkeit kann zum Beispiel vorliegen bei: Reiten (für Hämorrhoidalleiden), Schwimmen (Rückenschäden), Rehabilitations-/Behindertensport (Besserung/Stabilisierung von Knochenerkrankungen).

Suchttherapie – Entziehung

→ Drogen- und Alkoholabhängigkeit gelten als Krankheit. Sie können deshalb alle Aufwendungen steuerlich geltend machen. Die Teilnahme an einer Selbsthilfegruppe (z.B. Anonyme Alkoholiker, Kreuzbund) ist dann absetzbar, wenn sie als notwendige therapeutische Maßnahme und die voraussichtliche Dauer aus medizinischer Sicht (möglichst) amtsärztlich vor Beginn bestätigt wurden.

Übernahme von Krankheitskosten

→ Aufwendungen für den Ehepartner und Kinder sind abzugsfähig; ebenso Krankheitskosten, die Sie für Eltern, verheiratete Kinder, Geschwister usw. übernommen haben.

Umzug aufgrund Schadstoffbelastungen

→ Wird ein Umzug wegen Allergiebeschwerden erforderlich, und wird er auch *ausschließlich* deshalb durchgeführt, können Umzugskosten ausnahmsweise als außergewöhnliche Belastungen allgemeiner Art abziehbar sein. Der Umzug muß *ausschließlich* aus medizinischen Gründen veranlaßt sein. ↗ Allergien

Zahnbehandlung – Zahnersatz

→ Absetzen können Sie alles, was Sie bei der Zahnbehandlung dazubezahlen müssen, mit einer zahnärztlichen Rechnung belegen können und dafür keine Erstattung erhalten.

6.7. Kinderbetreuungskosten (KBK)

Wer kann sie beantragen?

→ Unbeschränkt Einkommensteuerpflichtige, zu deren Haushalt ein Kind gehört, das zu Beginn des fraglichen Kalenderjahres noch nicht 16 war, können Betreuungskosten beantragen:
● Alleinstehende, die erwerbstätig oder behindert oder mindestens zusammenhängend 3 Monate krank sind,
● Ehegatten, bei denen der eine behindert oder entsprechend krank ist, wenn der andere Ehegatte erwerbstätig oder ebenfalls behindert oder krank ist.

→ Sind beide Ehegatten berufstätig, können KBK mit Hinweis auf eine Krankheit oder Behinderung nicht berücksichtigt werden, weil diese Kosten wegen der Berufstätigkeit und nicht wegen einer Krankheit oder Behinderung entstehen.

→ Sind beide behindert und berufstätig, einer davon jedoch nur teilzeitbeschäftigt, werden KBK berücksichtigt, soweit sie sich auf Zeiten der Nichtbeschäftigung beziehen und die Betreuung nach ärztlicher Bescheinigung wegen der Behinderung erforderlich ist.

→ Liegen die Voraussetzungen nur für einen Teil des Jahres vor, wird anteilsmäßig zuerkannt.

→ Als alleinstehend gilt ein unverheirateter Steuerpflichtiger auch dann, wenn er mit dem anderen Elternteil des Kindes in eheähnlicher Gemeinschaft lebt.

→ Steht ein Kind zu 2 Alleinstehenden in

einem Kindschaftsverhältnis und gehört es gleichzeitig zum Haushalt beider, so kommt auch dann bei jedem die Hälfte des Höchstbetrages (von 4000)/Erhöhungsbetrages (von 2000) in Betracht, wenn nur einer die KBK auch tatsächlich in Anspruch nehmen kann. Eine Übertragung auf den anderen Elternteil ist nicht möglich.

Welche Kosten sind ansetzbar?

› Als KBK kommen Ausgaben in Geld oder Geldeswert (Wohnung, Kost, Waren und sonstige Sachleistungen) in Betracht, die ein Steuerpflichtiger als Entgelt für Dienstleistungen zur Kinderbetreuung erbringt. Dazu gehören auch Kosten, die der Betreuungsperson erstattet werden (z. B. Fahrtkosten). Fahrtkosten des Kindes zur Betreuungsperson zählen jedoch nicht dazu.

› Eine Betreuung liegt vor, wenn sie behütend oder beaufsichtigend ist, d.h., die Fürsorge für das Kind muß der Dienstleistung erkennbar zugrunde liegen.

› Bei einer auswärtigen Unterbringung (z. B. Internat) können die dabei entstehenden Betreuungskosten neben dem Ausbildungsfreibetrag berücksichtigt werden.

Was bedeutet Erwerbstätigkeit?

› Eine solche liegt dann vor, wenn die Tätigkeit auf die Erzielung von Einkünften ausgerichtet ist, egal, ob Arbeitnehmer, selbständig oder Freiberufler. Unerheblich ist auch, ob ganz-/halbtägig oder stundenweise gearbeitet wird. Wichtig ist nur, daß während der Abwesenheit eine Betreuung für das Kind erforderlich wird.

→ Wird die Erwerbstätigkeit unterbrochen (Urlaub, krank, arbeitslos), ist das innerhalb von zwei zusammenhängenden Monaten unerheblich.

Kinderbetreuung

→ Betreuungskosten werden übernommen

für leibliche Kinder, Adoptiv- und Pflegekinder, wenn sie zum Haushalt des Steuerpflichtigen gehören.

Beispiele für Kinderbetreuungskosten

- Kosten für die Betreuung (Dienstleistungen),
- Kinderhort, -garten, -heim usw.
- Tagesmütter, Ganztagspflege,
- Beschäftigung von Kinderpflegerin/Erzieherin,
- Haushaltshilfe, die daneben Kinder betreut,
- Hausaufgabenbeaufsichtigung (keine Nachhilfe, Unterricht oder Freizeitbeschäftigungen),
- auswärtige Unterbringung (Internatskosten).

! Es ist jeweils nur der für die Betreuung entstandene Aufwand absetzbar. Unterkunft, Verpflegung und sonstige Kosten müssen vorher abgezogen werden.

Bei einer auswärtigen Unterbringung können Sie Ausbildungsfreibeträge und Betreuungsaufwendungen nebeneinander geltend machen.

Wahlmöglichkeit: Pauschbetrag oder Einzelnachweis

→ Die Wahlmöglichkeit besteht jedes Jahr.

→ Sie können für jedes Kind pro Jahr den Pauschbetrag von 480 DM absetzen oder Ihre Aufwendungen alle einzeln bis zu den folgenden Höchstbeträgen nachweisen:

- 4000 DM maximal für das erste Kind und
- 2000 DM für jedes weitere Kind.

→ Die zumutbare Eigenbelastung darf Ihnen das Finanzamt, zumindest bis einschließlich 1996, davon nicht abziehen.

Was gilt als Behinderung oder Krankheit?

› Eine Behinderung setzt keinen bestimmten Grad (Prozent) voraus. Haben Sie einen Behindertenausweis, so dürfte – unabhängig vom Grad der Behinderung – die Sache klar sein. Haben Sie den nicht oder noch nicht: Attest des Arztes.

› Schwieriger wird es schon beim Nachweis für eine Erkrankung: In jedem Fall Attest Ihres Arztes beifügen.

6.8. Ausbildungskosten – Berufsausbildung – Unterhaltsleistungen

Ausbildungskosten-Pauschbeträge

[wenn Anspruch auf Kinderfreibetrag oder -geld besteht]

› Diese Freibeträge können Sie zusätzlich zu den anderen Pauschbeträgen bei einer Schul- oder Berufsausbildung unter den genannten Voraussetzungen in Anspruch nehmen:

● Kind ist unter 18
  und auswärts untergebracht   1800 DM
● Kind ist über 18
  und lebt in Ihrem Haushalt   2400 DM
● Kind ist über 18
  und auswärts untergebracht   4200 DM

› Angerechnet werden Einkünfte und Bezüge (auch Zuschüsse und Förderbeträge) des Kindes, die zur Bestreitung seines Unterhalts oder seiner Berufsausbildung bestimmt oder geeignet sind, soweit sie über 3600 DM im Jahr ausmachen.

› Nicht angerechnet werden darf ein Kindergeld oder vergleichbare Leistungen; das gilt z. B. auch für unentgeltliche Hilfeleistungen des Kindes in Ihrem Haushalt.

Voraussetzungen für ein behindertes Kind

› Die folgenden Voraussetzungen müssen gegeben sein:

● Sie erhalten für das Kind einen Kinderfreibetrag oder Kindergeld (↗ Kap. 6.2.!).
● Ihr Kind besucht eine Schule (z. B. auch Sonderschule) *oder* befindet sich in einer Berufsausbildung *oder* wird bei einer Berufsausbildung durch gezielte Maßnahmen auf eine – wenn auch einfache – Erwerbstätigkeit vorbereitet.

! Die Vermittlung spezifischer Fähigkeiten oder Fertigkeiten ist dabei nicht notwendig. Der Arbeitstrainingsbereich in einer Anlern- oder beschützenden Werkstatt (WfB) gilt in der Regel als Berufsausbildung.

! Schließt sich im Arbeitsbereich einer WfB eine gezielte Vorbereitung auf eine Erwerbstätigkeit an, so sollten Sie auch dafür mit einer entsprechenden Bestätigung der WfB den Ausbildungsfreibetrag geltend machen.

● Sie weisen nach, daß Ihnen überhaupt Aufwendungen entstanden sind (z. B. Lehr- oder Lernmittel), Fahrtkosten, Lehrgangskosten oder ähnliche typische Kosten). *Auf die Höhe kommt es dabei nicht an.*

! Unterhaltsaufwendungen für ein in Berufsausbildung befindliches Kind wurden zum Beispiel als solche Aufwendungen angesehen. Eine krankheitsbedingte auswärtige Unterbringung (z. B. wegen Asthma oder Legasthenie) wurde hingegen nicht anerkannt.

Berufsausbildungskosten (kein Anspruch auf Kinderfreibetrag oder -geld)

→ Ihre Aufwendungen für den Unterhalt und eine etwaige Berufsausbildung einer Person, die Ihnen oder Ihrem Ehegatten gegenüber *gesetzlich unterhaltsberechtigt* ist, können steuerlich bis zu 12 000 DM berücksichtigt werden.

Gesetzlich unterhaltsberechtigt

→ Nach dem Bürgerlichen Recht sind einander zum Unterhalt verpflichtet: Verwandte in *gerader* Linie, nämlich Großeltern, Eltern, Kinder, Enkel, aber auch angenommene Kinder. In der Seitenlinie verwandte oder verschwägerte Personen gehören nicht dazu.

→ Unterhaltsberechtigt ist natürlich nur, wer außerstande ist, sich selbst zu unterhalten, also bedürftig ist. Das ist nicht anzunehmen, wenn die Aufwendungen nach den Umständen nicht notwendig (zwangsläufig) sind, d. h., daß z. B. diese Person die ihr zur Verfügung stehenden Quellen noch gar nicht alle ausgeschöpft hat.

Weitere Voraussetzungen

→ Neben der ab 1996 geltenden genannten notwendigen gesetzlichen Unterhaltsverpflichtung müssen die folgenden Voraussetzungen erfüllt sein:

● Weder Sie noch eine andere Person hat einen Anspruch auf einen Kinderfreibetrag oder Kindergeld und

● die unterhaltene Person besitzt kein oder nur ein geringes Vermögen.

→ Einkünfte oder Bezüge dieser Person, die zur Bestreitung des Unterhalts bestimmt oder geeignet sind, werden – abgesehen von einem Freibetrag von 1200 DM – davon abgezogen.

Typische Aufwendungen

→ Als typische Unterhaltsaufwendungen sind anzusehen: Ausgaben für Ernährung, Unterkunft, Kleidung, Körperpflege, Hausrat, Heizung und persönliche Bedürfnisse des täglichen Lebens sowie Versicherungsbeiträge. Die Leistungen müssen nicht laufend erfolgen; auch gelegentliche oder einmalige können berücksichtigt werden.

→ Keine typischen Aufwendungen wären z. B. die Zuwendung von Haushaltsgeräten oder Beiträge für die gesetzliche Rentenversicherung eines behinderten Angehörigen.

Krankheit, Behinderung, Pflegebedürftigkeit

→ Außergewöhnlicher Bedarf kann für eine über den typischen Bedarf hinausgehende besondere Lebenslage anerkannt werden: Das wäre z. B. bei einer Krankheit, Behinderung oder bei Pflegebedürftigkeit (Unterbringung in einem Altenheim oder Altenwohnheim) anzunehmen. Einzelheiten und Berechnungsbeispiele finden Sie in der entsprechenden Anweisung des Bundesfinanzministerium BMF vom 6. 3. 1995, veröffentlicht im Bundessteuerblatt I Seite 182, erhältlich beim Stollfuß-Verlag, Pf. 24 28, 53014 Bonn, T.: 02 28/7 24–0, Fax: -92 23.

Unterhaltsleistungen und -ansprüche

→ Der Bereich Unterhaltsansprüche konnte aus Platzgründen in dieser Auflage nur sehr bedingt berücksichtigt werden. Generell ist allerdings z. B. für die Regelung von Steuerfragen bei einer Scheidung neben der anwaltlichen notariellen Hilfe auch ein (gemeinsames) Beratungsgespräch bei einem Steuerberater dringend zu empfehlen.

6.9. Sonstige außergewöhnliche Belastungen

Baukosten

↗ Meistens geht es um bauliche Ergänzungen in Bad/WC, um Rampen, Hausnotruf-Anlage, automatische Türöffner, Treppen-Lifter usw., die Sie neben den Pauschbeträgen beantragen können.

↗ Bisher ist immer noch unklar, ob solche Aufwendungen dann auch vom FA bei der Einkommensteuer als Außergewöhnliche Belastungen (AGBel) anerkannt werden können. Die Dt. Bauspar AG hat dazu auf zwei Musterverfahren hingewiesen, über die der Bundesfinanzhof voraussichtlich noch 1997 entscheiden wird.

↗ Als Hauseigentümer sollten Sie Ihre Kosten für behindertengerechte Ein-/Um-/Neubauten auf jeden Fall als AGBel bei der Einkommensteuer geltend machen. Lehnt das FA diese Aufwendungen ab, so sollten Sie unter Hinweis auf die beiden Musterverfahren gegen den Steuerbescheid Einspruch einlegen und ein Ruhen des Einspruches beantragen. Damit halten Sie die Entscheidung offen und vermeiden Kosten für das Finanzgericht.

> **Wichtig:** Die Ein-/Um- und Neubauten dürfen nur für den Kranken/Behinderten von Vorteil sein, nicht aber einen *allgemein marktgängigen Wert* haben.

↗ Vergessen Sie bitte nicht, vor den Maßnahmen etwaige Zuschüsse (↗ Kapitel 8.) zu prüfen.

↗ Professionelle Beratung für bedarfsgerechte Ein-/Um-/Neubauten und Ausstattung geben Ihnen die Fachkräfte Ihrer Architektenkammer (↗ Kap. 8.).

↗ Bei größeren Beträgen wäre auch denkbar, daß Sie eine Aufteilung auf mehrere Jahre

zumindest versuchen. Besprechen Sie diese Frage auf jeden Fall vorher mit Ihrem Steuersachbearbeiter und/oder Steuerberater.

Heilkur

↗ Eine Kur wird in der Regel nur zur Heilung bestehender gesundheitlicher Probleme und weder behinderungsbedingt noch als Vorsorgemaßnahme durchgeführt!

↗ Wird sie von der Sozialversicherung, Unfallversicherung, Versorgungsamt usw. oder über die Beihilfe finanziert, haben Sie den nötigen Nachweis für Fahrtkosten, Telefon- und Schreibauslagen, die Ihnen für und während der Kur entstanden sind.

↗ Ansonsten besorgen Sie sich bei Ihrem Steuersachbearbeiter den entsprechenden Vordruck und gehen mit einem Attest Ihres Arztes (Kurempfehlung) und Ihren Befunden vor Antritt der Kur zum Gesundheitsamt und lassen sich dort die *medizinische Notwendigkeit* bestätigen.

> **Beispiele für Kuraufwendungen:**
> - Kurarzt, -mittel, Anwendungen, Medikamente, Trinkgelder,
> - Mehraufwand für Verpflegung, Fahrtkosten, Atteste,
> - Unterkunft, Telefon- und Schreibaufwendungen, Kurtaxe,
> - alle Kosten der Begleitperson bei *B* im Ausweis usw.

↗ Bei Kuren im Ausland sollte der gewünschte Kurort unbedingt im amtsärztlichen Zeugnis als notwendig enthalten sein. Dann dürfte die wesentliche Klippe überwunden sein, und Sie können alle Aufwendungen (auch Flugkosten) geltend machen. Bei Klimakuren (z.B. für Neurodermitis, Psoriasis) muß ebenfalls im amtsärztlichen Attest die *medizinische Notwendigkeit* besonders herausgestellt sein.

Sind in den Belegen auch andere Personen aufgeführt, kann es Probleme geben. Eindeutige Rechnungen bewahren deshalb vor Problemen.

→ Bei einer Berufskrankheit oder Folgen eines Arbeitsunfalles kommen alle Kuraufwendungen zu den Werbungskosten.

→ Für Ihre Kosten als notwendige Begleitperson einer hilflosen Person oder Ihres Kindes müßte sich die Notwendigkeit einer Begleitung aus Behinderten-Ausweis oder einem amtsärztlichen Attest ergeben; bei Kindern bis zur Schulpflichtigkeit ist ein Attest entbehrlich.

→ Und vergessen Sie nicht die Kosten der Besuche bei Ihrem Kind gelten zu machen, wenn Sie nicht als Begleitperson dabei sind.

Privatschulbesuch eines behinderten Kindes

→ Diese Kosten sind abzugsfähig, wenn
● Ihr Kind infolge einer Behinderung auf eine Schule mit individueller Förderung angewiesen ist,
● eine geeignete öffentliche Schule nicht in Ihrer Nähe ist

● und die Schulbehörde (Schulamt) bescheinigt, daß diese Schule für Ihr Kind erforderlich ist.

→ Diese Kosten sind neben dem Behindertenpauschbetrag ansetzbar.

Umzug

→ Beantragen Sie alle behinderungs-/krankheitsbedingten Umzugskosten, für die Sie keinen Gegenwert erhalten:
● Aufwendungsersatz und Entschädigung für Ihre Helfer,
● Maklergebühren, Transportfahrzeugkosten, -unternehmen,
● Transportmaterial (Kisten, Planen, Reinigung usw.),
● Abstandszahlung an Vormieter (es darf in der Quittung kein Zusammenhang mit Einbauten usw. erkennbar sein!).

Beiträge für die Rentenversicherung

→ Freiwillige Rentenbeiträge für ein behindertes Kind beantragen Sie ebenfalls als außergewöhnliche Belastung.

Kfz-Kosten und Führerschein

↗ Kapitel 7.

6.10. Sonstige Steuern

Umsatzsteuer

→ Nach dem Umsatzsteuergesetz sind die Umsätze Blinder, die als Unternehmer tätig sind, und nicht mehr als zwei Arbeitnehmer beschäftigen, steuerfrei; gleichfalls im gewissen Rahmen die Umsätze von anerkannten Blindenwerkstätten.

→ Für Krankenfahrstühle, Körperersatzstücke, orthopädische Apparate und andere orthopädische Vorrichtungen, die körperliche Behinderungen ausgleichen, wird

nur ein ermäßigter (halber) Umsatzsteuersatz erhoben. Die entsprechenden Unternehmen wissen das in der Regel. Prüfen Sie trotzdem Ihren entsprechenden Beleg!

→ Umsatzsteuerfrei sind auch Leistungen von Einrichtungen der Kriegsopfer, der freien Wohlfahrtspflege sowie die Beförderung von kranken, verletzten oder behinderten Personen mit Fahrzeugen, die hierfür besonders eingerichtet sind (z.B. Behindertenfahrdienst).

> Bei den Herstellungskosten für Info-Unterlagen, Broschüren usw. ist in den meisten Fällen ebenfalls nur der halbe Umsatzsteuersatz fällig. Klären Sie das mit der Umsatzsteuerstelle Ihres Finanzamtes von Fall zu Fall.

Hundesteuer
↗ Kapitel 4.

Grundsteuer
> Kriegsbeschädigte und andere Behinderte, die zum Erwerb oder zur wirtschaftlichen Stärkung ihres Gesundbesitzes eine Kapitelabfindung nach dem BVG oder eine Grundabfindung verwendet haben, zahlen eine ermäßigte Grundsteuer; das gilt auch für Witwen, solange sie auf dem Grundstück wohnen und nicht wieder heiraten.
> Behinderte mit besonderem Wohnbedarf können für Wohnraum, der vor dem 1.1.1990 bezugsfertig wurde, eine Grundsteuerermäßigung für zehn Jahre beantragen. Voraussetzung ist ein Bescheid über die Steuerbegünstigung.

6.11. Spenden/Auslagen für ehrenamtliche Arbeit

Abzugsfähige Spenden
> Spenden sind als Sonderausgaben abziehbar, wenn sie freiwillige und unentgeltliche Ausgaben für steuerbegünstigte Zwecke darstellen und an steuerbegünstigte Organisationen geleistet und mit Quittung nachgewiesen sind.
> Es gibt Geld-, Sach- und Aufwandsspenden.

Spendenbescheinigung
> Bei größeren Beträgen sollten Sie immer vorher prüfen,
● ob die Organisation selbst bescheinigen kann
● oder Ihre Überweisung über eine Durchlaufstelle, wie zum Beispiel bei Sportvereinen über das Rathaus, laufen muß. Dann wissen Sie auch gleich, ob und inwieweit die Organisation als gemeinnützig anerkannt und damit Ihre Überweisung steuerlich akzeptabel ist.
> Ohne Spendenbescheinigung gibt es keinen Sonderausgabenabzug. Eigenbelege wären deshalb vergebliche Mühe. Auf eine Bescheinigung der bedachten Organisation verzichtet das Finanzamt bei Spenden in Katastrophenfällen und bei Spenden bis 100 DM. Hier genügt in der Regel ein von der Bank bestätigter Überweisungsträger.

Abzug ohne Belege
> Doch (fast) keine Regel ohne Schlupfloch: Die Finanzämter akzeptieren nach einer internen Anweisung einen Gesamtbetrag der Spenden bis 200 DM (Nichtbeanstandungsgrenze), wenn Sie konkrete Organisationen benennen, die selbst Bescheinigungen ausstellen dürfen (Rotes Kreuz, Caritas, Diakonie, AW, DPWV, Adveniat usw.). Ansonsten droht der Rotstift!

Geldspenden
> Mitgliedsbeiträge und Spenden an Behindertenorganisationen sind in der Regel mit Vorlage des bestätigten Überweisungsträgers bis zu 100 DM und bei Überweisungen auf ein für Katastrophenfälle eingerichtetes Sonderkonto unproblematisch. Liegt ein Betrag darüber, sollten Sie auf dem Überweisungsträger um eine Spendenquittung bitten.

Sachspenden
> Wenn Sie eine (möglichst neuwertige) Sache gespendet haben, können Sie von

der Organisation, soweit dazu befugt, eine Bestätigung erhalten. Denkbar ist dabei fast alles, es muß nur dem ideellen Zweck der Organisation dienen.

Aufwandsspenden

→ Diese Art der Spende ist sowohl bei Organisationen möglich, die selbst Bestätigungen ausstellen, wie auch bei denen, für die eine Durchgangsstation notwendig ist.

→ Ehrenamtlich tätige Personen stehen meist vor dem Problem, daß Sie neben der Arbeit auch noch aus der eigenen Tasche zum Teil beachtliche Aufwendungen tragen müssen. Über Aufwandsspenden können sie zumindest dazu – mit Umweg über das Finanzamt – einen kleinen Teil wieder ausgleichen.

→ Wenn die Organisation Bestätigungen erteilen kann: Aufgrund einer entsprechenden generellen Regelung (ohne Verzichtsvorbehalt), die Erstattungsansprüche klar regelt, kann jeder seine genauen Aufwendungen schriftlich geltend machen. Im gleichen Schreiben spendet er sie.

→ Nach Verbuchung kann die Organisation – ohne Geldbewegungen – eine entsprechende Spendenquittung ausstellen.

Beispiele für Aufwandsspenden

Eine genaue Auflistung mit – soweit möglich – Belegen:

- Fahrtkosten (z. B. Kilometerpauschale für Dienstreisen),
- Unfallkosten bei einer Tätigkeit für die Organisation,
- Büromaterial (wann, was, wofür),
- Übernachtungs-/Verpflegungskosten,
- Aufwand heimisches Büro (Strom, Heizung, Reinigung usw.),
- Abnützung der PC-/Büroeinrichtung (eventuell pauschal),
- Telefonauslagen (wie oft, wann, wohin, Einheiten),
- Portoauslagen (wann, an wen, Postbelege).

→ Einen ähnlichen Weg können Organisationen gehen, für die nur über ein Durchgangskonto (Gemeinde, Stadt usw.) eine Spendenquittung erteilt werden kann. Hierbei muß dann allerdings tatsächlich das Geld ausgezahlt werden. Sie können dann (nach mehreren Tagen!) diesen Betrag als Spende über das Durchgangskonto der Organisation zur Verfügung stellen und erhalten von der Durchgangsstelle Ihre Spendenquittung.

Spende von Arbeitsleistung

→ Auch hier können Sie einen völlig legalen Weg gehen: Die Organisation beschließt, daß sie für näher bezeichnete Tätigkeiten, die den gemeinnützigen Zielen und Zwecken der Organisation dienen müssen, pauschale Aufwandserstattungen für Fahrtkosten, Telefonauslagen usw. gewährt, die ausgezahlt, dann aber der Organisation wieder als Spende zur Verfügung gestellt werden.

→ Denkbar wäre auch eine Entschädigung im Rahmen der Pauschalsteuer-Regelung, die in der gleichen Weise abgewickelt wird.

Wenn man Sie um Spenden bittet

→ Behindertenorganisationen und Werkstätten für Behinderte verkaufen in der Regel nichts und sammeln auch keine Spenden an der Haustüre. Bei einem derartigen »Besucher« können Sie fast immer von einem »unseriösen« Hintergrund, einer Drückerkolonne o.ä. ausgehen.

→ Seriöse Spendensammler (in einigen Bundesländern z. B. Rotes Kreuz, Johanniter,

Malteser oder Caritas) haben immer eine entsprechende Erlaubnis und einen überzeugenden Ausweis ihrer Dachorganisation dabei, bei der Sie auch kurzfristig eine Sammlungsberechtigung abklären können. Lassen Sie sich dann allerdings die entsprechende Telefonnummer selbst von der Auskunft geben. Auch auf einem Ausweis angegebene Telefonnummern können – wie schon gehabt – einen unseriösen/verbrecherischen Hintergrund haben.

! Vorsicht! Schwindler tarnen und täuschen auch mit selbstgefertigten Phantasieausweisen, mit denen die tollsten sozialen Zwecke vorgegaukelt werden sollen.

→ Ist Ihnen die Organisation/Institution usw., der Sie etwas spenden wollen, nicht genau bekannt, sollten Sie grundsätzlich nicht leichtfertig handeln:

Spendencheck vor einer Überweisung
● Lassen Sie sich an der Haustür, über die Medien usw. grundsätzlich nicht von Mitleidsmaschen beeindrucken. Geben Sie Spenden nur an Organisationen, deren Ziele, die Verwendung

von Spendengeldern und vor allem die Seriosität Ihnen genau bekannt sind.

! Vorsicht! Schwindlermethoden sind meist für den Bürger nicht erkennbar!

→ Geben Sie Spenden über 10 DM niemals an der Haustür. Lassen Sie sich in jedem Fall die nötige Erlaubnis zeigen. Seriöse Haustürsammler dürfen Spenden nur mit entsprechenden Listen annehmen, in denen Sie selbst den Betrag mit Anschrift und Unterschrift eintragen.

! Prüfen Sie dabei sehr genau auf allen Seiten einer Liste, was Sie unterschreiben!

→ Bei größeren Spenden könnten Sie Unklarheiten vor einer Überweisung bei den folgenden Kontrollinstituten abklären:
● Dt. Zentralinstitut für soziale Fragen, Berlin, T.: 0 30/8 39 00 10
● Deutscher Spenderrat, Bonn, T.: 02 28/26 56 80
● Dt. Spendeninstitut, Krefeld, T.: 0 21 51/5 55 70

7. Kfz-Verkehr

7.1. Kfz-Kosten Behinderter

Wer kann Kfz-Kosten absetzen?

→ Alle Behinderten mit einem GdB von 50–70 % oder 50–60 % plus Merkzeichen G gehen meist leer aus. Viele übersehen, daß sie zumindest die *behinderungs-/krankheitsbedingten* Kilometer à 0,52 DM bei den außergewöhnlichen Belastungen beantragen sollten.

→ Der Pauschbetrag für 3000 km, den ein Teil der Behinderten ohne Nachweise ansetzen kann (z. Zt. 1560 DM), bringt in der Regel wenig bis nichts. Versuchen Sie es deshalb mit diesen 3000 km Privatfahrten und weitere Kilometer für krankheitsbedingte Fahrten, z. B. Fahrten zu Ärzten, Zahnarzt, Fachärzten, Apotheken, Schwimmbad (Therapie), Massagen, Gymnastik, Therapien usw.

Zeichnen Sie genau auf, wie oft, wohin, warum und die Kilometerzahl, die Sie dann mit 0,52 DM pro km ansetzen.

→ Problemlos wird es erst mit dem Merkzeichen *aG, H* und *Bl*. Damit können an Privatfahrten bis zu 15 000 km à 0,52 DM bei den außergewöhnlichen Belastungen beantragt werden.

! Vorsicht! Die 0,52 DM waren nicht Bestandteil des Bundesfinanzgerichts-Urteils. Sie wurden vom Bundesfinanzministerium willkürlich festgelegt. Liegen Ihre tatsächlichen Kosten nachweislich wesentlich über diesem Betrag, so sollten Sie diese geltend machen und gegen eine Ablehnung vorgehen. Der Betrag deckt vor allem dort die tatsächlichen Kosten nicht ab, wo ein bestimmter Typ mit teuren Zusatzausstattungen zwingend erforderlich ist und nicht von einem Kostenträger bezuschußt wird. Mehrere Verfahren sind dazu z. Z. beim Bundesfinanzhof anhängig.

Absetzungsmöglichkeiten für Kfz

GdB/ Merkzeichen	Absetzung außergewöhnliche Belastungen für Kfz
50–70 % 50–60 % + G	krankheitsbedingte km à 0,52 DM (mit Fahrtenbuch oder Aufstellung)
80–100 % 70–100 % + G	3000 km à 0,52 DM ohne Nachweis
»aG« oder »H« oder »Bl«	Bis zu 15 000 km à 0,52 DM (mit tatsächlichem Fahrleistungsnachweis oder Glaubhaftmachung)

Anmerkung:
1. Die Absetzung kann zusätzlich zum Behindertenpauschbetrag erfolgen.
2. Das können auch Kosten für behinderten Ehegatten oder Kind sein.
3. Werden auch für Taxi Bus oder andere Verkehrsmittel (mit Quittungen) Kosten geltend gemacht, verringern sich die km-Höchstzahlen entsprechend.

! Unabhängig von einem GdB sollten Sie generell alle krankheitsbedingten Fahrten gesondert aufzeichnen und mit je 0,52 als außergewöhnliche Belastung geltend machen!

7.2. Kfz-Steuerbefreiung – Freifahrt im ÖPNV

Merkzeichen im Ausweis	Wertmarke		Kfz-Steuerbefreiung
G	jährlich 120 DM	oder	50 %
Gehörlos (auch ohne G)	jährlich 120 DM	oder	50 %
aG	jährlich 120 DM	und	100 %
H	kostenlos	und	100 %
Bl	kostenlos	und	100 %
Kriegsbeschädigt*)	kostenlos	und	100 %

*) und andere Versorgungsberechtigte nach dem Sozialen Entschädigungsrecht, die schon am 1. 10. 1979 freifahrtberechtigt waren.

Wertmarken und Kfz-Steuer

→ Wenn Sie zum Kreis der Freifahrtberechtigten oder für eine Kfz-Steuer-Befreiung gehören, schickt Ihnen Ihr Versorgungsamt zusammen mit der dafür nötigen Zuerkennung des Merkzeichens den entsprechenden Antrag. Sie können also nichts versäumen.

→ Eine Wertmarke wird – neben den o. g. Fällen – kostenlos für ein Jahr ausgegeben, wenn der Behinderte Arbeitslosenhilfe oder laufende Hilfe nach dem BSHG oder KJHG oder §§ 27 a und 27 d BVG erhält.

Gültigkeitsdauer

→ Eine Kfz-Steuer wird grundsätzlich für das ganze Jahr, je nach Anspruch, ermäßigt oder erlassen. Das Datum des Bescheides zum Antrag für einen Behindertenausweis und im Behindertenausweis ist dabei völlig unerheblich.

Rückerstattung der Kfz-Steuer

→ Aus dem Bescheid ergibt sich in der Regel, ab wann Sie einen GdB und ein Merkzeichen erhalten. Prüfen Sie, ob dieses Datum mit dem tatsächlichen Beginn der gesundheitlichen Probleme übereinstimmt. Für unberücksichtigte Zeiten sollten Sie dann sofort beim Versorgungsamt eine Rückwirkung beantragen (↗ Kap. 4.).

→ Gilt der Bescheid mit Merkzeichen rückwirkend, muß auch die Kfz-Steuer entsprechend für zurückliegende Jahre erstattet werden, wenn das Fahrzeug in dieser Zeit bereits auf den Bescheidempfänger zugelassen war. Holen Sie sich dazu den gesonderten Antrag bei Ihrer Kfz-Steuerstelle.

→ Eine weitere Voraussetzung für eine rückwirkende Erstattung ist, daß das Fahrzeug in dieser Zeit nur vom bzw. für den Behinderten benutzt wurde. Ihre entsprechende Erklärung auf dem Antrag genügt.

7.3. Kfz-Versicherung – Automobilclubs – TÜV

Kfz-Versicherung

→ Der Beitragsrabatt für Behinderte bei der Kfz-Haftpflichtversicherung ist leider von den meisten Versicherungen abgeschafft worden. Betroffen sind davon alle, die einen Neuvertrag abschließen oder sich ein neues Auto zulegen.

→ Die Tarifbestimmungen enthielten in der vor dem 1.7.1994 geltenden Fassung einen Beitragsrabatt – je nach Höhe der Kfz-Steuerbefreiung – von 12,5 bzw. 25 %

→ Wer Tarifsprünge etwas auffangen möchte, sollte die Angebote intensiv vergleichen.

→ Gibt es für eine Beschwerde Gründe, können Sie sich an das Bundesaufsichtsamt für das Versicherungswesen, Pf. 15 02 80, 10664 Berlin wenden.

Rollstühle und Haftpflicht

→ Prüfen Sie die Möglichkeit, Rollstühle mit einer Geschwindigkeit bis ca. 6 km/h prämienfrei in die Privathaftpflichtversicherung einzuschließen. Rollstuhlfahrer sollten sich von ihrer Versicherung schriftlich bestätigen lassen, daß dieses Risiko prämienfrei mitversichert ist.

Automobilclubs

→ Automobilclubs räumen behinderten Mitgliedern auf den Grundbeitrag eine Ermäßigung ein. Am besten fragen Sie vor einem Beitritt danach.

Gebühren beim TÜV/Straßenverkehrsbehörde

→ Für Gebühren, die beim TÜV oder der Straßenverkehrsbehörde auf die Behinderung zurückzuführen sind (z. B. Eignungsgutachten, Eintragung von Bedienungseinrichtungen im Führerschein), kann die für die Erhebung zuständige Stelle aus Billigkeitsgründen Ermäßigung oder Befreiung gewähren. Gebühren, die auch ohne Behinderung zu entrichten wären (regelmäßige Fahrzeugprüfung usw.), bleiben davon unberührt.

7.4. Bedienungseinrichtungen

↗ Hilfsmittel, im Anhang
↗ Kfz-Hilfen, Kapitel 7.6.

Welches Auto – welche Zusatzausstattung?

→ Um sich von den entsprechenden technischen und finanziellen Möglichkeiten ein Bild zu machen, klären Sie zuerst die Fragen:
● Kann ich Kfz-Hilfe bantragen?
● Welche Behinderungen bedürfen einer Zusatzausstattung?
● Welche Möglichkeiten gibt es dazu generell?
● Welche Hersteller bieten preiswerte Lösungen ab Werk?

● Was muß gegebenenfalls nachträglich eingebaut werden?
● Wo kann ich das mit welchen Kosten durchführen lassen?
● Wer kann mich dabei fachkundig beraten?

Wunsch-Auto per Computer

→ Damit wird Ihnen die Autosuche leicht gemacht: Die neue AUTO-BILD-Software schlägt sich für Sie durch den Angebotsdschungel von über 1700 Modellen. Voraussetzungen: IBM-kompatibler PC, 3,5 Zoll-Laufwerk, VGA-Karte. Sie ist erhältlich bei: Autobild, Stichwort »Computer«, Brieffach

39 10, 20350 Hamburg (Verrechnungs-scheck über 55,90 DM beifügen!).

Fachkundige Beratung

 › Machen Sie sich die Mühe, und nutzen Sie die Angebote (Rückporto!):
• Deutscher Versehrtenfahrzeug-Dienst/ Info-Center des VdK für Behinderte: Informationen über die Standorte dieser ausgezeichneten Info-Quellen erhalten Sie über den VdK, Wurzerstr. 2–4, 53175 Bonn (T.: 02 28/82 09 30).
• ADAC-Zentrale, Abt. Fahrzeugtechnik, Am Westpark 8, 81360 München.
• Beratungszentrum für technische Hilfen, Richardstr. 45, 22081 Hamburg
• Ingenieure der TÜV-Zentralen.
• Fragen Sie auch Ihren Händler nach Prospekten über Zusatzausstattungen für Behinderte (z.B. bei Audi, VW und neuerdings auch bei Fiat).

Renault-Rabatt für Behinderte

 › Renault gewährt Behinderten ab einem GdB von 50 % und einem Merkzeichen einen Rabatt von 12 %, ganz gleich, ob der Behinderte Aktiv- oder Passivfahrer ist. Das Fahrzeug muß allerdings auf den Behinderten zugelassen werden. Näheres erfahren Sie beim Bund behinderter Autobesitzer e.V., Pf. 12 02, 66443 Bexbach, T/Fax: 0 68 26/57 82

Mietwagen

 › Behindertengerechte Fahrzeuge können Sie bei vielen Autovermietern reservieren lassen. Um Überraschungen vorzubeugen, sollten Sie sich die Reservierung mit einer kurzen Beschreibung der Zusatzausstattung schriftlich oder per Fax bestätigen lassen.
 › Hier ein paar Beispiele, wo Sie ein behindertengerechtes Kfz, Wohnwagen oder einen Kleinbus ausleihen können:

• J.C. Baumann, Technische Reha-Hilfen, Grempstr. 6, 71665 Vaihingen/Enz, T.: 0 70 42/1 71 25
• Göbel Reisemobile und Zubringer-Service, Ziegelstr. 45, 69242 Rettigheim, T.: 0 72 53/2 29 91
• Europcar InterRent Autovermietung, ein Servicetelefon nennt Ihnen eine der über 400 Stationen, an denen speziell ausgestattete Fahrzeuge bereitstehen: 01 80/5 22 11 22
• Reha car rent, Am Petersberg 27, 35327 Ulrichstein, T.: 0 66 45/13 00
• Unfallopfer-Hilfswerk (Wohnwagen, Kleinbusse), Pf. 28 46, 74018 Heilbronn, T.: 01 30/85 11 32

Neuwagen – Jahreswagen – Gebrauchtwagen

 › Mehrere Hersteller bieten bereits ab Werk zusätzliche Bedienungseinrichtungen an und halten dazu auch informative Prospekte über Fahrhilfen für Behinderte mit Preisangaben bereit.

! Wenn Sie Kfz-Hilfe beantragen wollen, kein Kauf vor der Zusage des Trägers!

 › Einen Jahreswagen vermitteln Ihnen problemlos z.B.:
• Audi: BRG-Jahreswagenvermittlung, Audi AG, Werk Ingolstadt, 85045 Ingolstadt, T.: 08 41/89–45 67, Fax: 89–27 66 Audi AG, Werk Neckarsulm, 74148 Neckarsulm, T.: 0 71 32/31 23 39, Fax: 31 30 66
• BMW: BMW AG, Jahreswagenvermittlung (JAWA), V-2-D-10, 80788 München, T.: 0 89/38 26 86 50 (»Bayernmotor Markt« anfordern)
• Ford: Jahreswagen Ford-Werke, Henry-Ford-Str. 1, 50725 Köln-Niehl, T.: 02 21/90–1 43 63 (EDV-Liste anfordern)
• Mercedes: T.: 01 80/5 55 80, Fax: 01 80/5 55 90

● OPEL: Marketing Services GmbH, Pf. 16 53, 65406 Rüsselsheim, T.: 0 61 42/5 38 99 (»Opel Post« anfordern)

● VW: VW-Belegschaftsverein, Pf. 12 01 45, 38419 Wolfsburg, T.: 0 53 62/96 21 50 (EDV-Ausdruck anfordern)

● RENAULT: T.: 0 22 32/7 32 52, Fax: 7 32 26

Spezialfirmen für Bedienungs-einrichtungen

↗ Hilfsmittel, im Anhang

7.5. Fahrdienste – Taxikosten

→ Alle Mobilitätsbehinderten, vor allem Rollstuhlfahrer, stehen oft vor dem Problem, daß sie öffentliche Verkehrseinrichtungen und Verkehrsanlagen nicht benutzen können. Viele Gemeinden, Städte und Landkreise, teilweise auch Wohlfahrtsverbände, haben deshalb für die berechtigten Behinderten bundesweit sehr unterschiedliche Hilfen eingerichtet (z. B. Fahrdienste für Behinderte, Taxigutscheine, Fahr-Gutscheine, Berechtigungsscheine, Beförderungsdienste, Sonderfahrdienstpauschalen).

→ Die Kostenseite ist unterschiedlich geregelt: Zum Teil werden Sie von den örtlichen Sozialhilfeträgern im Rahmen der Eingliederungshilfe oder als freiwillige Leistung finanziert. Mancherorts müssen die Benutzer für eine private Beförderung den Nahverkehrstarif oder einen Selbstkostenbeitrag bezahlen.

→ Die Voraussetzungen für eine Beförderung dürften sich meistens nach dem Merkzeichen »aG« richten. Ihr Rathaus, Ortsamt, Bezirksverwaltung oder Sozialamt kann Ihnen die genauen Voraussetzungen in Ihrem Bereich sagen und auch die nötigen Anträge zusenden.

7.6. Kfz-Hilfen (Zuschüsse)

Wer bekommt Kfz-Zuschüsse?

● Behinderte (ab 50 % oder gleichgestellt), die *infolge der Behinderung* nicht nur vorübergehend auf die Benutzung eines Kfz angewiesen sind und es führen können,

● oder gewährleistet ist, daß jemand das Fahrzeug führt;

● dies gilt auch für Heimarbeiter, wenn das Fahrzeug zum Transport von Ware und Arbeitserzeugnissen notwendig ist.

● Zudem, wenn das Fahrzeug zur Berufsausübung benötigt wird und der Arbeitgeber die Kosten nicht übernimmt.

→ Um auf ein Kraftfahrzeug angewiesen zu sein, müssen nämlich die folgenden Voraussetzungen vorliegen:

a) Der Weg zwischen Wohnung und Arbeitsstelle kann nicht zu Fuß *oder* mit dem Fahrrad *oder* mit einem Werksbus *oder* in einer Fahrgemeinschaft zurückgelegt werden, *und* öffentliche Verkehrsmittel können nicht genutzt werden.

b) Beide Voraussetzungen liegen länger als $^1/_2$ Jahr vor, und

c) die Art und Schwere der Behinderung ist Ursache für a).

→ Die Hilfen sind ausdrücklich nicht nur auf Gehbehinderte beschränkt. Alle diese Voraussetzungen können bei Herzleiden, psychischen Erkrankungen, Rückenleiden usw. ebenso vorliegen. Entscheidend ist, wie überzeugend Sie Ihre Gründe im Antrag und bei der Untersuchung darstellen.

→ »Infolge der Behinderung« läßt, so das Bundessozialgericht, auch dann eine Hilfe zu, wenn neben der Behinderung zusätzlich andere Gründe, wie z.B. die ungünstige Verkehrs- oder Arbeitsplatzlage, die Benutzung eines Kfz notwendig machen.

Wer gewährt Kfz-Hilfen?

→ Prüfen Sie anhand Ihrer Situation die Zuständigkeit:

● *Arbeitsamt:* unter 180 Monaten Rentenversicherungszeit, auch Praktikanten, soweit sie Rentenversicherungsbeiträge zahlen.

● *Rentenversicherungsträger:* Ab 180 Monate Rentenversicherungs-Zeiten oder wenn EU-Rente gezahlt wird oder ohne Kfz-Hilfe gezahlt werden müßte oder wenn die Hilfe unmittelbar im Anschluß an eine Reha-Maßnahme notwendig ist.

● *Berufsgenossenschaften,* Unfallversicherungsträger: nach Arbeitsunfällen und bei Berufskrankheiten.

● *Hauptfürsorgestelle:* Bei Kriegs- und Wehrdienstbeschädigten, Impfschäden, Opfern von Gewalttaten und Versorgungsberechtigten nach BVG, Beamten, Selbständigen und wenn kein anderer Träger zuständig ist.

● *Sozialamt:* Im Rahmen der Eingliederungshilfe, wer mit dem Straßenrollstuhl nicht ausreichend versorgt ist und ein Kfz aus eigenen Mitteln nicht aufbringen kann.

Höhe der Förderung

→ Nur der zuständige Träger fördert. Mischlösungen mit Mehrfachförderung verschiedener Träger sind ausgeschlossen.

● Notwendige Bedienungseinrichtungen sind einkommens- und vermögensabhängig.

● Zuschüsse für den Kauf eines Kfz sind meist einkommensabhängig bis maximal 18 000 DM.

● Führerscheinkosten einkommensabhängig.

Bedienungseinrichtungen

→ Nicht jede notwendige Bedienungseinrichtung muß auch – abgesehen von der Automatik oder speziellen Systemen – im Führerschein eingetragen sein. Prüfen Sie gewissenhaft, was unverzichtbar notwendig ist. Die Notwendigkeit muß überzeugen.

→ Für alles, was nicht im Führerschein eingetragen ist, sollten Sie eine triftige behinderungs- oder krankheitsbedingte Begründung haben. Die geben Sie Ihrem Arzt und bitten ihn, in einem entsprechenden Attest das zu bestätigen.

→ Mit Begründung und Attest bitten Sie den Amtsarzt beim Gesundheitsamt um »amtliche Untersuchung und Bestätigung«.

Führerscheinkosten

→ Es kommt auch hierbei entscheidend auf eine stichhaltige und belegbare Begründung und das Einkommen an.

→ Die Kosten für behinderungsbedingte Untersuchungen (z.B. MPU), Ergänzungsprüfungen usw. – die bei Behinderungen und Gesundheitsproblemen fast immer anfallen – werden voll übernommen. Zur MPU ↗ Kapitel 7.8.

Welches Fahrzeug?

→ Marke und Klasse des gewünschten Pkw sind in der Regel jedem Träger gleichgültig. Sie werden letztlich immer nur den Zuschuß erhalten, der nach Art und Schwere Ihrer Behinderung angemessen und im Rahmen der Höchstbeträge möglich ist.

Einkommensberechnung

→ Das Einkommen ist in den meisten Fällen die entscheidende Hürde. Berechnungsgrundlage ist nur das Erwerbseinkommen. Alles andere bleibt außer Betracht.

→ Bei Ihren Ausgaben sollten Sie die folgenden Positionen gesondert auflisten und mit entsprechenden Unterlagen belegen (pro Monat):

- tatsächliche Steuern und Sozialversicherungsbeiträge,
- behinderungsbedingte Mehraufwendungen der Lebensführung (z.B. wegen Rückenbeschwerden jede Woche Hallenbad 10 DM, Ergometertraining, Besuche bei Selbsthilfegruppe, Koronargymnastik),
- Kranken- und Pflegeversicherungsbeiträge, Privathaftpflicht,
- Diensthaftpflicht-, Hausrat-, Kfz-, Sterbegeld-, Gebäude-, Brand-, Lebensversicherung bis ca. 20 DM,
- berufliche Werbungskosten: insgesamt monatlich 10 DM pro km Berufsweg bei Benutzung eines eigenen Pkw,
- Gewerkschafts-, Arbeiterkammerbeitrag,
- Garagenmiete (wenn wegen Behinderung oder Gesundheit die Unterbringung des Pkw in einer Garage notwendig ist).
- Beantragen Sie außerdem regelmäßige Aufwendungen für Therapien, Medikamente (Zuzahlungen usw.).

Die Fünfjahresfrist zur Wiederbeschaffung

→ Die Frist von fünf Jahren ist normalerweise unumstößlich. Aber – wie häufig – keine Vorschrift ohne Ausnahmefälle, die allerdings meist sehr streng geprüft werden:

- Das vorhandene Fahrzeug ist nicht mehr behinderungsgerecht,
- Totalschaden ohne Eigenverschulden (Rentenversicherer und Arbeitsamt fördern bei eigenem Verschulden nicht),
- sehr hohe Kilometerzahl, weil behinderungs- oder arbeitsbedingt ohne ausreichende Erstattung viel gefahren wurde.

Härtefälle und Ausnahmemöglichkeiten

→ Grundlage dieser »Besonderen Härtefälle« können nur außergewöhnlich gelagerte Fälle und Situationen sein, die mit den bereits geschilderten Hilfen nicht ausreichend gemildert werden können.

→ Die regulären Leistungen nach der Kfz-Hilfeverordnung können aufgestockt werden, wenn:

- dadurch Sozialhilfeleistungen zu vermeiden sind,
- dies aufgrund einer besonderen finanziellen oder unvorhersehbaren Situation zweckmäßig ist.

→ Sonstige Leistungen (z.B. für laufenden Unterhalt, Wartung, Reparaturkosten, Vollkaskoversicherung) sind denkbar,

- wenn die Arbeitsweg-Kosten wegen behinderungsbedingter Besonderheiten sehr hoch sind.
- der Arbeitsweg sehr lang und ein Umzug unzumutbar ist,
- der Träger eine Vollkaskoversicherung veranlaßt,
- ansonsten Eingliederungshilfe nach dem Sozialhilferecht beantragt werden müßte.

Stolpersteine

→ Damit Ihnen unliebsame Überraschungen erspart bleiben, sollten Sie in jedem Fall beachten:

- Ist unklar, wer in Ihrem Fall zuständig ist, richten Sie einen formlosen Antrag einfach an die nächste Hauptfürsorge- oder Fürsorgestelle.
- Das Fahrzeug wird erst dann gekauft, wenn Sie vom zuständigen Zuschußgeber eine entsprechende schriftliche Mitteilung auf dem Tisch haben.
- Verlassen Sie sich niemals auf mündliche Auskünfte oder gar Zusagen.
- Ein hoher Wert eines Altwagens verringert einen Zuschuß.

7.7. Führerschein
↗ Kapitel 7.6.

Fahrschulen für Behinderte

→ Bei zahlreichen Fahrschulen in Deutschland können Behinderte mit bedarfsgerecht ausgestatteten Pkw den Führerschein erwerben. Welche Fahrschule für Ihr Handicap in Frage kommt, können Sie anhand einer bei der Bundesvereinigung für Fahrlehrerverbände e.V., T.: 0 89/74 91 49 41, erhältlichen Liste erfahren.

Fahrerlaubnis für Krankenfahrstühle

→ Die Straßenverkehrszulassungsordnung regelt dazu:
Krankenfahrstühle mit einer Höchstgeschwindigkeit von 10 km/h dürfen ohne Fahrerlaubnis benutzt werden.

Führerschein vor/nach dem 1.1.1989

→ Wer vor dem 1. 1. 89 den Führerschein der Klasse 4 oder 5 (Ost: M, T) gemacht hat, darf ein auf 25 km/h gedrosseltes Auto oder höchstens 50 Kubik ohne Tempolimit fahren. Wer diese Klassen ab dem 1.1.1989 absolviert hat, darf Krankenfahrstühle (bis 30 km/h, 300 kg Leergewicht, 2 Sitze) bewegen.

Medizinisch-psychologische Untersuchung

→ Beim Erstantrag verlangt die Straßenverkehrsbehörde vom behinderten Führerscheinbewerber in der Regel immer ein medizinisch-psychologisches Gutachten.
↗ Kapitel 7.8.

Zuschüsse und Steuerermäßigung

→ Beantragen Sie anhand des Kapitels 7.6. einen Zuschuß. Verträge dürfen Sie erst dann abschließen, wenn Ihnen ein entsprechender Bescheid vorliegt; es sei denn, der Träger ist schriftlich mit einem vorzeitigen Beginn einverstanden.

→ Behinderte (oder deren Eltern) können Führerscheinkosten bei der Steuererklärung geltend machen. Benötigen Sie den Führerschein für den Berufsweg, gehört das zu den Werbungskosten; ansonsten zu den außergewöhnlichen Belastungen. (↗Kap. 6.)

Gesetzentwurf zum EU-Führerschein

→ Das Bundeskabinett hat im November 1996 einen Entwurf zur Änderung des Straßenverkehrsgesetz und das Fahrlehrergesetz verabschiedet. Damit werden sich voraussichtlich 1997 die Fahrerlaubnis-Klassen zum Teil sehr erheblich für Führerscheinprüflinge ändern. Jeder, der einen Führerschein hat, behält alle Rechte im vollen Umfang; dies gilt auch bei einem Umtausch.

7.8. Medizinisch-psychologische Untersuchung (MPU)

Was wird wann gefordert?

→ Nach den Richtlinien des Bundes und der Länder werden die folgenden Untersuchungsarten bei Mängeln und Untersuchungsanlässen unterschieden:

Erläuterungen zu den Untersuchungsarten

F = Facharzt der entsprechenden Fachrichtung MPU = Medizinisch-Psychologische Untersuchung F + MPU = F und anschließend MPU sind vorzusehen	
Untersuchungsgründe	*Art*
Augenerkrankungen (nur bei wenigen Ausnahmen MPU)	F
Gehörlosigkeit, Gleichgewichtsstörungen	F
Gehirn-, Rückenmark und neuromuskuläre Erkrankungen, Epilepsie, Ohnmachts- und Schwindelzustände	F
Störungen der Hirntätigkeit (z.B. Schlaganfall)	F + MPU
Erkrankungen der neuromuskulären Peripherie	F
Psychische Erkrankungen und Auffälligkeiten	F + MPU
Suchtkrankheiten	F + MPU
Herz-, Kreislauf- und Gefäßerkrankungen	F
Diabetes und innere Erkrankungen	F
Körperbehinderungen	F + MPU
Wiederholte Verkehrsdelikte unter Alkoholeinfluß (erstmalig ab 1,6 $^0/_{00}$)	MPU
Verdacht auf Gewöhnung (ab 2 $^0/_{00}$ immer)	MPU
Wiederholte erhebliche Verkehrszuwiderhandlungen	MPU
Befreiungen vom Mindestalter	MPU
Erhebliche Auffälligkeiten bei der Fahrprüfung	MPU

Wer macht MPU?

→ Grundsätzlich dürfen das nur amtlich anerkannte Untersuchungsstellen. Am bekanntesten sind TÜV und DEKRA. Die Begutachtungen werden bundesweit einheitlich, einzelfallgerecht, objektiv, neutral und unabhängig durchgeführt.

→ Die MPU-Institute arbeiten in der Regel (ohne Ausnahme) professionell, unbestechlich, routiniert und sehr erfahren.

Welche Untersuchungen und Tests?

→ Den Rahmen bestimmt die Fragestellung der Führerscheinbehörde. Rechnen Sie mit den folgenden Untersuchungen:

● Blutabnahme, medizinische Untersuchungen durch Arzt,

● Leistungstests, psychologischer Test,

● Untersuchung, Abschlußgespräch.

● Bei Körperbehinderten werden außerdem die technischen Probleme mit den nötigen Auflagen geklärt.

→ Konzentrations-, Wahrnehmungs- und Reaktionstests: Diese Tests werden in der Regel einzeln durchgeführt. Geprüft wird mit Farb- und Tonsignalen an Knöpfen und Fußpedalen.

→ Linienverfolgungstest: Sie sollen in kurzer Zeit notieren, welche Ziffern und Buchstaben zusammengehören:

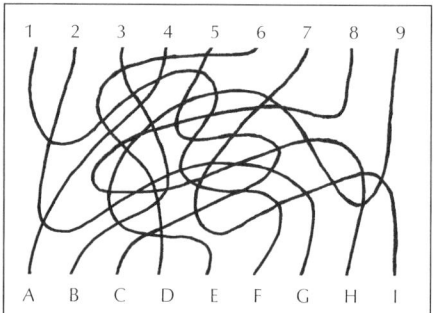

→ Verkehrsgebundener Auffassungsversuch: Für eine Sekunde werden nacheinander 20 Dias mit Situationen aus dem Straßenverkehr gezeigt, aus denen Sie sich Details (Schild, Fußgänger, Ampel usw.) merken und auf einem Fragebogen ankreuzen müssen. Ab 20 Fehler wird es dabei kritisch.

→ Das Interesse des Psychologen orientiert sich am Untersuchungsgrund. Ist es eine Behinderung, wird sie im Mittelpunkt des Gespräches stehen. Ist es ein Alkoholdelikt, ist speziell dazu mit Fragen nach der Vorgeschichte, den Ursachen, Hintergründen, Lebensumständen und vor allem der aktuellen Einstellung zu rechnen.

→ Bei Behinderten steht die Frage im Mittelpunkt, ob und inwieweit die Behinderung durch spezielle technische Ein- und Umbauten bedarfsgerecht ausgeglichen werden kann.

Anmeldung

→ Überlegen Sie, ob Sie nicht vor der MPU zu einem (kostenpflichtigen) Beratungsgespräch bei der entsprechenden MPU-Stelle gehen sollten. Die Ingenieure, Ärzte und Psychologen, die Ihnen letztlich – soweit sie es verantworten können – helfen wollen, sind dazu meist sehr gern bereit. Ein frühzeitiges Beratungsgespräch bringt Ihnen Klarheit:

was auf Sie zukommt, *wie* Ihre Chancen stehen und *was* Sie *wo* vorbereitend unternehmen können.

Vorbereitung ist unverzichtbar

→ Besorgen Sie sich das MPU-Video: MPU-Institut TÜV Nord, Oberstr. 14 B, 20144 Hamburg (25 DM + Versandkosten).

→ Bei gesundheitlichen Problemen und Behinderungen können Gutachten Ihrer Ärzte wichtige Fakten liefern.

→ Neben der Krankengeschichte und Bewertung sämtlicher dokumentierter Befunde könnten derartige Atteste ein eindeutiges und begründetes Ja zur Führerschein-Eignung enthalten.

→ Erkundigen Sie sich – je nach MPU-Grund – sofort nach Anordnung einer Untersuchung nach den Möglichkeiten für: Reha-Kurse, Selbsthilfegruppen, Trainingsprogramme, Informationstermine der MPU-Stelle, Nachschulung, technische Hilfsmittel (↗ Anhang).

Informationen dazu erhalten Sie von der Führerscheinbehörde, bei MPU-Stellen, Verkehrswacht, Fahrschulen und Automobilclubs.

→ Auch auf das Gespräch mit dem Psychologen müssen Sie sich langfristig vorbereiten. Dabei genügt es nicht, wenn Sie sich nur drei Tage vorher für die nachfolgenden Beispiele präparieren:

Krankheiten und Behinderungen:

Lebenslauf und familiäre Verhältnisse?
Welches Problem habe ich, und wie gleiche ich es aus?
Wie war der Verlauf der letzten Jahre?
Wie stehe ich selbst zu den Problemen?
Was kann ich an Positivem zu meiner Person aufzählen?
Wie sahen/sehen meine wirtschaftlichen Verhältnisse aus?
Was mache ich in der Freizeit?

Welche Medikamente nehme ich?
Welche Fehler, guten und schlechten Gewohnheiten habe ich?
Was habe ich in letzter Zeit sehr erfolgreich geändert?
Wie bin ich im Umgang mit meinen Mitmenschen?

Bei Suchtproblemen sollten dazukommen:
Genaueste Gewissenserforschung und Notizen, wie es zum Suchtproblem im Laufe der Zeit kam.
Wie ist der Tag bis zum Delikt und das Delikt genau in allen Einzelheiten abgelaufen?
Was habe ich seitdem wie geändert?
Welche Kurse, Selbsthilfegruppe usw. habe ich besucht?
Wie haben sich meine privaten, beruflichen und wirtschaftlichen Verhältnisse und Umstände dauerhaft stabilisiert?
Wie sehe ich rückblickend Sucht, Folgen und Delikt?
Wie bewältige ich heute Streß- und Frustsituationen?
Wie ist mein heutiges Trinkverhalten?

Unbedingt mitbringen
→ Sämtliche Gutachten, Atteste und Befunde, die Ihnen nützen können; bei Diabetes, Alkoholsucht usw. ist es immer von Vorteil, wenn über einen längeren Zeitraum (mind. ein Jahr) positive und stabile Befunde nachgewiesen werden können.
→ Röntgenaufnahmen, soweit sie wichtig sein könnten.
→ Nachweise über Reha-Kurs, Teilnahme an Trainingsprogramm und Selbsthilfegruppe, Entziehungskur usw.

Ärztliche Untersuchung
↗ Kapitel 2.

Blutwerte bei Alkohol-Problem
→ Ohne langfristige völlige Abstinenz wer-

den Sie Ihren Führerschein nicht wiedersehen! Anhand neuerdings untersuchter »Marker« kann man nämlich im Blut sehr schnell auch weiter zurückliegenden Alkoholkonsum feststellen.

Explorationsgespräch mit dem Psychologen
→ Alle Variationen von Ausreden sollten Sie besser zu Hause lassen. Bei der MPU werden Sie nur mit einer selbstkritischen Vorbereitungsphase und Einsicht zum gewünschten Erfolg kommen, auch wenn Sie sich noch so schlau wähnen:

Vermeiden Sie:
entlastende Abwehrargumente, Schuldzuweisungen, Arroganz, Verharmlosen der Behinderung, Krankheit usw., Aggressionen, Teilnahms- und Interesselosigkeit.

Ein paar Ratschläge für Ihr Verhalten:
• Antworten Sie positiv und aufbauend! Ihr Blick ist offen und auf den Fragesteller gerichtet.
• Konzentrieren Sie sich.
• Beweisen Sie ein gründliches Wissen um Ihr Problem.
• Zeigen Sie Einsicht und Akzeptanz zu Ihrem Problem.
• Antworten Sie nur auf Fragen: kurz, konkret und präzise.
• Achten Sie auf Fangfragen.
• Achten Sie immer besonders auf den Wahrheitsgehalt.
• Überlegen Sie bei jeder Frage Sinn und Zweck.
• Haken Sie bei unklaren Fragen nach.
• Haben Sie keine Angst, es gibt keinen Grund dafür.

Das Gutachten
→ Die MPU müssen Sie selbst vorher bezahlen. Dabei können Sie auch entschei-

den, was damit passieren darf: Lassen Sie es nur an Ihre Privatanschrift senden.

→ Ein positives Gutachten bringen Sie sofort zur Führerscheinbehörde. Fällt es negativ aus, bleibt das Ihr Geheimnis. Denken Sie dann an die schriftliche Mitteilung an die Behörde, daß »die Begutachtung noch nicht abgeschlossen ist und Sie deshalb um Zurückstellung Ihres Antrages für ... Monate bitten.« (Vorsicht: wichtige Frist!)

→ Notfalls ziehen Sie Ihren Antrag auf Erteilung oder Wiedererteilung rechtzeitig zurück und stellen ihn neu, wenn sich Ihre Voraussetzungen wesentlich geändert haben. Klären Sie die erneute Antragstellung vorher telefonisch bei der Führerscheinbehörde ab.

»Institut für .../MPU-Testberatung«

→ Lassen Sie von zweifelhaften »Testknacker«-Kursen und »MPU-Beratern« die Finger weg! Für viel Geld erhalten Sie dort wertlose Gesprächstips. Die dort vermittelten schauspielerischen Fähigkeiten und ein-

studierten Selbstdarstellungen sind allen MPU-Stellen bestens bekannt und werden bundesweit ausgetauscht.

Vorsicht bei »EU-Führerscheinen«!

→ Besonders zu warnen ist auch vor sogenannten »EU-Führerscheinen« oder gar Fahrerlaubnissen von außerhalb der EU. Eine in Deutschland angeordnete MPU läßt sich damit nicht umgehen, auch wenn Ihnen manche Firmen anderes erzählen. Den »Zweitführerschein« sind Sie in der Regel sehr schnell wieder los und haben eine weitere Strafverfolgung wegen Fahrens ohne Führerschein mit empfindlichen Geldstrafen am Hals.

→ Daß die Polizei solchen Führerscheinen eine »beondere Aufmerksamkeit« schenkt, ist klar. Spätestens die obligate Rückfrage bei der Flensburger Punktekartei läßt die Sache auffliegen. Ihnen bleiben hohe »Spesen«, viel Ärger, Zeitverlust und weitere Punkte in Flensburg. Der Führerschein rückt für Sie in fast schon unerreichbare Ferne.

7.9. Ausnahmen von der Straßenverkehrsordnung

Außergewöhnlich Gehbehinderte und Blinde

→ Behinderte mit dem Merkzeichen aG oder Bl im Ausweis können bei der für ihren Wohnsitz zuständigen Straßenverkehrsbehörde (Rathaus, Ortsamt, Kreisverwaltung usw.) eine Ausnahmegenehmigung beantragen, die sie berechtigt,

● im eingeschränkten Halteverbot bis zu drei Stunden zu parken (Ankunftszeit muß mit Parkscheibe erkennbar sein),

● an Parkuhren und Parkscheinautomaten ohne Gebühr und zeitlich unbegrenzt bzw. auf Parkplätzen für Anwohner bis zu drei Stunden zu parken, wenn keine andere Möglichkeit in der Nähe besteht,

● im Zonenhalteverbot oder an Stellen, die mit dem Verkehrszeichen »Parkplatz/Parken auf Gehwegen« ausgeschildert sind, die zugelassene Parkdauer zu überschreiten,

● in Fußgängerzonen, in denen das Be- und Entladen in bestimmten Zeiten freigegeben ist, während der Ladezeit zu parken.

● In verkehrsberuhigten Bereichen kann diesem Personenkreis zudem gestattet werden, außerhalb der gekennzeichneten Flächen ohne Behinderung für den Verkehr zu parken.

→ Sie erhalten zusammen mit der Genehmigung einen blauen Parkausweis mit dem Rollstuhlsymbol. Beides muß gut sichtbar unter die Windschutzscheibe gelegt werden.

→ Die Straßenverkehrsbehörden sind angewiesen, das Verfahren möglichst einfach abzuwickeln. »Soweit diese Behörde nicht aus eigener Kenntnis oder auf Grund Augenscheins die Voraussetzungen für die Erteilung der Ausnahme für gegeben hält« (§ 4 StVO, Länderregelung), hat sie den Behindertenausweis des Antragstellers als Entscheidungsgrundlage zu nehmen. Die Behörde hat also einen relativ breiten Spielraum und ist nicht zwingend an die Merkzeichen gebunden.

→ Beantragen Sie in jedem Fall eine unbefristete Ausnahme.

→ Haben Sie das *aG* beim Versorgungsamt beantragt, versuchen Sie, bis zur Entscheidung darüber eine befristete Ausnahme zu erhalten; gleiches gilt für Behindertenfahrdienste.

→ Eine Ausnahmegenehmigung kann jeder erhalten, der die jeweiligen Voraussetzungen erfüllt, also auch Personen, die keinen Führerschein haben. Sie gilt dann für den jeweils befördernden Fahrer. Benutzt werden darf die Genehmigung allerdings nur zusammen mit dem Behinderten.

→ Die Ausnahme wird in fast allen europäischen Ländern akzeptiert. Gleiches gilt für Behinderte dieser Länder in Deutschland.

Parkplatzreservierung

→ In Wohnungs- oder Arbeitsplatznähe eines berechtigten Behinderten kann ein Parkplatz reserviert werden, der nur mit der entsprechenden Ausnahmegenehmigung genutzt werden darf.

Ausnahmen für Heime und Schulen

→ Heime können für die Beförderung von Behinderten mit außergewöhnlicher Gehbehinderung und Blinden auf Antrag von der Straßenverkehrsbehörde für heimeigene Fahrzeuge eine fahrzeugbezogene Ausnahmegenehmigung erhalten.

Ohnhänder – Ohnarmer

→ Ohnhänder, Ohnarmer, Fingerlose, Behinderte mit Verlust von wenigstens vier Fingern an jeder Hand und Behinderte mit dauernd beidseitigem Funktionsverlust der Finger können bei der zuständigen Straßenverkehrsbehörde eine Ausnahme beantragen. Damit können sie an Parkuhren (Parkscheinautomaten) gebührenfrei und im Zonenhalteverbot bzw. auf Parkplätzen mit zeitlicher Begrenzung ohne Benutzung der Parkscheibe parken.

Kleinwüchsige Menschen

→ Bis zu einer Körpergröße von 139 cm können Kleinwüchsige bei der Straßenverkehrsbehörde eine Ausnahme beantragen, die ihnen an Parkuhren bzw. in Bereichen mit Parkscheinautomaten im Rahmen der angegebenen Höchstzeit ein gebührenfreies Parken erlaubt.

Befreiung von der Anschnallpflicht

→ Von der Anschnallpflicht kann man befreit werden, wenn mit dem Angurten eine konkrete ernsthafte Gesundheitsschädigung verbunden ist. Zuständig ist auch dafür die Straßenverkehrsbehörde.

Befreiung von der Schutzhelmpflicht

→ Von der Schutzhelmpflicht kann befreit werden, wer aus gesundheitlichen Gründen keinen Helm aufsetzen kann. Diese Gründe sind mit einer ärztlichen Bescheinigung bei der für die Ausnahmegenehmigung zuständigen Straßenverkehrsbehörde nachzuweisen.

Mitnahme behinderter Kinder

→ Kinder, die aufgrund ihrer Behinderung im Auto gefährdet sind, dürfen auf Sitzen, für die Sicherheitsgurte vorgeschrieben sind, nur mitgenommen werden, wenn eine besondere Rückhaltevorrichtung benutzt wird. Zudem ist eine ärztliche Bescheinigung erforderlich, die für das Kind bestätigt, daß anstelle einer bauartgenehmigten Rückhalteeinrichtung nur eine besondere verwendet werden kann.

7.10. Fahrverbot bei Smog- und Ozonalarm

› Fahrverbote gelten nach Maßgabe der Smog-Verordnungen und des Ozongesetzes nicht für Fahrzeuge, mit denen Personen fahren oder befördert werden, die einen Behindertenausweis mit den Merkzeichen aG, H oder Bl nachweisen können. Gleiches gilt für Fahrzeuge, die u. a. zur Beförderung von Kranken und Behinderten eingesetzt sind.

› Bei einem Ozon-Fahrverbot dürfen neben den genannten Behinderten auch Fahrzeuge fahren, die eine der folgenden Schlüsselzahlen im Fahrzeugschein (Rubrik

1 »Fahrzeug- und Aufbauart«) haben und mit einer Plakette gekennzeichnet sind: 01 bis 02, 11 bis 14 und 16 bis 26.

› Kfz mit den Schlüsselzahlen 04, 09, 10 und 15 in der Spalte 5 »Antriebsart« mit dem Zusatz »G-Kat« und dahinter die Zahl 51 sind ebenfalls vom Ozon-Fahrverbot befreit.

› Für 03 gilt: Kfz mit Hubraum zwischen 1,4 und 2 Liter müssen im Fahrzeugschein den Eintrag »G-Kat« oder eine Bescheinigung des Herstellers haben.

7.11. Kfz-Unfall

› Im Schadensfall sollten Sie ein paar sehr wichtige Überlegungen anstellen, damit Ihnen letztlich nicht noch zusätzliche Überraschungen drohen. Bestehen Sie auf Polizei und beauftragen Sie einen Anwalt bei:

● Unfall mit Personenschäden, hohem Sachschaden (über ca. 4000 DM), Gegner hat überzogenen TÜV, Unfallflucht, Verdacht auf Verkehrsunsicherheit beteiligter Fahrzeuge,
● ausländischem Fahrzeug/Fahrzeuglenker mit zweifelhafter Fahrerlaubnis oder mangelhaftem Versicherungsnachweis,
● ausländischer Fahrerlaubnis eines Deutschen,

● geringstem Verdacht auf alkoholisierte oder unter Drogen/Medikamente stehende Unfallbeteiligte,
● geringstem Verdacht auf Manipulation (»Autobumser«), fehlendem Führerschein, Zulassung oder Versicherungsschutz.

› Nach Absicherung der Unfallstelle sollten Sie dafür sorgen daß – neben der polizeilichen Aufnahme – auch von Ihnen selbst die Beweise zu Unfallhergang und Schäden gesichert werden! Dokumentieren Sie Ablauf, Unfallort, Beteiligte und den gesamten Umgriff mit Fotos, Skizzen und Notizen. Sichern Sie sich Zeugen.

› Prüfen Sie, ob andere Unfallbeteiligte nach Alkohol riechen oder das Verhalten, Bewegungen, Gehen, Reden usw. auf Drogen oder Medikamenteneinflüsse hindeuten könnten. Achten Sie darauf, wer genau das Fahrzeug gefahren hat, ob dieses Fahrzeug vom äußeren Erscheinungsbild her Mängel aufweist und wann der nächste TÜV fällig wird.

⇢ Erinnern Sie sich, ob ein Unfallbeteiligter während der Fahrt telefoniert hat. Diese Beispiele sollen Ihnen nur die Bandbreite der möglichen Aspekte aufzeigen und Sie für die Problematik sensibilisieren.

Verhalten Sie sich am Unfallort überlegt!

- Machen Sie grundsätzlich keinerlei Angaben, und geben Sie keinerlei Auskünfte gegenüber der Polizei, auch wenn die das noch so gern hätte (außer Personalien). Das macht – professionell – ausschließlich Ihr Anwalt oder Sie selbst erst nach mindestens 48–72 Stunden! Lassen Sie sich nicht drängeln!
- Geben Sie keine Erklärungen gegenüber Unfallbeteiligten ab! Damit schaden Sie sich – immer – nur selbst.
- Wird ein »Unfallbericht« erstellt, sollten Sie den erst nach gründlichster Prüfung unterschreiben.
- Unterschreiben Sie ansonsten absolut nichts, und erhalten Sie sich in jeder Phase eine gesunde Portion Mißtrauen.
- Das gilt auch für »Unfallhelfer«, die Ihnen am Unfallort oder nach dem Abschleppen irgendwelche Verträge o. ä. anbieten.
- Erteilen Sie keine Aufträge (z. B. Kfz-Gutachter) und unterschreiben Sie keinerlei Verträge (z. B. Leihwagen) vor dem Gespräch mit dem Rechtsanwalt und der Genehmigung der gegnerischen Versicherung! Soviel Zeit muß sein.

Verletzungen behandeln lassen!

⇢ Bei Verletzungen sollten Sie sich sofort in ein Krankenhaus oder zumindest zu einem Arzt begeben. Was auf den ersten Blick wie eine harmlose Verletzung aussieht, war schon oft eine massive Gehirnerschütterung, innere Verletzung usw. Spätestens bei der Geltendmachung des Schmerzensgeldes werden Sie es bitter bereuen, wenn Ihre Verletzungen und gesundheitlichen Folgeschäden nicht optimal untersucht, behandelt und vielleicht sogar über längere Zeit die nötige Therapie erfahren haben.

Versicherungsbetrug hat üble Folgen!

⇢ Hüten Sie sich vor falschen Angaben gegenüber Versicherungen! Bei entsprechendem Nachweis können die nämlich meist erfolgreich jegliche Leistungspflicht ablehnen bzw. den Versicherungsschutz entziehen. Verlassen Sie sich darauf, daß die dann ziemlich ungemütlich werden können und in der Regel eine Strafanzeige wegen Verdacht auf Versicherungsbetrug prüfen.

Keine Schadenersatzansprüche übersehen!

⇢ Damit Sie aber auch bei Ihrem Anwalt, dem Sie mit einer sorgfältigen Vorbereitung wertvolle Zeit ersparen helfen, nichts vergessen, hier die wichtigsten Schadenersatz-Möglichkeiten, die Sie sich anhand Ihrer Aufzeichnungen für Ihre spezielle Situation von Ihrem Anwalt erläutern lassen sollten:

Die wichtigsten Schadenersatzmöglichkeiten

Personenschäden – Verletzungen:
- Arzt-/Krankenhauskosten, Anschlußheilbehandlung, Kur, Reha,
- Medikamente, Heil- und Hilfsmittel, Massagen, Krankengymnastik, Bäder, spezielle Therapien, besondere Ernährung, vertaner Urlaub,
- Haushalts-/Pflegehilfe, Pflegeaufwand, Pflegehilfsmittel,
- Aushilfskräfte, Verdienst-/Einkommensausfall, entgangener Gewinn,
- Um- und Einbauten in und am Wohnung/Haus, in Auto, Vorrichtungen usw. wegen dauerhafter Schwerbehinderungen, Freizeiteinbuße,
- Schmerzensgeld, geminderte Erwerbsfähigkeit, Berufsschadensausgleich, notwendige Ausstattung und Hilfen am Arbeitsplatz,
- Rentenanspruch/Kapitalisierung.

Fahrzeugschäden – Sachschäden:
- Abschleppkosten, Sachverständigengebühren, Taxikosten,
- Mietwagen (abzüglich Ersparnis), Nutzungsausfall, Trinkgelder,
- Finanzierungskosten, Zulassungs-/Überführungskosten, Schilder,
- Kostenschätzung, Reparaturkosten (laut Gutachten), TÜV,
- Ersatzwagen (Wiederbeschaffungswert abzüglich Restwert),
- Verlust bei Haftpflichtversicherung, Steuer, Schadenrabatt,
- Beschädigte Gegenstände und Kleidung (Koffer, Kleidung, Geräte, Schuhe, Brille), zerstörte Auto-Ausstattungsgegenstände,
- sonstige Auslagen (Telefon-, Fax-, Fahrt- und Schreibaufwand).

Schäden bei Todesfall:
- Erwerbsminderung bis zum Tod, Rettungsdienst, Arzt, Krankenhaus,
- Beerdigungskosten, Fahrt- und sonstige Auslagen und Gebühren,
- Abgeltung vermehrter Bedürfnisse, Ersatz für durch den Tod entzogene Unterhaltsleistungen und Dienste.

Anwalts-, Gerichts- und Gutachterkosten

Schmerzensgeldansprüche

→ Die größten Probleme ergeben sich häufig bei den Personenschäden und vor allem bei Schäden aufgrund eines Todesfalles. Dabei geht es meist um größere Schadenersatzansprüche, die in der Regel die Versicherungen nur sehr bedingt erfüllen wollen. Derartige Ansprüche ohne anwaltliche Schützenhilfe geltend zu machen ist immer (!) höchst unklug.

→ In den überwiegenden Fällen wird statt einer Rente eine Abfindung gezahlt, die vor allem dann äußerst lukrativ ist, wenn die/der Betroffene an eine Wiederheirat denkt. Die muß man bei der Heirat nicht zurückgeben. Ihre Absichten müssen Sie also unbedingt verschleiern. Versicherungen bieten nämlich eine Abfindung nicht oder weit unter dem möglichen Anspruch dann an, wenn sie die Chancen auf Wiederverheiratung der/des Witwe/Witwers sehr hoch einschätzen. Dann zahlen sie lieber eine Rente, weil die dann bei der Heirat wegfällt. »Verdächtig« macht sich auch, wer zunächst auf einer Rente und dann plötzlich auf einer Abfindung besteht.

Wichtig: Verhandeln Sie niemals selbst mit einer Versicherung. Überlassen Sie das einem Regulierungsexperten, der Sie anwaltlich vertritt. Nur dann können Sie sicher sein, daß die Versicherung Sie nicht über den Tisch zieht.

Hilfe/Beratung für Unfallgeschädigte:
• Verein der Unfallopfer DAVID e.V., Karin May-Wedig, Dürerstr. 16, 67061 Ludwigshafen, T.: 06 21/56 44 08, Fax: 56 78 25
• Dignitas e.V., Dt. Interessengemeinschaft für Verkehrsunfallopfer, Friedlandstr. 6, 41747 Viersen, T.: 0 21 62/2 00 32, Fax: 35 23 12

• Helferkreis für verunglückte Touristen und Reisende, Azaleenweg 9, 21218 Seevetal, T.: 0 41 05/5 14 40
• Unfallopfer-Hilfswerk, Pf. 28 46, 74018 Heilbronn, T.: 01 30/85 11 32
• Interessengemeinschaft zum Schutz von Unfallgeschädigten und Behinderten (ISU) e.V., Lötzener-Str. 16, Industriehof, 60487 Frankfurt/M, T.: 0 69/70 02 15
• Kuratorium Rettungsfonds für aktive Unfallhilfe e.V., Klufferstr. 83, 53175 Bonn, T.: 02 28/31 31 01
• Zentralruf der Autoversicherer, Verkehrsopferhilfe Hamburg e.V. und Büro Grüne Karte e.V.: Glockengießerwall 1, 20095 Hamburg, T.: 0 40/30 18 00

Hilfe/Beratung für Unfallverletzte:
↗ Kap. 1.13. »Knochen«, 1.14. »Kopf«, 1.19. »Nerven«, 1.23. »Psyche«, 1.25. »Schmerzen« usw.

7.12. Medikamente/Drogen im Straßenverkehr

Drogenunfälle:
Meist Schwerstverletzte und Tote
→ Nach Untersuchungen des TÜV nehmen ca. 2 Millionen Deutsche »weiche« Drogen wie Haschisch (Canabis) und Marihuana gelegentlich oder sogar regelmäßig. Den Hauptanteil stellen dabei die 18- bis 25-jährigen. Sie sind auch bei den Drogenunfällen mit schweren Verletzungen und Toten am häufigsten beteiligt. Untersuchungen bei Unfallfahrern haben ergeben, daß bis zu 37% im Blut die Haschisch-Rauschsubstanz THC enthielten.
→ Meist werden zusätzlich weitere Drogenbestandteile und Begleit- und Verstärkerdrogen, wie zum Beispiel Alkohol, bei den gerichtsmedizinischen Analysen gefunden. Die meisten Drogen schränken

die Fahrtüchtigkeit immer noch erheblich ein, auch wenn die akute Wirkung, der Rauschzustand, längst verflogen ist.
→ Ein für 1997 geplantes Gesetz gegen Drogen am Steuer wird – hoffentlich – dazu endlich klare Verhältnisse schaffen. Drogensüchtige in allen Variationen haben im Straßenverkehr nichts verloren.
→ Die Polizei kann mit modernsten Geräten Drogensucht und alle Variationen von Ecstasy-Pillen blitzschnell auf der Haut, in den Augen usw. feststellen. Bundesweit kontrolliert sie sehr viel intensiver als bisher bei Verdacht auf Drogen/Medikamente am Steuer. Übrigens: Auch mit Haarproben, mit einem »Drogenscreening« und anhand der »Alkoholmarker« bei der Blutuntersuchung läßt sich problemlos eine regel-

mäßige oder auch weiter zurückliegende Rauschmittel-/Medikamenteneinnahme nachweisen.

→ Die – meist schrecklichen – Konsequenzen bei entdeckter Drogensucht/Medikamenteneinnahme im Straßenverkehr sind: Verschulden/Mitverschulden bei Unfall, Führerscheinentzug, Verlust des Versicherungsschutzes, Regreß der Versicherung, hohe Strafen, medizinisch-psychologische Untersuchung usw. Selbst wenn Sie deshalb nicht in einen Unfall verwickelt werden, summieren sich die Kosten dann rasch auf zehnstellige Beträge, also weit jenseits der 10 000 DM-Grenze!

Medikamente im Kfz: Risiko auf Rezept?

→ Etwa $1/5$ aller marktgängigen Medikamente können eine verkehrsgefährdende Wirkung verursachen. Viele darunter sind sogar rezeptfrei erhältlich. Dazu kommt, daß der Schwarzmarkt für Medikamentenabhängige, vor allem für Anabolika, starke Aufputsch- und Beruhigungsmittel, riesengroß ist. Hier ein paar Beispiele für Erkrankungen, bei denen Medikamente Unfälle auslösen können:

> Allergien
> Diabetes
> Kreislaufschwäche
> Nervenerkrankungen
> Schlafstörungen
> Asthma
> Erkältungen
> Magenkrankheiten
> Psychische Probleme
> Schmerzzustände
> Bluthochdruck
> Herzerkrankungen
> Muskelverspannungen
> Rheuma

Was können Medikamente auslösen?

Dieser Auszug aus einer Information der Verkehrswacht liest sich wie ein Krimi:

Zentral dämpfende Mittel (Schlaf-, Schmerz- und u. a. Erkältungsmittel)

– beeinflussen Reflexe
– Reaktionsvermögen
– Konzentrationsfähigkeit

Lokale Betäubungen

– 2 Stunden erhebliche Beeinträchtigung von Psyche und Körper

Mittel gegen Allergien, Reisekrankheiten

– Müdigkeit

Anregungs-/Aufputschmittel, Appetitzügler

– erhöhen Risikobereitschaft
– erzeugen Optimismus
– bei nachlassender Wirkung abrupter Leistungseinbruch

Beruhigungsmittel, Psychopharmaka

– verzögern Reaktionszeit
– blenden Wahrnehmungen aus
– machen gleichgültig

→ Nach Erhebungen der Deutschen Verkehrswacht ist nahezu jeder vierte Unfall auf den deutschen Straßen durch Nebenwirkungen von Medikamenten beeinflußt. Wer allerdings im Straßenverkehr trotz Genusses von Alkohol oder anderer berauschender Mittel, wie auch Medikamente, ein Fahrzeug führt, obwohl er dazu nicht in der Lage ist, handelt äußerst verantwortungslos. Er gefährdet sich selbst und die Gesundheit und das Leben der anderen Verkehrsteilnehmer!

Medikamente am Steuer: Was muß man beherzigen?

- Lesen Sie sich den Beipackzettel sehr genau durch, und nehmen Sie Hinweise auf eine Teilnahme am Straßenverkehr sehr ernst!
- Die Warnhinweise auf den Beipackzetteln entbinden Ärzte nicht von der entsprechenden Aufklärungspflicht.
- Wer mehr als ein Medikament einnimmt, muß seinen Arzt/Apotheker fragen, was dieser »Chemie-Cocktail« an veränderten Wirkungsweisen und vor allem *Neben*wirkungen auslösen kann.
- Verzichten Sie auf Alkohol, Kaffee und ähnliche Genußmittel. Sie führen häufig zu unkontrollierbaren Reaktionen.
- Wer starke Medikamente für die o. g. Krankheiten einnimmt, hat im Straßenverkehr nichts verloren. Er gefährdet sich und vor allem die anderen Verkehrsteilnehmer auf das schwerste.
- Medikamente und Drogen werden zunehmend im Straßenverkehr kontrolliert; vor allem, wenn bei einem Unfall ein entsprechender Verdacht auftaucht. Sie wissen ja: Selbst die beste Begründung oder Ausrede ist dann wertlos.
- Bei einem Unfall gefährden Sie den Versicherungsschutz, verlieren den Führerschein und risikieren eine sehr empfindliche Bestrafung. Bus und Bahn zur rechten Zeit sind billiger!

7.13. Straßenvignette in Österreich

Behinderte: Gratisvignette nur sehr bedingt

→ Behinderte Kraftfahrer erhalten nur die Kosten für den Aufkleber auf Antrag zurückerstattet. Nach der derzeitigen Gesetzeslage müssen die folgenden Voraussetzungen erfüllt sein:

1. Der Fahrzeuglenker muß einen *Behindertenausweis* mit dem *Merkzeichen* »aG« (= außergewöhnlich gehbehindert) haben.
2. Das *Fahrzeugkennzeichen* muß auf dem Behindertenausweis aufgeführt sein.

3. Im *Führerschein* muß eine Beschränkung der Lenkerberechtigung auf Fahrzeuge mit bestimmtem Merkmal (z.B. Automatikfahrzeug) eingetragen sein.
4. Eine Rückerstattung gibt es *nur für Jahresvignetten* für mehrspurige Kfz bis zu 3,5 Tonnen höchstzulässigem Gesamtgewicht.

! Vorsicht: Mautpflichtige Autobahntunnelabschnitte (z.B. Felbertauerntunnel, Tauerntunnel usw.) müssen trotzdem bezahlt werden. Das gilt generell und ohne Ausnahme für alle Kfz.

Wie – wo – womit zu beantragen?

→ Eine Rückerstattung ist mit einem gesonderten Vordruck zu beantragen bei der Österreichische Autobahnen- und Schnellstraßen AG, Postfach 74, 5033 Salzburg.

→ Es genügt allerdings auch ein formloses Schreiben mit den nötigen Unterlagen. Vergessen Sie dabei neben den Personalien (Name, Vorname, Wohnort) nicht Ihr Konto mit Bankleitzahl und Bank anzugeben.

→ Anträge dafür erhalten Sie beim ÖAMTC, Schubertring 1–3, A-1010 Wien, T. aus Deutschland: 00 43-1-71 19 90, Fax: 00 43-1-7 13 18 07.

→ Dem komplett ausgefüllten Antragsvordruck müssen Sie vollständige Kopien (jeweils beide Seiten; Beglaubigung ist nicht notwendig!) wie folgt beifügen:

● Behindertenausweis mit Merkzeichen »aG« und Fahrzeugkennzeichen
● Fahrzeugschein mit eingetragener Beschränkung
● Abziehfolie des Aufklebers (Originalvignetten-Quittungsabschnitt – von Vignette abtrennen!) Nur sie gilt als Original-Vignettenquittung; ein Kassenbeleg kann sie nicht ersetzen.

Unvollständige Anträge schickt die Mauterrichtungsgesellschaft unbearbeitet zurück!

→ Der ÖAMTC versucht zur Zeit, Ausnahmen für eine größere Gruppe Behinderter zu erreichen.

Jahresvignette Motorräder	220 ÖS (ca. 32 DM)
Zweimonatsvignette Motorräder	80 ÖS (ca. 12 DM)
Jahresvignette Kfz (bis 3,5 t)	550 ÖS (ca. 80 DM)
Zweimonatsvignette Kfz (bis 3,5 t)	150 ÖS (ca. 22 DM)
Wochenvignette (10 Tage, nur Pkw)	70 ÖS (ca. 10 DM)

→ Fahrzeuge ohne Vignette müssen mit einer empfindlichen Strafe rechnen (ca. 1000 ÖS; Wiederholungsfall bis 60.000 ÖS).

→ Erhältlich sind sie in Deutschland u.a. beim ADAC und an grenznahen Tankstellen; in Österreich u.a. in Postämtern, an Tankstellen, beim ÖAMTC und in Tabakläden.

8. Bauen & Wohnen

8.1. Planungsgrundlagen – Barrierefreie Wohnungen

Auszüge aus DIN 18025 Teil 1 + 2

1 Anwendungsbereich und Zweck
2 Begriffe
3 Maße der Bewegungsflächen
4 Türen
5 Stufenlose Erreichbarkeit, untere Türanschläge und -schwellen, Aufzug, Rampe
6 Besondere Anforderungen an Küche, Sanitärraum,

zusätzliche Wohnfläche, Freisitz, Rollstuhlabstell-platz und Pkw-Stellplatz
7 Wände, Decken, Brüstungen und Fenster
8 Bodenbeläge
9 Raumtemperatur
10 Fernmeldeanlagen
11 Bedienungsvorrichtungen

Spezifische Planungsanforderungen

Sehbehinderung/Blindheit
- Räume hell, nichtblendend und schattenlos ausleuchten.
- Gefahrenquellen (z. B. Stufen, Schwellen, Kanten) und Orientierungshilfen (z. B. Hinweis-schilder, Schalter, Griffe) durch kontrastreiche Farben im gleichen Ton kenntlich machen, möglichst vermeiden,
- bruchsicheres Glas (bei Ganzglastüren)
- optische Signale durch akustische Signale ersetzen (z. B. Kochplatte mit Lichtsignal, Lift mit Klingelzeichen),
- ausgeglichene akustische Raumbedingungen schaffen,
- Orientierungsmöglichkeiten mit taktilen Elementen (z. B. Materialunterschiede des Fußbodens) schaffen.

Hörbehinderung
- Ausgeglichene raumakustische Bedingungen

schaffen, um die Verständlichkeit von Geräuschen und Lauten zu verbessern,
- schallmindernde Maßnahmen gegen erhöhten Lärm von draußen (z. B. Straßenlärm) vorsehen,
- akustische Signale (z. B. Klingel, Telefon) mit optischen Signalen (z. B. Blinklicht) ergänzen.
- Räume hell, nichtblendend und schattenlos ausleuchten, um das Ablesen von den Lippen zu erleichtern.

Rollstuhlbenutzer/innen
Rollstuhlbenutzer/innen – auch mit Oberkör-perbehinderungen – müssen alle zur Wohnung gehörenden Räume und alle den Bewohnern der Wohnanlage gemeinsam zur Verfügung ste-henden Räume befahren können. Sie müssen grundsätzlich alle Einrichtungen innerhalb der Wohnung und alle Gemeinschaftseinrichtun-gen innerhalb der Wohnanlage nutzen können. Sie müssen in die Lage versetzt werden, von fremder Hilfe weitgehend unabhängig zu sein.

1 Anwendungsbereich und Zweck

Diese Norm gilt für die Planung, Ausführung und Einrichtung von rollstuhlgerechten, neuen Miet- und Genossenschaftswohnungen und solcher Wohnanlagen.
Sie gilt sinngemäß für die Planung, Ausführung und Einrichtung von rollstuhlgerechten, neuen Wohnheimen, Aus- und Umbauten sowie Mo-dernisierung von Miet- und Genossen-

schaftswohnungen und solcher Wohnanlagen und Wohnheimen.
Sie gilt sinngemäß – entsprechend dem indivi-duellen Bedarf – für die Planung, Ausführung und Einrichtung von rollstuhlgerechten Neu-, Aus- und Umbauten sowie Modernisierungen von Eigentumswohnungen, Eigentumswohnan-lagen und Eigenheimen.

2 Begriffe

Einrichtungen
Einrichtungen sind die zur Erfüllung der Raumfunktionen notwendigen Teile, z. B. Sanitär-Ausstattungsgegenstände, Geräte und Möbel; sie können sowohl bauseits als auch von dem/der Wohnungsnutzer/in eingebracht werden.

Bewegungsflächen
Bewegungsflächen sind die zur Bewegung mit dem Rollstuhl notwendigen Flächen. Sie schließen die zur Benutzung der Einrichtungen erforderlichen Flächen ein.
Bewegungsflächen dürfen sich überlagern (siehe Bild 6).

Die Bewegungsflächen dürfen nicht in ihrer Funktion eingeschränkt sein, z.B. durch Rohrleitungen, Mauervorsprünge, Heizkörper, Handläufe.

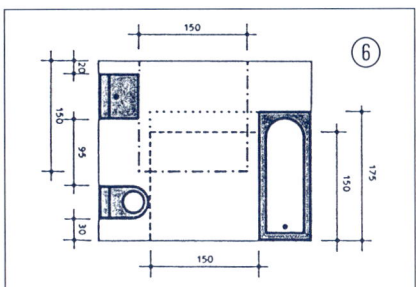

3 Maße der Bewegungsflächen

Bewegungsflächen, 150 cm breit, 150 cm tief
Die Bewegungsfläche muß mindestens 150 cm breit und 150 cm tief sein:

- als Wendemöglichkeit in jedem Raum, ausgenommen kleine Räume, die der/die Rollstuhlbenutzer/in ausschließlich vor- und rückwärtsfahrend uneingeschränkt nutzen kann.

- als Duschplatz (siehe Bilder 1 und 3),
- vor dem Klosettbecken (siehe Bild 4),
- vor dem Waschtisch (siehe Bild 5),
- auf dem Freisitz,
- vor den Fahrschachttüren,
- am Anfang und am Ende der Rampe (siehe Bild 7)
- vor dem Einwurf des Müllsammelbehälters.

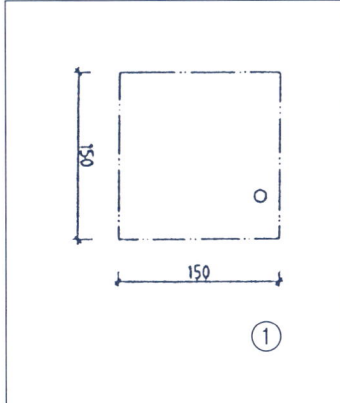

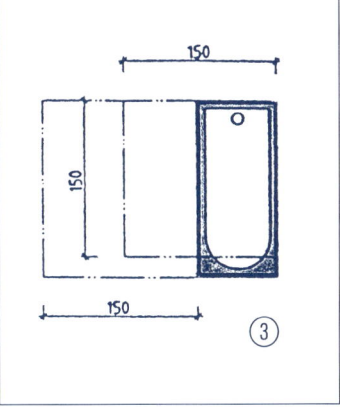

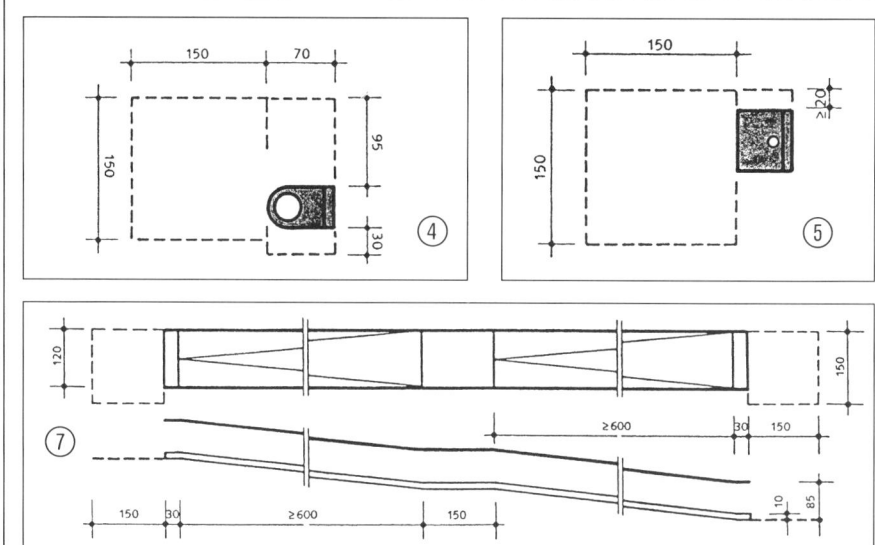

Bewegungsflächen, 150 cm tief

Die Bewegungsfläche muß mindestens 150 cm tief sein:

- vor einer Längsseite des Bettes des/der Roll-stuhlbenutzers/in (siehe Bild 16),
- vor Schränken,
- vor Kücheneinrichtungen (siehe Bilder 18 und 19),
- vor der Einstiegseite der Badewanne (siehe Bild 3),
- vor dem Rollstuhlabstellplatz (siehe Bild 15),
- vor einer Längsseite des Kraftfahrzeuges (siehe Bild 20).

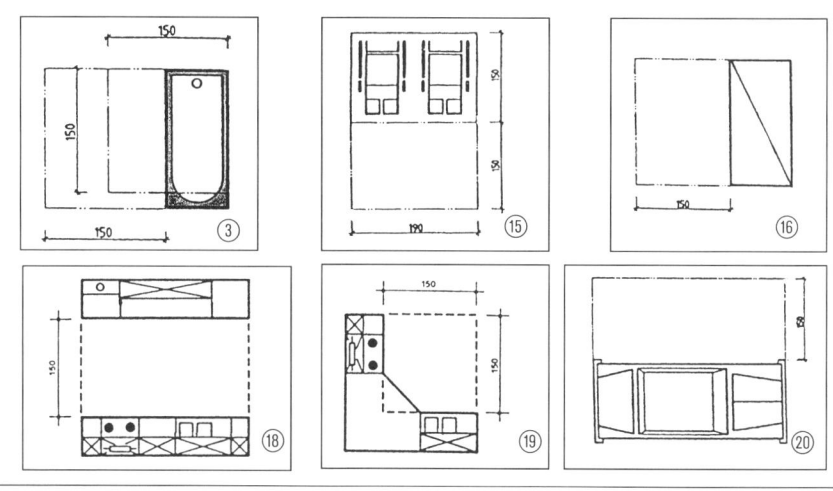

Bewegungsflächen, 150 cm breit

Die Bewegungsfläche muß mindestens 150 cm breit sein:

- zwischen Wänden außerhalb der Wohnung,
- neben Treppenauf- und -abgängen; die Auftrittsfläche der obersten Stufe ist auf die Bewegungsfläche nicht anzurechnen (siehe Bild 14).

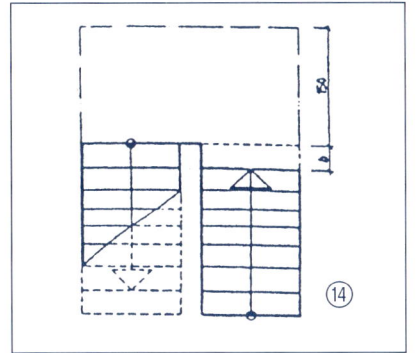

Bewegungsflächen, 120 cm breit

Die Bewegungsfläche muß mindestens 120 cm breit sein:

- entlang der Möbel, die der/die Rollstuhlbenutzer/in seitlich anfahren muß,
- entlang der Betteinstiegseite – Bett des/der Nicht-Rollstuhlbenutzers/in (siehe Bild 17)

- zwischen Wänden innerhalb der Wohnung,
- neben Bedienungsvorrichtungen (siehe Bild 13),
- zwischen den Radabweisern einer Rampe (siehe Bild 9),
- auf Wegen innerhalb der Wohnanlage.

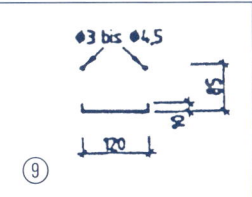
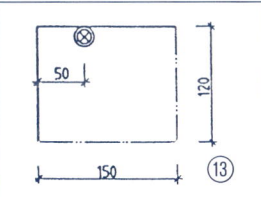
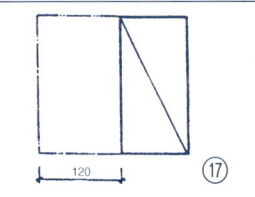

Bewegungsfläche neben Klosettbecken

Die Bewegungsfläche muß links oder rechts neben dem Klosettbecken mindestens 95 cm breit und 70 cm tief sein. Auf einer Seite des Klosettbeckens muß ein Abstand zur Wand oder zu Einrichtungen von mindestens 30 cm eingehalten werden (siehe Bild 4)

Bewegungsflächen vor handbetätigten Türen

Vor handbetätigten Türen sind die Bewegungsflächen nach den Bildern 10 oder 11 zu bemessen (siehe Abschnitt Türen)

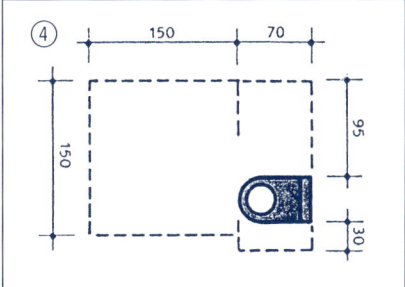

4 Türen

Türen müssen eine lichte Breite von mindestens 90 cm haben (siehe Bilder 10 und 11).
Die Tür darf nicht in den Sanitärraum schlagen.
Große Glasflächen müssen kontrastreich gekennzeichnet und bruchsicher sein.

Bewegungsflächen vor handbetätigten Türen siehe Abschnitt 3.6.
Unter Türanschläge und -schwellen siehe Abschnitt 5.

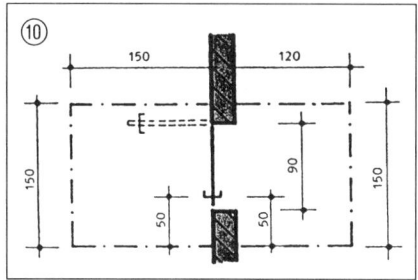

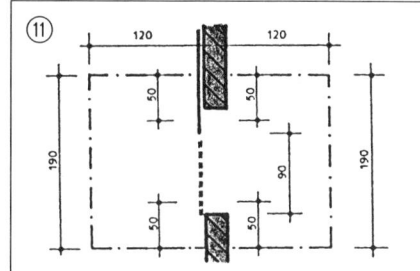

5 Stufenlose Erreichbarkeit, untere Türanschläge, -schwellen, Aufzug, Rampe

Stufenlose Erreichbarkeit
Alle zur Wohnung gehörenden Räume und die gemeinschaftlichen Einrichtungen der Wohnanlage müssen stufenlos, gegebenenfalls mit einem Aufzug oder einer Rampe, erreichbar sein.
Alle nicht rollstuhlgerechten Wohnungen innerhalb der Wohnanlage müssen zumindest durch den nachträglichen Ein- oder Anbau eines Aufzuges oder einer Rampe stufenlos erreichbar sein.

Untere Türanschläge und -schwellen
Untere Türanschläge und -schwellen sind grundsätzlich zu vermeiden. Soweit sie technisch unbedingt erforderlich sind, dürfen sie nicht höher als 2 cm sein.

Aufzug
Der Fahrkorb des Aufzugs ist mindestens wie folgt zu bemessen:
– lichte Breite 110 cm, lichte Tiefe 140 cm (siehe Bild 12).

Bei Bedarf muß der Aufzug mit akustischen Signalen nachgerüstet werden können.
Lichte Breite der Fahrschachttüren siehe Abschnitt 4.

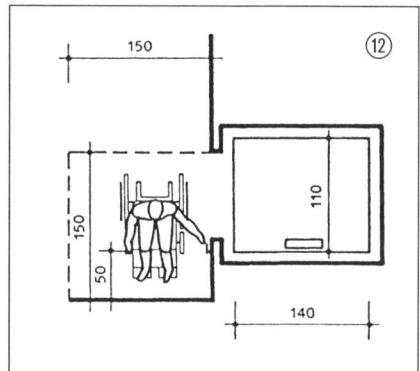

Rampe

Die Steigung der Rampe darf nicht mehr als 6% betragen. Bei einer Rampenlänge von mehr als 600 cm ist ein Zwischenpodest von mindestens 150 cm Länge erforderlich. Die Rampe und das Zwischenpodest sind beidseitig mit 10 cm hohen Radabweisern zu versehen. Die Rampe ist ohne Quergefälle auszubilden.

An Rampe und Zwischenpodest sind beidseitig Handläufe mit 3 cm bis 4,5 cm Durchmesser in 85 cm Höhe anzubringen. Handläufe und Radabweiser müssen 30 cm in den Plattformbereich waagerecht hineinragen. (Bild 7 bei Ziffer 3!)

Treppe

An Treppen sind beidseitig Handläufe mit 3 cm bis 4,5 cm Durchmesser anzubringen. Der innere Handlauf am Treppenauge darf nicht unterbrochen sein. Äußere Handläufe müssen 30 cm waagerecht um eine Auftrittsbreite am Anfang und Ende der Treppe hinausragen. Anfang und Ende des Treppenlaufs sind rechtzeitig und deutlich erkennbar zu machen, z. B. durch taktile Hilfen an den Handläufen.

In Mehrfamilienhäusern müssen taktile Geschoß- und Wegebezeichnungen die Orientierung sicherstellen. Treppe und Treppenpodest müssen ausreichend belichtet bzw. beleuchtet und deutlich erkennbar sein, z. B. durch Farb- und Materialwechsel. Die Trittstufen müssen durch taktiles Material erkennbar sein.

Stufenunterschneidungen sind unzulässig.

Empfehlung: Der Treppenlauf soll nicht gewendelt sein.

6 Besondere Anforderungen an Küche, Sanitärraum, zusätzliche Wohnfläche, Freisitz, Rollstuhlabstellplatz und Pkw-Stellplatz

Küche

Herd, Arbeitsplatte und Spüle müssen uneingeschränkt unterfahrbar sein. Sie müssen für die Belange des/der Nutzers/in in die ihm/ihr entsprechende Arbeitshöhe montiert werden können. Zur Unterfahrbarkeit der Spüle ist ein Unterputz- oder Flachaufputzsyphon erforderlich. Bewegungsflächen vor Kücheneinrichtungen siehe Abschnitt 3.

Empfehlung: Herd, Arbeitsplatte und Spüle sollen über Eck angeordnet werden können (siehe Bild 19).

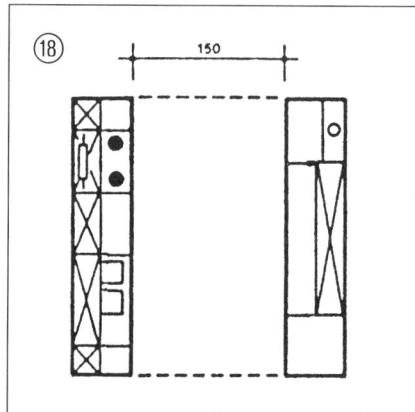

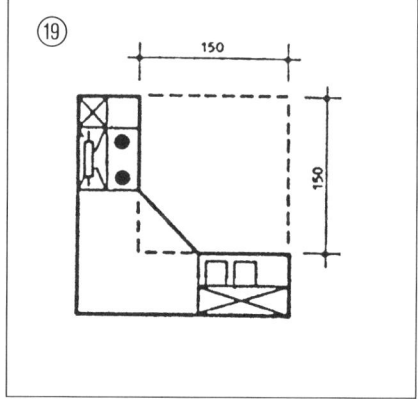

Sanitärraum

Der Sanitärraum ist mit einem rollstuhlbefahrbaren Duschplatz auszustatten. Das nachträgliche Aufstellen einer mit einem Lifter unterfahrbaren Badewanne im Bereich des Duschplatzes muß möglich sein.

Der Waschtisch muß flach und unterfahrbar sein; ein Unterputz- oder Flachaufputzsyphon ist vorzusehen.

Der Waschtisch muß für die Belange des/der Nutzers/in in die ihm/ihr entsprechenden Höhe montiert werden können.

Die Sitzhöhe des Klosettbeckens, einschließlich Sitz, muß 48 cm betragen. Im Bedarfsfall muß eine Höhenanpassung vorgenommen werden können.

Der Sanitärraum muß eine mechanische Lösung nach DIN 18 017 Teil 3 erhalten.

Bewegungsflächen vor und neben Sanitärraumeinrichtungen (siehe Abschnitt 3 u. Bild 6).

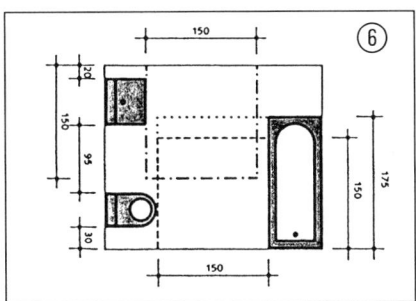

Besondere Anforderung an die Sanitärraumtür siehe Abschnitt 4.

In Wohnungen für mehr als drei Personen ist ein zusätzlicher Sanitärraum nach DIN 18 022 mit mindestens einem Waschbecken und einem Klosettbecken vorzusehen.

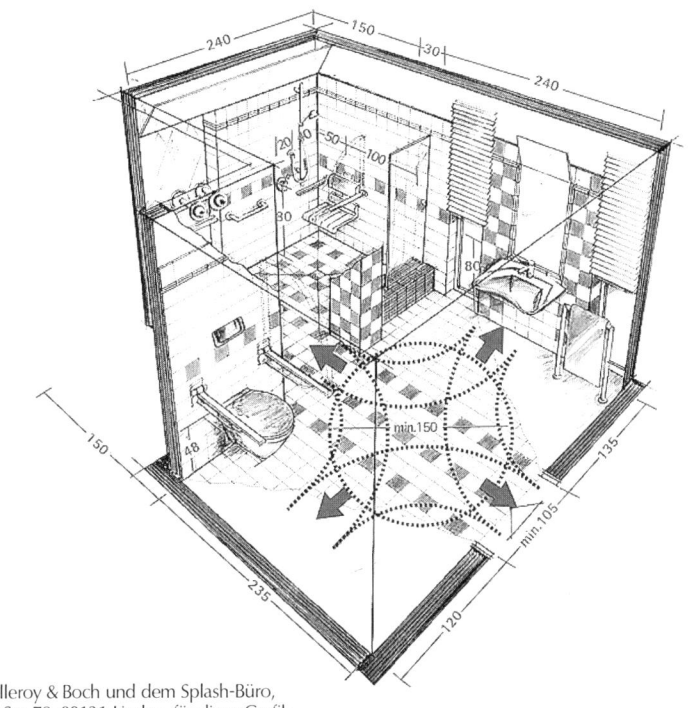

Dank an Villeroy & Boch und dem Splash-Büro, Kamptener Str. 70, 88131 Lindau, für diese Grafik.

Zusätzliche Wohnfläche

Für den/die Rollstuhlbenutzer/in ist bei Bedarf eine zusätzliche Wohnfläche vorzusehen. Die angemessene Wohnungsgröße erhöht sich hierdurch im Regelfall um 15 m².

Freisitz

Empfehlung: Jeder Wohnung soll ein mindestens 4,5 m² großer Freisitz (Terrasse, Loggia oder Balkon) zugeordnet werden. Bewegungsfläche auf dem Freisitz siehe Abschnitt 3.

Rollstuhlabstellplatz

Für jeden/jede Rollstuhlbenutzer/in ist ein Rollstuhlabstellplatz, vorzugsweise im Eingangsbereich des Hauses oder vor der Wohnung, zum Umsteigen vom Straßenrollstuhl auf den Zimmerrollstuhl vorzusehen. Der Rollstuhlabstellplatz muß mindestens 190 cm breit und mindestens 150 cm tief sein (siehe Bild 15 auf Seite 174).
Bewegungsfläche vor dem Rollstuhlabstellplatz siehe Bild 15.
Zur Ausstattung eines Batterieladeplatzes für Elektro-Rollstühle ist DIN VDE 0510 Teil 3 zu beachten.

Pkw-Stellplatz

Für jede Wohnung ist ein wettergeschützter Pkw-Stellplatz oder eine Garage vorzusehen. Bewegungsfläche vor einer Längsseite des Kraftfahrzeuges siehe Bild 20.

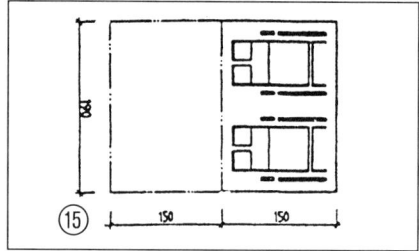

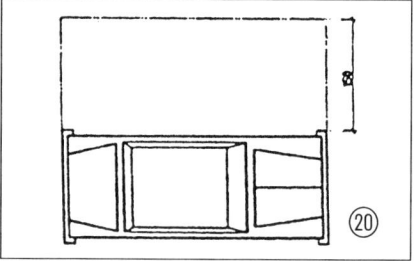

---

7 Wände, Decken, Brüstungen und Fenster

Wände und Decken sind zur bedarfsgerechten Befestigung von Einrichtungs-, Halte-, Stütz- und Hebevorrichtungen tragfähig auszubilden. Fenster und Fenstertüren im Erdgeschoß sollen einbruchhemmend ausgeführt werden.

Empfehlungen: Brüstungen in mindestens einem Aufenthaltsraum der Wohnung und von Freisitzen sollen ab 60 cm Höhe durchsichtig sein.
18025T.2: Schwingflügelfenster sind unzulässig.

---

8 Bodenbeläge

Bodenbeläge im Gebäude müssen rutschhemmend, rollstuhlgeeignet und fest verlegt sein; sie dürfen sich nicht elektrostatisch aufladen. Bodenbeläge im Freien müssen mit dem Rollstuhl leicht und erschütterungsarm befahrbar sein. Hauptwege (z.B. zu Hauseingang, Garage, Müllsammelbehälter) müssen auch bei ungünstiger Witterung gefahrlos befahrbar sein; das

Längsgefälle darf 3% und das Quergefälle 2% nicht überschreiten.
Empfehlung aus DIN 18025 Teil 2: Bodenbeläge in den Verkehrsbereichen sollen als Orientierungshilfe innerhalb und außerhalb des Gebäudes in der Beschaffenheit ihrer Oberfläche und in der Farbe kontrastreich wechseln (siehe auch Abschnitt 5.).

9 Raumtemperatur

Die Heizung von Wohnungen und gemein-schaftlich zu nutzenden Aufenthaltsräumen ist für eine Raumtemperatur nach DIN 4701 Teil 2 zu bemessen.

Die Beheizung muß je nach individuellen Bedarf ganzjährig möglich sein, z. B. durch eine Zusatzheizung.

10 Fernmeldeanlagen

In der Wohnung ist zur Haustür eine Gegen-sprechanlage mit Türöffner vorzusehen.

Fernsprechanschluß muß möglich sein.

11 Bedienungsvorrichtungen

Bedienungsvorrichtungen (z. B. Schalter, häufig benutzte Steckdosen, Taster, Sicherungen, Raumthermostat, Sanitärarmaturen, Toiletten-spüler, Rolladengetriebe, Türdrücker, Quer-stangen zum Zuziehen von Drehflügeltüren, Öffner von Fenstertüren, Bedienungselemente automatischer Türen, Briefkastenschloß, Mül-leinwurföffnungen) sind in 85 cm Höhe anzu-bringen.
Bedienungsvorrichtungen müssen ein sicheres und leichtes Zugreifen ermöglichen. Sie dürfen nicht versenkt und scharfkantig sein.
Heizkörperventile müssen in einer Höhe zwi-schen 40 cm und 85 cm bedient werden kön-nen.
Bedienungsvorrichtungen müssen einen seitli-chen Abstand zur Wand oder zu bauseits an-zubringenden Einrichtungen von mindestens 50 cm haben (s. Bild 13).
Aus DIN 18025 Teil 2: Schalter außerhalb von Wohnungen sind durch abtastbare Markierun-gen und Farbkontraste zu kennzeichnen.

Namensschilder an Hauseingangs- und Woh-nungseingangstüren sollen mit taktil erfaßba-rer, aufgesetzter Schrift versehen sein.
Die Tür des Sanitärraumes muß verriegelbar und im Notfall von außen zu öffnen sein.
Sanitärarmaturen sind als Einhebel-Mischbatte-rien mit Temperaturbegrenzern und schwenk-barem Auslauf vorzusehen.

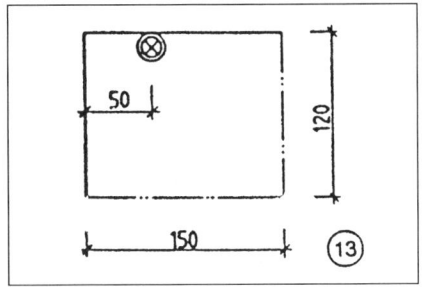

Hinweise

• Als Quellen wurden hauptsächlich die auf Seite 182 genannten staatlichen Stellen, Verbände und Institute verwendet.
• Das DIN-Institut: Deutsches Institut für Normung e.V., Burggrafenstr. 6, 10787 Berlin

• Die DIN-Vorschriften können Sie bestel-len beim Beust-Verlag GmbH, Burggrafen-str. 6, 10787 Berlin, T.: 0 30/2 60 11, Fax: 2 60 12 31

Die steuerliche Förderung im Überblick:

EStG	Eigenheimzulagen [1A]	§ 10f	§ 10h	§ 7
Welche Objekte werden gefördert?	Eigenes Haus oder Wohnung, Ausbau Erweiterung (Nachfolgeregelung zum § 10 e ab 1.1.1996) [2]	Eigene Wohnung in einem Baudenkmal Gebäude in einem Sanierungsgebiet: selbst genutzt oder unentgeltlich überlassen	Wohnung im eigenen Haus mit unentgeltlicher Überlassung an Verwandte/Verschwägerte	Eigengenutztes Haus/ Wohnung gilt nur für neue Bundesländer
Abzugsberechtigt ist	Bauherr, Erwerber	Bauherr, Erwerber	Bauherr	Eigentümer
Berechnungsgrundlagen	Herstellungs- oder Anschaffungskosten (+ 100% der Grundstückskosten)	Herstellungs- oder Anschaffungskosten Erhaltungsaufwand	Alle Herstellungskosten für den Ausbau unbeschränkt	Erhaltungsaufwand, nachträgliche Herstellungs- und Instandsetzungskosten
Höchstbetrag der Berechnungsgrundlage	Volle Förderung bereits ab förderungsfähigen Kosten von 100 000 DM	Alle Aufwendungen, abzüglich öffentlicher Förderungen	330 000 DM	Insgesamt 40 000 DM (gilt nur bis 1997)
Wie hoch – wie lange?	Herst.: 8 J. bis 5000 DM[3] Erwerb.: 8 J. bis 2500 DM[3] + ökol. Kompon.: 500 DM[3] + pro Kind: 1500 DM[3]	10 Jahre bis zu 10 % der Berechnungsgrundlage Nachholung ausgeschlossen	4 Jahre bis zu 6 % +4 Jahre bis zu 5 % Nachholung ist möglich[1]	10 Jahre bis zu 10 % der Berechnungsgrundlage
Beginn der Förderung	Jahr der Fertigstellung Beginn der Nutzung		Jahr der Fertigstellung und Überlassung	Im Jahr der Bezahlung
Schuldzinsenabzug		Nicht möglich	Nicht möglich	
Wie oft darf die Begünstigung beansprucht werden?	Nur für 1 Objekt, Ehegatten für 2 (frühere Förderung nach § 7 b und § 10 e wird angerechnet)	Nur für 1 Objekt, Ehegatten für 2 (keine Anrechnung auf § 10 e)	Keine Begrenzung (keine Anrechnung auf § 10 e)	Keine Begrenzung
Wichtige weitere Voraussetzungen	Einkünfte ab Förderungsjahr + Jahr davor: 240 000/480 000 DM			

1 Nicht verbrauchte Beträge können während der 8 Jahre nachgeholt werden. – 1A Bis zum 31.12.1995 bestandene §-10 e-Förderungen können alternativ weiter beantragt werden. – 2 Kaufvertrag ab 1.1.1994: Grundförderung für Altbauobjekte nur eingeschränkt möglich: 4 Jahre höchstens 9000 DM + 4 Jahre höchstens 7500 DM. Für Bauherrn und Käufer gilt die höhere Grundförderung weiter. – 3 Vorsicht: Neben der Steuererklärung ist gesonderter Antrag notwendig!

8.2. Bauplanung für Alte und Behinderte/Baurecht

Wer hat spezielle Informationen?

→ Auch hier der Rat: Tragen Sie zuerst alle faßbaren Informationen zusammen. Sie wollen ja schließlich Fehler anderer nicht noch einmal machen.

Infos zum Thema »Bauen für Behinderte«

→ Material staatlicher Stellen ist in der Regel kostenfrei. Verbände (Rückporto bitte nicht vergessen) müssen meist zur Abdeckung der eigenen Unkosten etwas verlangen.

Barrierefreie Arbeitswelt vom VdK, Wurzerstr. 2–4, 53175 Bonn, T.: 02 28/82 09 30

Wohnen ohne Barrieren (Heft 16) des Landschaftsverbandes Westfalen-Lippe, Warendorfer Str. 26, 48145 Münster

Wohnfibel für Behinderte Ihres Staatsministeriums/Senators für Inneres, Landesplanung oder Soziales

Schriftenreihe der Bundesvereinigung für geistig Behinderte e.V., Raiffeisenstr. 18, 35043 Marburg

Bauen für Behinderte des Reichsbundes, Beethovenallee 56–58, 53173 Bonn, T.: 02 28/36 30 71

Institut T.L.P. e.V., Pf. 11 86, 56831 Traben-Trarbach

Broschüre »Barrierefrei«, LBS Rheinland-Pfalz, Am Brand 12, 55116 Mainz, T.: 0 61 31/13–0, Fax: 0 61 31/13 47 71

BSK-Soforthilfe Planungsberater, BSK Bundesverband Selbsthilfe Körperbehinderter, Altkrautheimer Str. 17, 74238 Krautheim/Jagst, T.: 0 62 94/6 80–1

Ratgeber **»Lebenslaufwohnen«** der Fördergemeinschaft Querschnittsgelähmte in Deutschland, Silcherstr. 15, 67591 Mölsheim, T.: 0 62 43/52 56

Sehr **praxisbezogene Empfehlungen** zum barrierefreien Bauen gibt die Selbsthilfe-organisation MOVADO in einer Broschüre: MOVADO e.V., Langhansstr. 64, 13086 Berlin (Schutzgebühr + Porto 13 DM)

→ Schreiben Sie am besten einen kurzen Brief:

Ich muß eine Wohnung pflege- und behinderungsgerecht umbauen und wäre Ihnen deshalb sehr dankbar, wenn Sie mir baldmöglichst Informationsunterlagen über

● technische Fragen (DIN-Vorschriften) und

● Planungs-/Bau-/Finanzierungsmöglichkeiten generell und speziell für Behinderte übermitteln könnten. Bitte nennen Sie mir auch andere Stellen, an die ich mich wegen dieser Fragen noch wenden könnte.

DIN-Vorschriften

→ Die DIN-Vorschriften sind so eine Art Bibel für behindertengerechtes Planen und Bauen. In der Auflistung unter Kapitel 8.1. sind die in den DIN-Vorschriften genannten Maße und Werte größtenteils aufgeführt.

→ Diese Vorschriften sind mit unzähligen Ideen und Entwürfen des in Behindertenfragen führenden Institutes T.L.P. e.V. in fast allen oben genannten Veröffentlichungen aufgeführt.

Fachkundiger Architekt

→ Einen für dieses Fachgebiet erfahrenen Architekten findet man bei jeder Architektenkammer. Zumindest wird man Sie dort weitervermitteln können.

→ Für die Planung selbst brauchen Sie einen guten Architekten, der Ihnen eine nützliche und möglichst preiswerte Lösung vorschlägt und Ihre spezielle Behinderung in der Planung berücksichtigt.

Altengerechtes Wohnen

→ Alte Menschen sind häufig mobilitätsbehindert. Bei Neu- und Umbauten sollten solche Probleme ganz selbstverständlich mit einkalkuliert werden. Helfen können Ihnen dabei (Rückporto!):
Planung/Bau von Altenwohnungen/Altenwohnhäusern, zu bestellen bei: Kuratorium Dt. Altenhilfe, An der Pauluskirche 3, 50677 Köln, T.: 02 21/93 18 47–0.

→ Weitere Informationen können Sie auch bei den folgenden Verbänden einholen:

● Arbeitsgemeinschaft Wohnberatung e.V., Buschstr. 85, 53113 Bonn, T.: 02 28/26 40 11, Fax: 02 28/26 40 12.

● Forum *Wohnen im Alter,* Lerchenstr. 37, 22767 Hamburg, T.: 0 40/4 39 32 62.

● »Wohnungen für ältere Menschen – Planung, Ausstattung, Hilfsmittel«, erhältlich beim Bundesbauministerium, Deichmanns-Aue 31–37, 53179 Bonn, T.: 02 28/3 37–0

● BAG Wohnungsanpassung e.V., c/o Beratungsstelle Altengerechtes Wohnen, Korbiniansplatz 15a, 80807 München, T.: 0 89/3 51 68 87

Gift in der Wohnung

● Literaturliste anfordern bei: Institut für Baubiologie + Ökologie Neubeuren, Holzham 25, 83115 Neubeuern, T.: 0 80 35/20 39, Fax: 81 64 (Rückporto!)

● Broschüre »Umweltgerechtes Bauen« erhalten Sie bei: mh Bausparkasse, Abt. Umweltbroschüren, 80623 München, Fax: 0 89/1 79 63 19, (6 DM per V-Scheck!)

● Video-Ratgeber »Bauen? Natürlich!« (23 DM per V-Scheck!) + kostenlose »Bau-Bio-Liste« mit Adressen + Literaturübersicht »Ökologisches Bauen« erhältlich bei: Bausparkasse Schwäbisch Hall, Abt. ÖFP, Crailsheimer-Str. 52, 74523 Schwäbisch Hall

↗ Kap. 1.28. »Umwelterkrankungen«!

Haus-/Pflege – Notruf

→ Zuerst sollten Sie klären, ob die häusliche Notfallversorgung privat, d. h. mit Angehörigen, Nachbarn usw. sichergestellt werden kann. Andernfalls müßten Sie sich überlegen, ob Sie die Dienste einer Firma/Institution, die immer Kosten verursachen, in Anspruch nehmen wollen/können. Egal, wie die Organisation erfolgt: Sie muß *schnell und absolut zuverlässig* funktionieren, ansonsten ist sie im Notfall für Sie wertlos.

→ Bei einem privat organisierten Notruf können Sie sich im örtlichen Fachhandel das nötige Notruftelefon oder -gerät mit Funkfinger und automatischer Anwahlmöglichkeit für ca. 4–6 Personen besorgen. Die Anwahlmöglichkeit sorgt dafür, daß die von Ihnen vorgesehenen Personen automatisch nacheinander angewählt werden, bis sich einer meldet.

→ Wichtig wäre auch, daß die angerufene Person sich automatisch mit Ihnen über einen eingebauten Lautsprecher verständigen kann. Notruftelefone sind normale Telefone mit Zusatzfunktionen. Notrufgeräte sind Zusatzgeräte zu Ihrem bestehenden Telefon.

→ Darauf sollten Sie bei der Anschaffung achten:

1. Welche Funktionen benötigen Sie für Ihre Bedürfnisse?
2. Wie muß der Angerufene den Empfang bestätigen?
3. Wie lange ist Freisprechdistanz und Senderreichweite?
4. Ist der Funkfinger wasserdicht? Kann er in der Dusche/Badewanne benutzt werden?
5. Hat das Gerät eine Notstromversorgung bei Stromausfall?
6. Gibt es bei Ausfall/Störungen ein akustisches Signal?

7. Kann über einen Lautsprecher der Angerufene in allen Räumen mit Ihnen gut verständlich sprechen?
8. Kaufen Sie das Gerät nicht ohne Test in allen Räumen (auch Dusche) Ihrer Wohnung! Ein seriöser Händler hat dafür Verständnis.

→ **Vorsicht:** Keine Anschaffung, bevor Sie nicht ganz genau wissen, wer das bezahlt (Kranken-/Pflegekasse/Sozialamt)!

Wer zahlt Hausnotrufanlagen?

→ Glück könnten Sie in der Regel bei Ihrer Krankenkasse haben. In Zeiten leerer Kassen fragt sich nur, wie lange noch! Lassen Sie es sich von Ihrem Hausarzt verordnen, und klären Sie das vor einer Anschaffung persönlich bei Ihrer Krankenkasse. Bei einem geringen Einkommen muß das Sozialamt die Kosten übernehmen.

→ Wenn Sie Leistungen aus der Pflegeversicherung beziehen, setzen Sie sich oder Ihr Pflegedienst am besten zuerst damit in Verbindung. Bei einem begründeten Bedarf, den der Medizinische Dienst der Krankenkassen (MDK) prüft, können die Kosten übernommen bzw. kann Ihnen ein Leihgerät zur Verfügung gestellt werden.

Anbieter von Notrufsystemen

→ Vor allem die Wohlfahrtsverbände (Rotes Kreuz, Caritas, Diakonisches Werk, Malteser, Johanniter, Arbeiter-Samariter, Arbeiterwohlfahrt u. a.) bieten gute Komplettlösungen gegen monatliche Gebühren. Dort sind dann auch alle wichtigen Daten für eine schnelle Notfallversorgung über Sie gespeichert und abrufbar: z. B. Krankheiten, Behinderungen, Medikamente, Ärzte, Angehörige.

→ Fragen Sie am besten vor einem Vertragsabschluß, ob Ihr Pflegedienst oder der örtliche Sozialdienst ein ähnliches, vielleicht sogar kostengünstigeres Angebot hat.

→ Informationen erhalten Sie über die BAG Hausnotruf e.V., c/o Verband für Behindertenhilfe e.V., Kaiserstr. 6, 60311 Frankfurt, T.: 0 69/2 08 84

Baurecht

→ Behinderte können von bauordnungsrechtlichen Vorschriften Befreiung erhalten, wenn das Verlangen nach deren Einhaltung eine besondere, vom Gesetzgeber für diesen Personenkreis nicht beabsichtigte Härte darstellen würde und gewichtige öffentliche Belange und überwiegende Nachbarinteressen nicht entgegenstehen. (VG Berlin v. 14. 10. 1983 – 13 A 111.82)

8.3. Wohnungsbauförderung

Ansprechpartner: Wer kann wie fördern?

→ Für die meisten ist der Weg zum eigenen Haus oder zur eigenen Wohnung völlig undurchschaubar. Eine staatliche Stelle wird Sie nur über die rein behördlichen Aspekte informieren. Eine Bank, Sparkasse oder Bausparkasse wird den Kunden das nahebringen, was der eigenen Bilanz nützt.

→ Wenn Sie sich Wohnungseigentum zu-

legen möchten, beginnen Sie das sehr überlegt, ohne Euphorie und auf vielfachen Wegen. Nutzen Sie alle Informationsquellen aus, die spezifisches Material bereithalten:

● Amt für Sozialen Wohnungsbau bei der Kreisbehörde:
– Förderprogramme des Bundes und der Länder,
– Zuschüsse und steuerbegünstigte Darle-

hen für Wohnungsbaumaßnahmen (Subjekt- und Objektförderung) der Kreisbehörde selbst,

- Rathaus: Förder- und Baulandeigensicherungsprogramme,
- Immobilienabteilungen der Sparkassen und Banken,
- Architektenkammer, Bauzentren (in den Landeshauptstädten),
- Geschäftsstellen der Bausparkassen.

➙ Informationsunterlagen werden immer, egal wie groß die Baumaßnahme ausfallen muß, rechtzeitig und umfassend eingeholt. 20–30 DM in Porto- und Broschürenkosten bedeuten vielfache Einsparung.

> **Merke:** Zuschußanträge müssen immer vor Beginn einer Maßnahme gestellt werden.

8.4. Förderung für Ein- und Umbauten

Zuerst umfassend informieren!

➙ Für pflege-, behinderungs- oder krankheitsbedingte Um- und Einbauten in einer eigenen Wohnung oder im eigenen Haus brauchen Sie meist niemanden zu fragen. In einer Mietwohnung stellt sich unter Umständen sogar die Frage eines Wohnungswechsels in eine Erdgeschoßwohnung statt umfänglicher Einbauten, die der Hauseigentümer nicht oder nur mit Schwierigkeiten zuläßt.

➙ In jedem Fall steht auch hier zuerst eine umfassende Information, die Sie meist kostenlos einholen können. Hier ein paar Beispiele, an wen Sie sich wenden können:

Infos zu Ein- und Umbauten
- Besorgen Sie sich die Hilfsmittel-Hefte der Stiftung Rehabilitation Heidelberg, BFW Heidelberg, Versand Info-Sammlung, Pf. 10 14 09, 69004 Heidelberg, T.: 0 61 21/88 32 54–7, Fax: 0 62 21/88 22 97.
- Gleichzeitig erkundigen Sie sich bei Fachfirmen über Lösungsmöglichkeiten für Ihre speziellen Bedürfnisse. Fordern Sie dort Prospekte an (↗ Hilfsmittelverzeichnis im Anhang).
- Erkundigen Sie sich bei der Architektenkammer Ihres Bundeslandes nach kostenlosem Rat.

Infos zu Fördermitteln für Um- und Einbauten
- Die Fachkräfte Ihrer Pflegekasse,
- Kreisbehörde, Rathaus, Ortsamt, Bezirksverwaltung: Fördermittel für Ein- und Umbauten (wer, was, wann?),
- Sozialamt der Kreisbehörde, Ortsamt, Landschaftsverband,
- Aktion Sorgenkind, Franz-Lohe-Str. 17, 53129 Bonn,
- VdK, Reichsbund und Fachverbände.

Fördermittel des Bundes und der Länder

➙ Für Baumaßnahmen oder den Kauf von Wohnungseigentum können die Bauherren/Käufer, wenn ein Behinderter oder Gleichgestellter zum Familienhaushalt gehört, je nach Gesamt-Einkommen und Bundesland mehrere zusätzliche attraktive Möglichkeiten zur Finanzierung beantragen:

> 1. Für Behinderte/Gleichgestellte wird das Familienzusatzdarlehen um 2.000 DM angehoben.
> 2. Für Mehrkosten behinderungsbedingter baulicher Maßnahmen kön-

nen bis zu 20.000 DM zinsgünstig bewilligt werden.

3. Das zinsgünstige Baudarlehen ist bei Neubauten je nach baulichen Zusatzmaßnahmen, die Art und Grad der Behinderung erfordern, zu erhöhen.

4. Für Behinderte kann zum Teil auch der Erwerb vorhandenen, preisgünstigen Wohnraumes gefördert werden.

5. Der Einbau sanitärer und solcher Anlagen, die Folgen einer Behinderung etwas mildern (z. B. Rampen für Rolli), können mit bis zu 8000 DM bezuschußt werden (nicht rückzahlbar).

6. Bei der Ablösung von öffentlichen Baudarlehen ist die Tatsache einer Behinderung/Gleichstellung zu berücksichtigen.

7. Berufstätige Behinderte können auch von der Hauptfürsorgestelle darüber hinaus zusätzliche Mittel erhalten.

→ **Vorsicht!** Mit dem Bau beginnen bzw. eine Wohnung kaufen dürfen Sie erst dann, wenn Sie dazu die schriftliche Erlaubnis aller Darlehens- und Zuschußgeber haben! Ansonsten können Sie Ihre Anträge vergessen. Beantragen Sie am besten eine »Genehmigung zum vorzeitigen Baubeginn« bzw. vorzeitigen Vertragsabschluß«, und haken Sie dazu nach. *Zuständige Behörde* ist für eine staatliche Förderung Ihr/e Rathaus/Kreisverwaltung/Baubehörde.

! In Bayern und möglicherweise auch in anderen Bundesländern werden die Förderungswege ab 1997 grundlegend geändert. Erkundigen Sie sich deshalb vorab telefonisch, was für Sie in Frage kommt. Eigentumserwerb/Bauen ist vor allem in Gebieten mit niedrigem Kostenniveau mit äußerst zinsgünstigen staatlichen Fördermitteln (zum Teil 0–1%) für Behinderte sehr viel leichter realisierbar als man meint.

Förderung durch Pflegekasse

→ Die Pflegekasse fördert pflegebedingte Ein- und Umbauten mit bis zu 5000 DM Zuschuß pro Maßnahme, wenn dadurch eine häusliche Pflege erst ermöglicht oder erleichtert wird oder eine selbständige Lebensführung des Pflegebedürftigen gesichert werden kann.

→ Die Mittel werden einkommens- und vermögensabhängig gewährt. Die Notwendigkeit und Zweckmäßigkeit wird von der Pflegekasse nach Begutachtung (Hausbesuch) durch den MDK entschieden. (↗ Kap. 5.11.)

Spezielle Förderungen

→ Aus den verschiedensten Gründen fördern weitere Behörden Ein- und Umbauten oder Wohnungshilfen. Der bürokratische Weg einer Förderung ist allerdings meist sehr umständlich. Hier ein paar Beispiele, welche Stelle eventuell für Sie in Frage kommt:

● Arbeitsamt zur Beschäftigungsförderung (Umzugskosten),

● Hauptfürsorgestelle im Rahmen der Kriegsopferfürsorge und z. B. zur Erlangung eines Arbeitsplatzes (Zuschüsse, Darlehen),

● Versorgungsamt nach dem sozialen Entschädigungsrecht,

● Berufsgenossenschaften bei Berufsunfällen.

8.5. Wohnungskündigung

Widerspruch bei Kündigung

→ Mieter können einer ansonsten zulässigen Kündigung widersprechen, wenn die Beendigung des Mietverhältnisses eine *besondere Härte* bedeuten würde und diese auch gegenüber den berechtigten Interessen eines Vermieters nicht zu rechtfertigen ist.

→ Dieser Widerspruch muß dem Vermieter schriftlich spätestens zwei Monate vor Ablauf der Kündigungsfrist zugehen.

→ Eine *Härte* für den Mieter wäre zum Beispiel dann gegeben, wenn angemessener Ersatzwohnraum zu zumutbaren Bedingungen nicht beschafft werden kann. Der Gesundheitszustand und eine Schwerbehinderung sind bei der Würdigung der Frage, was angemessen ist, zu berücksichtigen.

→ Als *Härte* akzeptierten die Gerichte u. a. hohes Alter, Schwerbehinderung, schwere Krankheit, Gebrechlichkeit, Auswirkungen auf eine psychische Erkrankung usw. Es handelte sich dabei jeweils um besonders gelagerte Ausnahmesituationen.

Eigenbedarf wegen Pflegebedürftigkeit

→ Benötigt jemand im Alter für eine Pflegeperson eine größere Wohnung, kann eine vermietete Wohnung wegen Eigenbedarf gekündigt werden (Urteil des AG Miesbach, 3C446/93). Besondere krankheits-, behinderungs- oder pflegebedingte Gründe können also auch auf seiten der Vermieter eine Kündigung außerhalb des *normalen* Eigenbedarfes rechtfertigen.

Beratung – Informationen

● Dt. Mieterbund, Aachener Str. 313, 50931 Köln
● Dt. Haus-, Wohnungs- und Grundeigentümerverband, Cecilienstr. 45, 40474 Düsseldorf
● Broschüre *Mieterschutz bei Eigenbedarf,* Bundesjustizministerium, Heinemannstraße 6, 53175 Bonn (kostenlos)
● Verlag des Dt. Mieterbundes, Spichernstr. 61, 50672 Köln

8.6. Wohngeld – Lastenzuschuß

Wer bekommt Wohngeld/Lastenzuschuß

→ Mieter, auch Heimbewohner, Eigentümer in Eigenheimen usw. können auf Antrag zu ihren Aufwendungen für den Wohnraum Zuschüsse erhalten. Eine derartige Möglichkeit nicht wahrzunehmen wäre sehr unklug. Beim Ausfüllen der Anträge sind die Wohngeldstellen auch zur Hilfe verpflichtet.

Freibeträge beim Einkommen

→ Bei der Errechnung des maßgeblichen Jahreseinkommens werden die folgenden Freibeträge abgezogen:

● 3000 DM bei 100 % oder wenigstens 80 % Behinderung, wenn der Behinderte häuslich pflegebedürftig und hilflos ist,
● 2400 DM bei 80 % bis unter 100 % oder 50 % bis unter 80 %, wenn der Behinderte häuslich pflegebedürftig ist,
● 2400 DM für Familienmitglieder ab 62. Lebensjahr,
● 1500 DM für Opfer des Nationalsozialismus.

Ein nicht ausgeschöpfter Freibetrag kann beim Einkommen eines Familienmitgliedes abgezogen werden.

Was bleibt beim Einkommen außer Betracht?

→ Grundrenten an Witwen/Witwer und Waisen der Beschädigten nach dem Bundesversorgungsgesetz (BVG) und nach Gesetzen, die das BVG für die Berechnung anwenden, und sonstige Bezüge an Kriegsopfer, Hinterbliebene, Gleichgestellte usw., soweit sie steuerfrei sind.

Informationen

→ Am besten besorgen Sie sich sofort einen Antrag und:
Wohngeldfibel und Wohngeld-, Miet- und Lastenzuschuß in den neuen Bundesländern, Bundesbauministerium, 53179 Bonn

8.7. Bausparförderung

→ Bei Eintritt einer völligen Erwerbsunfähigkeit können Sie ohne Schäden für Prämien und Steuer vorzeitig über Bausparverträge, Wohnbau-Sparverträge, Baufinanzierungsverträge, Sparverträge mit Arbeitnehmersparzulage usw. verfügen. Die Regelung gilt für Sie und Ihren nicht dauernd getrennt lebenden Ehegatten.

→ Wenn bei Überlassungen von Vermögensbeteiligungen an Arbeitnehmer wegen einer völligen Erwerbsunfähigkeit die Sperr-

frist nicht eingehalten werden kann, werden diese nicht nachversteuert.

→ Als Erwerbsunfähigkeit gilt ein Grad der Behinderung ab 95 %. Es muß glaubhaft gemacht werden, daß die Erwerbsunfähigkeit erst nach Abschluß der begünstigen Verträge eingetreten ist. Sprechen Sie in jedem Fall mit Ihrem Vertragspartner, ob man Ihnen bei einem GdB unter 95 % in einer solchen Situation zumindest mittelbar helfen kann.

8.8. Heimunterbringung – Heimvertrag

Wie finde ich das richtige Heim?

→ Die Antwort dazu hängt von Ihren persönlichen Vorstellungen und Möglichkeiten ab. Wenn Sie in Ihrer jetzigen Umgebung bleiben wollen, sind die Auswahlmöglichkeiten – abgesehen von den Ballungsräumen – nicht ganz so üppig. Das Sozialamt Ihres Rathauses und der Kreisverwaltung kann Ihnen dazu eine entsprechende Übersicht zur Verfügung stellen.

→ Das *Heimverzeichnis* im Buchhandel (DM 53, ISBN: 3-9802746-1-6) informiert überregional. Es enthält Informationen für über 4500 Heime aller Art in Deutschland.

Die Auswahl

→ Die Entscheidung für einen Umzug in ein Heim sollte immer sehr überlegt vorbereitet sein. Damit wird dann auch sichergestellt, daß Sie wirklich die richtige Entscheidung für Ihre Bedürfnisse und Ihren Geldbeutel treffen.

→ Fordern Sie von allen Heimen, die Sie in eine engere Wahl genommen haben, die folgenden Unterlagen (per Postkarte) an:

● Informationsprospekte zur Größe, Ausstattung und Lage,

● Leistungsverzeichnis,

● Muster des Heimvertrages und der Heimordnung.

Der Heimvertrag

→ Vor dem Umzug in ein Heim wird immer ein Heimvertrag abgeschlossen. Der Bundesfamilienminister hat dazu eine sehr informative Broschüre veröffentlicht. Die folgenden Punkte orientieren sich an dessen umfassenden Empfehlungen:

Worauf Sie achten sollten, bevor Sie sich für ein Heim entscheiden:

- Ist das Personal aufgeschlossen, freundlich, geduldig, einfühlsam oder mehr arrogant, streng, schlecht gelaunt?
- Steht es auch den Pflegebedürftigen zur Verfügung bzw. werden Sie auf Wunsch mit einem Rolli dorthin gefahren:
  - Gemeinschaftsräume, Garten, Balkon, Terasse, Hobbyräume
  - Veranstaltungen, Spiele, Gesprächsrunden, Cafeteria usw.
- Werden die Pflegebedürftigen ganz selbstverständlich in das Heimleben einbezogen, oder müssen sie (wegen Personalmangel) überwiegend in den Zimmern bleiben?
- Was unternimmt das Heim für eine ständige (tägliche) begleitende Aktivierung und bedarfsgerechte Reha-Maßnahmen?
- Werden spezielle Lagerungsmethoden angewandt (z. B. Bobath)?
- Riecht es in Zimmern und auf Fluren angenehm und sauber?
- Wie steht es mit der Hygiene: Sind Räume und Ausstattung, Naßzelle usw. sauber geputzt? Stehen Abfall-, Wäsche-, Putz- und sonstige Arbeitswagen auf den Fluren?
- Betreuung der Heimbewohner: auch nachts und am Wochenende? Pflegeabteilung? Ärzte in der Nähe?
- Größe und Ausstattung der Zimmer und Wohnungen (können/müssen Sie eigene Möbel, Teppiche, Gardinen mitbringen, wird Ihnen ein bestimmtes Zimmer garantiert?),

- Zimmer mit Bad, Dusche, Toilette, Naßzelle?
- Heizung und Warmwasserversorgung für das Zimmer,
- Reinigung (was, wie oft, wann, durch wen?),
- Reparaturen (malern, tapezieren, Nebenkosten?),
- Benutzung der Gemeinschaftsräume (welche, wann nutzbar?),
- tägliche Mahlzeiten, Diätmöglichkeiten (Nebenkosten?),
- Getränkeangebot und Zimmerservice (Nebenkosten?),
- Wechseln der Bettwäsche, Handtücher, Wäsche waschen und bügeln (wie oft Wechsel, was wird gestellt, Kosten?),
- Buslinien und Bahnverbindungen in Heimnähe?
- Essenauswahl/Essenszeiten (Auswahl möglich, gibt es Verpflegung bei Nichteinhaltung, Mehrkosten dadurch?),
- Welche Tiere dürfen mitgebracht werden?
- Besuchszeiten (wie oft, wann?),
- genaue Kostengliederung, Sonderkosten, Nebenkosten,
- Anzahl der Heimbewohner, Anzahl der Zimmer,
- Religionsausübung, Kirchennähe?
- Ruhezeiten (Radio/Fernsehen im Zimmer uneingeschränkt?),
- Park, Erholungsflächen, Grünanlage in unmittelbarer Nähe?
- Wie weit ist es zu den Geschäften, Banken usw.?
- Regelungen für den Krankheits-/Pflegefall (↗ Kapitel 5!),
- Hausschlüssel, Pfortenbesetzung.

Die Finanzierung

→ Für Altenheime, Wohnstifte usw. müssen Sie leider alle Kosten selbst tragen. Anders könnte es jedoch sein, wenn Sie zwar in einem Altenheim wohnen, aber eine regelmäßige Pflege benötigen. Dann sollten Sie mit Ihrer Pflegekasse rechtzeitig Kontakt aufnehmen. ↗ Kapitel 5.

→ Reicht Ihr Einkommen nicht aus, haben Sie Anspruch auf Leistungen des Sozialamtes. Keine Sorge, die Heime sind Ihnen bei einer Antragstellung behilflich. Das Sozialamt sagt Ihnen sehr genau, bis zu welchem Schonvermögen Sie Ihr eigenes Geld und Vermögen vor einer Leistung einsetzen müssen und wie hoch eine etwaige Zuzahlung für Ihre Kinder ausfallen kann. (↗ Kap. 14.5.!)

→ Auch Heimbewohner können Wohngeld beantragen. Lassen Sie sich beim Sozialamt Ihres Rathauses/Ortsamtes beraten. Auch wenn es *nur* 20 DM sein sollten: Sie haben nichts zu verschenken!

Organisationen, die Ihnen helfen

→ An die folgenden Verbände könnten Sie sich wenden, wenn es tatsächlich einmal mit dem Heim ein größeres Problem gibt:

● Seniorenbeschwerdestelle/Seniorenrat (für Bewohner von Senioreneinrichtungen), Pf. 14 29, 52518 Heinsberg, T.: 0 24 52/98 92–30 Fax: 0 24 63/98 92–31,

● Interessengemeinschaft der Bewohner von Altenwohnheimen und gleichartigen Einrichtungen e.V., Vorgebirgsstraße 1, 53913 Swisttal-Heimerzheim, T.: 0 22 54/28 12,

● Wertvolle Informationen bieten auch die Broschüren des Bundesfamilienministeriums, 53175 Bonn: *Ihre Rechte als Heimbewohner, Der rote Faden, Daheim im Heim* und *Hilfe und Pflege im Alter.*

● Broschüre *Der neue Heimvertrag,* Kuratorium Dt. Altershilfe, An der Pauluskirche 3, 50677 Köln (3 DM Rückporto!).

8.9. Selbsthilfegruppen und Verbände für Senioren

→ Bitte denken Sie daran, daß Sie bei einem Anschreiben an Verbände und Institutionen grundsätzlich Briefmarken für Rückporto und Sachaufwand beifügen (3 bis 5 DM)! Rat und Hilfe können Sie bei den Anschriften erhalten:

● Kuratorium Dt. Altershilfe, An der Pauluskirche 3, 50677 Köln, T.: 02 21/93 18 47–0, Fax: –6

● Bund Dt. Senioren, Genthiner-Str. 24–28, 10785 Berlin, T.: 0 30/2 61 30 16, Fax: 2 62 95 16

● BAG der Beratungsstellen für ältere Menschen und ihre Angehörigen, c/o Gerontopsychiatrie, Josefstr. 4, 48151 Münster

● BAG der Senioren-Organisationen, Stokkenstr. 14, 53113 Bonn, T.: 02 28/63 53–91, Fax:–10

● Dt. Zentrum für Altersfragen e.V., M.v. Richthofen-Str. 2, 12101 Berlin, T.: 0 30/7 86 60 71, Fax: 7 85 43 50

● Bundessolidargemeinschaft der älteren Generation, Eckebachstr. 23, 34320 Söhrewald, T.: 0 56 08/35 35

● Senioren-Schutzbund »Graue Panther« e.V., Rathenaustr. 2, 42277 Wuppertal, T.: 02 02/66 55 43, Fax: 64 62 90

8.10. Wohnberechtigungsschein – Sozialwohnung

Wofür – Wo – Wer?

→ Wer eine mit öffentlichen Mitteln geförderte Mietwohnung beziehen möchte, kann auf Antrag unter bestimmten Einkommensvoraussetzungen einen Wohnberechtigungsschein erhalten. Diese Wohnungen werden von den Ämtern für das Wohnungswesen (Rathaus/Kreisverwaltung/Ortsamt) nach Dringlichkeit vergeben. Der Schein/Bescheid, den jeder beantragen kann, ist in der Regel Voraussetzung für eine Zuteilung bzw. unmittelbare Bewerbung für eine Sozialwohnung.

Einkommensgrenzen

→ Für öffentliche Fördermittel und für die Ausstellung eines Wohnberechtigungsscheines gelten im wesentlichen die folgenden Einkommensgrenzen, die immer wieder angepaßt werden:

1. Wohnungssuchender   23000 DM
   Zweite Person (z.B. Ehegatte) 10400 DM
   jeder weitere Angehörige   8000 DM
2. Für häuslich Pflegebedürftige,
   die zur Wohnung des
   Antragstellers gehören   9000 DM
   (Nachweis: Ausweis
   mit »H«, Bescheid der
   Pflegekasse oder anderer
   Stelle (z.B. Sozialamt)
3. Für Behinderte ab 80 % GdB,
   wenn häusliche Pflege-
   bedürftigkeit gegeben ist
   und ein Pflegegeld bezogen
   wird   4200 DM

→ Bei der genannten Behörde erfahren Sie auch, was dabei vom Familien-Gesamteinkommen abgezogen werden darf.

8.11. Mitwohnzentrale für Rollifahrer

Unterkunftsmöglichkeiten gesucht

→ Für Rollstuhlfahrer sind die Unterkunftsmöglichkeiten in Hotels und Pensionen eng begrenzt und zum Teil zu teuer. Die Mitwohnzentrale möchte dem abhelfen und ein Netz kostengünstiger, behindertengerechter, privater Übernachtungsmöglichkeiten in Selbsthilfe schaffen. Die Initiative möchte eine Datenbasis für eine Vermittlung aufbauen.

Anbieter – Nachfrager

→ Ein Anbieter muß bezüglich »behindertengerecht« Minimalvoraussetzungen erfüllen. Eine Übernachtung ohne Begleitperson darf 50 DM nicht übersteigen. Eine zusätzliche Begleitperson sollte nicht berechnet werden.

→ Der Nachfrager zahlt an die Agentur 20 DM Vermittlungsgebühr und pro Übernachtungstag 5 DM. Ein Nachfrager, der auch selbst Anbieter ist, bezahlt nur die Pauschale von 20 DM. Die Begleitperson wird bei der Agentur nicht berechnet.

Kontaktadresse

→ Wer sich als Anbieter oder Nachfrager näher informieren möchte, kann sich wenden an: Mitwohnzentrale für Rollstuhlfahrer, c/o Roland Zährl, H 7, 1, 68159 Mannheim, T./Fax: 06 21/2 66 55.

9. Schule – Studium – Beruf

9.1. Schule

Integrative Schule

→ Schulformen, die Behinderte im höchst-möglichen Maße in der normalen Grund- und Hauptschule integrieren, sind immer noch eine Seltenheit. Sonderschulen wird der Vorzug gegeben: für geistig Behinderte, Verhaltensgestörte, Körper-, Sprach-, Seh-, Gehör- und Lernbehinderte.

→ Eine so zugeordnete Schulbildung mag vielleicht dort richtig sein, wo es um die Vermittlung besonderer Fähigkeiten geht, oder für Behinderte, die eine ständige – sehr spezielle – Betreuung erfordern. An-sonsten muß das Ziel lauten: *Einschulung und dauerhafte Integration in der Regel-schule, die alle anderen Kinder auch be-suchen.* Das Problem ist dabei meist nicht der Behinderte, sondern die mangelnde Flexibilität und Zuwendung der Nichtbehin-derten.

Bundesverfassungsgericht bekräftigt Anspruch

→ Den Anspruch behinderter Kinder auf gemeinsamen Unterricht mit nichtbehin-derten Kindern in der Regelschule hat das Bundesverfassungsgericht (BVG) 1996 be-kräftigt. In Bundesländern, die eine entspre-chende Schulgesetzgebung haben, muß die Schulbehörde sehr genau begründen, war-um ein Kind mit festgestelltem sonder-pädagogischem Förderbedarf auf einer Regelschule nicht ausreichend gefördert werden kann.

→ Das BVG unterstrich die »Ausstrahlungs-wirkung« von Art. 3 Abs. 3 des Grundgeset-zes, wonach seit 1994 eine behinderungs-bedingte Benachteiligung verboten ist. Die Kommentierung sagt dazu, daß in Bundes-ländern, in denen die Landesschulgesetze dem Grundgesetz nicht Rechnung tragen, der Vorrang einer integrativen Beschulung direkt aus dem Grundgesetz abgeleitet werden könnte.

! Bleiben Sie hartnäckig! Wenn eine inte-grative Beschulung in einer Regelschule auch nur annähernd sinnvoll und machbar ist, sollten Sie zumindest einen »Erpro-bungsversuch« durchsetzen. Soviel Flexibi-lität muß seitens der Schulbehörde und Schule möglich sein. Dann kann man im-mer noch – allerdings etwas schlauer – das Problem abschließend diskutieren. Nur, ist Ihr Kind einmal in der Regelschule, kann man es dort nicht mehr so einfach wieder staatlicherseits herausnehmen. Siehe dazu auch Rechtsdienste der Lebenshilfe in Mar-burg 1 und 3/93 und 1/96 (Anschrift siehe Anhang!).

Wer entscheidet wohin?

→ Entscheidend ist in erster Linie, was die Eltern wollen und wofür sie auch zu kämp-fen bereit sind. Denn ohne kämpferischen Einsatz wird es mitunter nicht klappen. Da-neben hat allerdings die Schulbehörde ein maßgebliches Wort mitzureden. Sie ent-scheidet, wo ein behindertes Kind seine Schulpflicht (maximal bis zum 21. Lebens-jahr) erfüllen muß. Für diese Entscheidung holt sie ein pädagogisches-psychologisches und ein Gutachten der Gesundheitsbehör-de ein. Sie entscheidet dann nach Anhörung der Eltern. Die Schulbehörde ist auch für eine Schulpflicht-Befreiung zuständig, wenn eine Behinderung einen Schulbesuch ganz oder teilweise ausschließt.

Welche Schule für mein Kind?

> Besorgen Sie sich zuerst das Faltblatt des Bundesverbandes für Körper- und Mehrfachbehinderte, Brehmstraße 5–7, 40239 Düsseldorf (T.: 02 11/62 66 51, Fax: 02 11/61 39 72).

> Wenn Sie für Ihr Kind die bestmögliche Lösung erreichen wollen, müssen Sie bereits Jahre vor der Grundschule die Initiative ergreifen. Verlassen Sie sich dabei nicht nur auf behördliche Auskünfte und Ratschläge.

Heimaufenthalt

> Für Kinder, die in Heimen oder ähnlichen Einrichtungen untergebracht sind, werden die Kosten einkommens- und vermögensabhängig vom Staat getragen. Zuständig sind das Sozialamt und/oder Jugendamt.

Sozialhilfe – Eingliederungshilfe

> Für Kinder, die keine Regelschule besuchen können, muß das Sozialamt Hilfe zur Schulbildung nach dem Sozialhilferecht gewähren. Diese Hilfe gibt es auch für eine Realschule und das Gymnasium. Auch die Frage einer BAföG-Förderung sollten Sie frühzeitig abklären.

Wo finde ich fachkundigen Rat?

> Ihr erster Weg muß Sie frühzeitig zur Schulbehörde führen. Dort kennt man die Pädagogen, Psychologen, staatlichen Schulberater, die verfügbaren staatlichen, kirchlichen und privaten Bildungseinrichtungen in Ihrer Region.

> Gleichzeitig sollten Sie mit dem Sozialamt und dem Jugendamt Kontakt aufneh-

men und erkunden, welche Lösungswege vorgeschlagen und wofür die Kosten übernommen werden.

> Sehr fachkundigen Rat finden Sie bei der Gewerkschaft für Erziehung und Wissenschaft (kurz: GEW), die für eine integrative Betreuung bzw. Beschulung in Kindergärten, Schulen usw. bundesweit kämpft und als sehr hartnäckig gilt.

> Notfalls wenden Sie sich mit Ihrem Anliegen einfach an das Kultusministerium Ihres Bundeslandes. Rat und Hilfe erhalten Sie auch bei: »Eltern gegen Aussonderung, Gemeinsam leben – gemeinsam lernen«, Stülerstr. 2, 10787 Berlin, T.: 0 30/2 62 68 32

Der Schulweg

> Kann ein Schüler mit einer geistigen oder körperlichen Behinderung die öffentlichen Verkehrsmittel (auch Schulbusse) nicht benutzen und benötigt er eine Begleitperson, übernimmt der Staat die Kosten. Der Bedarf muß nachgewiesen werden. Erkundigen Sie sich dazu bei Ihrem Rathaus und beim Schulträger (Stadt, Landkreis, Kirche, Privatperson).

> Zur Vorbereitung Ihres Kindes auf den Schulweg und den Straßenverkehr besorgen Sie sich den Ratgeber *Verkehrserziehung behinderter Kinder und Jugendlicher*, Dt. Verkehrssicherheitsrat, Beueler Bahnhofsplatz 16, 53222 Bonn, T.: 02 28/4 00 01–0, Fax: 02 28/4 00 01–67.

> Gehen Sie gemeinsam mit Ihrem Kind den Schulweg vielfach ab und trainieren Sie die Aufmerksamkeit dadurch, daß Sie ihm systematisch immer mehr Selbständigkeit abverlangen. Zeichnen Sie den Weg zu Hause auf und besprechen Sie mit dem Kind Verkehrszeichen, Ampeln, Übergänge, Verhalten auf Gehwegen, Gefahrenstellen usw. Auch das Verhalten beim Be- und Entsteigen eines Busses und das Verhalten in einem Bus bedarf der Vorbereitung.

! **Vorsicht!** Auch die beste Vorbereitung bewahrt Ihr Kind letztlich nicht vor unbedachten Handlungen auf dem Schulweg. Machen Sie sich deshalb unbedingt die Mühe, und begleiten Sie Ihr Kind in der Anfangsphase!

! Dabei können Sie gleichzeitig einfühlsam etwaige »Hänseleien« von Mitschülern wegen einer Behinderung behutsam und konstruktiv aufgreifen und in aller Ruhe diskutieren: Bitten Sie die Kinder sehr einfühlsam um ihre Hilfsbereitschaft, Fairneß und ihren Schutz für Ihr Kind. Das wirkt!

9.2. Studium

Förderungsmöglichkeiten

→ Behinderte Studenten können für ihren behinderungsbedingten Mehrbedarf beim Sozialamt Eingliederungshilfe beantragen. Das kann zum Beispiel sein: Vorlesekraft, Gebärdendolmetscher, technische Hilfsmittel. Umfassende Broschüren hat dazu das Deutsche Studentenwerk.

Informationen für behinderte Studenten

→ Ihr erster Ansprechpartner ist das Deutsche Studentenwerk, Weberstr. 55, 53113 Bonn, T.: 02 28/2 69 06–62, Fax: 26 40 62. Dort erhalten Sie spezielle Bücher und Broschüren zum Thema *Studium für Behinderte,* Studieren im Ausland, Fahrdienste, Leistungen des Sozialamtes, Austauschdienst, Unterkunftsmöglichkeiten usw.

→ Zu den Möglichkeiten eines Studiums informieren:

• Staatliche Zentralstelle für Fernunterricht, Peter-Welter-Platz 2, 50676 Köln, T.: 02 21/92 12 07–0

• Redaktion Fernstudium für Sehgeschädigte, Pf. 9 40, 58084 Hagen, T.: 0 23 31/9 87–42 18 oder –42 02

• Fernuniversität Gesamthochschule Hagen, Fleyerstr. 204, 58084 Hagen, T.: 0 23 31/9 87–29 89

• Zentralstelle für die Vergabe von Studienplätzen (ZVS), Pf. 80 00, 44128 Dortmund, T.: 02 31/1 08 10

• Dt. Verein der Blinden und Sehbehinderten in Studium und Beruf, Fraubergstr. 8, 35039 Marburg, T.: 0 64 21/48 14 50

• Broschüre *Finanzielle Förderung für Schüler und Studenten* der Arbeiterkammer Saarland, Fritz-Dobisch-Str. 6–8, 66111 Saarbrücken, T.: 06 81/40 05–0 (ca. 8 DM)

• Die Studentenwerke der Hochschulen

• BAG hörbehinderte Studenten und Absolventen, Hinter der Hochstätte 2 a, 65239 Hochheim am Main, T.: 0 61 46/79 58, Fax: 0 61 92/2 62 89

• Im Internet finden Sie zu den meisten Universitäten umfängliche Infos!

Individuelle Schwerstbehindertenbetreuung

→ Sind Sie wegen einer Behinderung auf eine ständige Begleitung angewiesen, könnten Sie sich bei den Wohlfahrtsverbänden in Ihrem Bereich nach einer individuellen Schwerstbehindertenbetreuung durch Zivildienstleistende erkundigen.

→ Informationen dazu erhalten Sie auch beim Studentenwerk Ihrer in Aussicht genommenen Hochschule, den örtlichen *Clubs Behinderter und ihrer Freunde* (CBF), über die Bundesarbeitsgemeinschaft der Freien Wohlfahrtsverbände, Franz-Lohe-Straße 17, 53129 Bonn, T.: 02 28/5 41–0 oder das Bundesamt für Zivildienst, Kennedyallee 105–107, 53175 Bonn, T.: 02 28/ 9 30 27 22.

Studium ohne Abitur

➜ Die aktuellen Möglichkeiten für ein Studium ohne Abitur zeigt eine Broschüre auf, die Sie kostenlos erhalten können bei: Wissenschaftsministerium NRW, Pressereferat, Völklinger-Str. 49, 40221 Düsseldorf, T.: 02 11/8 96–42 73.

Stipendien für behinderte Studenten

➜ Wenn Sie sich für ein Stipendium bewerben wollen, sollten Sie bei den genannten Stiftungen (St.), Verbänden und Firmen Informationen einholen. Speziell für behinderte Studenten vergibt Stipendien: Georg Gottlob-St., Daimlerstr. 10, 45133 Essen-Bredeney, T.: 02 01/42 06 84

➜ Beispiele für weitere »Sponsoren« bei einem Studium [Quelle zum Teil Zeitschrift Capital]:

● Mercedes Benz, T.: 07 11/1 75 65 23; Siemens, T.: 0 91 31/72 63 32; Volkswagen, T.: 0 53 61/97 13 00; Gerling Versicherungen, T.: 02 21/1 44 45 37; Hamburger Sparkasse, T.: 0 40/35 79 46 62; Studien-St. des dt. Volkes, T.: 02 28/82 09 60; Hans-Böckler-St., T.: 02 11/7 77 80; Friedrich-Ebert-St., T.: 02 28/88 30; Konrad-Adenauer-St., T.: 0 22 41/24 63 10, Evangelisches Studienwerk, T.: 0 23 04/75 52 13; Cusanuswerk, T.: 02 28/63 14 07; Stiftungsverband Regenbogen, T.: 02 31/55 17 53; Hanns-Seidel-St., T.: 0 89/1 25 83 01; Friedrich-Naumann-St., T: 0 22 23/70 11 49.

● Fragen Sie auch bei einem »Stiftungsamt« Ihrer nächstgelegenen größeren Stadt!

● Verzeichnis deutscher Stiftungen: »Maecenata«, Führer für 1111 Stiftungen, erhältlich im Buchhandel.

● »Stipendien auch fürs Studium«: Stifterverband für die deutsche Wissenschaft, T.: 02 01/8 40 10.

9.3. Prüfungserleichterungen

Ein aktuelles Urteil

➜ Nach einer Entscheidung des Verwaltungsgerichtshofes Baden-Württemberg vom 26. 8. 1993 (Az: 9 S 2023/93) sind Art und Umfang von Prüfungserleichterungen zum Ausgleich von Behinderungen so auszurichten, daß die Beeinträchtigung voll ausgeglichen wird. Vergleichsmaßstab sind insoweit die Prüfungsbedingungen der nichtbehinderten Mitprüflinge.

Abschluß- und Gesellenprüfung

➜ Behinderten ist bei Zwischen-, Abschluß- und Gesellenprüfungen auf Antrag eine Prüfungserleichterung einzuräumen. Grundlage dafür ist in erster Linie die jeweilige Prüfungsordnung, eine entsprechende Empfehlung des Bundesinstitutes für Berufsbildung, das Schwerbehindertengesetz, das Berufsbildungsgesetz und die jeweilige Handwerksordnung.

➜ Zuständig für die Gewährung einer Erleichterung ist die prüfende Stelle. In der Regel ist das eine Behörde oder eine Körperschaft des öffentlichen Rechts.

➜ Auf eine bestehende Prüfungserleichterung muß bei der Prüfungsanmeldung hingewiesen werden. Zu beantragen ist sie rechtzeitig vor der Anmeldung zur Prüfung bei der prüfenden Institution.

Welche Erleichterungen kommen in Betracht?

➜ Die Erleichterungen dürfen lediglich die behinderungsbedingten Benachteiligungen ausgleichen. Die Prüfungsanforderungen selbst dürfen dadurch qualitativ nicht verändert werden. Es kann also wegen einer

Behinderung zum Beispiel keine leichteren Aufgaben geben.

Beispiele für Prüfungserleichterungen

Besondere Organisation: ganz oder teilweise am eigenen Arbeitsplatz, Einzel- statt Gruppenprüfung.

Besondere Gestaltung: Zeitverlängerung, angemessene Pausen, Änderung der Prüfungsformen, Abwandlung und/oder zusätzliche Erläuterung der Prüfungsaufgaben, Zulassung spezieller Hilfen: größere Schriftbilder, Anwesenheit einer Vertrauensperson, Zulassung besonders konstruierter Apparaturen, Beteiligung eines Dolmetschers.

9.4. Arbeitslosigkeit

Arbeitslos – was nun?

→ Sobald Sie das Kündigungsschreiben in der Hand haben, prüfen Sie zuerst den Kündigungsgrund. Am gleichen Tag müssen Sie das Arbeitsamt aufsuchen. Folgende Unterlagen sollten Sie gleich dabei haben:

• Familienbuch, Arbeitsbescheinigung des Arbeitgebers, Personal-, Schwerbehinderten-, Sozialversicherungsausweis,

• Nachweis zur Krankenversicherung, Kündigungsschreiben,

• Gehaltszettel der letzten 12 Monate, Nachweise zu den Arbeitsplätzen der letzten sieben Jahre,

• Gesellen-/Meisterbrief/Hochschulabschluß, Wehrpaß, Zeugnisse (Schule, Arbeitgeber usw.), Nachweise über besondere Fähigkeiten, Ausbildungen, Kurse, Fortbildungen usw.,

• sehr viel Zeit, Geduld und Gelassenheit.

→ Die persönliche Anmeldung ist zwingend! Versäumte Tage bleiben versäumt! Beim Arbeitsamt laufen die Dinge meist sehr zähflüssig. Ohne intensive Eigeninitiative haben Sie bei der derzeitigen Arbeitsmarktlage wenig Chancen.

Persönliche Anmeldung

! Die persönliche Anmeldepflicht gilt auch dann, wenn Sie eine reguläre Tätigkeit nach wenigen Tagen wieder abbrechen.

Alternativen – Info-Beratung

→ Die Fallzahlen der Sachbearbeiter des Arbeitsamtes (AA) sind so hoch, daß sie nur sehr bedingt individuell optimal beraten können. Wer nicht parallel zu den Aktivitäten des AA ständig alle Möglichkeiten ausschöpft, wird als Behinderter sehr schnell unvermittelbar.

→ Prüfen Sie deshalb beim AA für Ihre speziellen Bedürfnisse die Fördermöglichkeiten. Je nach Alter kann auch eine Umschulung oder bessere Qualifizierung eine aussichtsreiche Alternative beinhalten. Erkundigen Sie sich, ob und inwieweit das AA einem neuen Arbeitgeber für die ersten Jahre Lohnkostenzuschüsse zusagen kann.

→ Informieren Sie sich bei der *Hauptfürsorgestelle*, ob und inwieweit u. a. die Kosten für einen behinderungsgerechten Arbeitsplatz übernommen werden können. Durch diese Fördermöglichkeiten können Sie für einen Arbeitgeber begehrenswert werden.

→ Vergessen Sie nicht: Mit jedem Tag Arbeitslosigkeit verliert Ihre Arbeitskraft an Attraktivität und Sie selbst zwangsläufig Arbeitsbereitschaft und Selbstwertgefühl.

→ Bei den meisten AA ist ein *Berufsinformationszentrum* (BIZ) mit Informaterial zu allen Berufen eingerichtet. Vor allem Berufsanfänger sollten dieses kostenlose Angebot nutzen.

Die Leistungen des Arbeitsamtes im Überblick

→ Die Leistungen des Arbeitsamtes basieren auf Ihrem bisherigen Verdienst, dem Familienstand und der Steuerklasse. Berechnungsgrundlage ist das Bruttogehalt der letzten 12 Monate vor der Arbeitslosigkeit. Sonderzahlungen wie Überstunden, Weihnachts- und Urlaubsgeld bleiben dabei unberücksichtigt. Davon zahlt Ihnen das AA:

Geldleistung	mit Kindern	ohne Kinder
Arbeitslosengeld	67%	60%*)
Arbeitslosenhilfe	57%	53%*)
Kurzarbeitergeld	67%	60%*)
Schlechtwettergeld**	67%	60%*)
Unterhaltsgeld bei beruflicher Bildung	67%	60%*)
Übergangsgeld bei Reha	75%*)	68%*)

*) des letzten Nettogehaltes
**)Nach Ausfall von 150 Stunden

Arbeitslos und krank

→ Werden Sie am ersten Tag der Arbeitslosigkeit krank, sollten Sie sich auf jeden Fall am gleichen Tag beim Arbeitsamt anmelden. Solange Ihnen keine Erwerbs- oder Berufsunfähigkeitsrente zugebilligt wurde, haben Sie bei einer Dauererkrankung Anspruch auf Arbeitslosengeld.

Merke: Prüfen Sie die Unterschiede:
• Werden Sie noch während des Arbeitsverhältnisses krank, können Sie für maximal 78 Wochen Krankengeld beziehen.
• Melden Sie sich *nach* Beendigung des Arbeitsverhältnisses, aber *vor* der Arbeitslosmeldung krank, erhalten Sie für maximal einen Monat Krankengeld und Arbeitslosenunterstützung nur bei einer Dauererkrankung.
• Melden Sie sich zuerst arbeitslos und dann krank, erhalten Sie für den Tag der Arbeitslosmeldung Arbeitslosenunterstützung und anschließend Krankenarbeitslosengeld.

Das neue SGB III ab 1. 1. 1998

→ Das Gesetz zur Reform der Arbeitsförderung (AFRG) ist von der Öffentlichkeit weitgehend unbemerkt am 1. 4. 1997 teilweise in Kraft getreten. Das Kernstück dieses Reform-Paketes – wenn's denn wirklich eines werden wird –, nämlich das neugefaßte Arbeitsförderungs-Gesetz gilt allerdings erst ab dem 1. 1. 1998 und wird als Buch III in das Sozialgesetzbuch (SGB) eingefügt.

→ Für Behinderte besonders bedeutsam sind dabei die Maßnahmen zur Förderung der Eingliederung Behinderter und die entsprechenden Zuschüsse, wobei die Regelungen gegenüber bisher mehr zugunsten der Behinderten ab dem 1. 1. 1998 abweichen.

Ausbildungsgeld, sonstige Hilfen

→ Gewährt wird danach Ausbildungsgeld während einer beruflichen oder berufsvorbereitenden Ausbildung oder Bildungsmaßnahme einschließlich einer Grundausbildung (für 2 Jahre) und einer Maßnahme im Eingangsbereich oder im Arbeitstrainingsbereich einer anerkannten Werkstatt für Behinderte (für 4 Wochen), wenn kein Anspruch auf Übergangsgeld besteht.

→ Teilnahmekosten können ebenfalls übernommen werden. Es sind dies Lehrgangskosten, Kosten für Lernmittel, Unterbringung, Verpflegung, Haushaltshilfe oder

Kinderbetreuung, Arbeitsausrüstung, Kranken- und Pflegeversicherung und Reisekosten

Sonstige Hilfen

→ Mit den sonstigen Hilfen kann Behinderten in besonderen Situationen vom Arbeitsamt geholfen werden:
- Kraftfahrzeug-Hilfe (↗ Kap. 7.6.),
- Verdienstausfall bei einer Bildungsmaßnahme und bei Fahrten zur Vorstellung.

→ Kosten können übernommen werden
- für nichtorthopädische Hilfsmittel, die zur Berufsausübung oder für die Sicherheit am/zum Arbeitsplatz notwendig sind,
- für technische Arbeitshilfen und
- für die Beschaffung oder den Ausbau einer Wohnung, wenn die Leistung für die berufliche Eingliederung notwendig ist und die Wohnung wegen der Behinderung einer besonderen Ausstattung bedarf (bis zu 10000 DM; Sonderfälle zusätzlich bis zu 10000 DM Darlehen).

! Gemessen am bisherigen Verfahrenstempo und der -dauer sollten Sie – wie bisher – allerdings weder mit einer schnellen, noch mit einer unkomplizierten Bedarfsprüfung und Hilfe rechnen. »St. Bürokratius« wird auch mit diesem neuen Gesetzeswerk der Schutzpatron der Arbeitsverwaltung bleiben.

! Damit die genannten Hilfen auch bedarfsgerecht angewendet werden können, sollten Sie sich frühzeitigst bei den speziell für Behinderte zuständigen Arbeitsberatern des AA genauestens informieren lassen.

Zuschüsse zur Eingliederung und für Arbeitgeber

→ Behinderte und Langzeitarbeitslose, die schwer vermittelbar sind, können Eingliederungszuschüsse erhalten (für 12 Monate bis zu 50 % des Arbeitsentgeltes).

→ Arbeitgeber können für die betriebliche Aus- und Weiterbildung von Behinderten in Ausbildungsberufen ebenfalls Zuschüsse erhalten (bis zu 60%, Ausnahmen bis 100%). Für die Ausstattung eines behindertengerechten Ausbildungs- und Arbeitsplatzes und für die Probebeschäftigung (bis zu 3 Monaten) können einem Arbeitgeber die Kosten erstattet werden.

Anspruch für Arbeitslosengeld:

Nach Versicherungspflichtverhältnissen von insges. mind. ..... Monaten	und nach Vollendung des ..... Lebensjahres	Anspruchsdauer ..... Monate
12		6
16		8
20		10
24		12
28	45.	14
32	45.	16
36	45.	18
40	47.	20
44	47.	22
48	52.	24
52	52.	26
56	57.	28
60	57.	30
64	57.	32

Rentenversicherung für Arbeitslose

→ Für Arbeitslose zahlt das Arbeitsamt Pflichtbeiträge in die Rentenversicherung. Seit dem 1.1.1995 werden dafür 80% des letzten Verdienstes zugrunde gelegt.

! Sie sollten sich in jedem Fall sofort beim Arbeitsamt anmelden und regelmäßig im Abstand von mindestens ca. 6–8 Wochen die persönliche Meldung wiederholen und die Arbeitssuche erneuern.

Frühverrentungsregelungen

↗ Kapitel 10.8.

→ Vertrauen Sie bei solchen Regelungen nur auf das, was Sie vorher selbst u.a. beim AA »wasserdicht« erkundet haben.

! Klären Sie alle Auswirkungen für Ihre Situation schriftlich, bevor Sie eine Entscheidung treffen: Arbeitgeber + Betriebsrat + Gewerkschaft + Arbeitsamt + Rentenversicherer + Arbeitskammer (Bremen u. Saarland). Mündliche Zusicherungen sind wertlos!

Sperrzeit

→ Sie dauert seit 1994 einheitlich zwölf Wochen. In dieser Zeit gewährt das Arbeitsamt keinerlei Leistungen. Verhängt wird sie in den folgenden Fällen:
– bei Arbeitsplatzverlust durch Kündigung des Arbeitgebers oder eigener Kündigung,
– bei Arbeitsablehnung bzw. Nichtantritt einer Arbeit und
– bei Weigerung, eine berufliche Bildungsmaßnahme wahrzunehmen, oder bei Abbruch einer solchen Maßnahme.

→ Eine Krankschreibung kann bewirken, daß für eine betriebsbedingte Kündigung keine Sperrzeit verhängt wird. Aufgrund von gesundheitlichen Problemen hätten Sie auch von sich aus kündigen können.
Nicht jede Sperrzeit ist auch gerechtfertigt. In jedem Fall sollten Sie einen Widerspruch prüfen und die Beratung eines Anwaltes, der Arbeitskammer und Ihrer Gewerkschaft suchen.

Kündigungsschutz

↗ Kapitel 9.9.

Umzug ungehend melden!

→ Einen Umzug müssen Sie dem AA umgehend melden. Wer einen Adressenwechsel nicht mitteilt, riskiert Rückforderung und Leistungseinstellung.

»Herabbemessung« der Arbeitslosenhilfe

→ Bei der Arbeitslosenhilfe (Alhi) wird regelmäßig das zugrunde gelegte Arbeitsentgelt geprüft. Kürzungen sollten Sie dabei sehr genau prüfen. Häufig werden nämlich vom AA die »Spielregeln« nicht ausreichend beachtet.

→ Die Absicht einer Verringerung muß das AA mit Ihnen vorher besprechen. Bei Maßnahmen zur beruflichen Qualifikation dürfen die Bezüge nicht reduziert, sondern müssen sogar angehoben werden. Häufig wird auch nicht das ortsübliche oder tariflich günstigste Arbeitsentgelt angesetzt. Das tarifliche Arbeitsentgelt können Sie beim Tarifregister Ihrer zuständigen Gewerkschaft erfragen.

Pflegegeld – Arbeitslosengeld/-hilfe

↗ Kap. 5.1.

Info über Förderungsmöglichkeiten

→ Eine neue Broschüre (auch Diskette), die über alle sozialrechtlichen Fördermöglichkeiten, vor allem auch in kleineren und mittelständischen Betrieben, für die Beschäftigung Behinderter informiert, können Sie anfordern beim: Bundesbeauftragten für die Belange der Behinderten, Pf. 66, 10001 Berlin, T.: 0 30/20 14–18 22, Fax: –18 71.

Private Arbeitsvermittler

→ Auf ein paar Punkte sollten Sie bei der Inanspruchnahme eines privaten Arbeitsvermittlers achten:
• Hat er eine Vermittlungserlaubnis des Landesarbeitsamtes?
• Ist er auf bestimmte Bereiche spezialisiert?
• Aufnahme-, Bearbeitungs- und Vermittlungsgebühren sind unzulässig (Ausnahmen gibt es bei Künstlern, Fotomodellen, Berufssportlern)

- Akzeptieren Sie keine Koppelungsgeschäfte wie z. B. teuere Schulungsmaßnahmen oder Anfertigung teuerer Bewerbungsunterlagen!
- Ausschließlichkeits-Vereinbarungen sind ebenfalls unzulässig.
- Tests in allen Variationen sollten Sie nach Möglichkeit ein Höchstmaß an Skepsis entgegenbringen und besser ablehnen.
- Vergewissern Sie sich eventuell vor einer Auftragserteilung bei Ihrem Landesarbeitsamt.

Jobsuche über Datenautobahnen

→ Über das Internet könnten Sie allen anderen Arbeitslosen eine Nasenlänge voraus sein, weil Sie schnell und aktuell an Angebote kommen und zudem wichtige Brancheninfos abrufen können. Auch ein Eigeninserat können Sie dabei aufgeben. Jobbörsen auf den Daten-Highways können Sie nach relativ einfachen Suchkriterien finden und sich dazu die Möglichkeit einer Kurzbewerbung mittels des vorgegebenen E-Mail-Formulars überlegen. Hier einige wichtige Jobbörsen auf dem Daten-Highway:

- Jobs & Karriere:
  http://www.wdr.de/tv/jobs
- Jobware: http://www.jobware.de
- Jobworld: http://www.channel-one.de/html/jobsmain.html
- Jobs & Adverts:
  http://www.jobs.adverts.de
- Stellenangebote:
  http://www.stellenboerse.de

[Quelle: Freundin 8/96]

Unterstützte Beschäftigung Behinderter

→ In Hamburg geht man mit der bundesweit tätigen »BAG für unterstützte Beschäftigung« erfolgreich neue Wege. Dieser Zusammenschluß von Trägern, Institutionen und Fachdiensten hilft Behinderten bei der Eingliederung auf dem Arbeitsmarkt. Wer bisher nur die Alternative zwischen Behindertenwerkstatt und Arbeitslosigkeit hatte, hat damit eine echte Chance. Näheres erfahren Sie bei: Bundesarbeitsgemeinschaft für unterstützte Beschäftigung, Fuhlsbüttler-Str. 402, 22309 Hamburg,
T.: 0 40/6 32 54–94/95, Fax: –96 (Rückporto nicht vergessen!)

Abfindungen – Scheinarbeitsverhältnis

→ Die Zeiten eines »goldenen Abschieds« aus dem Berufsleben sind längst vorbei. Wer eine Abfindung erhält, erlebt beim AA eine herbe Überraschung: Sperr- und Ruhenszeiten, währenddessen es keine Leistungen gibt, werden vorgesehen. Eine Sperrzeit wird zudem von der Gesamtdauer des Arbeitslosengeld-Anspruches abgezogen. Die Abfindung wird in Zeit umgerechnet und der Arbeitslosengeld-Anspruch entsprechend verringert.

→ Zudem übersehen viele Betroffene die hohen Versicherungsleistungen (Renten-, Krankenversicherung), die während eines Ausschlusses/Ruhens anfallen können.

→ Nicht legal sind sogenannte »Scheinarbeitsverhältnisse«, mit denen man das AA unterlaufen hat. Möglich sei das gewesen, wenn jemand zum Beispiel gegen eine hohe Abfindung seinen Arbeitsplatz aufgab und sofort bei einer anderen Firma eine neue Stelle antrat, die ihn allerdings innerhalb der Probezeit bereits nach kurzer Zeit ohne Begründung wieder feuerte.

Vermittlung von Fach- und Führungskräften

→ In der Zentralstelle für Arbeitsvermittlung (ZAV) hilft behinderten Fach- und Führungskräften ein Spezialistenteam bei der Suche nach einem Arbeitsplatz. Die ZAV arbeitet sehr erfolgreich. Besorgen Sie sich Info-Unterlagen, und nehmen Sie Kontakt auf: ZAV, Feuerbachstr. 42–46, 60325 Frankfurt, T.: 0 69/71 11–0, Fax: –5 40.

Widerspruch – Klage

→ Speziell zu diesem Thema und zu allen anderen Fragen, Themen und Problemen Arbeitsloser sollten Sie sich auf jeden Fall das Buch »Leitfaden für Arbeitslose«, Band 3, besorgen: Fachhochschulverlag Frankfurt a.M., Limescorso 5, 60439 Frankfurt, T.: 0 69/15 33–28 20, Fax: 28 40, Stichwort *Band 3.*

Beratung – Informationen – Hilfe

● Dt. Hilfe für Kinder Arbeitsloser, Krummholzberg 11, 21073 Hamburg,
T.: 0 40/77 21 11, Fax: 0 40/7 65 98 24

● Arbeitslosenverband Deutschland, Hausburgstr. 29, 10249 Berlin,
T.: 0 30/4 22 20 53, Fax: 4 26 40 65

● Frankfurter Arbeitslosenzentrum, Solmsstr. 1a, 60486 Frankfurt (hat »Adreßbuch der Initiativen gegen Arbeitslosigkeit und Armut«, Kosten: ca. 10 DM),
T.: 0 69/70 04 25, Fax: 70 48 12

● Bundesanstalt für Arbeit, Regensburger Str. 104, 90478 Nürnberg

● Arbeitslosen-Zentrum der Inneren Mission, Blutenburgstr. 65, 80636 München,
T./Fax: 0 89/12 69 91–70

● Koordinierungsstelle gewerkschaftlicher Arbeitslosengruppen, Marktstr. 10, 33602 Bielefeld, T.: 05 21/17 99–22, Fax: –30

9.5. Berufsausbildung

Berufsberatung

→ Für die berufliche Ausbildung Behinderter sind die Berufs- oder Arbeitsberater des Arbeitsamtes (AA) zuständig. Mit einem eigenen psychologischen, medizinischen und technischen Beratungsteam können sie schwierige Fälle lösen.

→ Behinderte, die eine Ausbildung anstreben, sind gut beraten, wenn sie lange vor dem Schulabschluß das erste Mal beim Berufsberater anklopfen. Ausbildungsvorbereitende Maßnahmen, Lehrgänge zur Berufsfindung bis hin zur Arbeitserprobung und zu einem Ausbildungsplatz in einem der Förderzentren können dann ohne (zum Teil sehr) lange Wartezeiten frühzeitiger geprüft und geplant werden.

→ Berufsinformationszentren (BIZ)
↗ Kapitel 9.4.

Förderleistungen für Betriebe

→ Das AA bietet zum Ausgleich behinderungsbedingter Nachteile eine ganze Palette lukrativer Fördermöglichkeiten für Betriebe. Gleiches gilt für die Hauptfürsorgestelle. Von den Ausbildungskosten über Aufwendungen für die behinderungsgerechte Ausstattung eines Arbeitsplatzes bis hin zu einem besonderen Betreuungsaufwand können sie wirksame Hilfen geben. (↗ Kap. 9.4.)

→ Auch das sollten Sie mit genauen Beträgen frühzeitig abklären. Wenn Sie derartige konkrete Aussichten in einer Bewerbung vermitteln, kann das Ihre Chancen auf einen Ausbildungs- oder Arbeitsplatz steigern.

Berufsbildungswerke

→ Wenn Ihre Behinderung eine betriebliche Ausbildung nicht zuläßt, könnten Sie mit Hilfe des Arbeitsamtes auch eine Ausbildung in einem der Berufsbildungswerke anstreben. Neben der fachlichen Ausbildung wird dort medizinisch, psychologisch und sozialpädagogisch betreut. Berufsförderungswerke führen Umschulungen für Berufstätige und Arbeitslose durch, die behinderungsbedingt einen neuen Beruf suchen müssen.

→ Adressen und Infos über die 48 Berufsbildungswerke (BBW) in Deutschland erhalten Sie bei der Bundesarbeitsgemeinschaft der BBW, Waldwinkler-Str. 1, 84544 Aschau, T.: 0 86 38/6 42 50

Werkstätten für Behinderte

→ Sie können die Eingliederungschance verbessern oder eine dem Behinderten entsprechende Tätigkeit meist wohnortnah er

möglichen. Am idealsten ist eine Lösung Werkstätte und zugehöriges Wohnheim, soweit die Behinderung ein betreutes Wohnen zuläßt. Eine solche Lösung sollten zum Beispiel Mehrfach-/Schwerstbehinderte und geistig Behinderte und deren Eltern – auch wenn es vielleicht schwer fallen mag – zum frühestmöglichen Zeitpunkt ansteuern und einen entsprechenden Wohnheimplatz sichern.

Informationen – Anschriften

• Bundesarbeitsgemeinschaft der Werkstätten für Behinderte, Sonnemannstr. 5, 60314 Frankfurt, T.: 0 69/43 99 05

9.6. Der Arbeitsplatz

Zusatzurlaub

→ Einen Anspruch auf Zusatzurlaub hat jeder beschäftigte Schwerbehinderte ab einem Grad der Behinderung von 50%. Der Anspruch richtet sich ausschließlich nach dem Schwerbehindertengesetz. Tarifvertragliche Regelungen bleiben unberücksichtigt.

→ Der Anspruch beträgt fünf Tage pro Kalenderjahr. Dieser Zahl liegt ein Beschäftigungsverhältnis von fünf Arbeitstagen pro Woche und eine Gesamtzahl von 260 Arbeitstagen zugrunde. Bei einer unregelmäßigen Verteilung der Arbeitszeit erfolgt die Berechnung des Zusatzurlaubes mit der Formel: Gesamtzahl der Arbeitstage pro Jahr geteilt durch 260 x 5.

Eine Auf- oder Abrundung gibt es – so das Bundesarbeitsgericht – nicht.

→ Er besteht generell – unabhängig vom Zeitpunkt der Feststellung – für das ganze Jahr. Es gibt also hierbei keine Zwölftelung. Die kann es nur im Ein- oder Austrittsjahr des Beschäftigten geben. Wird eine Schwerbehinderung für zurückliegende

Zeiten zuerkannt, ist zu prüfen, inwieweit der Anspruch verfallen ist.

→ Haben Arbeitnehmer neben dem Urlaubsentgelt einen Anspruch auf 50 % Zuschlag, so gilt dies auch für den Zusatzurlaub für Behinderte.

→ Ein zusätzliches Urlaubsgeld für die 5 Tage Behindertenurlaub können Sie dann unter Umständen verlangen, wenn es in einem Tarifvertrag nicht ausdrücklich ausgeschlossen wurde.

→ Haben Sie bei einem Ausscheiden aus Ihrem Arbeitsverhältnis Ihren Behindertenurlaub noch nicht genommen oder nicht mehr nehmen können, sollten Sie eine entsprechende finanzielle Entschädigung geltend machen.

→ Ein Arbeitnehmer (AN), der den Zusatzurlaub vor der behördlichen Feststellung verlangt, muß gegenüber seinem Arbeitgeber (AG) seine Behinderung geltend machen und außerdem den Zusatzurlaub für das laufende Kalenderjahr verlangen. Weigert sich der AG, gerät er in Leistungsverzug.

→ Dem AN steht als Schadensersatzanspruch Ersatzurlaub zu, wenn der Urlaubsanspruch zwischenzeitlich erloschen ist. Eine Erklärung des AN, er mache den Zusatzurlaub nur vorsorglich geltend oder wolle ihn anmelden, begründet keinen Leistungsverzug.

! Also: Am besten beantragen Sie schriftlich unter Hinweis auf Ihre Behinderung den Zusatzurlaub mit einer Kopie der Eingangsbestätigung des Versorgungsamtes. Quelle: Selbsthilfe 3/96

! Vorsicht! Die Art Ihrer Behinderungen geht den Arbeitgeber nichts an! Das sollten Sie auch beherzigen, wenn Sie schließlich dann den versorgungsamtlichen Bescheid erhalten. Legen Sie dann nur den Ausweis vor, wenn Sie 50 oder mehr Prozente bekommen.

→ Bei einem Ausscheiden in der 2. Jahreshälfte haben Sie Anspruch auf den vollen, bei einem Ausscheiden in der 1. Jahreshälfte haben Sie lediglich einen Anspruch von $^1/_{12}$ des Zusatzurlaubes für jeden vollen Monat des Bestehens des Arbeitsverhältnisses. Bei einer Einstellung erhalten Sie ebenfalls jeweils $^1/_{12}$ des Zusatzurlaubs für jeden vollen Monat des Arbeitsverhältnisses.

→ Auch ein Zusatzurlaub muß bis zum Ende des Urlaubsjahres oder spätestens des Übertragungszeitraumes gewährt und genommen werden. Andernfalls erlischt er wie der Urlaub nach dem Urlaubsgesetz und den entsprechenden tariflichen Vereinbarungen.

Urlaubsanspruch und Krankheit

→ Erkrankt ein Arbeitnehmer vor Antritt eines Urlaubes, hat er einen Anspruch darauf, den geplanten Urlaub neu festzulegen.

→ Ähnlich ist es bei Erkrankungen während

des Urlaubes. Wer krank ist, kann nicht gleichzeitig Urlaub haben. Ab dem Tag, an dem der Arbeitnehmer die Krankschreibung mitteilt bzw. das ärztliche Attest/Krankmeldung vorlegt, muß der Urlaub für eine spätere Verplanung gutgeschrieben werden.

→ Eine Erkrankung im Ausland muß mit der schnellstmöglichen Art der Übermittlung dem Arbeitgeber mit Angaben zur voraussichtlichen Dauer und des genauen Aufenthaltsortes mitgeteilt werden. Schwierigkeiten mit dem Arbeitgeber vermeiden Sie, wenn Sie ihn sofort telefonisch verständigen und ein Fax oder Telegramm hinterherschicken. Ein Brief würde Ihren Pflichten nicht gerecht werden!

Mehrarbeit

→ Schwerbehinderte sind nach dem Schwerbehindertengesetz auf Ihr Verlangen von Mehrarbeit freizustellen. Der Begriff Mehrarbeit bezieht sich nach der Kommentierung auf die Arbeitszeit und nicht den Arbeitsumfang. Maßgebend sind dabei die tarif- und arbeitsvertraglichen Vereinbarungen.

Zeitvertrag für Behinderte

»Zeitverträge« siehe bei Kap. 9.13.!

Fürsorgepflicht des Arbeitgebers

→ Das Schwerbehindertengesetz regelt in § 14 auch die besondere Fürsorgepflicht des Arbeitgebers. Für öffentliche Arbeitgeber haben der Bund und die Länder eigene umfassende Verordnungen dazu erlassen. Strapazieren Sie allerdings diese Bestimmungen in Ihrem eigenen Interesse nur in begründeten Situationen und nur in Absprache mit dem Vertrauensmann/-frau des Betriebs-/Personalrates.

Einstellung

→ Die Frage nach einem etwaigen Schwerbehindertenausweis wird bei Neueinstellungen eindeutig oder in versteckter Form (zulässigerweise) spätestens beim Personalbogen gestellt: »Können Sie aus Schutzbestimmungen besondere Ansprüche oder Rechte geltend machen (z.B. Jugendschutzgesetz, Mutterschutzgesetz)?« Ein *Ja* kann den künftigen Arbeitgeber ins Grübeln bringen.

→ Wer also das Problem der Berufsaufnahme noch vor sich hat, sollte sich sehr gut überlegen, ob er nicht mit dem Antrag für einen Behindertenausweis bis zum Ablauf der Probezeit im neuen Beschäftigungsverhältnis wartet.

→ Anders ist die Lage, wenn eine Behinderung offensichtlich ist oder in jedem Fall spätestens bei den Untersuchungen des Betriebs- oder Werksarztes offenbar wird. Dann sollte mit offenen Karten gespielt werden.

→ Wird bei einer Einstellung ein bestehender Grad der Behinderung (GdB) verschwiegen, so kann sich ein Arbeitgeber getäuscht fühlen und das Arbeitsverhältnis beenden. Wie Sie einen GdB wieder verlieren, steht übrigens in ↗ Kapitel 4.1.

→ In der Probezeit, das sind die ersten sechs Monate, ist der gesetzliche Kündigungsschutz generell ausgeschlossen, auch wenn keine besondere Probezeit abgesprochen wurde. Der Arbeitgeber kann in dieser Zeit ohne Begründung eine Entlassung vornehmen.

Gestaltung des Arbeitsplatzes

→ Zur vorbeugenden Sicherheit am Arbeitsplatz und optimalen Ausstattung eines behindertengerechten Arbeitsplatzes sollte immer der Rat und die (finanzielle) Hilfe der Fürsorge- bzw. Hauptfürsorgestelle oder des Arbeitsamtes gesucht werden.

! Egal, ob Sie oder Ihr Arbeitgeber eine Leistung beantragt: Anträge müssen vor einer Investition gestellt sein.

Informationen – Rat – Hilfe

● »Informationen für Arbeitnehmer – Wegweiser durch die Arbeitswelt« heißt eine Broschüre mit den wichtigsten Punkten aus dem Arbeitsleben. Die Palette reicht dabei von der Ausbildung, Arbeitsrecht bis zur sozialen Sicherung und Vermögensbildung. Kostenlos erhältlich beim: Infoamt, 53105 Bonn, T.: 01 80/5 22–19 96, Fax: –19 97

● Besorgen Sie sich die kostenlose Broschüre »Barrierefrei am Arbeitsplatz« bei der Allgemeinen Unfallversicherungsanstalt, Reha-Abt., Adalbert-Stifter-Str. 65, A-1200 Wien (internationalen Antwortschein beifügen!).

● Auch Ihre Hauptfürsorgestelle (HFS) hat zu diesem Thema Info-Unterlagen und vor allem sehr kompetente Fachberatungsdienste, die auf Wunsch zu Ihnen kommen und den Arbeitgeber unmittelbar beraten. Dabei erfahren Sie dann auch gleich, was die HFS für Ihren Arbeitsplatz finanzieren kann. Und das ist meist eine Menge.

● Eine umfassende und hervorragende Übersicht auf CD-ROM erhalten Sie beim Institut der Deutschen Wirtschaft (↗ Kap. 9.10!).

9.7. Arbeitsunfall – Unfallversicherung – Berufsgenossenschaft

Unfallversicherung jetzt SGB VII

→ Seit dem 1.1.97 ist das Recht der gesetzlichen Unfallversicherung in das Sozialgesetzbuch (Buch VII) aufgenommen worden. Die bisher in der Reichsversicherungsordnung enthaltenen Regelungen wurden dabei geändert.

Der Betroffene kann Gutachter auswählen!

→ Der Betroffene kann seit der Neuregelung auch selbst bei der Auswahl der Gutachter mitwirken. Die Abhängigkeit der Betroffenen von den Gutachtern der Unfallversicherungen (UV) wird dadurch zumindest etwas gemindert. Benenen Sie auch eigene. Wichtig ist, daß Sie bisher weder mittel- noch unmittelbar mit diesen Ärzten Kontakt hatten.

→ Fragen Sie am besten den für Ihre Schäden zuständigen Sachbearbeiter bei der UV, BG oder Ausführungsbehörde, was Sie dabei beachten müssen. Sie benennen nur die Ärzte. Den Auftrag erteilt dann diese Institution/Behörde. Sollten Sie selbst ein Gutachten in Auftrag geben, müssen Sie es auch aus Ihrer Tasche bezahlen.

! **Wichtig:** Machen Sie von dieser Möglichkeit in jedem Fall Gebrauch! Ihr Haus- oder Facharzt kann Ihnen sicher Ärzte benennen, die für Ihre Schäden spezialisiert sind und als Gutachter in Frage kommen. Da solche Gutachten sehr gut honoriert werden, sind sie bei Ärzten sehr gefragt.

Aufgaben des Durchgangsarztes

→ Nach einem Arbeitsunfall muß zuerst ein zugelassener Durchgangsarzt aufgesucht werden, der umfassende Untersuchungen anstellt und den genauen Hergang festhält. In chirurgischen Kliniken nimmt diese Aufgabe meist der Chefarzt oder ein beauftragter Arzt wahr.

→ Bereits beim Durchgangsarzt werden die Grundlagen für die Festlegung oder Ablehnung eines Berufsschadens und dessen Höhe festgelegt, und nicht bei den folgenden Untersuchungen, mit denen mitunter die Unfallversicherungen und Berufsgenossenschaften den gleichen Durchgangsarzt wieder beauftragen.

! Bei der Erstuntersuchung nach einem Arbeitsunfall ist ein Verletzter meist noch im Schockzustand, eventuell unter dem Einfluß starker Medikamente. Er hat häufig ein besonderes Mitteilungsbedürfnis. Nicht wenige haben sich dabei schon um eine Rente geredet. Auch wenn Sie später einen Kopfstand machen, werden Sie nur wenig Chancen haben, ihre Angaben von der Erstuntersuchung korrigieren zu können.

Mit modernsten Geräten und Methoden

→ Alle Befunde werden mit den modernsten Methoden und Geräten abgeklärt. Behauptungen, die auch nicht andeutungsweise beweisbar sind, bleiben weitgehend unbeachtet. Wenn Sie nicht sowieso aufgrund der Verletzungen und Folgen in stationärer Behandlung sind, kann man Sie zu stationären Untersuchungen und Beobachtung über mehrere Tage einladen.

Entscheidend ist der Kausalzusammenhang

→ Nur das, was eindeutig mit der Unfallverletzung im Zusammenhang steht, hat auch eine Chance, als Unfallverletzung bzw. Berufskrankheit oder Folge einer solchen anerkannt zu werden. Man nennt das den Kausalzusammenhang. Alles, was nicht in diesem Zusammenhang steht, kann bei der Bemessung der Minderung der Erwerbsfähigkeit und damit bei einer Rente und weiteren Leistungen nicht berücksichtigt werden.

Merke: Alle Beschwerden und Probleme, die nicht lupenrein mit dem Unfall im Zusammenhang stehen, bleiben unberücksichtigt.
Sie können sich sogar negativ auswir-

ken, weil versucht wird, einen mittelbaren Zusammenhang zu den Unfallfolgen herzustellen.

→ Es wird in der Regel versucht, vor dem Unfall vorhandene Schäden, Verletzungen und jegliche Krankheiten (vielleicht längst erledigte), bestehende Erkrankungen und Verletzungen, Übergewicht, unsoliden Lebenswandel, besondere Lebensumstände usw. dem Verletzten als Mitursache vorzuhalten, damit letztlich der Kausalzusammenhang so gering wie möglich ausfällt.

Untersuchungen nur ausnahmsweise ablehnen!

→ Nur in ganz besonders gelagerten Fällen können die vom Gutachter als notwendig erachteten Untersuchungen abgelehnt werden. Das bedeutet allerdings nicht, daß Sie sich alles, was man mit Ihnen unternehmen möchte, auch gefallenlassen müssen.

→ Sollten Sie tatsächlich wichtige und begründete Einwände zur Notwendigkeit einer Untersuchung haben, lassen Sie sich vor einer Zustimmung genauestens über den Eingriff aufklären. Versuchen Sie sich mit dem Arzt zu einigen. Er sitzt im Zweifelsfall am längeren Hebel.

→ Keine Chance haben Sie, wenn Sie beispielsweise Untersuchungen durch bestehende Körperöffnungen, Blutuntersuchungen, EKG, Ergometrie, Szintigraphische Untersuchungen, Röntgen, Computer-Tomographie, Sonographische Untersuchungen ablehnen wollen.

→ Etwas anders ist die Sachlage bei Untersuchungen, die eine örtliche Betäubung oder eine Narkose erfordern (Bauch, Gelenkinneres), die mit einer Gewebeentnahme verbunden sind, die ein werdendes Leben gefährden könnten, oder Übungen und

Tests, die für Sie ein besonderes Risiko bedeuten könnten.

Arbeitsunfall und GdB

→ Rechnen Sie bei einem Verfahren mit einer Unfallversicherung oder Berufsgenossenschaft mit einer längeren Dauer. Kompliziert wird es, wenn auch noch das Versorgungsamt für Ihren Antrag auf einen Behindertenausweis beteiligt ist.

Wichtig: In solchen Fällen sollten Sie das Versorgungsamt um die Feststellung eines vorläufigen Grades der Behinderung (GdB) anhand der vorliegenden Befundberichte bitten.

Folgeschäden und Kausalität

→ Die Problematik *Folgeschäden* und *Verschlimmerung* sollten Sie niemals aus den Augen verlieren. Zu allen mittel- und unmittelbar mit dem/der Berufsunfall/-krankheit verbundenen Beschwerden müssen Sie auf eine regelmäßige und gewissenhafte Behandlung durch Ihre Ärzte bedacht sein. Besonders bedeutsam wird das, wenn Ihnen für einen Schaden ehemals unter 20 % Erwerbsminderung zugebilligt wurde. Ab 20% gibt es nämlich eine Unfallrente.

→ Mit einem Verschlimmerungsantrag sollten Sie nicht zu lange warten, und auf jeden Fall dann einreichen, wenn Sie von Ihren Ärzten dabei unterstützt werden. Bei Unfallschäden reagieren die niedergelassenen Ärzte mit eigenen Einschätzungen eher zurückhaltend.

Widerspruch und Klage

→ Akzeptieren Sie nicht vorbehaltlos jede Entscheidung. Sind Ihre Schäden nicht ausreichend berücksichtigt, sollten Sie gegen die Entscheidung der Unfallversicherung,

der Berufsgenossenschaft oder der Ausführungsbehörde auf jeden Fall Widerspruch erheben und Atteste Ihrer Ärzte
dafür einholen.

› Eine anschließende Klage kann schon
deshalb ein richtiger Weg sein, weil dabei
vom Sozialgericht ein neutraler Arzt mit einer Begutachtung beauftragt wird. Kosten
entstehen Ihnen nur, wenn Sie einen Anwalt beauftragen.

Informationen – Beratung – Hilfe
● Hilfsorganisationen bei Kap. 7.11. »Kfz-
Unfall«!
● Hilfe für Unfallopfer, DAVID e.V., Frau -
Karin May-Wedig, Bundesgeschäftsstelle,
Dürerstr. 16, 67061 Ludwigshafen,
T.: 06 21/56 44 08

● abeKra, Verband arbeits- und berufsbe-
dingt Erkrankter e.V., Stammheimer-Str. 8 B,
63674 Altenstadt/Hessen,
T.: 0 60 47/6 81 39, Fax: 6 73 35
● Berufsgenossenschaft, Unfallversicherung
usw.
● Info-Telefon »Arbeit und Gesundheit«: T.:
03 72 07/4 64 64
● Bundesarbeitsgemeinschaft für Arbeits-
sicherheit, Kreuzstr. 45, 40210 Düsseldorf,
T.: 02 11/32 90 77
● Bundesanstalt für Arbeitsschutz, Fried-
rich-Henkel-Weg 1–25, 44149 Dortmund,
T.: 02 31/90 71–0
● Bundesanstalt für Arbeitsmedizin, Nöld-
nerstr. 40–42, 10317 Berlin,
T.: 0 30/5 51 38–0

9.8. Gleichstellung

› Bei einem Grad der Behinderung unter
50% wird kein Ausweis ausgestellt und liegt
keine Schwerbehinderung vor. Den Schutz
des Schwerbehindertengesetzes erlangt
man dann nur durch eine Gleichstellung.

› Eine Gleichstellung kann das zuständige
Arbeitsamt nur aussprechen, wenn der Behinderte ohne diese Gleichstellung einen
Arbeitsplatz nicht bekommen oder aufgrund der Behinderung behalten kann.

› Ist also Ihr Arbeitsplatz wegen Ihrer Be-
hinderung eventuell gefährdet, führt Sie Ihr
Weg sofort zum Arbeitsamt. Geschützt sind
Sie ab dem Tag der Antragstellung.

› Bei berufstätigen Behinderten beteiligt
das Arbeitsamt den Vertrauensmann/-frau
und den Betriebs-/Personalrat in Ihrem/Ih-
rer Betrieb/Behörde. Sie sollten deshalb bei
beiden nach der Antragstellung vorspre-
chen und um Unterstützung für Ihren Antrag bitten.

› Gleichgestellte haben nach dem
Schwerbehindertengesetz alle Rechte wie
Schwerbehinderte, mit Ausnahme des Zusatzurlaubes für Schwerbehinderte. Den
gibt es erst ab 50 % GdB.

9.9. Kündigungsschutz

Kündigungsschutz für Schwer-
behinderte
› Als schwerbehindert gilt: Schwerbehinderte, die einen Ausweis haben, oder wer

auf seinen Antrag hin vom Arbeitsamt einem Schwerbehinderten *gleichgestellt* ist.

› Dieser besondere Kündigungsschutz gilt
für alle Arten von Kündigungen, soweit das

Arbeitsverhältnis länger als 6 Monate besteht. Er gilt auch, wenn es wegen Eintritts einer Erwerbsunfähigkeit auf Zeit oder der Berufsunfähigkeit ohne Kündigung endet.

→ Der Kündigungsschutz nach dem Schwerbehindertengesetz besteht unabhängig davon, ob Sie in Heimarbeit, halb- oder ganztags beschäftigt oder ob Sie eine Haupt- oder Nebentätigkeit ausüben, und unabhängig von Ihrem Alter und der Größe Ihres Betriebes. Er kann weder durch Arbeitsvertrag noch durch sonstige Abmachungen außer Kraft gesetzt werden. [Quelle: Sozialrecht + Praxis 8/96]

→ Ist ein Antrag auf Anerkennung der Schwerbehinderteneigenschaft beim Versorgungsamt gestellt, besteht ebenfalls der besondere Kündigungsschutz.

Zustimmung der Hauptfürsorgestelle (HFS)

→ Wird eine Kündigung auf behinderungsbedingte Leistungsdefizite gestützt, muß die HFS nach dem Amtsermittlungsgrundsatz alle Auswirkungen konkret feststellen.

→ Sie sind gut beraten, wenn Sie die HFS dabei intensiv unterstützen, Vorschläge für einen akzeptablen Arbeitseinsatz unterbreiten und die Begründung des Arbeitgebers im Detail widerlegen. Informationslücken und Aufklärungsdefizite bei der HFS gehen meist auf dessen Kosten, der nicht oder wenig am Zustimmungsverfahren mitwirkt.

→ Die Kündigung Schwerbehinderter ohne Zustimmung der Hauptfürsorgestelle ist unwirksam. Die Zustimmung muß nur bei einer Kündigung durch den Arbeitgeber eingeholt werden.

→ Kündigungsschutz besteht nicht bei befristeten Arbeitsverhältnissen und Aufhebungsverträgen oder einem Arbeitsverhältnis, das noch keine sechs Monate besteht. Eine Sonderregelung gilt für Betriebe, die nicht mehr als 10 Beschäftigte haben.

Sozial ungerechtfertigt

→ Nach dem Kündigungsschutzgesetz ist eine Kündigung sozial ungerechtfertigt, wenn sie nicht durch Gründe, die in der Person oder dem Verhalten des Arbeitnehmers liegen, oder aufgrund dringlicher betrieblicher Erfordernisse erforderlich ist. Der Arbeitgeber hat dafür die Beweislast.

→ Sozial ungerechtfertigt kann zum Beispiel eine Kündigung dann sein, wenn dem Betroffenen die Pflege für ein geistig oder körperlich schwerbehindertes Kind obliegt. Vor allem bei einer Verringerung der Belegschaft muß ein solcher Umstand bei der Auswahl beachtet werden.

Geminderte Leistungsfähigkeit

→ Ist Ihre Leistungsfähigkeit krankheitsbedingt gemindert, ist sie bei einem tariflichen Ausschluß der ordentlichen Kündigung kein wichtiger Grund für eine außerordentliche Kündigung. Vor einer außerordentlichen Kündigung muß der Arbeitgeber vor allem bei älteren Arbeitnehmern prüfen, ob der geminderten Leistungsfähigkeit nicht durch organisatorische Maßnahmen (Arbeitsablauf, Arbeitsplatzgestaltung, Umverteilung usw.) begegnet werden kann. [Quelle: ZB 3/96]

Kündigungsfristen

→ Informieren Sie bei einer Kündigung zuerst und sofort Ihre Gewerkschaft, den Schwerbehinderten-Vertrauensmann und Betriebsrat.

Kündigungsformen

→ Es gibt drei: Die *ordentliche Kündigung,* die personen- oder verhaltensbedingt erfolgt, die *außerordentliche Kündigung,* die bei einem wichtigen Grund ausgesprochen werden kann, und die *Änderungskündigung,* die sich auf den Inhalt eines Arbeitsvertrages bezieht.

Kündigungsfristen für Arbeiter und Angestellte	
Kündigungsfrist während der Probezeit	2 Wochen
Grundkündigungsfrist	4 Wochen zum 15. des Monats oder zum Monatsende
Verlängerte Fristen für eine Arbeitgeberkündigung BZ = Betriebszugehörigkeit ME = Monatsende (Eine Berechnung erfolgt ab 25. Lebensjahr)	2 Jahre BZ = 1 Monat zum ME 5 Jahre BZ = 2 Monate zum ME 8 Jahre BZ = 3 Monate zum ME 10 Jahre BZ = 4 Monate zum ME 12 Jahre BZ = 5 Monate zum ME 15 Jahre BZ = 6 Monate zum ME 20 Jahre BZ = 7 Monate zum ME

Zulässigkeit tarifvertraglicher Abkürzungen:		Die tarifvertraglichen Abweichungen gelten zwischen nicht tarifgebundenen Arbeitgebern und Arbeitnehmern, wenn ihre Anwendung zwischen ihnen einzelvertraglich vereinbart ist. Quelle: Bundesarbeitsministerium
• Frist während der Probezeit	ja	
• Grundkündigungsfrist	ja	
• Verlängerte Fristen	ja	

› Grundlage einer personenbedingten Kündigung können zum Beispiel mangelnde Eignung oder Anpassungsfähigkeit oder unverhältnismäßiges Nachlassen der Leistungsfähigkeit sein. Krankheit ist eine weitere und die häufigste Ursache. Wegen Krankheit (Dauererkrankung) ist eine Kündigung nur zulässig, wenn die krankheitsbedingte Minderung der Leistungsfähigkeit unzumutbare wirtschaftliche und betriebliche Belastungen zur Folge hat. Der Arbeitgeber muß zunächst andere zumutbare Maßnahmen zur Überbrückung einer Dauererkrankung ausschöpfen.

! Legen Sie nach Möglichkeit keine Atteste vor, die eine Dauererkrankung beinhalten. Das kann der Startschuß für eine Kündigung sein.

› *Alkoholabhängigkeit* oder sonstige Suchterkrankungen können eine Kündigung rechtfertigen. Allerdings müssen auch hierbei die betrieblichen Interessen unzumutbar beeinträchtigt sein.

› Eine *verhaltensbedingte* Kündigung beruht immer auf dem Verhalten des Arbeitnehmers, wie zum Beispiel eine fortgesetzt schlechte oder geringe Leistung. Sie kann in der Regel erst nach einer Abmahnung ausgesprochen werden. Ohne eine Abmahnung kann der Arbeitgeber zum Beispiel bei Diebstahl oder bei Verursachung von Arbeitsunterbrechungen kündigen.

› Von einer *betriebsbedingten* Kündigung spricht man, wenn innerbetriebliche Ursachen (z.B. Rationalisierung, Auftragseinbruch) den Arbeitgeber dazu zwingen.

› *Außerordentlich,* das heißt in der Regel fristlos, darf ein Arbeitgeber kündigen, wenn die Fortsetzung eines Arbeitsverhältnisses für ihn unzumutbar ist. Alle anderen Möglichkeiten, wie zum Beispiel Versetzung, Änderungskündigung usw., müssen dabei bereits ausgeschöpft sein.

→ Bei *Änderungskündigungen* hat der Arbeitnehmer im wesentlichen drei Möglich-

keiten: Er kann akzeptieren oder ablehnen und eine Kündigungsschutzklage erheben (Problem: Bei einer Niederlage kann der Arbeitsplatz gefährdet sein) oder die Änderung unter dem Vorbehalt einer gerichtlichen Klärung annehmen. Gewinnt er den Prozeß, bleibt es bei den alten Bedingun-

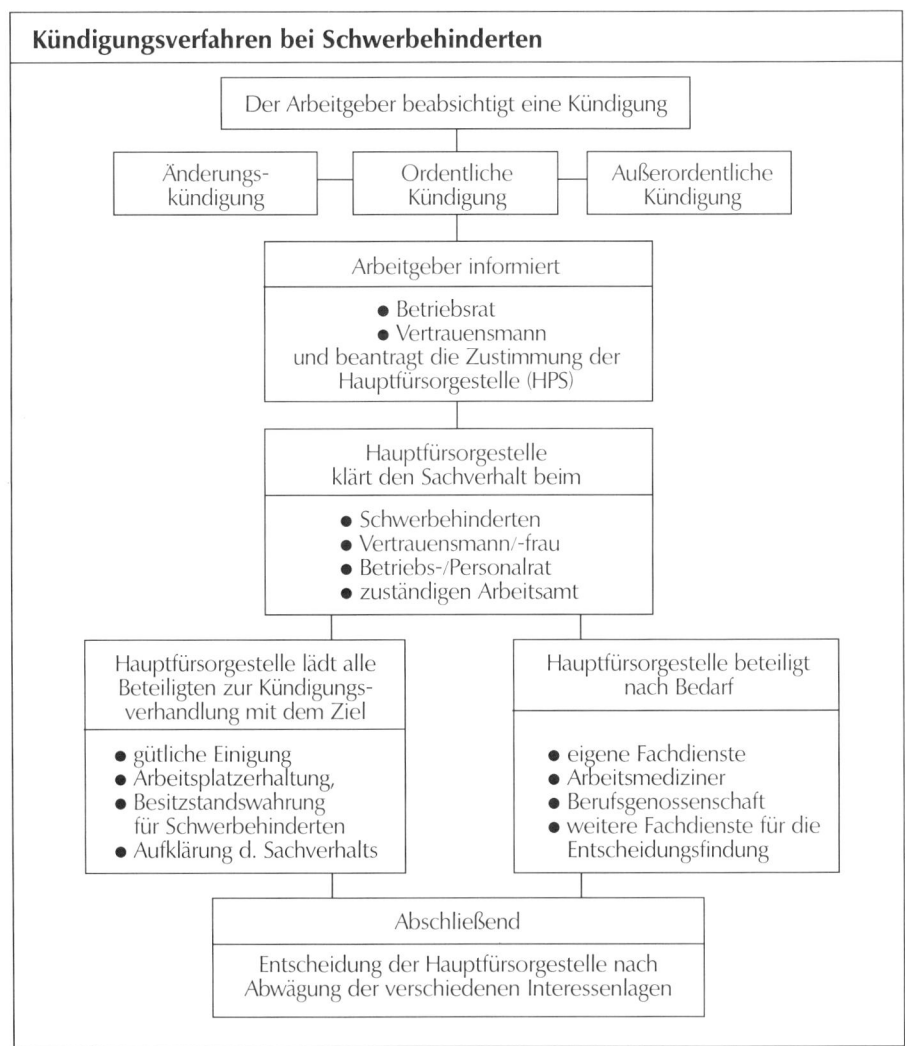

Kündigungsverfahren bei Schwerbehinderten

Der Arbeitgeber beabsichtigt eine Kündigung

Änderungs-
kündigung

Ordentliche
Kündigung

Außerordentliche
Kündigung

Arbeitgeber informiert

● Betriebsrat
● Vertrauensmann
und beantragt die Zustimmung der
Hauptfürsorgestelle (HPS)

Hauptfürsorgestelle
klärt den Sachverhalt beim

● Schwerbehinderten
● Vertrauensmann/-frau
● Betriebs-/Personalrat
● zuständigen Arbeitsamt

Hauptfürsorgestelle lädt alle
Beteiligten zur Kündigungs-
verhandlung mit dem Ziel

● gütliche Einigung
● Arbeitsplatzerhaltung,
● Besitzstandswahrung
   für Schwerbehinderten
● Aufklärung d. Sachverhalts

Hauptfürsorgestelle beteiligt
nach Bedarf

● eigene Fachdienste
● Arbeitsmediziner
● Berufsgenossenschaft
● weitere Fachdienste für die
   Entscheidungsfindung

Abschließend

Entscheidung der Hauptfürsorgestelle nach
Abwägung der verschiedenen Interessenlagen

gen. Verliert er, muß er auf die neuen Bedingungen eingehen.

Rechtsmittel des Schwerbehinderten

→ Beschäftigte in Bremen und im Saarland wenden sich grundsätzlich bei arbeitsrechtlichen Problemen an die dort bestehenden Arbeiter-/Angestelltenkammern.

→ Können Sie für Anwalts- und Prozeßkosten selbst nicht aufkommen, sollten Sie die Möglichkeit der Prozeßkostenhilfe prüfen. ↗ Kapitel 16.

→ Die Vertretung durch einen Anwalt ist vor dem Arbeits- und dem Verwaltungsgericht erst in höherer Instanz notwendig. Sie könnten Ihre Interessen dabei auch allein vertreten.

→ Wenn Sie eine Familienrechtsschutzver-

Arbeitgeber kündigt ohne Zustimmung der Hauptfürsorgestelle	
Rechtsmittel	Klage beim Arbeitsgericht
Ziel	Feststellung, daß Arbeitshältnis wegen fehlender Zustimmung fortbesteht
Regelfrist	1 Monat nach Zugang der Kündigung
Arbeitgeber kündigt mit Zustimmung der Hauptfürsorgestelle	
Rechtsmittel	Widerspruch beim Widerspruchsauschuß
Ziel	Aufhebung und Versagung der Zustimmung
Frist	Innerhalb 1 Monats
Parallel dazu	
Rechtsmittel	Klage beim Arbeitsgericht
Ziel	Feststellung, daß Arbeitsverhältnis fortbesteht
Frist	Innerhalb 3 Wochen
Widerspruchsauschuß der HFS weist den Widerspruch zurück	
Rechtsmittel	Klage beim Verwaltungsgericht
Ziel	Aufhebung des Bescheides der HFS und des Widerspruchsausschusses
Frist	Innerhalb 1 Monats

Rechtsmittel des Arbeitgebers

Hauptfürsorgestelle versagt die Zustimmung zur Kündigung	
Rechtsmittel	Widerspruch beim Widerspruchsausschuß
Ziel	Zustimmung zur Kündigung
Frist	Innerhalb eines 1 Monats
Widerspruchsauschuß weist Widerspruch zurück	
Rechtsmittel	Klage beim Verwaltungsgericht
Ziel	Aufhebung der Bescheide der Hauptfürsorgestelle
Frist	Innerhalb 1 Monats

Quelle: Bundesarbeitsministerium

sicherung haben, sollten Sie mit einem Anruf die Deckung abklären.

Auswirkungen gründlich prüfen!

→ Bei einer Kündigung werden häufig etwaige Auswirkungen auf einen Betriebsrenten- oder Zusatzversorgungsanspruch nicht bedacht.

! Prüfen Sie in jedem Fall vor einer Kündigung, welche Auswirkungen auf ein betriebliches Renten- oder Versorgungssystem gegeben sind und welche Maßnahmen Sie zur Sicherung noch ergreifen müssen. (↗ Kapitel 10.3.)

Aufhebungsvertrag

→ Statt einer Kündigung können Arbeitnehmer und Arbeitgeber auch einen Aufhebungsvertrag abschließen. Achten Sie dabei auf die folgenden Punkte:

• Was passiert mit Betriebsrenten-/Zusatzversorgungsansprüchen? Sind sie schriftlich gesichert?

• Gehaltsansprüche, Freistellung, Urlaubsansprüche,

• Widerrufsklausel (Bedenkzeit),

• Zeugnis (vor Abschluß des Vertrages geben lassen),

• Abfindung (Auswirkungen und Anrechnung beim Arbeitsamt, welche Steuer fällt an, und wer übernimmt sie?).

→ Unterschreiben Sie keine »Ausgleichsquittung«, die man Ihnen eventuell mit einer Empfangsbestätigung für die Arbeitspapiere im Lohnbüro vorlegt.

→ Wer vor einer regulären Kündigungsfrist mit einem Aufhebungsvertrag ausscheidet, muß beim AA mit Einbußen durch Sperr- und Ruhenszeiten rechnen. Passen Sie also bei der Formulierung des Vertrages sehr gut auf. Die Aufhebung eines Arbeitsvertrages erfolgt zum Beispiel zur Vermeidung einer Kündigung aus betrieblichen Gründen, wegen tiefgreifender Umstrukturierungsmaßnahmen, aufgrund der Auftragslage, weil Sie aus gesundheitlichen Gründen Ihre und die alternativ angebotene Arbeit nicht mehr wahrnehmen können. Am besten beraten sind Sie, wenn Sie sich bei Ihrer Gewerkschaft, der Arbeitskammer oder von einem Anwalt beraten lassen (↗ 16!).

→ Achten Sie trotzdem auf etwaige Nachteile. Der Termin sollte der ordentlichen Kündigungsfrist entsprechen. Eine Klausel im Vertrag, daß etwaige Nachteile ausgeglichen werden, kann Sie vor herben Verlusten bewahren. Vorsicht! Stellen Sie sicher, daß Sie auch dafür nur den halben Steuersatz bezahlen müssen. Lassen Sie sich von einem Steuerberater vorher gründlich aufklären. Aus einem Aufhebungsvertrag kommen Sie in der Regel nicht mehr heraus.

9.10. Wehrdienst

Zurückstellung

→ Zurückgestellt werden kann, wer u. a. vorübergehend nicht wehrdienstfähig ist. Ein Zurückstellungsantrag ist auch zu empfehlen, wenn Sie für die Pflege oder zur Betreuung und Versorgung eines schwerbehinderten oder kranken nahen Ange

hörigen oder eines Säuglings/Kleinkindes ständig und zwingend benötigt werden, weil sonst niemand dazu in der Lage ist.

→ Ein Antrag auf Zurückstellung muß spätestens bis zur Musterung beim Kreiswehrersatzamt gestellt werden. Sollten nach der Musterung neue Gründe entste hen, so müßten diese innerhalb von drei Monaten (Ausschlußfristen) ab dem Zeitpunkt des Entstehens dort vorgebracht werden.

→ Liegt erst der Musterungsbescheid auf dem Tisch, wird die Sache schwierig. Dann eilt alles unheimlich. Erheben Sie sofort – in jedem Fall innerhalb der Rechtsmittelfrist (14 Tage ab Zustellung) – gegen diesen Bescheid Widerspruch. Dabei erläutern Sie ihre Zurückstellungsgründe und legen möglichst stichhaltige Beweise bei.

→ Das kann zum Beispiel der Behindertenausweis der pflegebedürftigen Oma oder des herzkranken Vaters oder der an Krebs erkrankten Mutter sein. Dabei sollte außerdem ein ärztliches Attest sein, aus dem sich die »dringende Empfehlung des Arztes wegen…« ergibt.

! Ein Widerspruch hat keine aufschiebende Wirkung. Die könnten Sie nur per einstweiliger Anordnung des Verwaltungsgerichtes erreichen. Solange der Einberufungsbescheid nicht mit einem neuen Bescheid oder einer gerichtlichen Anordnung außer Kraft ist, müssen Sie unter allen Umständen der Einberufung folgen.

! Zurückstellungen gelten jeweils nur für ca. zwei Jahre. Sie müssen eine erneute Zurückstellung immer wieder neu rechtzeitig beantragen. Bei Zurückstellungen ist überdies bis zum 28. Lebensjahr eine Einberufung nicht ausgeschlossen.

Befreiung

→ Vom Wehrdienst befreit werden u. a. Schwerbehinderte, die mindestens einen Grad der Behinderung von 50 % haben. Haben Sie einen GdB, der darunterliegt, sollten Sie sich auf die im Feststellungsbescheid des Versorgungsamtes genannten Behinderungen konzentrieren. Den Bescheid des Versorgungsamtes haben Sie natürlich bei der Musterung dabei.

Tauglichkeits-/Verwendungsgrade

→ Es gibt die Tauglichkeitsgrade:
• wehrdienstfähig,
• vorübergehend nicht wehrdienstfähig,
• nicht wehrdienstfähig.

→ Verwendungsgrade nach Maßgabe des ärztlichen Urteils:

T1 voll verwendungsfähig,

T2 verwendungsfähig mit Einschränkungen für bestimmte Tätigkeiten,

T3 verwendungsfähig mit Einschränkungen in der Grundausbildung und für bestimmte Tätigkeiten,

T7 verwendungsfähig für bestimmte Tätigkeiten des Grundwehrdienstes unter Freistellung von der Grundausbildung

→ Seit dem 1.1.1995 sind die Tauglichkeitskriterien vermindert. Maßstab ist nicht mehr alleine die Teilnahmemöglichkeit an der Grundausbildung. Die T7-Wehrdienstleistenden erhalten eine Ausbildung entsprechend ihrem körperlichen Leistungsvermögen. Für die spätere Verwendung werden Aufgaben ermittelt, die keine übermäßigen körperlichen Anstrengungen erfordern.

! Mit dem T7-Verwendungsgrad können Sie zum Beispiel auch mit einer leichten Behinderung, einem medikamentös ausgleichbaren organischen Problem oder einem sonstigen nicht unerheblichen gesundheitlichen Schaden problemlos eingezogen werden! Die Musterungsärzte legen dann nur noch fest, von welchen Tätigkeiten und Einsatzmöglichkeiten Sie befreit werden. Spätestens in der Kaserne merken Sie dann, daß zwischen Theorie und Praxis bzw. Anspruch und Wirklichkeit eine tiefe Lücke klaffen kann!

Befreiung wegen gesundheitlicher Gründe

→ Für die Musterungs-Untersuchungen ist die Zentrale Dienstvorschrift ZDV 46/1 maßgeblich. Inwieweit Ihre Krankheiten dort verzeichnet sind, kann Ihnen die Dt. Friedensgesellschaft – Vereinigte Kriegsdienstgegner (DFG-VK) sagen.

→ Für die Bundeswehr ist es unerheblich, ob Sie krank sind. Krankheiten kann man ja auch mit Medikamenten ausgleichen und dafür dann den T7-Grad vorsehen.

→ Prüfen Sie deshalb sehr genau, welche gesundheitlichen Probleme Sie unter dieser Maßgabe geltend machen können. Besonders wichtig ist auch, daß Ihre Probleme bei Ihren Ärzten zum Musterungszeitpunkt bereits seit längerer Zeit lückenlos mit allen Beschwerden dokumentiert sind. Dann können Sie wegen näherer Daten und Fakten auf diese Ärzte verweisen.

Vorbereitung der Musterung

↗ Kapitel 2. Man kann Ihre Angaben mit Blick auf Ihre Berufstätigkeit in Zweifel ziehen. Verweisen Sie darauf, daß Sie zur Arbeitsplatzerhaltung bereits seit längerer Zeit voll auf Kosten Ihrer Gesundheit arbeiten und zur Zeit eine Umschulung überlegen.

Der Rechtsweg

↗ Kap. 16.

→ Musterungsbescheid durch Musterungsausschuß

↓

Widerspruch bei der Wehrbereichsverwaltung

↓

Widerspruchsbescheid durch Musterungskammer

↓

Klage zum Verwaltungsgericht

↓

Urteil des Verwaltungsgerichtes.

→ Einen Rechtsanwalt benötigen Sie nicht. Sie können Ihre Klage vor dem Verwaltungsgericht selbst vertreten. Machen Sie gesundheitliche Gründe geltend, wird das Verwaltungsgericht in jedem Fall ein neutrales ärztliches Gutachten einholen.

! Ein solches Gutachten kann teuer werden. Wenn Sie verlieren, müssen Sie es bezahlen; ansonsten die Wehrbereichsverwaltung, die vor Gericht von einem Juristen vertreten wird.

Informationen – Beratung – Hilfe

• DFG-VK, Dt. Friedensgesellschaft – Vereinigte Kriegsdienstgegner, Schwanenstr. 16, 42551 Velbert, T.: 0 20 51/42 17, Fax: 0 20 51/42 10

• Pazifix-Materialvertrieb der DFG-VK, Alberichstr. 9, 78185 Karlsruhe, T.: 07 21/55 22 70

• Kampagne gegen Wehrpflicht, Zwangsdienste und Militär, Oranienstr. 25, 10999 Berlin, T.: 0 30/61 50 05 31

9.11. Krankmeldung – Lohnfortzahlung – MDK schreibt gesund

Fehlzeiten wegen Krankheit

→ Kann ein Arbeitnehmer während eines Jahres nur geringe oder gar keine Arbeitsleistung erbringen, hat er – so das Bundesarbeitsgericht – Anspruch auf einen ungeschmälerten Urlaub; es sei denn, die entsprechenden Tarifverträge sehen eine andere Regelung vor.

→ Bei Kuren werden zwei Tage pro Woche Kur auf den Urlaub angerechnet; das wären im Regelfall 6 Tage. Kuren dürfen im Regelfall nicht länger als drei Wochen alle vier Jahre genehmigt werden.

→ Nach häufigen kurzen Krankheitszeiten kann ein Arbeitnehmer entlassen werden, wenn auch für die Zukunft mit weiteren Fehlzeiten im bisherigen Umfang zu rechnen und dadurch der Betriebsablauf gefährdet ist. So hat das Bundesarbeitsgericht vielfach entschieden. Der Arbeitnehmer kann jedoch einwenden, daß mit einer baldigen Genesung zu rechnen ist. Im Streitfall ist es jedoch dem Arbeitnehmer zuzumuten, die ihn behandelnden Ärzte von der Schweigepflicht zu entbinden, soweit das für die Arbeitsfähigkeit maßgebend ist.

Lohnfortzahlung

→ Die Entgeltfortzahlung gilt seit dem 1.6.1994 für alle Arbeitnehmer, also auch für geringfügig und kurzfristig Beschäftigte. Der Arbeitgeber ist danach u. a. berechtigt, eine ärztliche Bescheinigung schon früher als erst am vierten Tag zu verlangen. Begründete Zweifel, wie etwa bei der Forderung nach einer Überprüfung der behaupteten Arbeitsunfähigkeit durch den Medizinischen Dienst der Krankenversicherungen, müssen dabei nicht vorliegen.

→ Zu einer derartigen Überprüfung ist übrigens auch die Krankenkasse verpflichtet, wenn sie Zweifel an der Arbeitsunfähigkeit hat.

→ Die Lohnfortzahlung im Krankheitsfall ist per Gesetz teilweise auf 80 % des Arbeitsentgeltes gesenkt worden. Betroffene können sich statt dessen für 5 Tage Krankheitstage einen Urlaubstag anrechnen lassen. Bei Arbeitsunfällen und Berufskrankheiten bleibt die Lohnfortzahlung im vollen Umfang erhalten. Der gesetzliche Mindesturlaub von derzeit 24 Tagen darf nicht für

Krankentage angerechnet werden. Die Regelung gilt dort, wo Tarifverträge keine andere Handhabung vorsehen.

→ Bei einer Krankschreibung in einem neuen Job während der ersten 4 Wochen gibt es keine Lohnfortzahlung, sondern Krankengeld.

Medizinischer Dienst (MDK) schreibt gesund

→ Arbeitnehmer werden zunehmend nach einer MDK-Untersuchung sofort wieder in die Arbeit geschickt. Das Klima ist allenthalben sehr viel kälter geworden. Das müssen Sie nicht hinnehmen.

→ Wichtig ist vor allem, daß Ihre Ärzte, vor allem der Hausarzt, voll hinter Ihnen stehen. Werden Sie vom MDK zur Arbeitsaufnahme veranlaßt, wie es im Volksmund heißt »gesund geschrieben«, sollten Sie sofort Ihren Hausarzt informieren. Sie können dann am nächsten Tag einen Arbeitsversuch unternehmen. Allerdings könnte es sein, daß Sie den wegen Ihrer Erkrankung nur für eine kurze Zeit und äußerst bedingt wahrnehmen können. Denkbar wäre im schlimmsten Fall sogar, daß Ihnen etwas zustößt, daß Sie zusammenbrechen, stürzen, Schwindelanfälle usw. bekommen.

→ Lassen Sie sich dann sofort zu Ihrem Arzt bringen, tragen Sie ihm die verschlimmerten Beschwerden vor, und bitten Sie ihn um eine erneute Krankschreibung. Macht er das, so muß er sie auch gegenüber Ihrer Krankenkasse unbedingt kurz schriftlich begründen. Vielleicht kann er Ihnen einen entsprechenden Brief mit der erneuten Krankschreibung gleich mitgeben.

→ Von Ihrem Besuch beim MDK sollten Sie unbedingt ein Gedächtnisprotokoll anfertigen und alles notieren, was dabei gesprochen und untersucht wurde.

→ Bei Ihrer Krankenkasse besorgen Sie sich schriftlich unter Hinweis auf § 25 SGB X

(↗ Kap. 15.1.!) das Gutachten des MDK. Es kann sein, daß es der Hausarzt sowieso unmittelbar bekommen hat. Fragen Sie deshalb vorher dort noch mal nach. Zu diesem Gutachten sollten Sie nach Möglichkeit den Sachverhalt aus Ihrer Sicht der Krankenkasse mitteilen.Die Krankenkasse wird für den »unklaren Zeitraum« vorerst das Krankengeld nicht anweisen.

› Der MDK wird Sie sehr bald zu einer erneuten Begutachtung bei einem anderen Arzt vorladen. Er wird sehr gründlich prüfen, was an der hausärztlichen Stellungnahme dran ist. Häufig wird dann die Krankschreibung akzeptiert und eine Wiederholungsbegutachtung nach mehreren Wochen/Monaten vorgeschlagen. Erst jetzt kann und wird Ihre Krankenkasse das einbehaltene Krankengeld überweisen.

Der Medizinische Dienst prüft

› Bei einer auffallenden Anhäufung von Krankheitstagen oder längeren Krankheitszeiten kann und wird Sie die Krankenkasse, wenn es der Arbeitgeber noch nicht getan hat, zum MDK vorladen lassen. Bei einem klar umrissenen Krankheitsbild, wie zum Beispiel Zustand nach Brustamputation aufgrund Krebs, sind solche Vorladungen erst dann zu erwarten, wenn die entsprechende durchschnittliche Arbeitsunfähigkeitszeit überschritten wird.

› Der MDK prüft zunehmend »arbeitgeberfreundlich«. Dies gilt vor allem für Rückenleiden, Kreislaufprobleme, psychische Erkrankungen, Knochen-/Gelenkprobleme usw. Je nach Tätigkeit, die Sie im Beruf ausüben, wird zum Teil ziemlich unnachsichtig Arbeitsfähigkeit festgestellt.

› Werden Sie vorgeladen, so sollten Sie den Termin etwas vorbereiten (↗ Kap. 2. und 9.7.!). Nehmen Sie alle aktuellen Unterlagen, Befunde, Röntgenbilder, Gutachten usw. mit.

› Äußerst problematisch kann die Sache werden, wenn Sie einen Antrag auf Erwerbsunfähigkeitsrente gestellt haben und deshalb schon länger krank sind. Wird sie abgelehnt oder wird der Widerspruch abgelehnt, könnte man Sie umgehend wieder an Ihren Arbeitsplatz schicken wollen. Wenn Sie wieder arbeiten können, sind Sie aber andererseits erst recht nicht erwerbsunfähig!

Nebentätigkeit während Krankheit

› Eine Nebentätigkeit während eines Krankenstandes ist meist eine äußerst riskante Sache. Um Mißverständnisse zu vermeiden, sollten Sie dabei auf jegliche körperliche Betätigung (Nebenjob, Sport usw.) verzichten. Die Arbeitgeber verstehen damit keinerlei Spaß, halten die Lohnfortzahlung zurück, lassen Sie sofort zum MDK vorladen, oder schicken Ihnen sogar eine Kündigung.

Unverschuldete Arbeitsunfähigkeit

› Für einen Anspruch auf Lohnfortzahlung ist Voraussetzung, daß Sie die Arbeitsunfähigkeit nicht selbst verschuldet haben. Es darf kein leichtfertiges, vorwerfbares Verhalten vorliegen, wobei Unachtsamkeit für ein Selbstverschulden in der Regel nicht ausreicht. Selbstverschulden ist zum Beispiel anzunehmen bei:

● Unfall infolge Trunkenheit oder sonstiges grob fahrlässiges Verhalten im Straßenverkehr,

● vorsätzlichem oder grob fahrlässigem Verstoß gegen Unfallverhütungsvorschriften,

● Verletzung bei einer verbotenen oder besonders gefährlichen oder Ihre Kräfte übersteigenden Nebentätigkeit,

● Verletzung bei selbstprovozierter Rauferei, Folgen einer Straftat usw.

› Ein Sportunfall ist dann selbst verschuldet, wenn die Sportart besonders gefährlich ist und Sie in einer Weise Sport betreiben, die Ihre Kräfte und Fähigkeiten deutlich übersteigt. Die folgenden Sportarten können (bei Beachtung aller vorgeschriebenen Sicherheitsvorschriften) als nicht generell besonders gefährlich angesehen werden: Fußball, Skifahren, Amateurboxen, Fallschirmspringen, Drachenfliegen, Moto-Cross-Fahren. Aber Sie wissen ja, zwischen Theorie und Praxis klafft oft eine riesige Lücke. Sie sollten sich also, wenn Sie klug sind, besser nicht darauf verlassen.

Mehrfacherkrankungen

→ Jede auf einer neuen Krankheit beruhende Arbeitsunfähigkeit (AU) begründet grundsätzlich auch einen neuen Lohnfortzahlungsanspruch für 6 Wochen. Tritt während einer bestehenden AU eine weitere Krankheit auf, so verlängert sich die Bezugsdauer von 6 Wochen ab Beginn der ersten Erkrankung nicht.

→ Waren Sie vor einer erneuten AU mindestens 6 Monate nicht wegen derselben Krankheit arbeitsunfähig, entsteht ein neuer Anspruch von bis zu 6 Wochen; gleichfalls dann, wenn zwar die 6 Monate nicht erfüllt sind, seit dem Beginn der ersten Erkrankung aber 12 Monate vergangen sind.

Erkrankung im Ausland

↗ Kap. 17.2.!

9.12. Absicherung für Berufsunfähigkeit
Schutz für Invalidität

Berufsunfähigkeitsversicherung

→ Den Untersuchungen der Zeitschrift »test« nach zu urteilen, wird am häufigsten eine Kombination von zwei Verträgen angeboten, nämlich eine Lebens- und Rentenversicherung, die mit einer Berufsunfähigkeitszusatzpolice (BUZ) verbunden ist. Am preisgünstigsten ist laut Test in der Regel eine BUZ + Risikolebensversicherung (RLV). Die BUZ + RLV zahlt bei Tod die vereinbarte Lebensversicherungssumme, bei dauerhafter Berufsunfähigkeit eine monatliche Rente und die laufenden Beiträge für die Lebensversicherung.

→ Von den zwei Vertragsvarianten (Staffel- und Pauschalregelung) sollten Sie insbesondere die Staffelregelung, die bereits ab 25 % Invalidität Leistungen vorsieht, näher prüfen und in Erwägung ziehen. Bei der Pauschalregelung gibt es eine Rente erst ab einer Invalidität von 50 %.

! Versicherungsvertreter wissen meist, warum Sie Ihnen unbedingt eine Unfallversicherung und keine Berufsunfähigkeitsversicherung verkaufen wollen: Die Provision und die Interessen der Versicherer sind maßgebend. Nur 1 von 10 muß aufgrund eines Unfalles aus dem Berufsleben ausscheiden, während 9 von 10 aufgrund einer schweren Krankheit nicht mehr arbeiten können. Vertreter und Versicherung können sich also bei einer Unfallversicherung im Gegensatz zur Berufsunfähigkeitsversicherung eine goldene Nase verdienen.

Unfallversicherung

→ Eine solche Versicherung ist in der Regel nur dann eine Alternative, wenn Sie für eine BUZ wegen Vorerkrankungen abgelehnt werden. Das gilt insbesondere auch für Selbständige, Freiberufler, Hausfrauen und Kinder, die für eine BUZ meist keine guten Chancen haben.

→ Die Leistung nach einem Unfall orientiert sich an Invaliditätsgraden bzw. der sogenannten »Knochentaxe« und der Versicherungssumme. Entscheidend ist meist das ärztliche Gutachten. Und das kann durchaus – je nach Standpunkt – sehr unterschiedlich ausfallen (↗ Kap. 2. und 9.7.!). Es gibt drei Tarifformen: Die lineare Leistung, die Mehrleistung und die Progression. Lassen Sie sich alle Möglichkeiten sehr genau mit dem Für und Wider vor einem Abschluß erläutern.

Verweisungsberuf

→ Die Versicherungen prüfen grundsätzlich, ob sie einer Leistungspflicht entgehen können. Bei Berufsunfähigkeitsversicherungen, die mit hohen monatlichen Leistungen verbunden sind, sind sie besonders gründlich und hartnäckig. Eine der Stolperstellen ist dabei die Verweisung auf eine andere Tätigkeit, in der Sie trotz Schäden noch voll weiterarbeiten können.

→ Entscheidend ist generell der zuletzt ausgeübte Beruf. Der Verweisungsberuf muß an Ihre Ausbildung und Erfahrung anknüpfen. Erheblich minderwertige Tätigkeiten, die einen schwerwiegenden sozialen und wirtschaftlichen Abstieg bedeuten, können Sie ablehnen. Allerdings: Es haben auch nicht alle Versicherungen eine solche Klausel.

! Achten Sie auf eine Vertragsdauer, die Ihnen einen langen Schutz und eine lange Rentenzahlung garantiert. Bei einer kurzen Laufzeit riskieren Sie bei einer erneuten Gesundheitsprüfung eine Ablehnung.

Prüfung einer Berufsunfähigkeitsversicherung:

1. In welchen Fällen ist eine Leistung ausgeschlossen?
2. Wann kann der Versicherer die Beiträge erhöhen?
3. Wieviel Pflegepunkte sind für eine anteilige Rente nötig?
4. Besteht für den Versicherer ein kurzes Rücktrittsrecht?
5. Ist bei Anhebung eine erneute Gesundheitsprüfung notwendig?
6. Müssen Sie einen Orts- und/oder Berufswechsel anzeigen?
7. Sind Sie nur in Deutschland oder weltweit abgesichert?
8. Ist eine Verweisungsmöglichkeit ausgeschlossen?
9. Wie lange dauert der »Prognosezeitraum«?
10. Wird eine Leistung ab dem ersten Schadensmonat gewährt?
11. Ist Ihre Versicherung mit einer Dynamik ausgestattet?
12. Ist statt der Pauschal- eine Staffelregelung möglich?
13. Werden Beiträge im Schadensfall bis Anerkennung gestundet?

Quelle: Capital 5/96, Test 4/96

9.13. Zeitvertrag – Geringverdiener – Nebenjob Scheinselbständigkeit [Quelle: u. a. DM 3/96]

Leistungen und Rechte bei Zeitvertrag

→ Sie sind identisch mit denen der festangestellten Arbeitnehmer, insbesonders bei Lohn, Urlaub, Weihnachtsgeld usw.

Zeitvertrag ohne Begründung

→ Dazu gibt es u. a. die folgenden Möglichkeiten:

• Bis 6 Monate: bei Neueinstellung.

• Bis 18 Monate: bei Neueinstellung. Ein vorausgegangener und der neue befristete Job müssen 4 Monate auseinander liegen. Für Auszubildende gilt das, wenn nach Abschluß der Ausbildung kein Dauerarbeitsplatz verfügbar ist (gilt bis 31 .12. 2000).

• Bis 24 Monate: bei Unternehmen, die sich in den vergangenen 6 Monaten selbständig gemacht und maximal 20 Beschäftigte haben. Anschließend kann eine Verlängerung mit Begründung möglich sein.

Zeitvertrag mit Begründung

→ Mit Begründung ist ein Zeitvertrag u. a. in folgenden Fällen möglich:

• Einstellung zur Probe (meist bis zu 6 Monate),

• Aushilfs- und Vertretungstätigkeiten, um zeitweiligen Ausfall von Arbeitnehmern zu überbrücken,

• zusätzlicher, vorübergehender Arbeitsanfall, Dauer ist absehbar

• Saisonarbeit, wenn befristete Verträge üblich sind,

• Tätigkeiten, die enden, wenn ein bestimmter Zweck in voraussehbarer Zeit erreicht ist,

• soziale Gründe (z. B. Erleichterung der Arbeitsplatzsuche, Verhinderung einer ansonsten drohenden Arbeitslosigkeit usw.),

• auf Wunsch des Arbeitnehmers.

Unzulässige Zeitverträge

→ Nicht zulässig sind die folgenden Modalitäten:

• Dauervertretungen und Daueraushilfen,

• Befristung wegen eines unbestimmten Arbeitsanfalls,

• Kettenverträge, also mehrere unmittelbar aufeinanderfolgende Verträge in derselben Firma unter bestimmten Bedingungen.

Geringverdiener – Nebenjob

→ Die Geringfügigkeits- und Geringverdienergrenze beträgt für 1997 610 DM (West) und 520 DM (Ost). In der Knappschaft ist die Geringverdienergrenze 1997 im Westen 750 DM und im Osten 640 DM. Bislang müssen für die sogenannten »610-DM-Jobs« keine Sozialversicherungsbeiträge entrichtet werden. Sie haben weder den Schutz der Kranken- noch der Arbeitslosenversicherung, noch sind sie rentenversichert!

→ Ob und inwieweit der Job für die Rentenversicherung bedeutsam ist, richtet sich nach den folgenden Punkten:

• *Kurzfristige Beschäftigung:* Aushilfstätigkeiten und Urlaubsvertretungen sind beitragsfrei, wenn sie im Jahr maximal 2 Monate oder 50 Arbeitstage dauern. Im Arbeitsvertrag muß eine Befristung enthalten sein.

• *Längerfristige Beschäftigungen:* Wer auf Dauer eine Neben- oder Zweitbeschäftigung ausübt, kann ohne Rentenbeiträge bis zu maximal 610 DM (West), 520 DM (Ost) dazuverdienen. Die regelmäßige wöchentliche Arbeitszeit muß unter 15 Stunden liegen. Ein Überschreiten der Entgeltgrenzen ist bedingt möglich. Mehrere Nebenjobs werden zusammengezählt. Sonderzuwendungen werden bei der Berechnung dazugezählt.

Was ist sonst noch wichtig?

→ Klären Sie, wie die steuerliche Lösung in Ihrem Fall am günstigsten aussieht, wenn die 20 % Pauschalsteuer nicht der Arbeitgeber übernimmt: Steuerkarte oder Pauschalbesteuerung.

→ 610-DM-Jobs ohne Sozialversicherungsbeiträge sind vor allem für diejenigen, die ansonsten keine Voll- oder Teilzeitbeschäftigung wahrnehmen, meist nicht das Gelbe vom Ei! Wer Sozialversicherungsbeiträge zahlt, erwirbt in aller Regel auch Ansprüche. Klären Sie das für Ihre Situation bei einem örtlichen Beratungstermin Ihrer Rentenversicherung und per Anruf bei Krankenkasse und Arbeitsamt. Sie könnten es ansonsten irgendwann sehr bereuen.

Scheinselbständigkeit

→ Auf die großen Risiken einer Scheinselbständigkeit sollten Sie sich nicht einlassen. Das könnten Sie bitter bereuen:

! Sie haben unter Umständen keine Absicherung bei Krankheit, Berufskrankheit, Arbeitsunfall, Arbeitslosigkeit, Berufs- und Erwerbsunfähigkeit!

! Sie müssen in Kauf nehmen: lange Arbeitszeiten, kein Urlaubsanspruch, kein Kündigungsschutz, kein Weihnachtsgeld, keine tarifliche Absicherung, kein Mutterschutz, kein Erziehungsurlaub usw.

9.14. Mobbing – Psychoterror am Arbeitsplatz

↗ siehe Selbsthilfegruppen bei Kap. 1.23.!

10. Rente – Kur

10.1. Rentenarten

Regelaltersrente

→ Die Altersrente wird ab dem 65. Lebensjahr gewährt, wenn fünf Jahre Wartezeit (= Gesamtversicherungszeit) erfüllt sind.

Altersrente für langjährig Versicherte
Anhebung der Altersgrenze von 63 auf 65 ab dem Jahr 2000

Geburts-monat, Geburtsjahr	Verlängerung der Lebens-arbeitszeit (Monate)	Künftiger normaler Rentenbeginn	Abschlag bei Rentenbeginn mit 63
1/1937	1	3/2000	0,3 %
2/1937	2	5/2000	0,6 %
3/1937	3	7/2000	0,9 %
4/1937	4	9/2000	1,2 %
5/1937	5	11/2000	1,5 %
6/1937	6	1/2001	1,8 %
7/1937	7	3/2001	2,1 %
8/1937	8	5/2001	2,4 %
9/1937	9	7/2001	2,7 %
10/1937	10	9/2001	3,0 %
11/1937	11	11/2001	3,3 %
12/1937	12	1/2002	3,6 %
1/1938	13	3/2002	3,9 %
2/1938	14	5/2002	4,2 %
3/1938	15	7/2002	4,5 %
4/1938	16	9/2002	4,8 %
5/1938	17	11/2002	5,1 %
6/1938	18	1/2003	5,4 %
7/1938	19	3/2003	5,7 %
8/1938	20	5/2003	6,0 %
9/1938	21	7/2003	6,3 %
10/1938	22	9/2003	6,6 %
11/1938	23	11/2003	6,9 %
12/1938	24	1/2004	7,2 %
ab 1/1939	24	65. Lebensjahr	7,2 %

[Quelle: LVA Obb]

Rentenabschläge: genau rechnen!

→ Wenn Sie die Voraussetzungen für ein Altersruhegeld erfüllen, sollten Sie sich das anhand der Vergleichszahlen von einem Rentenberater (Rathaus, Kreisverwaltung, Ortsamt, Sprechtage der Rentenversicherungsträger usw.) genau erläutern lassen. Dort wird man Ihnen erklären, wie lange Sie eine volle Rente beziehen müssen, bis der vorzeitige Rentenbetrag ausgeglichen ist. Das sind meist Jahrzehnte!

Altersgrenze 63 wird angehoben

→ Die bisherige Grenze von 63 für das vorgezogene Altersruhegeld für langjährige Versicherte (35 Jahre Wartezeit ist erfüllt) wird für die Geburtsjahrgänge ab 1937 in 24 Monatsschritten auf das 65. Lebensjahr angehoben. Siehe dazu die Grafik!

Abschläge durch Nachzahlung ausgleichen

→ Siehe Anmerkungen dazu bei Kap. 10.8.! Abschläge durch eine Nachzahlung der fehlenden Beiträge auszugleichen rentiert sich meist nur dann, wenn dafür eine Abfindung, die ansonsten beim Arbeitsamt zum Teil verrechnet wird, hergenommen werden kann. Ansonsten rechnet sich das in der Regel nicht.

Wichtig: Prüfen Sie deshalb rechtzeitig, ob und welche Einbußen das konkret für Sie bedeuten kann. Vielleicht können Sie frühzeitig einer anderen

Rentenart den Vorzug geben (z.B. Rente wegen Behinderung oder Erwerbsunfähigkeitsrente).

Altersrente für Frauen
Anhebung der Altersgrenze von 60 auf 65 ab dem Jahr 2000

Geburts- monat, Geburtsjahr	Verlängerung der Lebens- arbeitszeit (Monate)	Künftiger normaler Rentenbeginn	Abschlag bei Rentenbeginn mit 60
1/1940	1	3/2000	0,3 %
3/1940	3	7/2000	0,9 %
5/1940	5	11/2000	1,5 %
7/1940	7	3/2001	2,1 %
9/1940	9	7/2001	2,7 %
11/1940	11	11/2001	3,3 %
1/1941	13	3/2002	3,9 %
3/1941	15	7/2002	4,5 %
5/1941	17	11/2002	5,1 %
7/1941	19	3/2003	5,7 %
9/1941	21	7/2003	6,3 %
11/1941	23	11/2003	6,9 %
1/1942	25	3/2004	7,5 %
3/1942	27	7/2004	8,1 %
5/1942	29	11/2004	8,7 %
7/1942	31	3/2005	9,3 %
9/1942	33	7/2005	9,9 %
11/1942	35	11/2005	10,5 %
1/1943	37	3/2006	11,1 %
3/1943	39	7/2006	11,7 %
5/1943	41	11/2006	12,3 %
7/1943	43	3/2007	12,9 %
9/1943	45	7/2007	13,5 %
11/1943	47	11/2007	14,1 %
1/1944	49	3/2008	14,7 %
3/1944	51	7/2008	15,3 %
5/1944	53	11/2008	15,9 %
7/1944	55	3/2009	16,5 %
9/1944	57	7/2009	17,1 %
11/1944	59	11/2009	17,7 %
12/1944	60	1/2010	18,0 %
ab 1/1945	60	65. Lebensjahr	18,0 %

[Quelle: LVA Obb]

Altersrente für Schwerbehinderte, Berufs-/Erwerbsunfähige

→ Die Rente kann ab dem 60. Lebensjahr beantragt werden, wenn 35 Jahre Wartezeit erfüllt sind und der Antragssteller berufs- oder erwerbsunfähig ist oder einen Behindertenausweis hat (50%, ab 1999 60%). Diese Rente ist sehr attraktiv, weil deren Höhe (noch) fast dem ab 65 zu erhaltenden Altersruhegeld entspricht. Auch bei der Zusatzversorgung, Betriebsrenten usw. hat man dadurch regulär keine Einbußen gegenüber dem Altersruhegeld.

Frauen müssen länger arbeiten

→ Von Januar 2000 an wird die Altersgrenze von 60 Jahren für Frauen in 60 Monatsschritten auf 65 Jahre angehoben. Betroffen sind die Geburtsjahrgänge ab Jan. 1940. Ab Dez. 1944 Geborene können dann künftig ohne Rentenabschläge erst mit 65 Jahren in Rente gehen. Sie können allerdings weiterhin schon mit 60 Jahren gehen, wenn Sie Abschläge akzeptieren. Pro vorgezogenem Monat werden dann 0,3 % von der Rente abgezogen (siehe nebenstehende Übersicht!).

Altersrente für Frauen

• Gewährung ab dem 60. Lebensjahr möglich.
• Mehr als 10 Jahre Pflichtbeiträge nach dem 40. Lebensjahr.
• Mehr als 15 Jahre Wartezeit (Gesamtversicherungszeiten).
Ab dem Februar 2000 (s. Grafik) wird diese Altersgrenze stufenweise bis auf das 65. Lebensjahr angehoben.

! Prüfen Sie rechtzeitig, ob und inwieweit mit dieser Rente für Sie finanzielle Einbußen verbunden sind. Dies gilt insbesondere für Zusatzversorgung, Betriebsrenten und private Versicherungen.

→ Die Altersrente für Frauen im öffentlichen Dienst beträgt bis zum 62. Lebensjahr nur einen Bruchteil des tatsächlichen Anspruches bei der Zusatzversorgung.

Wichtig: Prüfen Sie rechtzeitig vor dem Rentenantrag, was möglich ist:
- Mit dem 60. Lebensjahr über die Rente für Behinderte (50/60% GdB),
- Erwerbsunfähigkeitsrente,
- Altersrente wegen Arbeitslosigkeit und nach Altersteilzeitarbeit.

Altersrente für Bergleute
- Gewährung ab 60. Lebensjahr möglich,
- 25 Jahre Wartezeit (Gesamtversicherungszeit).

Rente wegen Berufsunfähigkeit (BU-Rente)
Voraussetzungen:
- Es muß Berufsunfähigkeit vorliegen,
- drei Jahre Pflichtbeiträge in den letzten fünf Jahren,
- fünf Jahre Wartezeit (Gesamtversicherungszeit).

! Mit dieser Rente erhalten Sie nur maximal $^2/_3$ der Erwerbsunfähigkeitsrente. Ist der Arbeitsmarkt für einen Zuverdienst zu eng, kann auch statt einer BU eine EU-Rente gewährt werden.

Rente wegen Erwerbsunfähigkeit (EU-Rente) ↗ Kapitel 10.2.
- Es muß Erwerbsunfähigkeit vorliegen,
- drei Jahre Pflichtbeiträge in den letzten fünf Jahren,
- fünf Jahre Wartezeit (in Sonderfällen 20 Jahre Gesamtversicherungszeit).

Die EU-Rente ist neben dem Altersruhegeld die attraktivste Rente von allen.

Rente für Bergleute
Voraussetzungen:
→ verminderte Berufsfähigkeit im Bergbau,
- in den letzten fünf Jahren drei Jahre Pflichtbeiträge zur knappschaftlichen Rentenversicherung,
- fünf Jahre Wartezeit in der knappschaftlichen Rentenversicherung oder 50. Lebensjahr,
- eine gleichwertige Beschäftigung ist nicht gegeben,
- 25 Jahre Wartezeit (Gesamtversicherungszeit).

Witwen- und Witwerrente
Voraussetzungen:
→ Tod des Ehegatten, Witwe/r nicht wieder verheiratet,
- Verstorbene/r erfüllte fünf Jahre Wartezeit oder war Rentner.

→ Unterschieden wird die *kleine* Witwenrente, die 25% des zum Todeszeitpunkt bestehenden Rentenanspruches des Verstorbenen ausmacht, und die *große*, die 60% beträgt.

→ Hat der Verstorbene 5 Jahre Wartezeit erfüllt, erhalten Sie die große Witwenrente, wenn Sie
- ein eigenes Kind oder des Verstorbenen, das unter 18 ist, erziehen oder
- wenn Sie das 45. Lebensjahr vollendet haben oder
- wenn Sie berufs- oder erwerbsunfähig sind; ansonsten nur die kleine.

→ Zu einem anrechnungsfreien Hinzuverdienst gibt Ihnen Ihr Rentenversicherungsträger genaue Auskunft.

Hinterbliebenenrente für vor dem 1.7.1977 Geschiedene
→ Unter bestimmten Voraussetzungen können auch Geschiedene nach dem Tod des früheren Ehepartners eine Hinterbliebenenrente beantragen.

Erziehungsrente vor 65 Jahre

Voraussetzungen:
→ Ehescheidung nach 30. 6. 1977,
● nicht wieder verheiratet,
● fünf Jahre eigene Wartezeit bis zum Tod des früheren Ehegatten,
● Tod des geschiedenen Ehegatten,
● Kindererziehung.
→ Zur Erziehungsrente sollten Sie sich möglichst umgehend vom Rentenversicherer beraten lassen. Ende 1996 bzw. bis zum 31. 12. 1997 laufen nämlich Fristen aus.

Waisenrente

Voraussetzungen:
● Tod eines oder beider Elternteile,
● Verstorbener erfüllte fünf Jahre Wartezeit oder war Rentner, (auch Stief- und Pflegekinder bei Aufnahme im Haushalt).

Alters-Teilzeit ↗ Kap. 10.8.!

Mit 58 arbeitslos

→ 58jährige oder ältere Arbeitslose, die nicht mehr vermittelt werden wollen, müssen beim Arbeitsamt eine entsprechende Erklärung unterschreiben und sich verpflichten, daß sie die nächstmögliche Altersrente beantragen. Bei einem geringen Rentenanspruch kann allerdings das Arbeitslosengeld wesentlich höher ausfallen. Prüfen Sie also in einer solchen Situation sehr genau, ob Sie dem »Drängen« des Arbeitsamtes nachgeben können. Bleiben Sie allerdings arbeitslos und für eine Vermittlung verfügbar, erhöht sich auch die Rente.

Wartezeiten

→ Bei den verschiedenen Rentenarten gibt es unterschiedliche Wartezeiten, oder besser Zeiten, in denen Sie Mitglied der Rentenversicherung waren. Sie sind in der Übersicht 1 dargestellt. Welche Zeiten für welche Wartezeit angerechnet werden, ergibt sich aus der Übersicht 2.

Die günstigste Rente

→ Es muß die Rente gewährt werden, die für Sie am günstigsten ist. Dies gilt vor allem, wenn Sie die Voraussetzungen für ein vorgezogenes Altersruhegeld und für die Rente für Schwerbehinderte erfüllen. Dann wäre natürlich die Rente für Schwerbehinderte in der Regel sehr viel besser, weil Sie dabei keinerlei Einbußen bei Rente und etwaiger Zusatzversorgung hinnehmen müssen.

Antrag rechtzeitig stellen!

→ Renten gibt es grundsätzlich nur auf Antrag. Da die Bearbeitung bei allen Rentenver-

Wartezeiten – Übersicht 1			
5 Jahre	25 Jahre	15 Jahre	35 Jahre
Wartezeit (Mindestmitgliedschaft) werden vorausgesetzt für			
● Altersrente mit 65 Jahren, ● Hinterbliebenenrente, ● Berufs- und ● Erwerbsunfähigkeitsrente[*]	● Altersrente für langjährig unter Tage beschäftigte Bergleute	● Rente wegen Arbeitslosigkeit, ● Altersrente für Frauen	● Altersrente für langjährig Versicherte, ● Altersrente bei Berufs-/ Erwerbsunfähigkeit sowie für Behinderte
[*]Für Berufsanfänger gelten allerdings Sonderregelungen, die zur Vermeidung sozialer Härten entsprechende Rentenansprüche auch schon bei nichterfüllter Wartezeit begründen können.			

Wartezeiten Übersicht 2			
5 Jahre	25 Jahre	15 Jahre	35 Jahre
folgende Zeiten werden angerechnet			
• Beitrags-, • Kindererziehungs- und • Ersatzzeiten sowie • Zeitgutschrift aus einem Versorgungs- ausgleich nach einer Scheidung		• Beitragszeiten einer Tätigkeit mit ständigen Arbeiten unter Tage	Die gleichen Zeiten wie bei fünf und 15 Jahren sowie • Zurechnungs-, Anrechnungszeiten sowie • Berücksichtigungs- zeiten wegen Kinder- erziehung oder ehrenamtliche Pflege

sicherungsträgern und Rentenarten eine erhebliche Zeit beansprucht, sollten Sie den
Antrag mindestens fünf bis sechs Monate vor
dem betreffenden Geburtstag stellen. Gibt es
Rückfragen, haben Sie ausreichend Zeit.

Hinzuverdienstgrenzen

› Die Möglichkeiten zu Hinzuverdienst
sind sehr unterschiedlich und werden jedes
Jahr neu angepaßt. Erkundigen Sie sich am
besten bei Ihrem Rentenversicherer. Näheres siehe Kap. 10.10.!

Vorsicht vor Rentenbetrügern!

› Hüten Sie sich vor unangemeldeten Be-
suchen von Personen, die vorgeben, von
Ihrem Rentenversicherer, Ihrer Krankenkasse oder einer Behörde zu kommen. Besuche dieser Institutionen finden grundsätzlich nur nach schriftlicher Anmeldung oder
auf Ihren Wunsch hin statt.

Informationen – Beratung

• Alle Rentenversicherungsträger halten
mit Beratungsspezialisten regionale Sprech-
stunden ab. Suchen Sie in Ihrer örtlichen
Tageszeitung oder Anzeigenblätter nach
entsprechenden Hinweisen. Die Termine
können Sie auch beim Versicherungsamt
Ihres Rathauses, Ortsamtes usw. erfragen.

• Eine aktuelle Rentenberechnung können
Sie auch selbst vornehmen, wenn Sie sich
die dafür nötige (kostenlose) Diskette beim
Bundesarbeitsministerium, Referat Öffent-
lichkeitsarbeit, Postfach, 53107 Bonn
(T.: 02 28/5 27–11 11) besorgen.

• Das Servicetelefon der Bundesversicherungsanstalt für Angestellte in Berlin Mo–Mi
15.30–19.30 Uhr: 0 18 03/33 19 19 (0,24
pro Minute), für Berliner: 0 18 02/33 19 19
(0,12 pro Verbindung)

• »Rente für Frauen«, so heißt eine kostenlose Info-Broschüre des Bundesministeri-
ums für Familie, Broschürenstelle, 53107
Bonn, die Sie dort beziehen können.

• »Ich will mehr Rente. Der neue Ratgeber
für Frauen«, ein Buch von K. und N. Kuntz,
das Ihnen quer durch die gesamte Materie
einen Überblick über alle Versicherungs-
und Anlagemöglichkeiten für Frauen vermittelt. Ullstein, 16,90 DM.

• Einen professionellen unabhängigen Rentenberater in Ihrer Nähe nennt Ihnen der
Bundesverband der Rentenberater, Ho-
henstauffenring 17, 50674 Köln.

! Das kann schon deshalb von großem
! Vorteil sein, weil Ihnen dabei Ihre Situation nicht nur aus der Sicht Ihres Renten-
versicherers erläutert wird!

10.2. Erwerbsunfähigkeitsrente

Die Zukunft der BU-/EU-Rente

→ Sie verheißt nichts Gutes. Man denkt vielfach über eine grundlegende Neuordnung bis hin zu einer gänzlichen Abschaffung nach. Mehrere sehr ernsthafte Modelle lassen darauf schließen, daß man neben der Rentenhöhe auch die Zugangsberechtigung im Auge haben wird. Die Kriterien für den Erhalt einer BU-/EU-Rente werden mit Sicherheit wesentlich verschärft.

→ Auch wenn derzeit noch kein entsprechender Gesetzentwurf vorliegt, sollte diese fast schon absehbare Entwicklung allen denen zu denken geben, die auf Kosten ihrer Gesundheit arbeiten. Wer derzeit vielleicht gerade noch eine BU-/EU-Rente bekommen kann, wird ab Neuordnung keine Chance mehr auf einen vorzeitigen gesundheitsbedingten Abschied aus dem Berufsleben ohne Abzüge haben. Das Rentenniveau wird nämlich auf jeden Fall den bestehenden Abschlägen angeglichen.

EU – Rente mit Behindertenausweis

↗ Kap. 10.1.!

→ Eine Rente wegen einer Behinderung wird zukünftig für viele stärker in den Mittelpunkt ihres Interesses rücken. Die Vorzüge sind klar: Es gibt keine Abzüge. Und man kann bei 35 Versicherungsjahren mit dem Behindertenausweis (noch) ohne jegliche Probleme in Rente gehen. Es werden deshalb mehr gesundheitlich Angeschlagene als bisher einen Antrag auf Anerkennung einer Schwerbehinderung und Ausstellung eines Behindertenausweises stellen.

→ Dabei können viele bei einem Neuantrag oder einer Ausweisverlängerung eine unangenehme Überraschung erleben. Man will nämlich die Anhaltspunkte für die ärztliche Begutachtung (↗ Kap. 1.1.!) ändern. Es

ist zu vermuten, daß man mit einer strengeren Begutachtungspraxis die Anzahl der Behinderten in Deutschland generell und insbesonders die Anzahl der berufstätigen Behinderten stark reduzieren möchte. Damit würden dann auch letztlich weniger eine Rente wegen Behinderung beantragen können.

Berufs- (BU)/Erwerbsunfähigkeitsrente (EU)

→ Das Wichtigste vorweg: Durch die Zurechnungszeiten kann eine EU-Rente fast an die Höhe des mit 65 Jahren zu erwartenden Altersruhegeldes herankommen. Hinzuverdienst ist meist nur im Rahmen der 610-DM-Regelung möglich.

→ Bereits nach Erfüllung einer Mindestwartezeit von fünf Jahren kann sie – abgesehen von der Erwerbsunfähigkeit – ohne altersmäßige oder sonstige Voraussetzungen beantragt werden. Ausnahmen gibt es u. a. für Berufs- und Freizeitunfälle.

→ Die Zeit ab Rentenbeginn bis zum 60. Lebensjahr wird als *Zurechnungszeit* bis zum 55. Lebensjahr voll und für weitere fünf Jahre jeweils mit einem Drittel mit individuellen Werten dazugerechnet. Dadurch kann ein beachtliches Sümmchen zusammenkommen.

→ Die BU-Rente beträgt dagegen nur maximal $2/3$ der EU-Rente. Bei ihr kann noch im begrenzten Rahmen dazuverdient werden. Von einer BU-Rente allein kann man nicht leben. Eine EU-Rente ist also erstrebenswert. Die folgenden Hinweise sollen zeigen, wie man eine EU-Rente vorbereitet, beantragt und erhalten kann.

! Wer selbständig tätig ist, ist nicht erwerbsunfähig und kann damit auch keine EU-Rente erhalten.

→ Invalidenrenten der ehemaligen DDR wurden bereits am 1. 1. 1992 in EU-Renten umgewandelt, wenn der Rentner aufgrund einer Beschäftigung nicht mehr als 400 DM verdiente; lag der Verdienst darüber, gibt es eine BU-Rente.

Merke: Wenn Sie wegen gesundheitlicher Probleme Ihre Arbeitsfähigkeit einbüßen, kann das Ziel Ihres Rentenantrages immer nur die Erwerbsunfähigkeitsrente sein. Daran müssen Sie
• die Vorbereitung des Antrages,
• die Angaben in Ihrem Antrag und
• Ihr Verhalten bei den Untersuchungen orientieren.

Wer ist erwerbs-/berufsunfähig?

→ Der Begriff hat beim Rentenrecht mit dem im Behindertenausweis eingetragenen Grad der Behinderung nichts zu tun. In der Rentenversicherung ist der Begriff ausschließlich auf die *Einschränkung der Erwerbsfähigkeit* bezogen. Was Sie privat dadurch an Verlusten zu Ihrer Leistungsfähigkeit haben, bleibt dabei unbeachtet.

Erwerbsunfähig ist, wer durch Krankheit oder andere Gebrechen oder Schwäche seiner körperlichen oder geistigen Kräfte auf nicht absehbare Zeit eine Erwerbstätigkeit in gewisser Regelmäßigkeit nicht mehr ausüben kann oder nur geringfügige Einkünfte durch Erwerbstätigkeit erzielen kann. Es wird anhand des bisherigen Berufes geprüft, ob und mit welchen Arbeiten der Versicherte diesen noch ausüben kann.

Berufsunfähig ist, wer aus gesundheitlichen Gründen in seinem oder in einem anderen zumutbaren Beruf nicht mehr als die Hälfte

des Verdienstes eines Gesunden bekommen kann.

→ Sie werden fragen, was dieses »in gewisser Regelmäßigkeit« und »nur geringfügige Einkünfte« in täglichen Stunden ausgedrückt bedeutet: Wer noch ca. eine oder mehr Stunden täglich in seinem Beruf, an seinem oder einem anderen Arbeitsplatz arbeiten kann, ist auf jeden Fall nicht erwerbsunfähig.

Wichtig ist also, daß Sie, egal bei welcher Arbeit, diese Zeit nicht überschreiten.

Zuerst wird der Anspruch geklärt

→ Vor einem EU-Rentenantrag klären Sie, welche Ansprüche Sie ganz genau – einschließlich der Zurechnungszeit – haben. Das folgende Muster kann ein Anhaltspunkt für Ihre Anfragen sein:

An .... (zuständiger Rentenversicherungträger) Versicherungsnummer:

Für die Existenzsicherung meiner Familie prüfe ich derzeit weitere Maßnahmen und benötige hierfür dringend die Höhe der derzeitigen Rentenansprüche. Bitte sind Sie deshalb so freundlich, und senden Sie mir eine
        P r o b e b e r e c h n u n g
• für eine Erwerbs- und Berufsunfähigkeitsrente
• einschließlich der Zurechnungszeit
• mit allen Berechnungen und Auflistungen der Zeiten.

→ Wichtig sind die drei hervorgehobenen Punkte. Auf die Zurechnungszeit sollten Sie ausdrücklich hinweisen. In Rentenauskünften wird diese Zeit häufig vergessen. Die Berechnungen und Auflistungen benötigen Sie, falls Sie eine Zusatzversorgung erhalten können, immer für deren Rentenberechnung.

Um einen reibungslosen Ablauf zu gewährleisten, sollte Ihr Rentenkonto, also alle Zeiten, lückenlos geklärt sein. Das Versicherungsamt (Rathaus) hilft Ihnen dabei fachkundig.

→ Rechnen Sie mit mindestens zwei bis drei Monaten, bis Sie die Unterlagen mit dem gewünschten Zahlenmaterial erhalten. Gibt es Rückfragen, dauert es entsprechend länger.

Telefonische Nachfragen sind nötig

→ Telefonieren Sie mit Ihrem zuständigen Sachbearbeiter bei der Rentenversicherung. Die Durchwahl ersehen Sie aus der Eingangsbestätigung. Wiederholen Sie Ihre Anrufe zweimal pro Woche bis zum Ergebnis.

→ Erhalten Sie keine Eingangsbestätigung bzw. fehlt darin die Telefonnummer, dann fragen Sie sich einfach durch. Mit Geduld und einem Schuß Hartnäckigkeit erreichen Sie den zuständigen Bearbeiter.

> **Wichtig:** Notieren Sie pingelig jedes Gespräch: Wann haben Sie mit wem, über was und mit welchem Ergebnis gesprochen? Bei mehrfachen Kontakten verlieren Sie sonst den Faden. Warten Sie mit dem ersten Anruf nicht länger als ca. zwei Wochen. Nur mit Hartnäckigkeit können Sie lange Bearbeitungszeiten wirksam abkürzen.

→ Hinweise in der Eingangsbestätigung, daß Sie von Anrufen absehen sollen, ignorieren Sie. Sie benötigen eine Lösung für Ihr Problem.

Zusatz-Rentenansprüche klären

→ Haben Sie einen Anspruch auf eine Betriebsrente oder – im öffentlichen Dienst – auf Zusatzversorgung, von einer Handwerkerorganisation usw.? Dann sollten Sie dort gleichzeitig anfragen:

»Da ich vor dem Problem einer möglichen völligen Erwerbsunfähigkeit stehe, wäre ich Ihnen sehr dankbar, wenn Sie mir bitte mitteilen könnten, ob, inwieweit und in welcher Höhe ich mit einer Rente rechnen kann. Bitte senden Sie mir gleichzeitig die entsprechenden Antragsvordrucke und eine Übersicht über die einem Antrag beizufügenden Nachweise.«

→ Versuchen Sie die benötigten Unterlagen – soweit überhaupt welche gefordert werden – zu beschaffen. Bei den Zusatzversorgungskassen des öffentlichen Dienstes benötigen Sie für eine Berechnung der Gesamtversorgung immer die beschriebene Probeberechnung mit allen Berechnungsunterlagen.

→ Ähnlich läuft das bei Betriebsrenten und sonstigen Zusatzrentensystemen bei einem EU-Rentenantrag, weil die Erwerbsunfähigkeit nicht nochmals geprüft wird.

> **!** Vorsicht! Private Versicherungen haben meist eigene Maßstäbe. Verlassen Sie sich also nicht zum Beispiel auf eine vom Versorgungsamt oder einem Rentenversicherungsträger festgestellte Berufs- oder Erwerbsunfähigkeit!

Anschlußheilbehandlung (AHB)

→ Erst bei einer im Anschluß an den Krankenhausaufenthalt in einer Rehabilitationsklinik stattfindenden Heilbehandlung kann eine Entscheidung zur Arbeitsaufnahme oder Rente erfolgen. Es muß Ihnen klar sein, daß Sie selbst und sonst niemand mit Ihren Angaben und Ihrem Verhalten die Entscheidung in der Hand haben.

→ Die Reha-Klinik gibt Ihre gesamten Befunde mit ihren Feststellungen und Beobachtungen zu Befinden und Leistungsfähigkeit an Ihren Rentenversicherer, der dann entscheidet, ob Sie weiterarbeiten müssen oder nicht.

→ Ergibt die AHB, daß Sie keine minimale berufliche Leistung mehr erbringen können, wird die AHB rückwirkend in einen Rentenantrag umgewandelt.

Wann wird der Rentenantrag gestellt?

→ Fordert Sie Ihre Krankenkasse oder das Arbeitsamt zu einem Rentenantrag auf, dann haben Sie keine Wahl; außer Sie nehmen wieder eine Arbeit auf. Auch in solchen Fällen sollten Sie die Entscheidung zu beschleunigen versuchen.

→ Den EU-Rentenantrag stellen Sie erst dann, wenn Sie genau wissen, mit welchen Beträgen Sie aus den Rentenkassen rechnen können. Auch wenn Sie bei einer plötzlichen Erkrankung (z.B. Herzinfarkt, Unfall) einen solchen Antrag stellen müssen, haben Sie vorher meist genug Zeit, um alles wasserdicht abzuklären.

→ Bei der Krankenversicherung können Sie bis zu 78 Wochen (ab Arbeitsunfähigkeit gerechnet) Krankengeld erhalten. Anschließend können Sie Arbeitslosengeld beanspruchen.

→ Bei einem Arbeitsunfall, einer Berufskrankheit oder einem Unfall nach der Gesetzlichen Unfallversicherung beträgt diese Zeit, in der Sie Überbrückungsgeld (vergleichbar dem Krankengeld), bis zu maximal 78 Wochen erhalten können. In dieser Zeit werden Reha-Maßnahmen, Umschulung usw. geprüft und durchgezogen.

→ Sollten die für Probeberechnungen nötigen drei bis vier Monate nicht mehr verfügbar sein, dürfen Sie natürlich keinen weiteren Tag mit Ihrem Rentenantrag warten.

Der Antrag

→ Vordrucke und Anlagen für einen EU-Rentenantrag erhalten Sie in Ihrem Rathaus. Lassen Sie sich vom Antrag zwei und von den Anlagen je drei Exemplare geben. Eins bzw. zwei davon müssen Sie nämlich wieder abgeben.

→ Lesen Sie alle Vordrucke genauestens durch. Machen Sie das möglichst nicht allein. Erst dann beginnen Sie mit dem Ausfüllen.

→ Nehmen Sie ein Exemplar jeweils als Entwurf, der bei Ihnen bleibt und auf dem Sie bis zur endgültigen Fassung korrigieren können. Erst wenn auch die letzte Frage eindeutig beantwortet ist, wird der Antrag ausgefüllt.

Die Anlagen zum Antrag

→ Der wichtigste ist der Fragebogen »Anlage zum Rentenantrag vom ... zur Feststellung von Berufsunfähigkeit oder Erwerbsunfähigkeit«. Die erste Seite dieser Anlage können Sie problemlos selbst oder mit fachkundiger Beratung ausfüllen. Die folgenden Tips sind vor allem für Seite 2 des Antrags gedacht:

»Seit wann und wegen welcher Gesundheitsstörungen halten Sie sich für berufs- oder erwerbsunfähig?«

→ Notieren Sie das Krankheitsereignis, wenn es genau feststeht (z. B. Infarkt, Krebserkrankung). Ansonsten notieren Sie den Zeitpunkt, der auch bei Ihren Ärzten für Ihre Probleme dokumentiert ist. Liegt kein akutes Ereignis vor, können Sie die Krankheit als *bereits* länger *existierend* (mehrere Jahre) beschreiben. Beispiele:

- Bereits länger existierend (mehrere [vier bis sechs] Jahre),
- immer schlimmer geworden, in der letzten Zeit regelrecht eskaliert, jetzt unerträglich,
- keinerlei Chance auf eine Besserung (sehr wichtig!).

»Wegen welcher (Krankheiten, Behinderungen…)?«

→ Hier tragen Sie bitte nur stichpunktartig alle wesentlichen gesundheitlichen Probleme übersichtlich ein. Darunter schreiben Sie unübersehbar: »Siehe ergänzende Angaben im Beiblatt!«

»Welche Arbeiten können Sie nach Ihrer Auffassung noch verrichten?«

- Ihre Antwort kann lauten: »Keinerlei, siehe Beiblatt«

! Wenn Sie hier auch nur andeutungsweise ein irgendwie geartetes Arbeitsvermögen durchblicken lassen, sind Sie blitzschnell bei einer Rehabilitations-Maßnahme, wieder an Ihrem Arbeitsplatz oder haben die BU-Rente.

»Sind Sie zur Zeit arbeitsunfähig krank?«

- Bei *Ja* ist alles klar. Seit wann?
- Bei *Nein* könnten Sie antworten: »Seit längerer Zeit muß ich immer wieder Krankheitszeiten hinnehmen. Aufgrund meiner
- schwerwiegenden, nicht mehr korrigierbaren Schäden,
- immer schlimmer und unerträglicher werdenden Schmerzen und
- ausgeprägten, in relativ kurzer Zeit erheblich gestiegenen Beschwerden arbeite ich seit Jahren bereits mit größter Überwindung nur noch auf Kosten meiner Gesundheit.«

> **Wichtig:** Nur wer zum Antragszeitpunkt bereits über mehrere Monate arbeitsunfähig ist und bleibt, hat Aussicht auf eine EU-Rente. Ansonsten wird man Ihnen – auch bei Erfüllung der gesundheitlichen Voraussetzungen – bestenfalls eine BU-Rente gewähren und erst dann in eine EU-Rente umwandeln, wenn Sie arbeitsunfähig sind und bleiben.

»Sind die Gesundheitsschäden durch Unfall verursacht worden?«

→ Wenn Sie eine entsprechende Rente bereits beziehen, geht es um die Frage, kann und wie kann angerechnet werden? Man will wissen, ob die Rentenlast auch noch jemand anders tragen muß.

→ Ihre Antwort und Argumentation kann lauten: »Nein, ich könnte auch mit dem (z. B. Unfall) … Schaden der bisherigen Tätigkeit nachgehen. Die Erwerbsunfähigkeit beruht ausschließlich auf den übrigen gesundheitlichen Problemen.«

»Bei wem waren Sie in der letzten Zeit in ambulanter ärztlicher Behandlung?«

→ Hier notieren Sie bitte, mit genauen Angaben zur Fachrichtung, Name und Anschrift nur der Ärzte, die Sie seit längerer Zeit kennen, regelmäßig aufgesucht und die Ihre Probleme umfassend dokumentiert haben.

→ Genaue Angaben zur Bezeichnung, Name und Anschrift der Ärzte sollten vollständig und gut leserlich sein. Notieren Sie auch die Ursachen und die Art der Behandlung.

! Gutachten, Befundberichte usw. fügen Sie nur dann Ihrem Antrag bei, wenn sie aktuell und für Ihren Antrag nützlich sind.

»Waren Sie in den letzten Jahren in stationärer Krankenhausbehandlung!«

→ Beschränken Sie sich wieder auf die letzten zwei bis drei Jahre. Eine Rente erhalten Sie sowieso nur aufgrund der aktuellen Daten und Fakten und nicht aufgrund einer Krankengeschichte.

»Wurden ärztliche Untersuchungen in den letzten Jahren veranlaßt?«

→ Für einen Zeitraum von ca. zwei bis vier Jahren sollten Sie möglichst konkrete Daten liefern. Fehlen genaue Anschriften usw., muß bei Ihnen nachgefragt werden, und das kostet – wie jede Lücke – wertvolle Zeit.

»Schwerbehinderter und Grad der Behinderung«

→ Hier müssen Sie entsprechend ankreuzen und ergänzen:

● Haben Sie keinen Ausweis, dann kreuzen Sie *Nein* an und ergänzen *Leider bisher versäumt.*

● Wenn Sie einen GdB unter 50 % haben, gelten Sie nicht als Schwerbehinderter. Also auch in diesem Fall *Nein.*

→ Der Wert eines GdB von 50–70 % ist meist gering. Bei einer EU-Rente rundet er bestenfalls ein Gesamtbild ab. Der Grund liegt darin, daß die Versorgungsämter auf die gesamte Lebensführung orientieren, während die Rentenversicherungsträger nur die berufliche Leistungsfähigkeit und Einsetzbarkeit interessiert. Beides ist – wie auch die Rechtsprechung bestätigt – nicht miteinander vergleichbar.

→ Es gibt nur einen Fall, wo der GdB bei der Rente wichtig ist: das vorgezogene Altersruhegeld wegen Schwerbehinderung mit 60 Jahren. Neben 35 Versicherungsjahren benötigen Sie dabei auch mindestens 50 % GdB. In diesem Fall – und bei einer EU-Rente – können die meisten sich weit-gehend ohne finanzielle Einbuße vorzeitig aus dem Berufsleben verabschieden.

»Sind zur Zeit Leistungen zur Rehabilitation beantragt?«

→ Beantwortung je nach Gegebenheiten. Bei *Nein* schreiben Sie als Ergänzung: »Ich erachte eine weitere Kur als zwecklos, da der letzte Kuraufenthalt keinen Erfolg brachte. Es gibt auch keine geeigneten Anwendungen und Therapiemöglichkeiten zur Linderung der schlimmen Schmerzen und Besserung der schwerwiegenden Schäden. Entsprechende Aufwendungen wären deshalb Verschwendung.«

→ Zuerst wird immer geprüft, ob mit einer Reha-Maßnahme Ihre Arbeitskraft wiederhergestellt werden kann. Rehabilitation geht nämlich immer vor Rente. Solange eine hauchdünne Chance für eine Rehabilitation besteht, wird diese genutzt.

→ Nur wenn Sie sich bei einer Kur konsequent entsprechend verhalten und während dieser Zeit Ihre Arbeitsunfähigkeit auf Dauer bestätigt wird, haben Sie eine Chance BU- oder EU-Rente zu erhalten. Würden Sie das wirklich durchstehen: Drei Wochen bei jeder Untersuchung kein Opfer der Verharmlosung zu werden?

→ Mit dieser Anmerkung haben Sie Ihren Standpunkt klar dargelegt. Man wird sich überlegen, ob man in Sie noch rund 20 000 DM Kurkosten investieren kann, wenn das offensichtlich zu keiner Besserung führen wird.

Alle Ärzte informieren

→ Machen Sie von allen Anlagen und Beiblättern mit Daten und Fakten zu Ihrer Gesundheit Kopien. Übergeben Sie diese persönlich allen angegebenen Ärzten, und bitten Sie eindringlich um deren besondere Unterstützung für Ihren Antrag.

→ Lassen Sie sich dabei auch alle Befunde

und Unterlagen aus der ärztlichen Akte für Ihren Rentenantrag geben.

Unklarheiten nur bei Fachleuten klären

→ Unklarheiten, nicht verständliche Fragen usw. klären Sie nur beim zuständigen Rentensachbearbeiter oder beim Versicherungsamt Ihres Rathauses/Ortsamtes usw. Lieber zuviel als zuwenig fragen.

→ Finger weg von allen Möchtegern-Rentenfachleuten, Berufskollegen, »rentenkundigen« Nachbarn und anderen selbsternannten Fachleuten. Nicht jeder, der einmal eine EU-Rente beantragt oder das Sozialgesetzbuch in der Hand gehalten hat, kennt die außerordentlich komplizierten, engmaschigen Spielregeln.

Strickmuster zum Beiblatt

→ Die folgenden Argumentationshilfen und Anregungen aus der Praxis zeigen Ihnen beispielhaft, wie Sie den EU-Rentenantrag erläutern können:

Beispiele für ergänzende Erläuterungen bei einem EU-Rentenantrag

● Ich habe bisher versucht, unter Aufbietung all meiner Kräfte und unter Inkaufnahme großer Probleme während der Arbeit, meine krankheitsbedingten Fehlzeiten zu begrenzen.

● Ich habe bisher täglich voll auf Kosten der Gesundheit und auch gegen den ärztlichen Rat gearbeitet, weil ich meinen Arbeitsplatz nicht verlieren wollte. Jetzt ist allerdings ein Punkt erreicht, wo aufgrund der stetigen erheblichen Verschlechterungen bei allen Behinderungen in den letzten Jahren ein Weiterarbeiten nicht mehr möglich ist.

● Ich muß mich jeweils nach ca. 35–40 Minuten Arbeit für $1/4$ Stunde hinlegen. Einen Arbeitsplatz, der diesem Handicap Rechnung trägt, gibt es nicht.

● Eine Umorganisation des Arbeitsplatzes oder Umsetzung auf einen anderen ist nicht möglich.

● Meine Kraft ist erschöpft. Dazu kommt, daß auch nach ärztlicher Einschätzung dieser Prozeß nicht aufzuhalten ist und sich die Probleme noch weiterhin verschlechtern werden.

● Für mich ist das schon allein deshalb ein schwerwiegender Schritt, weil ich meine Arbeit liebe und – trotz der großen gesundheitlichen Probleme dabei – diese sehr gern mache.

● Meine gesundheitlichen Probleme:
↗ Siehe auch Argumentationsbeispiele zu konkreten Leiden Kapitel 1.

Konkrete Begründung

→ Erläutern Sie möglichst genau, warum Sie Ihre bisherigen beruflichen Tätigkeiten nicht mehr ausüben können. Nicht ganz einfach wird das insbesonders bei einer sitzenden Tätigkeit und bei Bürotätigkeiten. Der Gutachter möchte schon sehr genau dann von Ihnen wissen, warum Ihnen auch das nicht mehr möglich ist.

→ Was zum Beispiel bei einer Tumorerkrankung alles bewertet wird, können Sie aus der folgenden Übersicht entnehmen:

● Organdefizite
● Mobilität (Gehen, Stehen)
● Schmerzzustände
● Gewöhnung, Anpassung (Krankheitsbewältigung)
● Kontakte zu Mitmenschen (z. B. Publikumsverkehr)
● Soziale Integration
● Tagesrhythmus der Dauertherapie, Selbstpflege (z. B. zusätzliche Pausen)
● Seelische Auswirkungen
● Funktionseinschränkungen
● Therapiefolgen

Werden Sie nicht mutlos!

→ Die ständig notwendigen Krankschreibungen und meist mehrfachen Vorladungen des Medizinischen Dienstes der Krankenversicherungen könnten Ihr Nervengerüst etwas auf die Probe stellen. ↗ Kap. 9.11.!

Der Rentenbescheid

→ Sobald Ihnen der Bescheid vorliegt, prüfen Sie zuerst, ob die Rente zeitlich befristet oder auf Dauer gewährt wird. Eine zeitliche Befristung sollten Sie auf keinen Fall akzeptieren und sofort dagegen Widerspruch erheben. Die höchstrichterliche Rechtsprechung hält eine zeitliche Befristung nur dann für zulässig, wenn die Heilung wahrscheinlicher als die Nichtheilung ist.

→ Mit einer Kopie des Rentenbescheides informieren Sie umgehend Ihren Arbeitgeber und Ihre Gewerkschaft. In der Regel endet das Arbeitsverhältnis mit dem nächstfolgenden Monatsersten. Die Gewerkschaften zahlen zum Teil bei Eintritt einer Erwerbsunfähigkeit ca. 1000 DM als Zuschuß an ihre Mitglieder.

→ Für die Betriebsrente, Zusatzversorgung und etwaige private Versicherungsansprüche stellen Sie ebenfalls sofort mit einer beglaubigten Kopie des Bescheides einen Antrag.

Die Rente wird abgelehnt

→ Geben Sie niemals kampflos auf! Verwenden Sie für einen Widerspruch das Muster beim Kapitel 16. Die damit angeforderten Gutachten werten Sie selbst und mit Ihren Ärzten aus. Die müssen Ihnen auch massiv und vorbehaltlos mit aktuellen Gutachten, die Sie Ihrer Begründung beifügen, helfen.

→ Wird auch der Widerspruch abgelehnt, sollten Sie sofort Klage erheben. Das Gericht wird dann einen neutralen Gutachter einschalten und den ganzen Sachverhalt neu ermitteln.

Widerspruchsbegründung

→ Denken Sie daran, Sie müssen den Rentenversicherungsträger (RVT) dazu veranlassen, eine negative Entscheidung in eine für Sie positive umzukehren. Das erreichen Sie nur, wenn Sie Ihre gesamte Begründung darauf abstellen und den Gutachtern bei Ihrem RVT völlig neue Gesichtspunkte auf den Tisch legen oder bisher unter- oder falschbewerte ins rechte Licht rücken.

→ Erfolgversprechend sind dabei vor allem neue (ausführlichere) Gutachten Ihrer Ärzte, die eine klare Aussage zu Ihrer Erwerbsunfähigkeit *und deren Gründe* beinhalten.

→ Ihre (nicht zu lange) Begründung sollte also eine völlig neue Beweislage schaffen:

1. Stellen Sie heraus, warum die dem RVT vorliegenden Gutachten mißverständlich, lückenhaft oder sogar falsch sind.
2. Erläutern Sie, welche Behinderungen/Erkrankungen zu welchen Funktionsausfällen führen und Sie bei welchen beruflichen Tätigkeiten genau beeinträchtigen.
3. Legen Sie neue überzeugende Gutachten und Befunde Ihrer Ärzte vor, und bauen Sie diese in Ihre Begründung entsprechend ein. Auf etwaige zwischenzeitliche Verschlimmerungen, neue Therapien, Medikamente usw. sollten Sie dabei hinweisen und belegen.

→ Im fortgeschrittenen Alter kann auch eine auf ein, zwei oder drei Jahre befristete Rente eine Notlösung sein. Lassen Sie das ggf. sehr eindringlich von Ihrem Arzt vorschlagen und konkret begründen. Die Wahrscheinlichkeit einer Besserung muß gegeben sein. Daß sie dann nach Ablauf in eine dauerhafte umgewandelt wird, hängt auch von Ihnen selbst etwas ab.

10.3. Betriebsrentenansprüche

Arten

→ Man unterscheidet die folgenden Möglichkeiten:

• Direktzusagen: Der Beschäftigte hat einen unmittelbaren Anspruch gegenüber dem Betriebsinhaber. Dieser stellt entsprechende Beträge in seiner Bilanz zurück.

• Unterstützungskasse: Der Anspruch des Arbeitnehmers richtet sich nur gegen diese (Gesellschaft oder Verein). Ein Rechtsanspruch auf Leistung gegen sie gibt es nicht. Die Kasse kann aber nur aus sachlichen Gründen einen Anspruch kürzen oder einstellen.

• Pensionskasse: Diese unabhängigen Institutionen sichern dem Arbeitnehmer einen Versorgungsanspruch. Sie werden vom Bundesaufsichtsamt für Versicherungen überwacht.

• Direktversicherung: Der Betrieb schließt zugunsten des Arbeitnehmers eine Lebensversicherung ab. Einen unwiderruflichen Anspruch erwirbt der Arbeitnehmer, wenn er an den Beiträgen beteiligt ist.

Vorsicht bei Vertrag und Zusage

→ Darauf sollten Sie achten:

Ist in Ihrer vertraglichen Regelung eine Widerrufsklausel?

Welche Regelungen bestehen für ein Ausscheiden?

Ist Ihr Anspruch in einer entsprechenden Zusage gesichert?

Beinhaltet Ihr Vertrag eine Klausel, die eine Begrenzung im Falle eines vorzeitigen Altersruhegeldes beinhaltet?

Sind in Ihrer Zusage Gründe für einen Verlust oder Widerruf enthalten?

Achtung, Stolpersteine!

→ Wer vertraut, der muß auch kontrollieren! Von der Versichertenrente allein kann heute fast niemand mehr leben. Den Betriebsrenten usw. kommt deshalb eine existenzsichernde Bedeutung zu, die Sie bitte wahrnehmen.

Acht Betriebsrenten-Gebote

1. Unternehmen informieren von sich aus nur bedingt über die Inhalte von Versorgungsordnungen usw. Informieren Sie sich rechtzeitig selbst.

2. Fordern Sie einen jährlichen Beitragsnachweis. Dies gilt besonders bei Direktversicherungen. Im Konkursfall können Sie Ihre Ansprüche sonst vergessen.

3. Betriebsrenten müssen mindestens alle drei Jahre angeglichen werden. Fordern Sie das schriftlich ein. Der Anspruch verjährt sonst nach zwei Jahren.

4. Lehnt Ihr ehemaliger Arbeitgeber eine Erhöhung ab, erheben Sie sofort Widerspruch, sonst geht man von Ihrer stillschweigenden Zustimmung aus.

5. Grundlage für Erhöhungen ist der Lebenshaltungsindex. Prüfen Sie ruhig mehrfach, ob Ihre Erhöhung stimmt.

Schwarze Schafe zahlen Phantasiezuwachsraten.

6. Die Firma hat zu allen Zusagen und Berechnungen eine Darlegungs- und Beweispflicht, die Sie jeweils sofort schriftlich einfordern sollten.

7. Akzeptieren Sie keine Abfindungen für einen lebenslangen Rentenanspruch. Steigerungen werden dabei nicht beachtet. Fragen Sie z.B. ehemalige Kollegen im Betriebsrat.

8. Auch die erste Rentenberechnung ist häufig fehlerhaft. Akzeptieren Sie nichts ungeprüft. Bei vorzeitigem Ausscheiden (EU-/BU-Rente, Altersruhegelder) berechnen Arbeitgeber u.a. oft unberechtigte Abschläge.[1]

Wichtige Urteile

↪ Landes-, Bundes- und Europagerichte haben entschieden:

● Frauen und Männern müssen bei den Betriebsrenten die gleichen Vorteile gewährt werden. (Europäischer Gerichtshof – EuGH –, C-408/92)

● Teilzeitbeschäftigte dürfen von einer Betriebsrente nicht ausgeschlossen werden. (EuGH, C-128/93 und C-57/93)

● Wurden Rentenanpassungen aus wirtschaftlichen Gründen ausgesetzt, kann eine nachträgliche Angleichung gefordert werden, wenn das Unternehmen wieder floriert. (Bundesverfassungsgericht 1-1598/92)

● Auch Teilzeitbeschäftigte mit weniger als der halben Wochenarbeitszeit haben Anspruch auf eine anteilmäßige Betriebsrente. (Bundesarbeitsgericht 3 AZR 695/92)

● Ein Unternehmen muß nicht darauf hinweisen, daß alle drei Jahre eine Verpflichtung zur Anpassung besteht. (Landgericht Düsseldorf, 8 Sa 1581/92)

Wann zahlt der Pensions-Sicherungs-Verein nicht?

↪ Der Pensions-Sicherungs-Verein bedeutet keine »Allroundabsicherung« für Betriebsrentenansprüche. Er zahlt nämlich nicht bei:

● Direktversicherungen mit unwiderruflichem Bezugsrecht,

● Liquidationen, Deckungslücken in Pensionskassen,

● verrenteten Ausgleichsansprüchen von Handelsvertretern,

● nicht erfolgten Rentenanpassungen,

● öffentlich-rechtlichen Ansprüchen (einschließlich Kirchen),

● Ruhegeldzusagen an Gesellschafter-Geschäftsführer und Arbeitnehmer-Ehegatten je nach individueller Sachlage,

● Beträgen über dem Dreifachen der Rentenversicherungsgrenze,

● Absetzung eines solventen Arbeitgebers ins Ausland,

● bei Katastrophen (Krieg, Unruhen, Nuklearunfall usw.),

● wenn der Schwerpunkt der Arbeit im Ausland liegt,

● Arbeitgeber bzw. Konzernmutter hat Sitz im Ausland,

● Liquidator versäumt, rechtzeitig Insolvenzansprüche gegen das Unternehmen zu beantragen.

● Betrug, Mißbrauch usw.[2]

Inhaberwechsel – Konkurs – Unverfallbarkeit

↪ Auch bei einem Inhaberwechsel bleiben erworbene Ansprüche erhalten. Lassen Sie sich frühzeitig Ihre Ansprüche schriftlich zusagen und bei Besitzwechsel bestätigen. Schalten Sie notfalls Betriebsrat und Gewerkschaft ein.

↪ Unverfallbare Betriebsrentenzusagen sind bei einem Konkurs geschützt. Für die Verpflichtungen der Firma muß dann der PSV in Köln aufkommen. Allerdings unterliegen diese Betriebsrenten nicht der gesetzlichen Anpassungspflicht. Feststehende Rentenansprüche dürfen nicht mehr gekürzt werden.

↪ Der Rentenanspruch ist unverfallbar, wenn

● der ausscheidende Beschäftigte bereits die Zusage für eine Betriebsrente erhalten hat und 35 Jahre alt ist. Außerdem auch dann, wenn

● die Versorgungszusage bereits vor zehn Jahren erfolgte oder

● eine zwölfjährige Betriebszugehörigkeit vorliegt und die Versorgungszusage mindestens drei Jahre bestand.

↪ Zugesagte Versorgungsleistungen darf

---

1 Quelle: FOCUS 42/94
2 Quelle: FOCUS 42/94

ein Arbeitgeber von sich aus nicht zurücknehmen oder beschneiden. Kürzungen sind nur in Ausnahmefällen möglich:

- wenn sie mit dem Betroffenen vereinbart sind oder
- ein sachlicher Grund vorliegt (z. B. Konkursgefahr).

Wichtige Anschriften

- Pensions-Sicherungsverein, Oberländer Ufer 72, 50968 Köln
- Bundesverband der Betriebsrentner e.V., Pf. 1866, 65008 Wiesbaden, T.: 06 11/30 13 67 (Rückporto!)
- Verband der Rentenberater, Köln, T.: 02 21/2 40 66 42

Betriebsrentenanspruch für Teilzeitbeschäftigte

→ Teilzeitkräfte sind häufig von Betriebsrenten ausgeschlossen. Das Bundesarbeitsgericht urteilte dazu, daß eine solche Regelung unzulässig ist. Teilzeitbeschäftigte sollten sich deshalb mit ihrer (ehemaligen) Firma in Verbindung setzen und das abklären. Ein Betriebsrentenanspruch könnte dann vorliegen, wenn zehn Jahre Betriebszugehörigkeit in dieser Firma und ein Lebensalter von 35 Jahren vorliegen.

! Rechnen Sie im ersten Anlauf nicht unbedingt mit einer freudigen Zustimmung; bleiben Sie ruhig hartnäckig.

Betriebsrente bei einem Ausscheiden vor dem 35. Lebensjahr

→ Betriebsrentenordnungen beinhalten häufig Regelungen für ein Ausscheiden vor dem 35. Lebensjahr, die meist zum Verlust der Betriebsrentenansprüche führt. Wenn Sie eine derartige Erfahrung hatten, sollten Sie Ihre Unterlagen über dieses Arbeitsverhältnis gut aufbewahren.

10.4. Zusatzversorgungsansprüche

→ Die Anzahl der Zusatz-Versorgungssysteme in Deutschland macht es unmöglich, hier im Detail auf die unterschiedlichen Satzungsbestimmungen einzugehen. Telefonieren Sie mit Ihrer Zusatzversorgungskasse, und lassen Sie sich Fragen anhand Ihrer konkreten Situation erläutern. Man wird Ihnen in der Regel verständlich und umfassend alle Fragen erläutern. Wichtige Fragen klären Sie grundsätzlich schriftlich.

Rente wegen Erwerbs-/Berufsunfähigkeit

→ Bei diesen Renten gibt es in der Regel bei den Zusatzversorgungssystemen keine Probleme. ↗ Kapitel 10.2.

Rente wegen Arbeitslosigkeit

→ Voraussetzungen für diese Rente ↗ Kapitel 10.8. Im Zusammenhang mit einem Zusatzversorgungsanspruch ist es gut zu wissen, daß dieser Anspruch in der Regel ohne Abschläge mit Beginn der Rente wegen Arbeitslosigkeit gezahlt wird.

Altersrente für Frauen

↗ Kapitel 10.1. Wer als Beschäftigte im öffentlichen Dienst diese Rente beantragt, kann mit dem Rentenbescheid eine deftige Überraschung erleben. Bis zur Vollendung des 62. Lebensjahres besteht nämlich verschiedentlich nur ein Anspruch auf die sogenannte Versichertenrente, die sehr viel niedriger ausfällt. Die Folge sind für zwei Jahre hohe finanzielle Einbußen. Klären Sie

das rechtzeitig mit Ihrer Zusatzversorgungskasse ab.

Zusatz- und Sonderversorgungs-systeme der DDR

→ Mit dem Gesetz zur Überführung der
Ansprüche und Anwartschaften aus Zusatz-
und Sonderversorgungssystemen des Bei-
trittsgebietes (Anwarts- und Anwartschafts-
überführungsgesetz – AAÜG) wurden 27
Zusatz- und vier Sonderversorgungssyste-
me in die gesetzliche Rentenversicherung
übergeleitet.

→ Wenn Sie genau wissen wollen, was aus
Ihren Rentenansprüchen durch den Betritt
geworden ist, können Sie mit dem Muster
in Kapitel 10.2. bei der Rentenversicherung
anfragen. (↗ Kap. 13.4.!)

Der Anspruch auf Versorgungsrente

→ Bei einem Ausscheiden aus dem Er-
werbsleben bleibt meist der Anspruch auf
Zusatzversorgung erhalten, wenn
● das 58. Lebensjahr vollendet ist,
● ein Auflösungsvertrag aus nichtverhal-
tensbedingten Gründen abgeschlossen
wurde und
● mindestens 240 Umlagemonate (20 Jahre) beim Beschäftigungsende vorliegen.

→ Wenn Sie schon ausscheiden müssen,
dann empfiehlt es sich in jedem Fall, die
Möglichkeit einer Beurlaubung mit dem Arbeitgeber und der Zusatzversorgungskasse
abzuklären.

10.5. Rehabilitation

Reha geht vor Rente

→ *Rehabilitation = Wiederherstellung,
Wiedereingliederung,* ist das Ziel der Maßnahmen aller Sozialleistungsträger in
Deutschland, wenn jemand durch eine
Krankheit oder Unfall einen gesundheitlichen Schaden erlitten hat. Erst wenn alle
Rehabilitationsmöglichkeiten ausgeschöpft
sind, darf ein finanzieller Ausgleich, wie
zum Beispiel eine Rente, geprüft werden.

→ Das außerordentlich komplizierte Ge-
flecht der Zuständigkeiten und Möglichkeiten ist selbst für Insider mitunter schwer zu
überschauen. Die Übersicht soll Ihnen umfangreiche Erläuterungen ersparen und Ihnen als Wegweiser einen schnellen Überblick zum Thema *Reha* geben.

Anspruch und Wirklichkeit

→ Auch die beste Beschreibung und die
schönsten Broschüren können nicht darüber hinwegtäuschen, daß bei der Reha

zwischen Theorie und Praxis häufig eine
tiefe Kluft besteht. Neben dem Optimismus
ist die Geduld die zweitwichtigste Eigenschaft, die Betroffene in der Vorbereitung
und im Warten auf den Beginn einer Maßnahme mitbringen müssen.

→ Die Bearbeitungszeit eines Antrages
dauert lange. Deshalb der eindringliche Rat:
Bleiben Sie hartnäckig, versuchen Sie, Wartezeiten abzukürzen und selbst nach Alter-
nativlösungen zu suchen. Dies gilt besonders für alle Formen einer beruflichen Rehabilitation, bei der Wartezeiten von einem
Jahr der Regelfall sind.

→ Wer sich ausschließlich – vor allem bei
den überbeanspruchten Arbeitsämtern –
auf den Rehabilitationsträger verläßt und
sich nicht immer wieder in Erinnerung
bringt, darf sich über lange Wartezeiten
nicht wundern. Dies gilt besonders für Um-
schulungsmaßnahmen, wenn das neue Be-
rufsziel noch unklar ist.

Arbeitsunfall – Berufskrankheit

→ Wer mit den Unfallversicherungen und Berufsgenossenschaften zu tun hat, wird feststellen, daß hier ausnahmsweise alles schnell, wirkungsvoll und zielgerichtet abläuft: Man will durch umfassende Reha eine möglichst rasche Gesundung und Wiedereingliederung erreichen. Das gelingt, weil sie über eigene Spezial-Kliniken und Spezialisten für alle Fachbereiche verfügen.

→ Daß die Maßnahmen auch von dem Bestreben beeinflußt sind, finanzielle Leistungen zu verhindern oder zumindest zu vermindern, sollte man allerdings zu keiner Zeit aus dem Auge verlieren.

→ Diese speziellen Organisationen sind generell für alle Schäden und Krankheiten und deren Folgen zuständig. Mit der Krankenkasse und bei berufsbezogenen Maßnahmen mit dem Arbeitsamt wird zusammengearbeitet.

Soziales Entschädigungsrecht

→ Auch dieser Bereich ist klar und überschaubar strukturiert: Zuständig sind in erster Linie die Versorgungsämter; zudem die Fürsorge- und Hauptfürsorgestellen, die bei berufsbezogenen Maßnahmen mit dem Arbeitsamt zusammenarbeiten.

Alternative Rehabilitation

→ Auch für Herzpatienten erprobt man eine *Ambulante Rehabilitation*. Vorteil ist, daß der Betroffene von zu Hause aus mit Regie eines niedergelassenen Kardiologen die nötigen Reha-Schritte über vier Wochen durchziehen kann. Dann wird er zur ständigen Mitwirkung bei einer wohnortnahen, ärztlich betreuten ambulanten *Herzgruppe* weitergereicht. Fragen Sie Ihre Ärzte und bei Ihrem Träger, ob und inwieweit Sie die nötige Anschlußheilbehandlung oder Reha auf diese Weise durchziehen können.

Informationen/Beratung

• Literaturliste anfordern bei: Bundesarbeitsgemeinschaft für Rehabilitation, Walter-Kolb-Str. 9–11, 60594 Frankfurt; T.: 0 69/60 50 18–0, Fax: 0 69/60 50 18 29

• REHADAT – Diskette mit Datenbank zur beruflichen Reha, Institut der dt. Wirtschaft, Gustav-Heinemann-Ufer 84–88, 50968 Köln, T.: 02 21/3 76 55-44, Fax: -55

• Stiftung Rehabilitation, Bonhoefferstraße, 69123 Heidelberg, T.: 0 62 21/88–0, Fax: 0 62 21/88 34 68

• Dt. Vereinigung für die Reha Behinderter, Friedrich-Ebert-Anlage 9, 69117 Heidelberg, T.: 0 62 21/2 54 85, Fax: 0 62 21/16 60 09

• Dt. Gesellschaft für Anschlußheilbehandlung und medizinische Reha, Thürmchenswall 15, 50668 Köln, T.: 02 21/12 05 91

• Bundesverband Rehabilitation der Aphasiker, Georgstr. 9, 50389 Wesseling, T.: 0 22 36/4 66 98

• Bundesarbeitsgemeinschaft medizinisch-berufliche Reha-Einrichtungen, Waldstr. 2–10, 53177 Bonn, T.: 02 28/38 12 06.

• Arbeitsgemeinschaft Dt. Berufsförderungswerke, August-Krogmann-Str. 52, 22159 Hamburg, T.: 0 40/64 58 12 01

• Bundesarbeitsgemeinschaft Berufsbildungswerke, Waldwinkler Str. 1, 84544 Aschau am Inn, T.: 0 86 38/6 42 50

Für alle Leiden Behinderungen (außer Berufserkrankungen, Erkrankungen nach sozialem Entschädigungsrecht)

Personenkreis / Hilfearten	krankenversichert und rentenversichert	krankenversichert, aber nicht rentenversichert	rentenversichert, aber nicht krankenversichert	nicht kranken- und nicht rentenversichert (auch nicht als Familienangehöriger)	Alle Leiden 1–4) Bei ungeklärter Zuständigkeit ist vorleistungspflichtig
	1	2	3	4	5
Beratung durch die Leistungsträger	Rentenversicherung/ Krankenkasse In Berufsfragen: mit Arbeitsamt (wenn keine 15 Jahre Versicherungszeit vorliegen)	Krankenkasse In Berufsfragen: Arbeitsamt	Rentenversicherung mit Arbeitsamt (bei Berufsfragen); Arbeitsamt (unter 15 Jahre Rentenversicherung, keine BU- oder EU-Rente)	Sozialhilfe/Jugendamt mit Gesundheitsamt/ Landesarzt; in Berufsfragen: Arbeitsamt	Rentenversicherung Arbeitsamt, Sozialhilfe
Medizinische Leistungen	Rentenversicherung/ Krankenkasse	Krankenkasse	Rentenversicherung, Sozialhilfe*)	Sozialhilfe*) Jugendämter**)	Rentenversicherung Sozialhilfe, Pflegekasse
Förderung des Besuchs von a) Kindergärten	Rentenversicherung	Sozialhilfe	Rentenversicherung, Arbeitsamt	Sozialhilfe	Sozialhilfe, Arbeitsamt (berufsfördernde Maßnahmen)
b) Schulen und weiterführende Schulen	Rentenversicherung	Schulträger ergänzend Sozialhilfe, Ausbildungsförderung (obere Klassen), Arbeitsamt (in besonderen Fällen)		Schulträger, Sozialhilfe (ergänzend), Ausbildungsförderung (obere Klassen), Arbeitsamt in besonderen Fällen	
c) Fachoberschulen, Berufsfach- und -aufbauschule, Fachschulen, Akademie, Hochschule	Arbeitsamt in besonderen Fällen	Ausbildungsförderung ergänzend Sozialhilfe, Arbeitsamt (als Fortbildung oder Umschulung)	in besonderen Fällen: Arbeitsamt	Ausbildungsförderung Sozialhilfe ergänzend, Arbeitsamt (als Fortbildung oder Umschulung)	
Berufsfördernde Leistungen	Rentenversicherung mit Arbeitsamt (siehe oben)	Arbeitsamt	Rentenversicherer Arbeitsamt (siehe oben)	Arbeitsamt	Arbeitsamt
Ergänzende Leistungen	Rentenversicherung, Krankenkasse/Arbeitsamt (siehe oben)	Krankenkasse, Arbeitsamt (bei berufsfördernden Leistungen)	Rentenversicherer Arbeitsamt (siehe oben)	Sozialhilfe*) Arbeitsamt (berufsfördernde Maßnahmen)	Rentenversicherung/ Arbeitsamt; Sozialhilfe (für Personen Sp. 4)
Begleitende Hilfe im Arbeitsleben	Hauptfürsorgestelle in Zusammenarbeit mit dem Arbeitsamt, Rentenversicherer oder Unfallversicherung, die eine Rehabilitation durchgeführt hat				Hauptfürsorgestelle

*)Soweit nicht Dritte vorrangig zuständig sind.   **) Für seelisch Behinderte und bedrohte junge Menschen.

10.6. Kurantrag

Anspruchsberechtigung – Kostenträger

› Anspruchsberechtigt sind:

• Alle Angestellten, Arbeiter und Arbeitslose, die rentenversichert sind bzw. mindestens für 60 Monate waren,

• Mitglieder einer gesetzlichen Kranken-/Ersatzkasse,

• Nichterwerbstätige Hausfrauen, Rentner und Kinder, wenn sie selbst oder über einen Angehörigen krankenversichert sind,

• Beamte und Angestellte im öffentlichen Dienst,

• Kriegsbeschädigte und sonstige Versorgungsberechtigte,

• Landwirte, Sozialhilfeempfänger, Arbeitslose.

› Und wer bezahlt für wen?

Krankenkasse: Für Krankenversicherte, Rentner, Hausfrauen und Kinder, die selbst oder als Familienmitglied krankenversichert sind.

Rentenversicherung: Für alle Rentenversicherten oder die es einmal waren (mindestens 60 Monats-Pflichtbeiträge).

Sozialamt: Für den, der weder kranken- noch rentenversichert ist und im Rahmen der Sozialhilfe bedürftig ist.

Unfallversicherungsträger: u. a. nach einem Arbeitsunfall, Wegeunfall, Schul- Kindergarten- oder Hortunfall.

Versorgungsamt: u. a. für alle Kriegs- und Wehrdienstbeschädigten, Opfer von Gewalttaten, Impfschäden.

Beihilfestelle: Für Angehörige des öffentlichen Dienstes (soweit kein anderweitiger Anspruch besteht).

Hauptfürsorge und überörtlicher Rehabilitationsträger: Bei ungeklärter Zuständigkeit.

Die Dauer einer Kur

› Grundsätzlich werden nur noch drei Wochen für eine stationäre Kur genehmigt, wobei pro Kurwoche zwei Tage Ihres Urlaubsanspruches angerechnet werden können. In begründeten Fällen (z. B. psychosomatische Erkrankungen, Suchtkranke) kann und wird man eine längere Dauer vorsehen.

Den zuständigen Fachverband fragen

› Als Mitglied einer Selbsthilfeorganisation sollten Sie zuerst dort anfragen und nach Infounterlagen, Erfahrungen, Empfehlungen usw. fragen. Falls Sie sich noch nicht zu einer ständigen und aktuellen Beratung und Unterstützung durch eine solche Organisation entschließen konnten, werden Sie ganz bestimmt im Kapitel 1. bei Ihrer Behinderung/Krankheit fündig.

Welche Kuren gibt es?

› Bei der *ambulanten Vorsorge- und Rehabilitationskur* (früher: offene Badekur) kann Kurort und Unterkunft weitgehend frei gewählt werden. Die Krankenkassen übernehmen die Arztkosten und 90 % der Kurmittelkosten. Zu den übrigen Kosten gibt es einen Zuschuß bis zu 15 DM pro Tag.

› Die *stationäre Vorsorge- und Rehabilitationskur* findet immer in einer Kurklinik, einem Sanatorium oder sonstigen Rehabilitationseinrichtungen statt. Der Träger bezahlt sämtliche Kosten. Volljährige Patienten zahlen pro Tag 25 DM in den alten und 20 DM in den neuen Bundesländern dazu.

› Bei einer Heilmaßnahme und einer *Anschlußheilbehandlung,* die einem Krankenhausaufenthalt gleichzusetzen ist, beträgt die Zuzahlung beim volljährigen Patienten pro Tag 12 DM bzw. 9 DM für maximal 14 Tage, wobei u. U. schon geleistete Zahlungen für das Krankenhaus angerechnet werden.

Kuren für Kinder und Mütter

→ Über eine *Vorsorge- und Rehakur für Mütter* und *Mutter-Kind-Kur* kann man sich bei der Krankenkasse, den Wohlfahrtsverbänden (z.B.Caritas) oder unmittelbar erkundigen: Dt. Müttergenesungswerk, Pf. 12 60, 90544 Stein, T.: 09 11/96 71 10, Fax: 67 66 85.

→ Erfüllt ein Elternteil die entsprechenden Rentenversicherungszeiten und kann eine Krankheit ein Kind in seiner späteren Erwerbsfähigkeit beeinträchtigen, finanzieren auch die Rentenversicherungsträger eine *Kinderheilbehandlung* bis zur Volljährigkeit bzw. bei Berufs- oder Schulausbildung bis zum 27. Lebensjahr. Medizinische Gründe können zum Beispiel die folgenden gesundheitlichen Probleme sein:

● Krankheiten der Atemwege, Allergien, Hautkrankheiten,

● krankhaftes Übergewicht, psychosomatische Krankheiten,

● Erkrankungen des Bewegungsapparates, Leber-, Magen- und Darmerkrankungen.

→ Erkundigen Sie sich auch bei Ihrem örtlichen Jugendamt (Rathaus, Ortsamt, Kreisverwaltung) nach deren Bedingungen und Finanzierungsmöglichkeiten für *Mutter-Kind- oder Kinder-Kuren.*

Vor dem Antrag

→ Wann wollen Sie kuren? Klima und Witterung können für den Erfolg einer Kur wichtig sein. Überlegen Sie sich also, welche Jahreszeit für Sie am günstigsten sein könnte. Auch familiäre Besonderheiten können eine entsprechende Planung des Antrages erforderlich machen.

→ Einfluß auf die Wahl des Kurortes haben Sie nur bedingt. Ihre entsprechenden Aktivitäten müssen frühzeitig einsetzen, nicht erst, wenn Sie den Bescheid der Rentenversicherung oder Krankenkasse erhalten haben.

→ Wünsche können Sie nur insoweit äußern, als Ihr Träger in dem ausgesuchten Ort eine eigene oder Vertrags-Kurklinik hat. Am einfachsten klären Sie das durch ein Schreiben Ihres Arztes an den Träger, in dem er um ein *Verzeichnis der verfügbaren Kurkliniken und Indikationen* (Anwendungsmöglichkeiten) bittet.

→ Sie können sich auch an den Deutschen Bäderverband, Pf. 19 01 47, 53037 Bonn, T.: 02 28/26 20 10 (3 DM Rückporto beilegen!), und den Verband der deutsche Kneipp-Heilbädern, Pf. 12 65, 57324 Bad Laasphe (T.: 0 27 52/8 98) mit der Bitte um Info-Unterlagen wenden.

→ Damit Ihr Wunsch auch in Erfüllung geht, müssen Sie selbst gezielt etwas dazu beitragen:

Der Wunschort wird im Antrag vermerkt. Bei der Untersuchung bitten Sie den Arzt erneut darum. Ca. eine Woche nach der Untersuchung rufen Sie erstmals bei Ihrem Träger an und erinnern an Ihr Anliegen. Das wiederholen Sie so lange, bis Sie wissen, ob das mit der Kur und dem gewünschten Ort klappt. Will man Sie woanders hinschicken, lassen Sie sich sofort von Ihrem Arzt ein Attest geben, daß »der gewünschte Kurort aus seiner langjährigen Kenntnis um … besonders geeignet ist«.

Kuren im Ausland

→ Nicht nur für Neurodermitis- und Bechterew-Patienten könnte ein Urteil des Bundessozialgerichtes (BSG) aus der letzten Zeit von Bedeutung sein: Die Kosten einer Auslandskur müssen auch dann übernommen werden, wenn zwar generell die Möglichkeit einer Behandlung im Inland besteht, aber aus krankheitsspezifischen Gründen eine Behandlung im Inland keinen Erfolg verspricht.

→ Dabei komme es nach Auffassung des BSG nicht auf einen abstrakten Maßstab an, vielmehr sei die individuelle Beurteilung der Erfolgsaussichten notwendig. Näheres können Sie erfahren bei der Deutschen Morbus Bechterew-Organisation, Frau Justitiarin Maike Schoeler (Rückporto 3/4 DM beifügen!). ↗ Kap. 1.13.!

Medizinische Voraussetzungen

→ Diesem Teil des Antrages müssen Sie ganz besonders viel Aufmerksamkeit widmen. Alles, was in irgendeiner Form ständig oder immer wieder Ihre psychische oder körperliche Kraft beeinträchtigt oder beeinträchtigten kann, ist wichtig.

→ Ihre Erwerbsfähigkeit muß durch Krankheit oder durch eine körperliche/seelische Behinderung erheblich gefährdet oder gemindert sein. Es müssen bereits Funktionseinschränkungen vorliegen, die sich auf Ihre beruflichen Tätigkeiten auswirken! Eine Arbeitsunfähigkeit ist nicht erforderlich. Wenn Sie allerdings wegen Ihrer Probleme immer wieder ausfallen, kann das ein wichtiger Anhaltspunkt sein, allerdings auch meist den Arbeitgeber ins Grübeln bringen!

→ Wichtig ist, daß Ihnen in absehbarer Zeit ohne eine Kurmaßnahme eine weitere Verschlechterung droht bzw. durch die Kur

• sich eine weitere Minderung der Erwerbsfähigkeit abwenden läßt oder

• eine vorhandene Erwerbsminderung bessern läßt oder

• der Eintritt von Erwerbsunfähigkeit abgewendet werden kann.

→ Genau darauf sollten Sie bei Ihrer Begründung eingehen, die entsprechenden Fakten darlegen und näher begründen, welche Tätigkeiten Sie aufgrund welcher Beschwerden nicht mehr oder nur noch bedingt wahrnehmen können. Vergessen Sie dabei nicht, daß die Meßlatte für eine Kurgenehmigung nach den Neuregelungen sehr viel höher liegt!

Beispiele für kurwürdige Leiden

• Herz-Kreislauf-Erkrankungen, Erkrankungen der Organe,

• Schäden des Bewegungs- und Stützapparates (Füße, Knie, Hüfte, Arme-,

• Schulter-Nacken-Gürtel, Wirbelsäulenschäden),

• Kopfschmerzen, Neuralgien, psychische Probleme, psychosomatische Erkrankungen,

• Zustand nach Operation, Krebserkrankung usw.

→ Alles, was durch eine Kur nicht mehr besserbar ist, ist logischerweise ein Argument gegen Sie! Es sollte die Leistungsfähigkeit zumindest für einige Zeit (Jahre) stabilisiert werden können.

Warum wird eine Kur abgelehnt?

→ Bei einer Kurablehnung sind vorwiegend die folgenden Gründe ausschlaggebend:

• Das Attest des Hausarztes ist im Vorfeld eines Antrages nicht aussagekräftig genug.

• In den ärztlichen Attesten werden nur die Krankheitsbilder und nicht die möglichen Funktionseinschränkungen genannt.

• Übergewichtige begründen ihren Antrag mit »Abspecken« und nicht mit den Folgeerkrankungen durch das Übergewicht.

• Probleme, die sehr viel kostengünstiger ambulant behandelt werden können, sind kein Kurgrund (z.B. Kopf- oder Nackenschmerzen, Verspannungen).

• Bei sehr weit fortgeschrittenem Krankheitsstand oder rentennahem Alter ist in absehbarer Zeit mit einem Ausscheiden oder einer Rente zu rechnen.

Welche Anlagen kann ich beifügen?

→ Ein dem Antrag beigefügtes Attest des Hausarztes, daß Sie wegen ... eine Kur benötigen und damit Ihre Gesundheit und Arbeitsfähigkeit stabilisiert bzw. wiederhergestellt werden kann, kann nützlich sein.

→ Beifügen können Sie auch Befundberichte, Gutachten usw. aus der jüngsten Zeit (nicht älter als ein bis zwei Jahre), wenn sie für Ihren Kurantrag eindeutig positiv sind.

Zuzahlungen bei einer Kur

→ Stellen Sie *gleichzeitig* mit dem Reha-/Kurantrag einen Antrag auf Befreiung von der Zuzahlung, und fügen Sie entsprechende Nachweise (z. B. Gehaltsnachweis, Rentenbescheid) bei. Bezieher von Sozialhilfe und Übergangsgeld, Personen unter 18 Jahre und Personen mit niedrigem Einkommen können von einer Zuzahlung befreit werden.

→ Ab einem Monats-Nettoeinkommen von 1709 DM setzt stufenweise die Pflicht zur Zuzahlung ein, bis bei einem monatlichen Nettoverdienst von 2344 DM der volle Satz von 25 DM pro Tag fällig wird. Die Zuzahlung für Versicherte mit minderjährigen Kindern, Pflegebedürftigen und Personen mit pflegebedürftigen Angehörigen ist noch sozialer gestaffelt. Hier setzt die Eigenbeteiligung erst bei einem monatlichen Nettoeinkommen von 3000 DM ein.

Zuzahlung einer Versicherten mit Kind oder Pflegebedürftigkeit (75 % Übergangsgeld)

Nettoeinkommen monatlich DM	Zuzahlung DM
bis 1708	0
ab 1709	14
ab 2040	17
ab 2280	19
ab 2520	21
ab 2760	23
ab 3000	25

Die Untersuchung

→ Bringen Sie vorhandene Röntgenaufnahmen, Medikamente mit Dosierungsangabe, aktuelle Befunde usw. mit. Lesen Sie sich zur Vorbereitung Kapitel 2. und 3.2. und 9.7. durch.

BfA-Kuren

→ Die Untersuchungen werden immer von speziell durch die BfA zugelassenen Fachärzten durchgeführt. Das Untersuchungsprogramm ist relativ harmlos und umfaßt – bei einem zeitlichen Aufwand von ca. 1 $1/2$ Stunden – die Untersuchung der Körperfunktionen, Fragen zu den Problemen und Beschwerden, EKG und Blutuntersuchungen.

LVA – Knappschaft – Seekasse

→ Die Untersuchungen werden in der Regel von eigenen Ärzten oder vom Medizinischen Dienst der Krankenkassen (MDK) durchgeführt. Die Empfehlung des MDK ist entscheidend, weil deren Votum voll übernommen wird. Ob und inwieweit ein Kurbedarf vorliegt, kann von diesen routinierten Ärzten meist schon anhand von wenigen Fakten beurteilt werden.

Kuren der Gesetzlichen Krankenkassen

→ Die vorbereitende Untersuchung führt ebenfalls der MDK durch (↗ Kapitel 3.3.). Die Krankenkassen haben zum Teil eigene Kurkliniken.

Freie Träger (Wohlfahrtsverbände u. a.)

→ Verfahren und Kuraufenthalt laufen weitgehend unkompliziert und zum Teil auch ohne umständliche (und meist überflüssige) Untersuchungen ab. Hier sind auch familiäre Situation und Einkommen wichtig.

Unfallversicherung, Versorgungsfall

→ Bei allen Unfall- und Versorgungsleiden sollten Sie ganz besonders aufpassen. Bei einer Besserung, zum Teil auch bereits bei einer Stabilisierung der Probleme und Beschwerden, kann es schnell passieren, daß man Ihre Prozente zurückstuft und damit Ihre Unfallrente oder Versorgung kürzt oder – unter 20 % – sogar streicht. Lassen Sie deshalb bei unfallbedingten Leiden von eigenen Kuranträgen die Finger weg, es sei denn, Sie fühlen sich der geschilderten Problematik gewachsen.

→ Sie können zwar auf einen eigenen Kurantrag verzichten, aber Kurempfehlungen des (öffentlichen) Trägers können Sie nur bedingt ausweichen. Wenn Sie sich weigern, droht man sehr schnell mit einer Rentenkürzung oder Ablehnung.

→ Vor einer derartigen Aufforderung steht meist eine Empfehlung des Gutachters oder Durchgangsarztes, der Sie dazu ausgiebig untersucht hat. Hier müssen Sie also rechtzeitig mit Argumenten die Weichen stellen.

Ablehnung – was folgt?

→ Wer keine Kur benötigt, ist gesund. Ihre gesundheitlichen Probleme sind nach Einschätzung des Trägers dann so läppisch, daß sie Ihre Arbeitsfähigkeit nicht beeinträchtigen.

→ Zuerst erheben Sie Widerspruch. Dann besprechen Sie das mit Ihren behandelnden Ärzten und bitten um Atteste, die unmißverständlich die Notwendigkeit einer stationären Kur (möglichst in …) zum Ausdruck bringen. Erst dann entwerfen Sie die Begründung und schicken sie mit den Attesten an den Träger.

→ Und wie wird aus einer Ablehnung eine Genehmigung? Die Strategie ähnelt sehr stark der einer abgelehnten Rente. Sie sollten deshalb auf jeden Fall das ↗ Kapitel 10.2. durcharbeiten.

Beispiele für Widerspruchsbegründung Kurantrag

Ich habe diesen Antrag gestellt, weil ich (und vor allem auch mein Arzt) davon überzeugt sind, daß die gesundheitlichen Probleme, die Ihnen dem Grunde nach bekannt sind, so geartet sind, daß man mit rechtzeitigen Maßnahmen eine entscheidende Regenerierung der beachtlichen Schäden und eine spürbare Stabilisierung für längere Zeit erreichen kann. Eine Erwerbsunfähigkeit könnte damit aufgehalten werden.

Die beigefügten Gutachten meiner Ärzte unterstreichen die Notwendigkeit und die Dringlichkeit einer Kur. Bitte unterstützen Sie meine Bemühungen um die Erhaltung bzw. Wiedererlangung einer uneingeschränkten Arbeitskraft jetzt, da im Rahmen eines Kuraufenthaltes eine wirkliche Besserung möglich ist.

→ Momentan ist es leider so, daß ich wohl zum überwiegenden Teil bereits auf Kosten meiner Gesundheit arbeite. Das kann man nur für eine gewisse Zeit mit sehr viel Selbstüberwindung hinnehmen. Es geschieht, weil mir die Erhaltung des Arbeitsplatzes letztlich wichtiger als die eigene Gesundheit ist.

Wichtig: Wenn Sie ganz sichergehen wollen, warten Sie, bis Ihnen die mit dem Widerspruch angeforderten Kopien der Befunde und Entscheidungsgründe vorliegen.

Verhalten in der Kurklinik

● Lassen Sie sich nicht von den farbenfrohen Krankheitsschilderungen anderer Kurgäste belasten.

● In der Freizeit sollten Sie weitestgehend unauffällig und sehr solide bleiben. Sie glauben gar nicht, wieviel Augen und Ohren es in einer Kurklinik gibt.

• Halten Sie sich konsequent an Termine, Vorschriften, Zeiten, Pflichten und was es sonst noch alles in der Hausordnung, im Anwendungsheftchen oder Merkblatt gibt. Das Personal wird Sie dadurch als einen sympathischen Patienten zu schätzen wissen.

• Das schließt übrigens auch die konsequente Zurückhaltung gegenüber allen Versuchungen zu einem Kurschatten ein. Egal, wie Sie das anstellen, und egal, wer das ist: Es führt meistens zu Schwierigkeiten.

• Gleiches gilt übrigens auch für jegliche Exzesse, Alkohol, Vergnügungsreisen usw. Ein Verweis bedingt die frühzeitige Heimreise mit der Gewißheit, daß Sie die Gesamtkosten der Kur werden tragen müssen.

Trinkgeld

→ Trinkgeld zur rechten Zeit kann manches sehr viel angenehmer gestalten. Sie werden diese vergleichsweise unbedeutenden Investitionen garantiert nicht bereuen. Achten Sie allerdings streng darauf, daß es nicht unangenehm auffällt. Eine Aufmerksamkeit (z. B. Blumen) zur rechten Zeit hat eine nicht zu unterschätzende Bedeutung. Warten Sie damit allerdings nicht unbedingt bis zum letzten Tag, wenn Sie Ihre Behandlung positiv beeinflussen möchten.

Terminvergabe

→ Versuchen Sie, von Anfang an behutsam und dezent auf die Terminvergabe so Einfluß zu nehmen, daß der Tagesablauf mit den Anwendungen und Ihren persönlichen Planungen (Spaziergänge usw.) vereinbar ist.

Sport, Gymnastik usw.

→ Fordern Sie sich selbst bei Training, Untersuchungen und Tests keine Höchstlei-

stungen ab. Sie verfälschen die Untersuchungsergebnisse und gefährden sich selbst unnötig.

> **Merke:** Brechen Sie Übungen ab, wenn Sie das Gefühl haben, jetzt ist bald die Grenze erreicht, und sagen Sie das umgehend dem Arzt.
> Lieber ein unsportliches und überhaupt nicht belastbares Kleverle als ein sportlicher Dummkopf.

Untersuchungen, Arztbesuche

→ Die Untersuchungen sind der wichtigste Teil der Kur. Rechnen Sie damit, daß Sie routinemäßig am Ankunftstag und dann pro Woche mindestens einmal bei Ihrem (Stations-)Arzt vorstellig werden müssen.

! In manchen Kurkliniken erhalten Patienten zu Beginn einen Fragebogen zu ihren Erwartungen und am Schluß zur persönlichen Einschätzung des Erfolges vorgelegt. Erwarten können Sie alles. Aufpassen müssen Sie bei den Fragen nach dem Kurerfolg. Wer dabei eine gute bis sehr gute Besserung ankreuzt, kann auf jeden Fall eine EU-Rente auf absehbare Zeit vergessen.

> **Merke:** Ärzte in Kurkliniken sind immer Angestellte oder Beauftragte des Trägers, der Ihre Kur finanziert. Als Ihre »Kontrahenten« können sie niemals auch Ihre Interessen im Auge haben, auch wenn sie das noch so lauwarm versichern. Vergessen Sie das nie. Sie würden es – vor allem dann, wenn Sie sich zu Vertraulichkeiten hinreißen lassen sollten – ganz sicher irgendwann

bereuen, spätestens dann, wenn Sie in der näheren Zukunft eine EU-Rente beantragen möchten.

→ Bei der ersten Untersuchung läuft im Regelfall das bei Kapitel 2. näher beschriebene kleine Untersuchungs-Abc ab. Vorbereitend lesen Sie sich Ihre Angaben im Kurantrag noch mal sehr genau durch. Vergessen Sie nichts, und schildern Sie vor allem auch die schlimmen Beschwerden und Folgen Ihrer Leiden.

! Sehr schwierige und belastende Untersuchungen werden in der Regel in Kureinrichtungen nicht durchgeführt. Wenn doch, fragen Sie nach der Notwendigkeit und nach den Konsequenzen einer Ablehnung. Viele Kurärzte haben sich nämlich auf bestimmte Gebiete spezialisiert und führen dann reihenweise (häufig überflüssige) Untersuchungen durch, um ihren wissenschaftlichen Erkenntnis- oder Fallbestand zu erweitern.

→ Das Anwendungsprogramm für die erste Woche wird zum Schluß der Untersuchungen festgelegt (Gymnastik, Ergometertraining, Massagen, Diät usw.). Wenn Sie sich vorher bereits Gedanken machen, welche Anwendungen Ihnen wichtig sind, können Sie Einfluß nehmen.

Denken Sie an die Steuererklärung

→ Kosten einer amtsärztlich verordneten Kur können Sie bei der Steuererklärung als außergewöhnliche Belastungen geltend machen. Legen Sie das entsprechende Attest bei.

Haushaltshilfe wird finanziert

→ Die Voraussetzungen dafür klären Sie rechtzeitig vor Kurantritt beim Träger Ihrer Kur. Die Renten- und Krankenversicherungsträger gewähren eine Haushaltshilfe, wenn eine andere im Haushalt lebende Person den Haushalt nicht weiterführen kann und ein Kind das zwölfte Lebensjahr noch nicht vollendet hat, oder dieses Kind behindert oder auf Hilfe angewiesen ist.

! Für Verwandte und Verschwägerte bis zum zweiten Grad werden keine Kosten erstattet. Sicher ist jemand in Ihrem Freundeskreis in der Lage, diese Aufgabe zu übernehmen und die geforderte Bestätigung zu unterschreiben.

→ Wenn Sie regelmäßig einen Pflegebedürftigen versorgen, der Pflegegeld aus der Pflegekasse erhält, fordern Sie dort sofort einen Antrag für Verhinderungspflege an (Kapitel 5.). Die Pflegekasse kann Kosten einer Vertretung oder Kurzzeitpflege bis zu 2800 DM übernehmen. ↗ Kap. 5.1.!

Begleitperson

→ Begleitpersonen werden nur dann zugestanden, wenn der Bedarf konkret nachgewiesen ist. Mit ausführlichen Erklärungen allein werden Sie hier nicht weit kommen. Zwingend wäre eine Begleitperson zum Beispiel bei

• Kindern, schwer Sehbehinderten, Anfallsleiden,

• Gehbehinderten (Gehen nur mit Begleitung möglich),

• Krankheiten und Behinderungen, die zwar einen Kuraufenthalt zulassen, dabei aber eine ständige Hilfe erfordern (z. B. bei Körperpflege, Kleidung, WC, Mahlzeiten usw.),

• einer geistigen Behinderung usw.

→ Schreiben Sie das unübersehbar in Ihren Kurantrag. Fügen Sie – eventuell auf einem Beiblatt – eine überzeugende Begründung und zudem die Ihnen verfügbaren Nachweise bei:

• Kopie des Behindertenausweises mit Merkzeichen, wobei vor allem das *B* (= Begleitung erforderlich) der wichtigste Beweis für eine notwendige Begleitung ist.

• Haben Sie das nicht, versuchen Sie es mit einem ärztlichen Attest, in dem eine Begleitung als zwingend erforderlich bezeichnet wird.

Informationen für Frauen

• Bei der Kurverwaltung oder beim Arbeitskreis Gynäkologie Bad Pyrmont, Pf. 16 60, 31798 Bad Pyrmont, können Sie die kostenlose Broschüre »Die neuen Frauenkuren« anfordern, die »spezielle Kuren für Frauenleiden und für Frauen, die leiden« beschreibt.

• Die Barmer Ersatzkasse bietet eine spezielle *ambulante Kompaktkur für Frauen* ab der Lebensmitte bis 60 Jahre, ebenfalls in Bad Pyrmont, an. Informationen erhalten Sie über Ihre Barmer-Geschäftsstelle.

Schonungszeit

➥ Eine Schonungszeit, meist eine Woche, gibt es nicht mehr. Anders ist die Lage, wenn Sie der Kurarzt oder Ihr Arzt anschließend noch krankschreibt.

10.7. Sozialversicherung Behinderter

Pflichtversicherungen in Werkstätten

➥ In der gesetzlichen Kranken- und Rentenversicherung abgesichert sind Behinderte,

• die in anerkannten Werkstätten oder Blindenwerkstätten beschäftigt werden,

• oder für diese Einrichtungen in Heimarbeit tätig sind,

• oder in Anstalten, Heimen oder gleichartigen Einrichtungen in gewisser Regelmäßigkeit eine Leistung erbringen (die Leistung muß $1/5$ der eines voll Erwerbsfähigen entsprechen),

• denen in einer Einrichtung eine berufliche Ausbildung vermittelt wird und

die in Einrichtungen der Jugendhilfe für eine berufliche Tätigkeit ausgebildet werden.

Rentenanspruch mit Erfüllung der 20 Jahre Wartezeit nicht übersehen!

[Quelle: Rechtsdienst der Lebenshilfe, LVA Ofr/Mfr.]

➥ Seit dem 1. 7. 75 können erwerbsunfähige Behinderte auch dann einen Anspruch auf eine Erwerbsunfähigkeitsrente (EU-Ren-te) erwerben, wenn sie bereits vor Beitritt zur Rentenversicherung erwerbsunfähig waren. Voraussetzung ist, daß sie eine 20jährige Wartezeit (= Gesamt-Versicherungszeit) zurückgelegt haben.

➥ Ein Rentenanspruch besteht,

• wenn ein Versicherter erwerbsunfähig ist,

• die EU vor Erfüllung der allgemeinen Wartezeit eingetreten ist,

• die EU von ihrem Beginn an ununterbrochen andauert und

• die Wartezeit von 20 Jahren erfüllt ist.

! Eine nur vorübergehende Eingliederung auf dem allgemeinen Arbeitsmarkt bleibt dabei in der Regel unschädlich.

Erwerbsunfähigkeitsrente bereits nach fünf Jahren

➥ Eine besondere Bedeutung kommt Entscheidungen des Bundessozialgerichtes aus dem Jahr 1996 zu: »Die Tatsache, daß ein Behinderter in einer Werkstatt für Behinderte (WfB) tätig ist, bedeutet für sich allein noch nicht, daß er erwerbsunfähig ist. Entscheidend ist vielmehr Art und Umfang der von den Behinderten in der WfB verrichteten Tätigkeit im Einzelfall«.

→ Behinderte Beschäftigte, die erst nach Erfüllung der fünfjährigen Wartezeit erwerbsunfähig werden, haben dann einen sofortigen Rentenanspruch und müssen nicht erst die Wartezeit von 20 Jahren erfüllen.

→ Die Rentenversicherer werden diese Urteile voraussichtlich nicht beachten. Sie werden nach wie vor behinderte Beschäftigte in WfB grundsätzlich bis zum Beweis des Gegenteiles als erwerbsunfähig ansehen.

Ersatzzeiten rechtzeitig abklären!

→ Für die 20jährige Wartezeit zählen auch Zeiten vor Eintritt der Erwerbsunfähigkeit bw. vor Aufnahme in eine Werkstatt für Behinderte, nämlich alle Ersatzzeiten, Kindererziehungszeiten und Zeiten aus einem Versorgungsausgleich.

→ Denken Sie rechtzeitig an eine Klärung sämtlicher Fehl-/Ersatzzeiten. Je mehr Zeit verstreicht, desto schwieriger wird es, fehlende Nachweise z. B. zu Krankheitszeiten, Zeiten einer Arbeitslosigkeit usw. zu beschaffen. Wie Sie das anstellen müssen, sagt Ihnen der für Sie zuständige Rentenberater beim nächsten Beratungstermin in Ihrer Nähe. Termin und Ort erfahren Sie dazu bei Ihrem Versicherungsamt (Kreisverwaltung, Ortsamt usw.).

Rentenbeginn

→ Die Anspruchsvoraussetzungen für eine Rente nach § 44 Abs. 3 SGB VI sind mit dem letzten Tag des 240. Beitrags- und Ersatzzeitmonats erfüllt.

! Wird nach den 240 Monaten innerhalb
! von drei Monaten die Rente beantragt, geht kein Anspruch auf eine Rentenzahlung verloren.

Wichtig: Antrag für Entgeltpunkte nicht übersehen

→ Bitte beachten Sie: Bei Zeiten vom 1. 7. 75–31. 12. 91, für die Pflichtbeiträge für Behinderte in geschützten Einrichtungen gezahlt wurden, werden *auf Antrag* für jedes Kalenderjahr 0,75 Entgeltpunkte zugrunde gelegt. Die Summe dieser Punkte ergibt schließlich den Rentenanspruch!

→ Mit dieser Regelung wird sichergestellt, daß die Berechtigten – wie nach § 162 Nr. 2 SGB VI für Zeiten ab 1. 1. 92 – auch für diese Zeiten Entgeltpunkte nach einem Mindestverdienst erhalten.

! **Das muß gesondert beantragt wer-**
! **den,** da diese Beiträge auf den Rentenkonten als ganz normale Pflichtbeiträge erfaßt sind, daher von den Rentenversicherern nicht erkannt werden. Erst dann können sie entsprechend bei einer Rentenberechnung berücksichtigt werden!

Hinzuverdienst

→ Seit dem 1. 1. 96 bestehen für EU-Renten Hinzuverdienstgrenzen (↗ Kap. 10.10.!). Dabei wurde allerdings auch festgelegt, daß Lohn von Beschäftigten gemäß § 1 Satz 1 Nr. 2 SGB VI (WfB usw.) nicht auf eine EU-Rente angerechnet werden kann, also rentenunschädlich ist.

Gleichstellung für neue Länder

→ Erwerbsunfähige behinderte Menschen aus den neuen Bundesländern werden so behandelt, als hätten Sie Monat für Monat Beiträge zur Rentenversicherung entrichtet. Damit soll eine Gleichstellung mit den Behinderten in den alten Ländern erreicht werden, die seit dem 1. 7. 75 der Versicherungspflicht unterliegen und damit die Chance einer Beitragszahlung zur gesetzlichen Rentenversicherung hatten.

→ Diese Gleichstellung gilt allerdings nur

für Zeiträume ab dem 16. Lebensjahr und nach Eintritt der Erwerbsunfähigkeit vom 1.7.75 bis 31.12.91, in denen sie in der DDR gewohnt haben. Die bis zu einem Wohnsitzwechsel zurückgelegten Zeiten werden dann als Pflichtbeitragszeiten zur Erfüllung der Wartezeit von 20 Jahren angerechnet.

Gesetzliche Krankenversicherung
➤ Schwerbehinderte können, soweit sie nicht pflichtversichert sind, bis zu einer von der Krankenkasse festgelegten Altersgrenze der gesetzlichen Krankenversicherung freiwillig beitreten. Vorerkrankungen dürfen nicht ausgeschlossen werden.

➤ Beitreten kann man nur innerhalb von drei Monaten nach Feststellung der Schwerbehinderung, wenn der Behinderte, ein Elternteil oder sein Ehegatte in den letzten fünf Jahren vor dem Beitritt mindestens drei Jahre versichert waren. Eine Ausnahme besteht, wenn der Behinderte die Voraussetzungen behinderungsbedingt nicht erfüllen konnte.

Erhöhte Witwenrente
➤ Eine erhöhte Witwenrente wird gezahlt, wenn eine Witwe für ein behindertes Kind über das 18. Lebensjahr hinaus sorgt, weil es sich wegen Behinderung nicht selbst unterhalten kann.

10.8. Altersrente wegen Arbeitslosigkeit und nach Altersteilzeitarbeit

Die Rechtsgrundlage
➤ Mit dem Inkrafttreten des »Gesetzes zur Förderung eines gleitenden Überganges in den Ruhestand« am 1.8.96 wurden neu festgelegt:
● Der gleitende Übergang in den Ruhestand mit Förderung durch das Arbeitsamt und
● die neu geschaffene Altersrente nach Altersteilzeitarbeit, die es allerdings nur für fünf Jahre bis zum Jahre 2000 gibt.

Altersteilzeitarbeit
➤ Für Sie als Arbeitnehmer halten sich – gemessen am Verlust von maximal 30% des Nettogehaltes – die Vorteile einer Altersteilzeitarbeit in Grenzen: Sie können ab dem 55. Lebensjahr Ihre Arbeitszeit auf bis zu maximal 18 Stunden pro Woche reduzieren, wenn Sie innerhalb der letzten fünf Jahre vor Eintritt in die Altersteilzeit mindestens drei Jahre vollzeitbeschäftigt waren.

➤ Ihr Einkommensverlust wird vom Arbeitsamt gegenüber Ihrem Arbeitgeber auf mindestens 70 % des Nettogehaltes angeglichen. Der Aufstockungsbetrag ist steuer- und sozialabgabenfrei. Mit 90 % ihres Vollverdienstes sind Sie rentenversichert.

➤ Sie selbst kommen mit dem Arbeitsamt nicht in Berührung. Sie erhalten Gehalt und Differenzbetrag von Ihrem Arbeitgeber. Der muß auch die Rentenbeiträge für Sie abführen und holt sich alles beim Arbeitsamt wieder zurück.

➤ Das Gesetz stellt sicher, daß Sie bei einer Arbeitslosigkeit oder einer längeren Krankheit mit dem Bezug von Krankengeld ausreichend abgesichert sind. Es schützt Sie vor Vereinbarungen und Mitwirkungspflichten zu Ihren Lasten. Beim Kündigungsschutz dürfen Sie nicht benachteiligt werden.

Voraussetzungen für den Arbeitgeber

→ Ganz ohne Nutzen »sponsert« Sie natürlich das Arbeitsamt nicht. Man will mit dieser nur fünf Jahre geltenden Möglichkeit möglichst viele Arbeitslose oder Arbeitnehmer, die nach Abschluß der Ausbildung von Arbeitslosigkeit bedroht wären, wieder in die Arbeitswelt integrieren. Ihr Arbeitgeber muß deshalb entweder einen beim Arbeitsamt gemeldeten Arbeitslosen oder einen Arbeitnehmer nach Abschluß der Ausbildung beitragspflichtig beschäftigen und das auch konkret gegenüber dem Arbeitsamt nachweisen.

Auskunftsrecht ab 54 Jahre

→ Damit Sie für einen Altersteilzeitarbeit wissen, wie hoch Ihre zusätzlichen Beitragszahlungen ausfallen müßten, haben Sie ab dem 54. Lebensjahr einen Anspruch auf Auskunft. Ihr Rentenversicherungsträger muß Ihnen auf Ihr entsprechendes Schreiben das nötige Zahlenmaterial rechtzeitig zur Verfügung stellen.

→ Noch viel wichtiger dürfte Ihnen allerdings sein, wie hoch Ihre Renten**ansprüche** für die verschiedenen Altersruhegelder ausfallen. Genau das sollten Sie natürlich vor allem rechtzeitig bei Ihrem Rentenversicherungsträger schriftlich anfordern! ↗ Anmerkungen beim Kap. 10.2.!

Anspruchsvoraussetzungen

→ Die Voraussetzungen können erfüllt werden: durch Zeiten einer **Arbeitslosigkeit** oder durch eine mindestens 24monatige **Altersteilzeitarbeit.** Diese Rente kann, wie alle Renten, als Voll- oder Teilrente in Anspruch genommen werden, wenn Sie mindestens 35 Versicherungsjahre haben. Die Altersgrenze für diese Rente wird von 1997–1999 in Monatsschritten von 60 auf 63 Jahre angehoben. Diese Anhebung wirkt sich wie folgt aus:

Altersrente wegen Arbeitslosigkeit oder nach Altersteilzeitarbeit

Anhebung der Altersgrenze von 60 auf 65 ab dem Jahr 1997

Geburts-monat, Geburtsjahr	Verlängerung der Lebens-arbeitszeit (Monate)	Künftiger normaler Rentenbeginn	Abschlag bei Rentenbeginn mit 60
1/1937	1	3/1997	0,3 %
3/1937	3	7/1997	0,9 %
5/1937	5	11/1997	1,5 %
7/1937	7	3/1998	2,1 %
9/1937	9	7/1998	2,7 %
11/1937	11	11/1998	3,3 %
1/1938	13	3/1999	3,9 %
3/1998	15	7/1999	4,5 %
5/1938	17	11/1999	5,1 %
7/1938	19	3/2000	5,7 %
9/1938	21	7/2000	6,3 %
11/1938	23	11/2000	6,9 %
1/1939	25	3/2001	7,5 %
3/1939	27	7/2001	8,1 %
5/1939	29	11/2001	8,7 %
7/1939	31	3/2002	9,3 %
9/1939	33	7/2002	9,9 %
11/1939	35	11/2002	10,5 %
1/1940	37	3/2003	11,1 %
3/1940	39	7/2003	11,7 %
5/1940	41	11/2003	12,3 %
7/1940	43	3/2004	12,9 %
9/1940	45	7/2004	13,5 %
11/1940	47	11/2004	14,1 %
1/1941	49	3/2005	14,7 %
3/1941	51	7/2005	15,3 %
5/1941	53	11/2005	15,9 %
7/1941	55	3/2006	16,5 %
9/1941	57	7/2006	17,1 %
11/1941	59	11/2006	17,7 %
12/1941	60	1/2007	18,0 %
1942 u. später	60	65. Lebensjahr	18,0 %

[Quelle: LVA Obb]

Abschläge bei vorzeitiger Inanspruchnahme

→ Nehmen Sie während der Anhebungsphase (1997–1999) oder danach diese Rente vorzeitig in Anspruch, wird Ihnen für jeden Monat, den Sie vorzeitig in Rente gehen, 0,3 % (3,6 % pro Jahr) des monatlichen Rentenbetrages abgezogen.

→ Mit zusätzlichen Beitragszahlungen können Sie oder Ihr Arbeitgeber (z. B. über einen Sozialplan) die Verluste mildern oder ausgleichen. Mit dieser Regelung hat man vor allem Abfindungen im Visier. Die Anrechnungsregelungen beim Arbeitsamt wurden dafür erheblich verschärft. (Siehe Kap. 9.!) Werden Abfindungen hingegen zur Alterssicherung bei der Rentenkasse eingezahlt, kommen sie dort auch ohne Abzüge an. Die zusätzlichen Beitragszahlungen können bereits vor dem 60. Lebensjahr eingezahlt werden.

→ Damit Sie einen Eindruck erhalten, wie hoch diese zusätzlichen Beiträge ausfallen müßten, hier ein Beispiel: Um einen Abschlag auf eine monatliche Rente von 2100

DM in Höhe 10,8 % (36 Monate à 0,3 %) auszugleichen, müßten insgesamt ca. 50 000 DM auf Ihr Rentenkonto eingezahlt werden. Es vergehen Jahrzehnte, bis sich das im Vergleich mit den vorzeitigen Rentenmonaten ausgeglichen hat. Wer einen solchen Betrag zum Beispiel für Bundesschatzbriefe verwendet, kann sofort pro Jahr (je nach Zinssatz) im Schnitt zwischen ca. 2300 und 3200 DM auf seinem Konto verbuchen. Und das Kapital bleibt dabei sogar verfügbar und erhalten.

Vertrauensschutz-Regelungen

→ Für arbeitslose Versicherte, die bis zum 14. 2. 1941 bzw. in der Montanindustrie bis zum 14. 2. 1944 geboren sind und bestimmte Voraussetzungen erfüllen, gilt das alte Recht weiter. Sie können ab Vollendung des 60. Lebensjahres eine vorzeitige Altersrente ohne Rentenabschläge beziehen.

10.9. Rente: Was für Frauen wichtig sein kann

Altersrente für Frauen ab 60
Erziehungsrente, Geschiedenen-
Witwenrente
Waisenrente, Witwenrente
↗ Kap. 10.1.!

Mutterschutz und Kindererziehung

→ Ein Schwangerschaftsurlaub oder Mutterschutz (6 Wochen vor und 8 Wochen nach der Geburt) zählen bei der Rente in der Regel als Anrechnungszeit. Im Monat nach der Geburt beginnt die Kindererziehungszeit: Bei Geburten bis zum 31. 12. 1991 für jedes Kind 1 Jahr, bei Geburten ab dem 1. 1. 1992 für jedes Kind 3 Jahre.

→ Damit werden Sie als Mutter während der Kindererziehungszeit so gestellt, als ob sie 75 % des allgemeinen Durchschnittsver-

dienstes erzielt hätten. Für 1996 entsprach dies einem Bruttoverdienst von 3194 in den alten und 2716 DM in den neuen Bundesländern. Kindererziehungszeiten steigern oder begründen einen Rentenanspruch.

Kinderberücksichtigungszeiten

→ Diese Zeiten beginnen mit der Geburt eines Kindes und enden mit dessen 10. Geburtstag. Eine Rentensteigerung ist damit nicht verbunden. Diese Zeiten können aber für Ihren Versicherungsverlauf sehr wichtig sein. Beispiel: beim vorgezogenen Altersruhegeld wegen Behinderung, wo Sie neben dem Behindertenausweis insgesamt 35 Versicherungsjahre benötigen, damit Sie sich mit 60 ohne Abzüge aus dem Berufsleben verabschieden können.

Pflege von Angehörigen

→ Fast immer sind es Frauen, die für die Pflege eines Angehörigen ganz oder teilweise auf eine eigene Berufstätigkeit verzichten (müssen). Seit dem 1. 4. 1995 sind diese Frauen zumindest in der Rentenversicherung etwas abgesichert. Die zuständige Pflegekasse zahlt dafür die monatlichen Beiträge an Ihren Rentenversicherungsträger, wenn Sie sie beantragt haben.

! Wichtig! Die von der Pflegekasse gezahlten Beiträge gelten als Pflichtbeiträge. Werden Sie erwerbsunfähig, so können Sie nach drei Jahren und mit insgesamt mindestens fünf Versicherungsjahren eine Erwerbsunfähigkeitsrente beantragen. ↗ Kap. 10.2.!

Versorgungsausgleich

→ Damit wird in der Rentenversicherung ein Ausgleich dafür geschaffen, daß viele Frauen während der Ehe – vor allem wegen Kindererziehung – keinem Beruf nachgehen und somit auch keinem eigenen Rentenbeiträge einzahlen und keine entsprechenden Versorgungsansprüche erwerben konnten. Deshalb wird demjenigen, der während der Ehe höhere Rentenanwartschaften erzielt hat, die Hälfte der Differenz auf seinem Rentenanspruchskonto abgezogen und dem anderen Ehepartner beim sogenannten Versorgungsausgleich gutgeschrieben. Mit dem Versorgungsausgleich sind damit für beide alle Rentenfragen abgeschlossen. Unterhaltsansprüche haben damit nichts zu tun. Die werden bei einer Scheidung gesondert geregelt.

Ausbildungszeiten beim Rentenverlauf

→ Wer bereits vor 1992 eine Berufs- oder Erwerbsunfähigkeitsrente erhielt, sollte seine Ausbildungszeiten im Rentenbescheid prüfen. Sie wurden nämlich mitunter nach dem alten Recht nicht angerechnet. Erst mit 65 gibt es dafür automatisch mehr Rente. Eine Aufbesserung kann aber für Frauen ab 60, die 35 Versicherungsjahre haben, möglich sein.

→ 1997 können Sie noch mit einer Höchstdauer der Ausbildungszeit, die sich rentensteigernd auswirkt, rechnen. Ab 1998 wird diese Zeit allerdings ziemlich rapide reduziert: 1998 noch 6, 1999 noch 5, 2000 noch 4. Ab der Neuregelung 2001 sind es dann nur noch 3 Jahre.

Betriebsrente bei Teilzeit

→ Ein Ausschluß der Teilzeitkräfte aus einer Betriebsrente diskriminiert nach einer Entscheidung des Bundesarbeitsgerichtes Frauen. Sind Sie mit 10 oder mehr Dienstjahren aus der Firma ausgeschieden und waren dabei schon 35, dann sollten Sie bei Ihrer ehemaligen Firma einen Anspruch geltend machen. ↗ Kap. 10.3.!

Job nach dem 610-DM-Gesetz

→ Eine Tätigkeit unterhalb der Sozialversicherungspflicht-Grenze hat den Vorteil, daß Sie mehr verdienen. Allerdings erwerben Sie damit keine Rentenansprüche, sind nicht kranken- und arbeitslosenversichert. Sollten Sie zum Beispiel länger krank oder sogar durch eine Krankheit erwerbsunfähig werden, gleicht niemand den Einkommensverlust mit Krankengeld oder Erwerbsunfähigkeitsrente aus. 610-DM-Jobs sind so betrachtet für Frauen fast immer ein »Verlustgeschäft«, wenn keine Sozialversicherungsbeiträge gezahlt werden!

→ Den weitaus größeren Vorteil hat allerdings meist der Arbeitgeber. Er bekommt eine sehr preiswerte Arbeitskraft, bezahlt Sie brutto für netto, zahlt bestenfalls die 20 % Pauschalsteuer und spart sich sogar noch seinen Teil der Sozialabgaben.

10.10. Rechengrößen in der Sozialversicherung – Hinzuverdienst

! Vor Aufnahme einer Tätigkeit sollten Sie grundsätzlich die für Ihre spezielle Situation geltende Hinzuverdienstgrenze abklären. Bei einem Überschreiten drohen nämlich zum Teil sehr empfindliche Konsequenzen, die von den Rentenversicherungsträgern auch unnachsichtig umgesetzt werden! Das gilt auch dann, wenn Sie einen Hinzuverdienst Ihrem Rentenversicherungsträger nicht melden.

Beitragsbemessungsgrenze 1997

Betreff/Rentenart	West		Ost	
	Monat	Jahr	Monat	Jahr
Arbeiter-/Angestelltenversicherung	8200	98400	7100	85200
Knappschaft	10100	121200	8700	104400
Arbeitslosenversicherung	8200	98400	7100	85200
Pflegeversicherung	6150	73800	5325	63900
Krankenversicherung	6150	73800	5325	63900

Rechengrößen in der Sozialversicherung 1997

Grenze/Betreff	West		Ost	
	DM/Monat	DM/Jahr	DM/Monat	DM/Jahr
Bezugsgröße	4270	51240	3640	43680
Geringfügigkeitsgrenze	610		520	
Geringverdienergrenze ArV/AV	610		520	
Geringverdienergrenze Knappschaft	750		640	
Zeitgrenze für kurzfristige Beschäftigung	2 Monate oder 50 Arbeitstage im Kalenderjahr			

Aktuelle Werte ab 1. 7. 1996 / 1. 7. 1977

	West	Ost
Aktueller Rentenwert (bei Durchschnittsverdienst)	46,67 DM	38,38 DM
Leistung für Kindererziehung (pro Jahr)	35,00 DM	28,80 DM
Beitragssatz Krankenversicherung der Rentner	13,4 %	13,3 %
Beitragssatz Pflegeversicherung	1,7 %	1,7 %
Beitragssatz Rentenversicherung	20,3 %	20,3 %

Hinzuverdienstgrenzen ab 1. 7. 1996

Rentenart		DM/Monat	
Rentenbeginn nach dem 31.12.95: Erwerbsunfähigkeitsrente + Altersrenten vor 65 (zweimal pro Jahr maximal 1180 DM)		590,00 '97: 610,00	500,00 520,00
Berufsunfähigkeitsrente (wenn im Jahr vor Rentenbeginn Einkommen unter 50 % des Durchschnittsverdienstes [1995: 50.972 DM])	$3/3$ $2/3$ $1/3$	1225,09 *) 1633,45 *) 2041,81 *)	1007,48 *) 1343,30 *) 1679,13 *)

*) Die ab 1.7.97 geltenden Beträge waren bei Redaktionsschluß noch nicht bekannt!

Berufsunfähigkeitsrente (bei einem Verdienst in Höhe des Durchschnittsentgeltes)	$3/3$ $2/3$ $1/3$	2450,18 3266,90 4083,63	2014,95 2686,60 3358,25
Altersteilrenten (1/3, 2/3, Vollrente)	Hinzuverdienstgrenze richtet sich nach dem individuellen Einkommen des Jahres vor dem Rentenbeginn		
Teilrenten	Individuell ermitteln lassen		
Witwen-/Witwerrente und Erziehungsrente anrechnungsfrei Zuzüglich je Waisenrentenberechtigten	1232,09 261,35		1013,23 214,93
Waisenrente nach 18 anrechnungsfrei	821,39		675,49
Waisenrente bis 18	keine Beschränkung		

[Quelle: BfA-Mitteilungen/LVA Obb]

10.11. Rechtsmittelverfahren beim Rentenantrag

Bearbeitungsdauer bei Widerspruch

→ Auch das erklärt die häufig sehr langen Wartezeiten der Rentenversicherer: Bei einer Berufs- und einer Erwerbsunfähigkeitsrente und beim vorgezogenen Altersruhegeld wegen Berufs-/Erwerbsunfähigkeit wird Ihre Akte vor den in der Übersicht genannten Abhilfeprüfungen dem eigenen Medizinischen Dienst des Rentenversicherungsträgers zur erneuten Prüfung und Entscheidung vorgelegt. Zudem muß vor Auslauf jede Entscheidung (Bescheid) von mehreren Instanzen einer sehr gründlichen Prüfung unterzogen werden. Das gilt natürlich erst recht für eine Widerspruchsentscheidung, bei der sogar noch die Entscheidung des Widerspruchsausschusses dazwischengeschaltet ist.

Rechtsaufsicht

→ Die überregional tätigen Rentenversicherungsträger (BfA, LVA Oldenburg-Bre-

men, Knappschaft, Bahnversicherungsan-
stalt, Seekasse) unterliegen der Rechts-
aufsicht des Bundesamtes für das Versicherungswesen, Pf. 15 02 80, 10664 Berlin. Für alle anderen sind dafür die Bundesländer zuständig (Sozialministerium/-sena-

tor). Sie unterliegen jedoch keiner Fachauf-
sicht.

→ Die folgende Grafik zeigt Ihnen den
Verfahrensablauf bei einem Widerspruchsverfahren:

Das Widerspruchsverfahren bei der Rentenversicherung

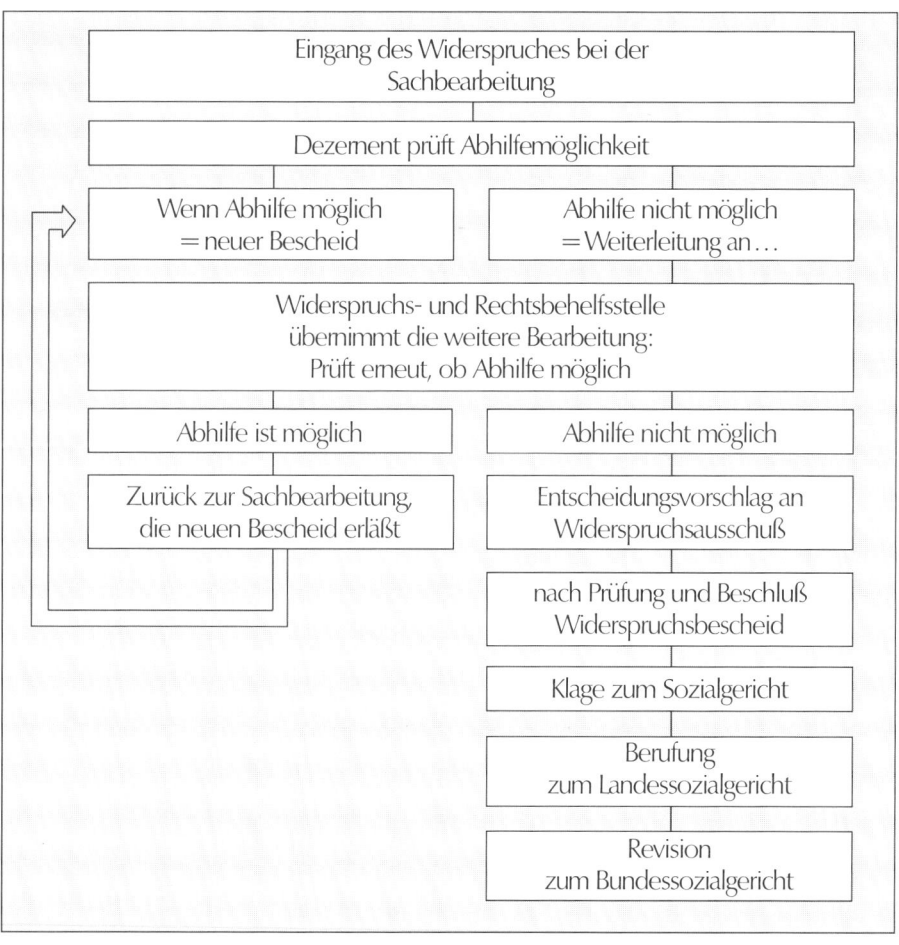

11. Krankenversicherung – Hilfsmittel

11.1. Wahlmöglichkeiten – Auskunftsanspruch

Vorbemerkung

Im Rahmen eines solchen Buches ist es natürlich nicht möglich, die Regelungen des gesamten V. Sozialgesetzbuches darzustellen. Die Anmerkungen beschränken sich deshalb auf für Behinderte wichtige aktuelle Fragen und Probleme.

Wahlrecht

→ Die Mitglieder der Orts-, Betriebs- und Innungskrankenkassen haben ein Wahlrecht für die Krankenkasse.

→ Mit einer Kündigungsfrist von drei Monaten (bis zum 30. 9. eines jeden Jahres) kann damit jeder Pflichtversicherte einen Kassenwechsel vornehmen. Er bleibt daran für ein Jahr gebunden und kann erst wieder – unter Einhaltung der Kündigungsfrist – zum 1. 1. 1998 (Kündigung spätestens zum 30. 9. 1997) einen erneuten Kassenwechsel vornehmen.

→ Dies betrifft vor allem Arbeiter. Außerdem kann damit jeder, der erstmals in einen Beruf einsteigt oder den Arbeitgeber wechselt, sich ab diesem Zeitpunkt für eine Ersatzkasse entscheiden. Gewerbliche Lehrlinge werden von dem Wahlrecht ebenso erfaßt wie Personen, deren Versicherungspflicht unterbrochen war und die 1996 wieder eine Tätigkeit aufnehmen.

Kontrahierungszwang: Die Ersatzkassen müssen grundsätzlich jeden Versicherungspflichtigen bzw. Versicherungsberechtigten auf dessen Wunsch hin aufnehmen.

Wahlmöglichkeiten

→ Der Versicherungspflichtige bzw. Versicherungsberechtigte kann die folgenden Wahlmöglichkeiten ausschöpfen:

● AOK des Wohn- oder des Beschäftigungsortes,

● Ersatzkasse (für Wohn- oder Beschäftigungsort zuständige),

● Betriebs- und Innungskrankenkassen (soweit sie es zulassen),

● Krankenkasse des Ehegatten oder Krankenkasse, bei der zuletzt eine Mitgliedschaft bestand.

Betriebs- und Innungskrankenkassen

→ Für sie kann sich entscheiden, wer in einem Betrieb beschäftigt ist, für den eine solche Krankenkasse besteht. Zudem, wer zuletzt einer solchen angehörte oder wenn der Ehegatte dort versichert ist.

Landwirtschaft/See-Krankenkasse/Bundesknappschaft

→ Hier ergeben sich weitestgehend keine Änderungen.

Freiwillige Mitglieder

→ Für sie ergeben sich keine Änderungen. Sie können – wie bisher – auch während eines Jahres die Krankenkasse wechseln. Erhalten bleiben auch die zusätzlichen Wahlrechte versicherungspflichtiger Jugendlicher, Studenten usw.

Wechseln Sie nicht unüberlegt!

→ Man wechselt eine Krankenkasse nicht wie ein Hemd! Eine Krankenkassenwahl ist eine Vertrauenssache. Wenn Sie also mit Ihrer Kasse zufrieden sind, sollten Sie sich nicht wegen vermeintlicher Beitragsvorteile von ein paar Mark zu einem Wechsel überreden lassen.

! Die Gesetzlichen Krankenversicherer (GKV) sind beim Leistungsspektrum fast alle identisch und weichen nur in unbedeutenderen Randbereichen von einander ab. Der Beitragssatz darf damit nicht Ihr einziges Wahlkriterium sein!

→ Der bundesweite schnelle und persönliche Kontakt und Service (sogar an Flughäfen und auf Mallorca), wohnortnah, bei einem Krankenkassen-Berater der Gesetzlichen, gibt Ihnen stabile Sicherheit und bewahrt Sie vor Überraschungen.

Behindert und Wechsel

→ Sie sollten sich einen Wechsel zu einer privaten Krankenversicherung besonders gründlich überlegen. Die starke Solidargemeinschaft der GKV ist ein Garant für einen vollständigen und bedarfsgerechten Rundumschutz zu einem fairen und stabilen Beitrag. Vor allem etwas »kostenintensivere« Patienten, die bei den Privaten entweder gar nicht oder nur mit hohen Risikozuschlägen oder Ausschlüssen aufgenommen werden, sind dort bestens aufgehoben.

→ Sie können in der Summe – trotz der aktuellen Abstriche – mit den Leistungen der GKV sehr zufrieden sein und auf lange Sicht bleiben. Einen Wechsel hauptsächlich auf zeitweilige Beitragsvorteile aufzubauen, würden Sie auf jeden Fall irgendwann sehr bereuen!

Auskunftsanspruch zu allen Leistungen

→ Seit dem 1. 1. 1996 können sich alle Versicherten über die von Ihnen in Anspruch genommenen Leistungen und deren Kosten von den Krankenkassen eine Aufstellung zusenden lassen. Die Krankenkassen erhalten diese Information von den Kassenärztlichen Vereinigungen und leiten sie – ohne Einblick in die Daten nehmen zu dürfen – an die Versicherten weiter. Diejenigen, die Leistungen abgerechnet haben (z. B. Ärzte, Zahnarzt, Krankenhaus), dürfen darüber natürlich nicht unterrichtet werden.

→ Auskünfte erhält nur der einzelne Versicherte. Dies gilt auch für Familienversicherte. Selbst Ehepartner haben kein gegenseitiges Einsichtsrecht. Auch sie können jeweils nur für sich persönlich diese Daten bei ihrer Krankenkasse anfordern.

11.2. Leistungs- und Zuzahlungs-Abc

Die Auswirkungen der Änderungsgesetze 1996/97

→ Durch das 7. und 8. Änderungsgesetz zur Gesetzlichen Krankenversicherung (GKV) und das Beitragsentlastungsgesetz ergaben sich 1996 und mit Wirkung vom 1. 1. 1997 zahlreiche Änderungen, die nachfolgend näher erläutert sind.

→ Mit den jetzt rechtskräftigen 1. und 2.

Neuordnungsgesetzen zur GKV, der 3. Stufe der großen Gesundheitsreform, gab es ab 1. 7. 1997 erneut zahlreiche Änderungen. Beide Gesetze waren zwischen den Bundestagsfraktionen heftig umstritten. Sie sind ebenfalls mit den wesentlichen Punkten, soweit sie sich auf die Versicherten auswirken und überschaubar sind, im Folgenden dargestellt.

Leistungen und Änderungsabsichten im Überblick

→ Die folgenden Leistungen der gesetzlichen KK haben sich ab dem 1.1. bis 1.7.97 geändert.

■ **Brillen:** Der Kassenzuschuß von 20 DM für das Gestell und die Reparaturkostenbezahlung für das Gestell sind seit 1.1.97 weggefallen. Kassen-Zuschüsse gibt es jedoch noch für die Gläser ab 0,5 Dioptrien-Veränderung. In besonderen Fällen kann die KK einen höheren Zuschuß ermöglichen (z. B. sehr starke Kurzsichtigkeit). Für Kontaktlinsen bestehen Sonderregelungen für den Normalfall und für »medizinisch zwingende Ausnahmefälle«. Näheres erfahren Sie beim Berater Ihrer KK und beim Augenarzt.

! Die Einschränkung gilt nicht für Kinder bis zu 14 Jahre. Niemand schenkt Ihnen irgend etwas! Machen Sie deshalb nach Möglichkeit vor allem bei sehr teuren Gläsern einen Qualitäts- und Preisvergleich.

■ **Chronisch Kranke:** Mit den Neuordnungsgesetzen müssen diese Patienten nur noch maximal 1 % ihres Familien-Brutto-Einkommens im Rahmen der Überforderungsklausel für Zuzahlungen aufbringen. Die bestehenden Befreiungsregelungen werden damit erheblich erweitert. Die Neuregelung gilt auch für Patienten, die zum Zeitpunkt des Inkrafttretens der NOG bereits ein Jahr in Dauerbehandlung waren und Zuzahlungen bis zur Belastungsgrenze geleistet haben. ↗ Abschnitt Zuzahlungen!

■ **Fahrtkosten:** Die ausufernde Inanspruchnahme der GKV mit Taxikosten für die Fahrt zum Arzt hat dazu geführt, daß die derzeitige Selbstbeteiligungsregelung bei Fahrtkosten von 20 DM (siehe Übersicht!) auf 25 DM pro Fahrt angehoben werden mußte.

■ **Gesundheitsförderung:** Z.B. Rückenschulen, Ernährungskurse, Vorsorgemaßnahmen und Gesundheitsförderung sind ab 1.1.1997 weggefallen. Wer die Angebote der KK weiterhin nutzen möchte, muß etwaige Unkosten weitgehend selbst aufbringen.

■ **Haushaltshilfe** gibt es weiterhin uneingeschränkt im gleichen Rahmen wie bisher. Die Voraussetzungen siehe bei Kapitel 5.2. unter »Krankenpflege«!

■ **Hilfsmittel – Heilmittel:** Dazu waren Festbeträge beabsichtigt. Geändert hat sich die Zuzahlung. Die beträgt jetzt 20 % statt bisher 10 %. Medizinisch notwendige Hilfsmittel werden natürlich auch weiterhin bezahlt. Gegebenenfalls sollten Sie prüfen, ob für einen besonderen Bedarf eine besondere Lösung finanziert werden kann. Notfalls sollten Sie für eine bessere/attraktivere Lösung auch eine Bezahlung der Preisdifferenz aus der eigenen Tasche prüfen. ↗ Ratschläge bei Kap. 11.5.!
Betroffen sind davon z. B. Bandagen, Kompressionsstrümpfe, orthopädische Schuheinlagen usw. Die KK können in ihren Satzungen allerdings zusätzliche Zuzahlungen vorsehen.

■ **Informationsrecht:** Die Ärzte müssen auf Wunsch des Patienten genau über Umfang und Kosten einer Behandlung informieren.

■ **Kinderpflege-Krankengeld:** ↗ Kap. 11.7.
■ **Krankengeld:** ↗ gesonderter Abschnitt Seite 259!
■ **Krankenhaus:** ↗ gesonderter Abschnitt Seite 259!
■ **Krankmeldung, Medizinischer Dienst:** ↗ Kap. 9.11. und 3.3.
■ **Kündigungsrecht:** Bei Beitragsanhebungen können Sie sofort mit einer Frist von einem Monat Ihre KK kündigen und zu einer anderen Kasse wechseln; ansonsten können Sie das nur jeweils spätestens am 30. September für das folgende Jahr.

- **Kuren:** ↗ Zuzahlungs-Übersicht und Kap. 10.6.!
- **Medikamente:** ↗ gesonderten Abschnitt Seite 260!
- **Pflicht-** ↗ **Gestaltungsleistungen:** Mehrere Pflichtleistungen wollte man in sogenannte »Gestaltungsleistungen« umwandeln. Dazu kam es nicht. Es wurde nichts geändert. Auch häusliche Krankenpflege, Frühförderung, Reha-Leistungen, Krankengymnastik, Massagen usw. bleiben mit der bestehenden Regelung als Pflichtleistung erhalten (Zuzahlung: 15 %).
- **Reisen und Krankheit:** ↗ Kap. 17.2.!
- **Selbstbeteiligungen:** Für nicht in Anspruch genommenen Leistungen können die KK niedrigere Beitragssätze und eine Beitragsrückerstattung anbieten. Auch die diskutierte abgestufte Zuzahlung innerhalb einer Leistungsart und Sonderbeiträge der Versicherten für zusätzliche Leistungen wurde (noch) nicht verwirklicht.
- **Vorsorgeuntersuchungen – Check-up:** Vorsorgeuntersuchungen gibt es unverändert für Kinder und Schwangere. Krebsfrüherkennung ist für Frauen ab 20 und Männer ab 40 Jahren weiterhin eine Kassen-Pflichtleistung. Auch bei der zahnmedizinischen Vorsorge und den Schutzimpfungen gibt es keine Änderungen. Impfungen für private Auslandsreisen muß allerdings jeder selbst bezahlen. Der zweijährige Gesundheits-Check-up wird bezahlt. Beim Zahnarzt können Kinder ab sechs Jahre eine halbjährliche Vorsorgeuntersuchung in Anspruch nehmen.
- **Zahnersatz/-füllungen/-vorsorge:** ↗ Kap. 11.6.!

Krankengeld
➣ Seit 1.1.97 gibt es ab der siebenten Krankheitswoche nur noch 70 % des regelmäßigen Bruttogehaltes, höchstens aber 90 % des Nettogehaltes (»Regelentgeltes«). Gezahlt wird es für maximal 78 Wochen, innerhalb von drei Jahren. Kommt während des Krankengeldbezuges eine weitere Krankheit dazu, verlängert sich die Leistungsdauer nicht.

→ Nach einem Dreijahreszeitraum entsteht ein neuer Anspruch wegen derselben Krankheit, wenn Sie

- bei Eintritt der erneuten Arbeitsunfähigkeit mit Anspruch auf Krankengeld versichert sind,
- zwischenzeitlich mindestens sechs Monate nicht wegen dieser Krankheit arbeitsunfähig waren und
- erwerbstätig waren oder vom Arbeitsamt vermittelbar waren.

! Die 78 Wochen werden ab dem ersten Krankheitstag gerechnet. Eine Lohnfortzahlung verringert diesen Zeitraum entsprechend.

➣ Bei **Anrechnung** von einem Urlaubstag pro Krankheitswoche verbleibt es bei der Lohnfortzahlung bei 100 % und beim Krankengeld bei 70 % (↗ Kap. 9.11.!) Sind Sie nur 2 Tage krank, müssen dann die »nicht verbrauchten« 3 Tage gutgeschrieben und bei der nächsten Krankheitszeit angerechnet werden.

Krankenhaus
↗ Zuzahlungs-Übersicht und Kap. 12.9. »Mutter und Kind im …«!

→ Krankenhaus-Notopfer: Für zunächst drei Jahre sollen die Versicherten 20 DM für die Instandhaltung der Krankenhäuser bezahlen. Ausgenommen werden alle, die unter die Sozialklausel (gesonderter Abschnitt!) fallen oder in Bayern wohnen.

→ Kein Krankenhaus darf bei schweren und lebensbedrohlichen Verletzungen und Erkrankungen Hilfe oder eine notwendige Operation verweigern. Gegebenenfalls sollen Sie sofort einen Strafantrag wegen unterlassener Hilfeleistung prüfen und Ihre KK informieren.

→ In den Krankenhäusern dürften sich bereits 1997 in der Krankenpflege »Qualitätsverluste« ergeben. Die 1992 eingeführten bundeseinheitlichen Vorgaben zum Pflegepersonalbedarf schafft nämlich der Gesetzgeber mit den Neuordnungsgesetzen wieder ab. Damit können die Krankenhäuser mittelfristig zur dringend nötigen Kosteneinsparung das Pflegepersonal spürbar reduzieren.

→ »Ambulante Operationen« lautet eines der Zauberworte, mit denen die Zahl und Verweildauer der Krankenhausbehandlung gesenkt werden soll. Chirurgische Eingriffe sollen sehr viel mehr in die Arztpraxen verlagert werden, wenn Betreuung und Pflege danach gewährleistet sind.

Zuzahlungen für Medikamente, Hilfsmittel…

↗ Zuzahlungs-Übersicht ↗ Kapitel 10.6. »Kuren«

↗ Sozial- ↗ Überforderungsklausel

→ Bei den Medikamenten sollte nach einem Kassenvorschlag künftig unterschieden werden zwischen:
a) unentbehrlicher Medizin,
b) notwendigen unumstrittenen Medikamenten und
c) umstrittenen Arzneien (z.B. Rheuma-, Venen- und Hämorrhoidensalben).
Damit wären die jetzt bestehenden horrenden Zuzahlungen (s. Überischt S. 265!) vermieden worden.

! Wer es ganz genau wissen und eigene Vergleiche anstellen möchte, kann sich für ca. 13 DM beim AgV-Broschürendienst, Pf. 11 16, 59930 Olsberg, die »Kieler-Liste notwendiger Arzneimittel« mit 750 Alternativen besorgen.

→ Mit den foglenden Zuzahlungen müssen Sie bei einer stationären Maßnahme der Krankenversicherung pro Tag rechnen:

Zuzahlungen für eine stationäre Behandlung seit 1. 7. 97:

Maßnahme/ Behandlung	alte BL	neue BL	maximal
● Krankenhaus- behandlung	17 DM	14 DM	14 Tage*)
● Kur	25 DM	20 DM	pro Tag
● Mütterkur	17 DM	14 DM	pro Tag
● Anschluß- rehabilitation	17 DM	14 DM	14 Tage*)

*) Kinder bis 18 sind befreit. Befreiungen sind im Rahmen der Sozial- und der Überforderungsklausel möglich.

! In einem Kalenderjahr bereits erbrachte Zuzahlungen (während eines Krankenhausaufenthaltes oder einer Anschlußheilbehandlung) werden angerechnet. Den entsprechenden Nachweis sollten Sie bei der Aufnahme für eine erneute stationäre Behandlung zur Verfügung halten.

Beitragssteigerung = Zuzahlungsanhebung

→ Wird der Beitrag erhöht, steigen auch die Zuzahlungen: Pro Zehntelprozent Beitragssteigerung erhöhen sich drei Monate später automatisch die Zuzahlungen um 1 DM bzw. steigen oder verringern sich um einen Prozentpunkt. Beispiel: Bei 0,2% Steigerung wären das bei den Medikamenten statt 9, 11, 13 DM neu 11, 13, 15 DM. Beim Zahnersatz wären das dann statt 55/45% neu 57/47%.

→ Mit den Neuordnungsgesetzen soll es künftig in regelmäßigen Abständen (erst-

mals ab 1.1.1999) eine Anpassung der Zuzahlung geben.

Nicht verordnet werden dürfen – Selbstmedikation

→ Für Versicherte ab 18 Jahre darf der Arzt
Medikamente für geringfügige Gesund-
heitsstörungen, Erkältungskrankheiten, grip-
pale Infekte, Mund- und Rachentherapeu-
tika (ausgenommen Pilzinfekte), Abführmit-
tel und Medizin gegen Reisekrankheit nicht
auf Kassenrezept verordnen. Für medizinisch begründete Fälle bestehen Ausnahmen.

→ Vermeiden Sie jegliche unkontrollierte
Form einer Selbstmedikation. Das geht
meist ins Auge. Mittelfristig können Sie damit sogar Ihre Probleme bis hin zu einer
Gefährdung für Leib und Leben erheblich
verschlechtern und Schäden davontragen.
Auf den ärztlichen Rat, seine Hilfe und professionelle Kontrolle sollten Sie bei immer
wieder auftauchenden oder ständigen Beschwerden, Schmerzen usw. grundsätzlich
nie verzichten.

Befreiung von Zuzahlungen – Sozial-klausel

› Durch die Sozialklausel sind von Zuzahlungen befreit:
● einkommensschwache Personen,
● Bezieher von Arbeitslosenhilfe, Sozialhilfe und Ausbildungsförderung,
● Kinder bis 18 Jahre; Ausnahmen: Zahnersatz, Fahrtkosten; fallen allerdings die Eltern unter die Sozial- oder Überforderungsklausel, müssen sie auch dafür nichts bezahlen,
● wer im Rahmen einer Maßnahme des Arbeitsamtes oder über die Arbeits- und Be-

rufsförderung Behinderter eine individuelle
berufliche Ausbildungsförderung erhält, Bewohner von Heimen oder sonstigen Einrichtungen, wenn die Unterbringungsko-
sten von der Sozialhilfe oder der Kriegsopferfürsorge getragen werden.

Einkommensgrenze für die Befreiung von Zuzahlungen

Eine unzumutbare Belastung und damit
eine Befreiung liegt vor, wenn Ihre **Fa-
milien-Brutto**einnahmen (mit allen
anderen im Haushalt lebenden Angehörigen!) nicht überschreiten:
– Für die 1. Person **40 %** der monatlichen Bezugsgröße 1997: alte Länder
   40 % von 4270, neue Länder: 40 %
   von 3640
– Für eine weitere im Haushalt lebende Angehörige erhöht sich dieser
   Betrag um **15 %,** für jeden weiteren
   Angehörigen um **10 %.**

Beispiel:
Familie + 2 Kinder:
40 % + 15 % + 10 % + 10 % = 75 %
Alte Länder:
75 % von 4270 DM = 3202,40 DM
Neue Länder:
75 % von 3640 DM = 2730,00 DM

→ Wenn Sie unter die Befreiungsrege-
lung/Sozialklausel fallen, sollten Sie mit allen Einkommensnachweisen bei Ihrer KK eine Befreiung beantragen und diese Ihrem
Arzt bei einer Verordnung vorlegen.

Überforderungsklausel – chronisch Kranke

➜ Jeder Versicherte zahlt aufgrund der geplanten Überforderungsklausel pro Jahr höchstens 2 % des Familien-Bruttoeinkommens. Bisher waren das 2 % bei einem Einkommen bis zu 73 800 alte/63 900 neue Länder. Darüber mußten Sie sogar 4 % selbst bezahlen.

➜ Wer chronisch krank und wegen derselben Krankheit länger als ein Jahr in Dauerbehandlung ist, bezahlt jetzt sogar nach einem Jahr Dauerbehandlung nur noch maximal 1 % seines Brutto-Einkommens dazu. Diese Neuregelung gilt auch für alle diejenigen, die beim Inkrafttreten der Neuordnungsgesetze bereits ein Jahr in Dauerbehandlung waren und bereits ein Jahr Zuzahlungen geleistet haben.

➜ Die Überforderungsklausel gilt für Arznei-, Verband- und Heilmittel, Fahrtkosten, Zahnersatz, stationäre Vorsorge- und Reha-Kuren; sie gilt nicht für Zuzahlungen bei einem Krankenhausaufenthalt und Kuren sowie für Kosten über den Arzneifestbeträgen. Anhand der Grafik können Sie Ihre Belastungsgrenze überschlägig abschätzen.

➜ Zum Brutto-Familien-Einkommen rechnen die Arbeitsentgelte, Kapital- und Mieteinnahmen des Versicherten, seines Ehegatten und aller sonstigen im Haushalt lebenden Angehörigen. Wohn- und Kindergeld bleiben unberücksichtigt.

! Es gelten für die alten Bundesländer mit Berlin-Ost und für die neuen Länder unterschiedliche Grenzen und Beträge!

! Ihre Mehrkosten erhalten Sie nur auf Antrag und mit Belegen zurück. Lassen Sie sich also jede Zuzahlung bestätigen (die Krankenkassen und Apotheken haben entsprechende Heftchen oder Sammelvordrucke). Am Jahresende beantragen Sie mit den Nachweisen bei Ihrer KK die Rückzahlung des Zuvielbezahlten. Anhand der Grafiken sollten Sie überschlägig prüfen, ob Sie eine Rückzahlung erhalten können.

Berechnen Sie Ihre persönliche Überforderungsgrenze

Stellen Sie Ihrem Brutto-Familien-Einkommen (Einkommen aller mit Ihnen im Haushalt lebenden Angehörigen) Ihre persönliche Überforderungsgrenze gegenüber:

– Für die erste Angehörige (z. B. Ehefrau) können Sie 15 % der jährl. Bezugsgröße abziehen (1997: 51 240 DM alte BL/43 680 DM neue BL):
  Alte: 15 % von 51 240 DM = 7686 DM = 640,50 DM monatlich
  Neue: 15 % von 43 680 DM = 6552 DM = 546,00 DM monatlich

– Für jeden weiteren Angehörigen (z. B. Kinder) können Sie 10 % der genannten jährlichen Bezugsgröße abziehen:
  Alte: 10 % von 51 240 DM = 5124 DM = 512,40 DM monatlich
  Neue: 10 % von 43 680 DM = 4368 DM = 436,80 DM monatlich

Beispiel:

Familie + 2 Kinder, alte BL, Bruttoeinkommen ist 7000 DM:
7000 - (640,50 + 512,40 + 512,40) = 5334,70 DM
Davon 2 % = 106,68 DM monatliche Zuzahlungsgrenze.

Einkommensgrenzen vollständige Befreiung von Zuzahlungen
(Sozialklausel)

Anzahl der Personen	alte DM neue Bundesländer	
Alleinstehender	1708,00	1456,–
– mit 1 Angehörigen	2348,50	2002,–
– mit 2 Angehörigen	2775,50	2366,–
– mit 3 Angehörigen	3202,50	2730,–
– mit 4 Angehörigen	3629,50	3094,–

Familienabschlag teilweise Befreiung von Zuzahlungen
(Überforderungsklausel)

Anzahl der Personen	alte DM neue Bundesländer	
2-Personen-Haushalt	7686,–	6552,–
3-Personen-Haushalt	12810,–	10920,–
4-Personen-Haushalt	17934,–	15288,–
5-Personen-Haushalt	23058,–	19656,–

Belastungen für chronisch Kranke

› Wenn Sie wegen derselben Krankheit in Dauerbehandlung sind und mindestens ein Jahr lang Zuzahlungen bis zur Belastungsgrenze aufbringen mußten, reduziert sich Ihre Obergrenze bei der Überforderungsklausel auf 1% Ihrer Bruttoeinnahmen zum Lebensunterhalt.

»Derselben« Krankheit – Dauerbehandlung

› Unter »derselben Krankheit« versteht man eine Krankheit, die ununterbrochen besteht und durch ununterbrochene Behandlung nachgewiesen werden kann.

› Eine Dauerbehandlung liegt vor, wenn mindestens ein Jahr lang ärztliche Überwachung einer Krankheit oder Therapie durchgeführt wurde. Sie muß auch zukünftig notwendig sein und regelmäßige – wenigstens einmal im Quartal stattfindende – Kontakte zwischen Patient und Arzt erfordern, um eine ausreichende Beherrschung der Erkrankung zu sichern. Die Dauerbehandlung beginnt mit der ersten ärztlichen Behandlung.

❗ Bei ständig wechselnden Krankheitsbildern ohne eine Dauerbehandlung wegen derselben Krankheit gibt es keine Absenkung der Zuzahlung auf 1 %!

Der Nachweis der Dauerbehandlung
↪ Ob eine Dauerbehandlung tatsächlich vorliegt, prüft Ihre Krankenkasse anhand eines entsprechend beizubringenden Nachweises Ihres behandelnden Arztes. Dabei sind Art und Beginn der Grunderkrankung genau anzugeben. Ob die Voraussetzungen für eine Reduzierung der Zuzahlungen vorliegen, muß Ihre Krankenkasse in jedem Kalenderjahr erneut prüfen.

Der »Pferdefuß« bei der 1 %-Regelung
↪ Sie (bzw. der Familienverband) müssen für mindestens ein Kalenderjahr lang Zuzahlungen bis zur Belastungsgrenze *aufgebracht haben!* Eine Absenkung für chronisch Kranke gibt es nur dann, *wenn für das vorangegangene Kalenderjahr geleistete Zuzahlungen mindestens in Höhe der damals geltenden Belastungsgrenze nachgewiesen werden* können.
Genau daran werden viele chronisch Kranke zumindest im ersten Anlauf leider scheitern.

Ab wann wird die Belastungsgrenze gesenkt?
↪ Die Belastungsgrenze wird bei Erfüllung der Voraussetzungen vom Beginn des Kalenderjahres auf 1 % herabgesetzt. Die Belastungsgrenze wird somit auch in den folgenden Fällen ab 1.1.97 reduziert:

● 1996 Eigenbelastung mindestens in Höhe der 2 % (4 %)-Grenze,
● eine Dauerbehandlung von einem Jahr (nicht Kalenderjahr) ist nachgewiesen.

Geltungsdauer der Herabsetzung
↪ Eine Herabsetzung auf 1 % gilt für alle Ihre Zuzahlungen und alle berücksichtigungsfähigen Angehörigen.

Nachweis für das laufende Kalenderjahr
↪ Ihre Krankenkasse kann Ihre Belastungsgrenze für das laufende Kalenderjahr nur dann prüfen, wenn Sie über gleichbleibende monatliche Einkünfte verfügen und damit Ihre jährlichen Brutto-Einnahmen einigermaßen gesichert abgeschätzt werden können. Eine Befreiung gibt es dann allerdings nur für den Rest des Kalenderjahres.

❗ Am zweckmäßigsten stellen Sie einen Befreiungsantrag am Jahresende und legen dabei alle Nachweise über die von Ihnen und Ihren Familienangehörigen geleisteten Zuzahlungen vor. Am einfachsten geht das mit einem bei den Krankenkassen und Apotheken erhältlichen Quittungsheft, in das Sie alle Zuzahlungen mit Stempel und Unterschrift über das Jahr eintragen lassen. Dann ersparen Sie sich das Sammeln von entsprechenden Belegen.

❗ Das klingt alles sehr kompliziert. Mit einem Besuch oder Telefonat mit dem Berater Ihrer Krankenkasse lassen sich alle Fragen – einschließlich einer Rückzahlung zuviel bezahlter Zuzahlungen – schnell abklären.

Die Zuzahlungen im Überblick (Stand: 1.1.1997)

Krankenkassenleistungen	Zuzahlungen		Befreiungsmöglichkeiten
	alte Länder	neue Länder	
Arznei-/Verbandmittel	Je nach Packungsgröße: N1: 9 / N2: 11 / N3: 13 DM		– Sozialklausel – Überforderungsklausel – für Kinder *)
Fahrtkosten – zu und von stationärer Behandlung	25 DM pro Fahrt		– Sozialklausel – Überforderungsklausel
– zur ambulanten Behandlung (Krankenhaus wird dadurch vermieden)***)	25 DM pro Fahrt		– Sozialklausel – Überforderungsklausel
– bei Transport in Rettungs- fahrzeugen oder Krankenwagen	25 DM pro Fahrt		– Sozialklausel – Überforderungsklausel
Heilmittel (z.B. Massagen)	15 % der Kosten (auch bei Abgabe in der (Arztpraxis)		– Sozialklausel – Überforderungsklausel – Kinder *) und **)
Krankenhausaufenthalt (ab 18 Jahre)	17 DM pro Tag (höchstens 14 Tage)	14 DM pro Tag	– nur für Kinder *)
Zahnärztliche Behandlung und Zahnersatz	100 % für ab 1. 1. 79 Geborene 55 % der Kosten 45 % bei regelmäßiger Vorsorge		– Sozialklausel – Überforderungsklausel
Hilfsmittel	20% der Kosten		– Sozialklausel – Überforderungsklausel – für Kinder *)
Verbandmittel	9 DM je Verordnung		
*) Als Kind gilt, wer das 18. Lebensjahr noch nicht vollendet hat.			
**) Befreiung auch für Frauen bei Schwangerschaftsbeschwerden und im Zusammenhang mit einer Entbindung.			
***) Bei einer »Serienbehandlung« 25 DM nur für erste und letzte Fahrt.			

(Quelle: Materialien des Bundesgesundheitsministeriums)

11.3. Private Versicherungen

Beitragskostensenkung

› Wer seine Beiträge für eine private Krankenversicherung spürbar senken möchte, sollte das gesamte Leistungsspektrum seines Tarifes gründlich zusammen mit einer fachkundigen Person durchleuchten. Oft lassen sich dadurch erhebliche Beitragssenkungen ohne Einbußen beim Mindestschutz erreichen.

Beitragsbemessungsgrenzen

→ Die Beiträge in den einzelnen Zweigen der Sozialversicherung werden nur bis zu einem bestimmten Betrag der beitragspflichtigen Einnahmen erhoben, und zwar bis zur jeweiligen Beitragsbemessungsgrenze. Diese Bemessungsgrenzen werden alljährlich der allgemeinen Einkommensentwicklung angepaßt.

Preis-Leistungs-Prüfung

1. Wie stark reduziert eine Selbstbeteiligung den Beitrag?
2. Welche Leistungen bietet der Basistarif der Privaten im Vergleich zu den Leistungen der Gesetzlichen bei ungefähr gleichem Beitrag?
3. Vorsicht bei preiswerten oder Sondertarifangeboten. Gute und solide Leistung kostet Geld. Versicherungen verschenken nichts.
4. Bestehen Sie auf einer schriftlichen Prognose zur Kostenentwicklung etwaiger neuer Tarife, die Sie in Aussicht nehmen.
5. Wechseln Sie nur dann in einen neuen Tarif, wenn die Versicherung Ihnen schriftlich verbindlich eine Rückkehrmöglichkeit für mehrere Jahre einräumt.
6. Achten Sie darauf, daß Sie sich bei einer Umstellung des Vertrages die erworbenen Altersrückstellungen ungekürzt erhalten. Fordern Sie eine schriftliche Zusage der Versicherung (nicht des Vertreters).
7. Verhandeln Sie mit Versicherungsvertretern grundsätzlich nicht ohne einen fachkundigen Zeugen.
8. Bevor Sie eine Änderung unterschreiben, lassen Sie sich alles Besprochene schriftlich zur Prüfung zusenden.
9. Leisten Sie keine Unterschrift in Gegenwart eines Vertreters, und lassen Sie zwischen dem schriftlichen Angebot der Versicherung und Ihrer Unterschrift mindestens drei bis vier Wochen vergehen.

10. Verbitten Sie sich jegliches Drängen. Diese Art von Streß soll Sie nur – im Interesse der Provision – zu unbedachten Entscheidungen verleiten.

Im Rentenalter umsteigen

→ Mit dem 65. Geburtstag können Privatversicherte mit mindestens 10 Jahren Vorversicherungszeit den »Standardtarif« wählen. Dafür müssen Sie maximal den höchsten Satz der Gesetzlichen Krankenversicherung pro Monat, sowie eine Selbstbeteiligung von höchstens 600 DM pro Jahr für Arzneimittel bezahlen. Die Leistungen entsprechen dann dem Niveau der Gesetzlichen. Eine Zusatzversicherung oder Rückkehr in die normalen Tarife oder ein Wechsel in die Gesetzliche bleiben ausgeschlossen.

Bei einem Umstieg genau prüfen

→ Hat Ihr Versicherer mehrere Vollkostentarife, können Sie ohne Gesundheitsprüfung in günstigere und jüngere Tarife wechseln. Ihre angesparten Altersrückstellungen nehmen Sie dabei mit.

Rat und Hilfe

→ Werden Ihnen die für eine gründliche Prüfung nötigen Unterlagen und Berechnungen, vor allem bei einer überdurchschnittlichen Kostensteigerung, verweigert, sollten Sie sich an das Bundesaufsichtsamt für das Versicherungswesen, Pf. 15 02 80, 10664 Berlin wenden.

→ Weiterhelfen können Ihnen auch die Verbraucherschutzverbände, der Bund der Versicherten (Pf. 72 02 04, 22052 Hamburg) und die »Fairsicherungsläden«, die es in mehreren Städten gibt.

→ Unabhängige und bedarfsgerechte Beratung erhalten Sie auch bei Maklern, die dem »Verband der verbraucherorientierten Vermittler« (Hamburg) angehören.

> Zu speziellen weiblichen Bedürfnissen beraten Sie Maklerinnen, die dem »Arbeits- kreis Versicherungs- und Finanzexpertinnen für Frauen« angeschlossen sind.

11.4. Krankenhilfe vom Sozialamt

Sie sind nicht krankenversichert?

> Die Krankenhilfe nach dem Bundessozialhilfegesetz (BSHG) ist eines der Netze, das Mitmenschen ohne eigene Krankenversicherung bei gesundheitlichen Problemen auffängt. Das Sozialamt muß dann auf Antrag die Beiträge zur Krankenversicherung bezahlen. Von selbst geht also auch hier grundsätzlich nichts.

> Müssen Sie ohne eine Krankenversicherung eine Krankenhausbehandlung in Anspruch nehmen, übernimmt das Sozialamt dafür die Kosten. Weil Sie ja auch im Krankenhaus voll verpflegt werden, müssen Sie pro Tag für maximal 14 Tage pro Jahr Krankenhausaufenthalt zuzahlen. (↗ Kapitel 11.2.)

Zuzahlungen – Eigenbeteiligungen

> Wer Hilfe zum Lebensunterhalt nach dem BSHG erhält, ist im Rahmen der Sozialklausel von Zuzahlungen befreit. Auch Eigenbeteiligungen (z. B. Zahnersatz) werden von der Krankenhilfe bezahlt, wenn das bereinigte Einkommen unter der allgemeinen Einkommensgrenze liegt. Maßgebend sind bei der Krankenhilfe nur die Einkommensvoraussetzungen des BSHG und nicht die der Krankenversicherung.

> **Wichtig:** Sollte die Bezahlung einer solchen Eigenbeteiligung aus dem Schonvermögen oder vom Taschengeld (z. B. als Heimbewohner) verlangt werden, so wäre das unzulässig.

Die Ansprüche

> Es gibt weitestgehend keine Unterschiede gegenüber der gesetzlichen Krankenversicherung. Allerdings werden z. B. Hilfsmittel (Brille, Gehhilfen, Rollstuhl usw.) oder Zahnersatz jeweils nur als einfache Ausführung finanziert. Maßgebend ist, was aus Sicht des Arztes notwendig ist. Vor Beginn einer Behandlung oder der Bestellung eines Hilfsmittels ist eine Genehmigung des Sozialamtes nötig.

11.5. Hilfsmittel – Kostenträger

Welcher Kostenträger muß zahlen?

> Ähnlich wie bei Rehabilitationsmaßnahmen, Kfz-Hilfen usw. müssen Sie auch bei der Hilfsmittel-Beschaffung zuerst einmal eine Art »Zuständigkeitsdschungel« durchdringen. Klären Sie also zuerst ab, wer das notwendige Hilfsmittel bezahlen oder bezuschussen kann und welche Voraussetzungen dafür dann erfüllt sein müssen:

■ **Arbeitsamt:** Fördert berufsbezogene Hilfsmittel für Berufsanfänger und Bedarf nach einer Umschulung. Den Bedarf prüft der eigene medizinische und technische Dienst.

- **Gemeindeunfallversicherungsverband:** Der GUV ist zuständig für Unfallverletzte im Rahmen der gesetzlichen Unfallversicherung (Kindergartenkinder, Schüler, Studenten, Pflegepersonen usw.).
- **Hauptfürsorgestelle:** Bezahlt und bezuschußt Hilfsmittel, auch Arbeitsmittel, Vorrichtungen, Maschinen, Anlagen, Umzugskosten usw. zur dauerhaften Sicherung eines Arbeitsplatzes.
- **Krankenkasse:** Wenn die Behinderung seit Geburt besteht oder durch eine Krankheit verursacht ist. Das Hilfsmittel muß medizinisch notwendig, zweckmäßig und ausreichend (und preiswert) sein und einen größtmöglichen Ausgleich für die Behinderung schaffen. Es muß die Lebensqualität des Behinderten erheblich verbessern. Für die Bedarfsprüfung vor der Beschaffung (!) benötigen Sie ein Rezept (mit Begründung) des Arztes/Amtsarztes.
- **Pflegeversicherung:** Übernimmt Hilfsmittel, die zur Erleichterung der Pflege notwendig sind. Den Bedarf prüft der Medizinische Dienst der Krankenversicherungen im Rahmen eines Hausbesuches.
- **Rentenversicherung:** Sie sind zuständig für im Berufsleben stehende Personen, die mehr als 15 Versicherungsjahre haben. Den Bedarf prüft ein eigener medizinischer Dienst (LVA, Knappschaft) oder der Medizinische Dienst der Krankenkassen; bei der BfA entsprechend zugelassene Fachärzte vor Ort.
- **Sozialhilfe:** Bezahlt Hilfsmittel, wenn niemand anderer die Kosten übernehmen kann, also nur im Ausnahmefall. Die Einkommenshöhe und Vermögenssituation ist mit entscheidend. Der Bedarf ist mit einem ärztlichen oder einem amtsärztlichen Gutachten nachzuweisen.
- **Unfallversicherungen und Berufsgenossenschaften** (UV/BG): Sie sind zuständig für alle Arbeits-/Berufsunfälle und bei Berufskrankheiten, um die Arbeitskraft wiederherzustellen und zu erhalten. Den Bedarf prüft ein von der UV/BG beauftragter Facharzt vor Ort. ↗ Kap. 9.7.!
- **Versorgungsamt:** Zuständig für alle Kriegsopfer, Wehr- und Zivildienstgeschädigte, Impfgeschädigte und Verbrechensopfer. Den Bedarf prüft die orthopädische Beschaffungsstelle und deren Gutachter.

Beispiel: Beschaffung eines Computers

› Zuerst ist die Zuständigkeit zu prüfen. Dann stellen Sie den Antrag, für den Sie in der Regel einen Vordruck des Kostenträgers benötigen. Ausgefüllt besprechen Sie den Antrag mit Ihrem Arzt und bitten um ein ärztliches Gutachten, das Sie unter Umständen vorerst selbst bezahlen müssen. In diesem Gutachten sollte konkret dargelegt werden, für *welche* Behinderung *welches* Hilfsmittel (möglichst genau) *welchen* Ausgleich bzw. zwingend notwendige Hilfe schafft.

› Mit dem ärztlichen Gutachten besorgen Sie sich beim Amtsarzt (Gesundheitsamt) ein Gutachten. Wird der PC z. B. für die Ausbildung benötigt, sollten Sie unbedingt zusätzlich noch ein pädagogisches Gutachten und eine Begründung für die gewünschte Ausstattung des zuständigen Schulleiters beifügen. Dann wird die Sache wasserdicht.

› Den Antrag begründen Sie auch selbst möglichst ausführlich. Zusammen mit einer genauen *Beschreibung* der Hilfsmittel (Hersteller, Leistungsfähigkeit, Marke, Zusatzbedarf usw.) und eventuellen Prospekten/Angebotsunterlagen, die Sie sich besorgt haben, schicken Sie ihn mit den ärztlichen Gutachten an den zuständigen Träger. Die Rückerstattung der Gutachtenkosten beantragen Sie mit einem gesonderten beigefügten Hinweis.

Einkaufsführer – Fachkataloge

↗ Sehr empfehlenswert: REHA-Einkaufsführer des Rhein-Mosel-Verlages, Abtei Brauweiler, 50250 Pulheim,
T.: 0 22 34/8 05–2 65, Fax: 8 25 03
(ca. 10 DM Schutzgebühr).

↗ Besonders zu empfehlen ist auch der Fach-Katalog für Senioren, den Sie beim Senio-Fachhandel, Blumenstr. 39, 69115 Heidelberg, T.: 0 62 21/1 21 21, Fax: 2 18 89 erhalten können.

Ratschläge

↗ Kapitel 5.1., ↗ Hilfsmittelverzeichnis im Anhang

↗ Kaufen Sie Hilfsmittel nur bei Fachfirmen. Manches bekommen Sie von der Kranken- und Pflegekasse nur leihweise. Klären Sie das zuerst ab.

↗ Wenn Sozialhilfe, Versorgungsamt, Unfallrententräger usw. finanzieren sollen, fragen Sie zuerst telefonisch dort bei Ihrem Sachbearbeiter nach, wie Sie sich verhalten sollen.

↗ Prüfen Sie vorweg, was Sie wollen bzw. was Sie genau benötigen. Fordern Sie dazu per Postkarte kostenlos und unverbindlich Prospekte und Preislisten an.

↗ Lassen Sie sich ein kostenloses Angebot

zum gewünschten Hilfsmittel zusenden. Die Kassen überzeugen Sie am ehesten mit mindestens zwei eindeutigen Kostenangeboten. Genehmigt wird Ihnen meist die preiswerteste Lösung.

↗ Vergessen Sie nicht, nach Rabatt, Skonto und Lieferzeit zu fragen. Auch das gehört in ein Angebot.

↗ Sprechen Sie – je nach Hilfsmittelbedarf – mit Ihrem Arzt, daß er Ihnen eine entsprechende Verordnung ausstellt.

Wichtig: Bei der Pflegekasse gibt es Zuzahlungen. ↗ Kapitel 5. Dabei brauchen Sie keine Verordnung des Arztes. Das prüft die Kasse und der MDK.

↗ Klären Sie persönlich bei einem Besuch die Finanzierung bei Ihrer Kranken- bzw. Pflegekasse. Dort wird man Ihnen auch sagen, wo Sie vor der Bestellung Zuschüsse beantragen müssen (z.B. Aufzug).

! Erst dann, wenn Sie allseits grünes Licht haben, dürfen Sie bestellen oder kaufen. Wer sich nicht daran hält, wird unangenehme Überraschungen erleben.

11.6. Zahnbehandlung – Zahnersatz – Amalgam

Zuzahlungen beim Zahnersatz

● Ab 1.1.79 Geborene erhalten Zahnersatz nur noch im Ausnahmefall (z.B. Unfall, Erkrankung des Kausystems, sonstige schwere Erkrankung).

● Ansonsten gilt die prozentuale Regelung, nämlich 55% (bis 30.6.97 50%) und bei regelmäßiger Vorsorge 45% (bis 30. 6. 97 40%)

● Für Kieferorthopädie gelten Sonderre-

gelungen mit unterschiedlichen Zuzahlungen.

↗ Bei einer Beitragsanhebung durch die Krankenkassen verringert sich der Kassenanteil entsprechend. Beispiel: 0,5% Beitragsanhebung = 5% weniger Kassenleistung, es wären dann also 60% bzw. 50% Zuzahlungen zu leisten.

! Zahn-Prophylaxe bzw. Zahnvorsorge-Bonus (statt 55 % nur 45 % bedeutet: Vom 6. bis 20. Lebensjahr jedes ¹/₂ Jahr eine und danach jedes Jahr eine kostenlose Vorsorge-Untersuchung beim Zahnarzt.

! Härtefallregelung bei Zahnersatz: Lassen Sie grundsätzlich bei Ihrer Krankenkasse (KK) prüfen, ob für Sie im Rahmen der Härtefallregelung der Kassenanteil angehoben werden kann oder sogar entfällt!

Quecksilber- und Amalgamschäden

› Amalgamfüllungen geben Quecksilber ab und tragen damit zur Gesamtbelastung des Organismus mit Quecksilber bei. Zähneputzen, Kaugummikauen, Zähneknirschen und heiße Getränke erhöhen sogar noch die Abgabe von Quecksilber aus Amalgamfüllungen.

› Zahlreiche Beschwerden und chronische Erkrankungen werden mittlerweile auf die Folgen einer Quecksilberbelastung aus Amalgam zurückgeführt. Die Palette der auch amtlich nicht mehr in Abrede gestellten Folgeerscheinungen reicht von Kopfschmerzen, Nervosität, Entzündungen und Schäden im gesamten Mundbereich, Rheuma, Multipler Sklerose, Herz-, Nieren- und Kreislauferkrankungen, Erkrankungen des Verdauungssystems usw. bis hin zur Krebsursache.

Symptome beachten und Alternativen prüfen

› Daß verschiedene Symptome nach einer Entfernung der gefährlichen Füllungen verschwinden, sollte Ihnen vor allem dann zu denken geben, wenn Sie mehrere derartige Füllungen in Ihren Zähnen haben. Besondere Vorsicht im Umgang mit diesem gefährlichen Material ist auf jeden Fall angebracht.

› Ohne in Panik zu verfallen, sollten Sie bei Bedarf mit Ihrem Zahnarzt Alternativen (z. B. Zement, Kunststoff, Direkt Inlay, Gußfüllung aus Gold, Mirage-Porzellan) und deren Kosten besprechen. Diese Alternativen verhindern eine weitere Vergiftung des Körpers bzw. bewahren vor einer derartigen Vergiftung.

! Werden funktionstüchtige Amalgamfüllungen ohne Handlungsbedarf lediglich gegen eine andere Füllung ausgetauscht, gibt es von der KK keine Kostenbeteiligung!

! Bei schwangeren und stillenden Frauen, Patienten mit einer Nierenfunktionsstörung oder Quecksilberallergie und bei Kindern bis zum 6. Lebensjahr sollte möglichst auf Amalgamfüllungen verzichtet werden. Prüfen Sie bei Ihrer KK, ob Sie in einem solchen Fall alle Kosten übernimmt.

Wer zahlt Zahnfüllungen?

› Seit dem 1. 11. 96 gilt die Mehrkostenregelung: Es kann statt Amalgam auch eine andere Füllung (z. B. Keramik, Gold) gewählt werden. Die KK übernimmt die vergleichbar preisgünstigste Lösung und die gesamten Behandlungskosten. Die Differenz zahlt der Patient. Bei Nachweis einer Amalgamallergie oder schweren Nierenerkrankung können auch die Kosten für eine Kunststoffüllung im Seitenzahnbereich übernommen werden.

Reklamationen – Gewährleistung

› Für Füllungen und Zahnersatz gilt generell eine Gewährleistungsfrist von *zwei Jahren*. Zahnärzte gehen deshalb vor allem bei »Grenzfällen« auf »Nummer Sicher«. Statt einer (nur mit sehr niedrigen Beträgen abrechenbaren) Füllung entfernen sie gleich den ganzen Zahn, rechnen den nötigen Ersatz, eine Brücke usw. mit einem vielfachen ab und riskieren vor allem in Grenzfällen keinen Gewährleistungsfall.

! Lassen Sie sich nicht vorschnell zu einer Zahnextraktion überreden. Gehen Sie zu einem zweiten Zahnarzt, und überprüfen Sie die nötigen Maßnahmen und eine Kostenaufstellung für einen Ersatz. Daß Sie vorher damit bei Ihrem Kassenberater die Beteiligung abklären, ist selbstverständlich. Erst dann sollten Sie entscheiden, ob und in welchem Umfang Sie einen meist sehr teuren Ersatz vornehmen lassen möchten.

Paßschwierigkeiten – Schadenersatz

→ Bei Paßschwierigkeiten nach dem Einsatz von Kronen, Brücken, Inlays oder anderem Zahnersatz ist Ihr Zahnarzt verpflichtet, die Mängel zu beheben. Tut er das nicht, muß er dem Patienten das Honorar für die fehlerhaften Leistungen zurückzahlen (OLG München 1U 7018/93).

→ Daß ein Zahnarzt für verpfuschte Leistungen sein Honorar zurückzahlt, ist allerdings eher der absolute Ausnahmefall. Er wird in der Regel mehrfach korrigieren und Ihnen für die Paßschwierigkeiten Gründe nennen, die auf jeden Fall mit seiner oder des Zahntechnikers Arbeit nichts zu tun haben. Ein Fehlverhalten wird er meist nicht zugeben. Die meisten Patienten fügen sich nach erfolglosen Reparaturversuchen in ihr Schicksal und nehmen ihr fehlerhaftes Beißwerkzeug in Kauf.

! Genau das sollten Sie nicht tun. Geben Sie sich bei Problemen mit Ihrem Zahnersatz nicht mit den Erklärungen Ihres Zahnarztes zufrieden.

→ Bestehen Sie sofort auf einer notfalls mehrfachen Korrektur. Bleiben Sie erfolglos und ist schließlich das Vertrauen in Ihren Zahnarzt zerstört, wenden Sie sich schnellstmöglich an Ihre KK, die ein Gutachten erstellen läßt. Das ist dann meist Grundlage für erneute Korrekturen oder Ersatz bei einem anderen Zahnarzt.

→ Ist der Patient oder der Zahnarzt mit dem Ergebnis dieses Gutachtens nicht zufrieden, geht die Beschwerde zum Prothetik-Einigungsausschuß bei der zuständigen Kassenzahnärztlichen Vereinigung. Besteht auch mit dessen Entscheidung kein Einverständnis, entscheidet der Prothetik-Beschwerdeausschuß. Zudem bleibt daneben der zivilrechtliche Klageweg mit Hilfe eines Anwaltes.

Privater Schutz für Zahnersatz

→ Bei einer Absicherung über eine private Zusatzversicherung sollten Sie nach Rücksprache mit Ihrem Zahnarzt dem möglichen Bedarf die Tarife mit etwaigen Risikozuschlägen und Ausschlüssen gegenüberstellen.

→ Die Privaten Versicherer halten Konzepte bereit, die den bisherigen Schutz gewährleisten und allen jungen gesetzlichen Versicherten offenstehen. Sie verzichten sogar bis ca. Ende 1997/Anfang 1998 auf eine Risikoprüfung. Ein Merkblatt dazu erhalten Sie beim PKV-Verband, Pf. 51 10 40, 50946 Köln, Fax: 02 21/3 40 44 74

Beratung und Hilfe

● Wollen Sie einen Speicheltest durchführen lassen? Bei einem Umwelt- oder Analyselabor erfahren Sie Anschriften. ↗ Kap. 1.28.

● Umfängliches Infomaterial schickt Ihnen die Interessengemeinschaft der Zahnmetallgeschädigten e.V., Pf. 12 22, 35621 Hüttenberg/Rechtenbach, T.: 0 64 41/7 47 43, Fax: 7 30 21 (10 DM Kostenerstattung in Briefmarken beifügen!).

● Quecksilber- und Amalgamgeschädigte erhalten Info-Unterlagen und Beratung bei: Beratungsstelle für Amalgamvergiftete e.V., Rembrandtstr. 21a, 81245 München, T.: 0 89/87 07 39 (Rückporto!).

• Beratung erhalten Sie auch bei der Zahnmedizinischen Patienteninitiative, Linderhofstr. 33, 81377 München, T.: 0 89/71 78 45 (Rückporto!).

11.7. Frauen/Mütter und Krankenversicherung

Einmal draußen – für immer draußen!

→ Frauen mit einem Jahreseinkommen über 73 800 DM (neue Länder 63 900 DM) können sich freiwillig in der Gesetzlichen Krankenversicherung (GKV) oder in der Privaten (PKV) versichern. Planen Sie die Gründung einer Familie, sollten Sie diesen Schritt besonders gut überlegen. Die GKV bietet vor allem für Frauen mit Kinderwunsch einige entscheidende Vorteile.

→ Kostenlose Familienversicherung: Ist nur Ihr Partner berufstätig und in der GKV versichert, sind Sie und Ihre Kinder in der GKV beitragsfrei mitversichert. Bei der PKV müssen Sie jedes Familienmitglied mit entsprechenden monatlichen Beiträgen, Risikozuschlägen usw. gesondert absichern. Das kann letztlich eine beachtliche Beitragsbelastung mit Öffnung nach oben werden.

! Wer die GKV verläßt, macht diesen Schritt für immer. Er ist nie mehr korrigierbar. Im Alter bleibt Ihnen die sehr preiswerte Rentnerkrankenversicherung verschlossen. Sie und Ihr Partner müssen dann bei einem erheblich reduzierten Einkommen sogar zusätzlich mit einer erhöhten Beitragslast rechnen.

Mutterschutz

→ GKV-Mitgliederinnen erhalten von Ihrer Krankenkasse (KK) vor und nach der Geburt für insgesamt 14 Wochen (6 davor und 8 danach) pro Tag 25 DM Mutterschaftsgeld (= ca. 2500 DM). Sie sind während dieser Zeit in der GKV kostenfrei versichert, während in der PKV die vollen Beiträge weitergezahlt werden müssen. Die PKV

zahlt auch kein Mutterschaftsgeld. Allerdings zahlt dann das Bundesversicherungsamt einmalig 400 DM Mutterschaftsgeld.

Erziehungsurlaub

→ Während des bis zu dreijährigen Erziehungsurlaubs nach der Geburt eines Kindes besteht in der GKV Beitragsfreiheit (auch Väter, die Erziehungsurlaub nehmen). PKV-versicherte Frauen müssen währenddessen die vollen Beiträge bezahlen.

Kinderpflege – Krankengeld

→ Wird ein Kind unter 12 Jahren krank, so kann die erwerbstätige Mutter für jedes Kind bis zu 10 Arbeitstage (Alleinstehende bis zu 20 Tage) pro Jahr zu Hause bleiben. Für diese Zeit haben Sie einen Anspruch gegenüber Ihrem Arbeitgeber auf unbezahlte Freistellung von der Arbeit, soweit ein solcher Anspruch nicht anderweitig besteht. Insgesamt können (z. B. bei 3 Kindern) maximal 25 (Alleinstehende 50) Arbeitstage in Anspruch genommen werden. Die GKV zahlt in dieser Zeit das »Kinderpflege-Krankengeld«, PKV-Versicherten steht diese Leistung nicht zu.

! Entscheidend ist, daß die Notwendigkeit aus ärztlicher Sicht (Attest besorgen!) erforderlich ist *und* eine andere im Haushalt lebende Person die Versorgung nicht wahrnehmen kann *und* das Kind noch keine 12 Jahre alt ist.

Haushaltshilfe

→ Die GKV übernimmt dafür bis zu ca. 3200 DM (neue Länder ca. 2700 DM) pro

Monat, wenn eine Mutter ins Krankenhaus muß und eine andere im Haushalt lebende Person die Betreuung eines Kindes unter 12 Jahren nicht übernehmen kann. In der PKV gibt es keine derartige Leistung. Mit den Neuordnungsgesetzen sollte es nur noch »Sachleistung« statt Erstattung der Kosten geben. Es bleibt allerdings bei der bisherigen Erstattungsregelung. ↗ Kapitel 11.2.!

Kuren für Mütter

› Mutter-Kind-Kuren, Vorsorgekuren und Müttergenesungskuren werden von der GKV meist voll übernommen. Mütter müssen lediglich den Eigenanteil pro Tag selbst zahlen, falls sie nicht unter die Befreiungsmöglichkeit fallen. Für Kinder ist generell keine Zuzahlung zu bezahlen. ↗ Kapitel 11.2. ↗ Kapitel 10.6.!

Behinderte Frauen

› Sie sollten sich einen Wechsel zu einer PKV besonders gründlich überlegen. Die Solidargemeinschaft der GKB ist ein Garant für einen vollständigen und bedarfsgerechten Rundumschutz zu einem fairen Beitrag. Vor allem etwas »kostenintensivere« Patienten, die bei den Privaten entweder gar nicht oder nur mit hohen Risikozuschlägen oder Ausschlüssen aufgenommen werden, sind dort bestens aufgehoben.

! Sie können in der Summe – trotz der aktuellen Abstriche – mit den Leistungen der Gesetzlichen Krankenversicherungen sehr zufrieden sein und auf lange Sicht bleiben. Eine Entscheidung in erster Linie auf momentane Beitragsvorteile aufzubauen, würden Sie auf jeden Fall irgendwann bereuen!

11.8. Zurück zur gesetzlichen Krankenversicherung

Merke
Wer sich von einer Versicherungspflicht in der Gesetzlichen Krankenversicherung befreien läßt, hat keine Chance mehr, aus einer privaten Krankenversicherung in die Gesetzliche zurückzukehren. Eine Befreiung kann nach § 8 Abs. 2 nicht widerrufen werden. Sie ist endgültig.
Überlegen Sie also einen solchen Schritt sehr genau. Wer in jüngeren Jahren nur auf die Beitragshöhe schielt, könnte als Renter, wenn dann noch dazu die Einkünfte erheblich sinken, eine unwiderrufbare Befreiung schwer bereuen müssen.

Freiwillige Mitgliedschaft in der Gesetzlichen

› Steigt Ihr Bruttoeinkommen über die Beitragsbemessungsgrenze (BBG) für die Krankenversicherung von 6150 pro Monat (jährlich 73 800 DM) in den alten Ländern oder 5325 DM pro Monat (jährlich 63 900) in den neuen Ländern, scheiden Sie aus der Pflichtversicherung in der Gesetzlichen Krankenversicherung (GKV) aus.

› Sie können sich dann privat oder – was im fortgeschrittenen Alter immer sehr viel klüger sein kann – in der GKV *freiwillig* weiterversichern, wenn Sie die folgenden Vorversicherungszeiten erfüllen: Sie waren vor dem Ausscheiden aus der Pflichtversicherung

• in den letzten fünf Jahren mindestens 24 Monate oder

● unmittelbar vor dem Ausscheiden ununterbrochen mindestens 12 Monate
in der GKV pflichtversichert oder als freiwilliges Mitglied in einer Gesetzlichen Krankenversicherung.

❗ Wenn Sie über eine Mitgliedschaft im Rahmen einer Familienversicherung (z. B. beim pflichtversicherten Ehegatten) beitragsfrei versichert waren, können Sie ohne Einschränkungen freiwilliges Mitglied der GKV werden.

❗ Machen Sie auf jeden Fall einen genauen Beitragsvergleich ohne einen Versicherungsvertreter einer privaten Krankenversicherung! Bedenken Sie auch: Private Versicherungen sind gewinnorientiert und unterliegen bei Beiträgen und Leistungen im Gegensatz zu den Gesetzlichen nicht den strengen gesetzlichen Vorschriften des V. Sozialgesetzbuches!

Die Wege zurück in die Gesetzliche

→ Auch dazu müssen Sie zuerst die genannten Hürden überspringen. Prüfen Sie die folgenden Möglichkeiten für Ihre Situation, *wenn Sie sich nicht zu einem früheren Zeitpunkt von einer Versicherungspflicht haben befreien lassen:*

① Sie nehmen die Altersrente wegen Altersteilzeitarbeit (↗ Kap. 10.8.!) in Anspruch, und Ihr Gehalt rutscht dabei für mindestens 12 Monate unter die BBG. Nach dieser Pflichtversicherungszeit, die Sie unbedingt benötigen, können Sie sich dann bei Überschreiten der BBG freiwillig bei der GKV weiterversichern.

② Sie fallen aufgrund einer schlüssig begründeten, mindestens zwölfmonatigen Arbeitszeitreduzierung unter die BBG (siehe oben!). Dann können Sie Ihre private Versicherung kündigen. Oft genügt dabei, wenn der Arbeitgeber mitspielt, bereits die Redu-

zierung um ein paar Stunden. Ansonsten sollten Sie sich auch mit dem unter 1 genannten Altersruhegeld näher befassen.

❗ Vergessen Sie ggf. nicht, bei der Änderung Ihres Arbeitsvertrages eine Option für eine Rückkehr zur alten Arbeitszeit unterzubringen!

❗ Der Verzicht auf die entsprechende Gehaltsdifferenz per Arbeitszeitreduzierung für mindestens 12 Monate kann z. B. auch unter dem Gesichtspunkt »gleitender Übergang« in den Ruhestand vor allem für rentennahe Jahrgänge empfehlenswert sein.

③ Sie sind länger als ein Jahr arbeitslos. In dieser Zeit sind Sie automatisch in der GKV versichert. Eine private Versicherung ruht während des Bezuges von laufenden Leistungen des Arbeitsamtes. Bei Ruhens-/Sperrzeiten sollten Sie das konkret selbst bei Ihrer Krankenkasse abklären. Bei einer Arbeitsaufnahme können Sie sich – je nach Einkommenshöhe – in der GKV pflichtversichern oder als freiwilliges Mitglied beitreten. Erhalten Sie nach einer mindestens einjährigen Arbeitslosigkeit Rente, können Sie sich ebenfalls zumindest freiwillig in der GKV weiterversichern.

④ Sie geben – zum Beispiel wegen Kindererziehung – Ihre Arbeit zeitweilig auf und lassen sich im Rahmen der Familienversicherung bei Ihrem Ehemann/-frau mitversichern. Anschließend können Sie sich dann bei einer Rückkehr in das Berufsleben als freiwilliges Mitglied in der Gesetzlichen weiterversichern. Ein Monat Familienversicherung genügt dafür. Eine Vorversicherungszeit ist dabei nicht zu erfüllen.

⑤ Wer eine eigene Firma hat oder gründet, kann auch seine Frau und die Kinder in dieser Firma sozialversicherungspflichtig beschäftigen. Das wäre – bei einer Entlohnung z. B. knapp über der Geringfügigkeitsgrenze (1997: 610 DM alte, 520 DM neue Länder) optimaler Krankenversicherungsschutz zum Niedrigsttarif in einer Gesetzlichen Krankenversicherung.

→ Ganz so einfach läuft das nicht. Überlegen Sie sehr gründlich, ob Sie sich auf solche Pro-forma-Methoden, die zutreffender als »Scheinarbeitsverhältnisse« bezeichnet werden, einlassen wollen.

! Die Krankenkassen (und die Finanzämter) haben für derartige Tricks eine besonders gute Nase. Sie prüfen diese Fälle häufig vor Ort. Gelingt es dann nicht, anhand der Unterlagen und Arbeitsverträge echte Arbeitsverhältnisse zu beweisen, gibt es Ärger! Die Verträge müssen nämlich so gestaltet sein, wie sie auch unter Fremden üblich sind!

6 Wenn Sie eine sozialversicherungspflichtige Nebentätigkeit aufnehmen (über 610 DM alte bzw. 520 DM neue Länder), sind Sie automatisch in der GKV versichert. Bei einer Beendigung der Tätigkeit nach mindestens 12 Monaten können Sie sich dann freiwillig relativ günstig in der GKV weiterversichern.

! Beachten Sie auch die Anmerkungen beim Kap. 10.9. »Rente: Was für Frauen wichtig sein kann«!

Als Rentner billige Pflichtkrankenkasse?

→ So mancher Ruheständler wünscht sich angesichts seiner monatlichen Beitragsrech-

nung statt der Privaten Krankenversicherung vielleicht den äußerst preiswerten Rundum-Schutz der Gesetzlichen.

→ Der Gesetzgeber hat dem wohlweilichen einen Riegel vorgeschoben: Rentner können nur dann in der Pflichtversicherung der gesetzlichen Krankenkassen versichert werden, wenn sie in der zweiten Hälfte ihres Berufslebens mindestens 90% dieser Zeit ein Pflichtmitglied (nicht freiwilliges Mitglied) in einer gesetzlichen Krankenkase waren.

Beispiel für die Berechnung der 90 %:
Ein Rentner hat insgesamt 50 Berufsjahre. In zwei Hälfte geteilt, ergeben sich 2 x 25 Jahre. Jetzt ist die entscheidende Frage, ob er in den zweiten 25 Jahren mindestens zu 90% (also 22,5 Jahren mindestens zu 90% Pflichtmitglied einer gesetzlichen Krankenkasse war. Trifft das zu, gibt es auch im Alter den »Billigtarif« für optimale Leistung bei den gesetzlichen Krankenversicherungen.

→ Wer also meint, es genügt, nur schnell vor der Rente das Einkommen unter die Beitragsbemessungsgrenze zu drücken, um sich dadurch die niedrigen Beiträge der Rentnerkrankenversicherung zu sichern, der irrt. Wer bereits Rentner ist, kann jedoch in die Gesetzliche zurück. Notwendig ist dazu nur eine Tätigkeit, deren Entlohnung über der Geringfügigkeitsgrenze liegt und damit Beiträge für die gesetzliche Krankenkasse anfallen.

12. Eltern und behinderte Kinder

12.1. Genetische Beratung

Bei welchen Risikofaktoren?

→ Eine Beratung ist immer dann empfehlenswert, wenn in einer Familie eines Partners Risikofaktoren bekannt sind:

• ein oder beide Partner haben eine Erbkrankheit oder kommen als Überträger einer solchen in Frage,

• blutsverwandte oder ältere Personen wollen einen Kinderwunsch verwirklichen,

• in der Familie wurde bereits ein behindertes Kind geboren,

• in einer der Familien der Partner wurden angeborene körperliche, geistige oder seelische Behinderungen beobachtet.

→ Bei den folgenden gesundheitlichen Problemen oder Behinderungen sollte vor Erfüllung eines Kinderwunsches die Inanspruchnahme einer der vielfachen Beratungsmöglichkeiten sehr ernsthaft geprüft werden:

• Vererbte Störungen der Blutgerinnung (Bluterkrankheit),

• Erkrankungen der Muskulatur und des Stoffwechsels,

• Erkrankungen des Nervensystems und Geisteskrankheiten,

• bei Mißbildungen und angeborenen Seh- und Hörbehinderungen,

• bei Störungen der Geschlechtsentwicklung (auch gehäuft aufgetretenen Fehlgeburten).

↗ Kap. 14.8. »Medizinischer Familienstammbaum«!

Wer – wo?

→ Ihr erster Ansprechpartner ist dabei Ihr Hausarzt, der Ihnen auch die nächstgelegene Beratungsstelle nennen und eine entsprechende Überweisung geben kann. Diese Beratungsstellen erfahren Sie über die nächstgelegene Universitätsklinik. Die Bezeichnungen lauten unterschiedlich:»Institut für Humangenetik und Anthropologie« oder »Genetische Beratungsstelle« oder »Humangenetische Beratung«.

→ Die Kosten der Beratung und etwaiger Untersuchungen muß Ihre Krankenversicherung tragen. Sie wird das in der Regel schon allein deshalb sehr gern tun, weil dadurch eine große Chance für die Vermeidung etwaiger hoher Folgekosten eröffnet wird.

12.2. Schwangerschaft

Die Beratungsstellen

→ Beratungsstellen für eine Schwangerschaft in schwierigen Lebenslagen erfahren Sie über die Wohlfahrtsverbände: Arbeiterwohlfahrt, Caritasverband, Deutscher Paritätischer Wohlfahrtsverband (DPWV), Rotes Kreuz und Diakonisches Werk; zudem

bei den örtlichen Gesundheits- und Sozialämtern,

• beim Bundesverband Pro Familia, Stresemannallee 3, 60596 Frankfurt/M., T.: 0 69/63 90 02, Fax: 0 69/63 98 52.

• Einen Beratungsführer, der u. a. alle denkbaren Anschriften enthält, bekommen Sie bei der Dt. Arbeitsgemeinschaft für Jugend- und Eheberatung (DAJEB), Neumarkter Str. 84 c, 81673 München, T.: 0 89/4 36 10 91.

Stiftung »Mutter und Kind«

→ Die Stiftung *Mutter und Kind – Schutz des ungeborenen Lebens,* 1984 vom Bund per Gesetz geschaffen, soll schwangere Frauen schnell und unbürokratisch in einer finanziellen Notlage unterstützen. Sie wurde 1993 auf die neuen Bundesländer ausgedehnt. Auf Zuwendungen der Stiftung besteht kein Rechtsanspruch.

→ Als alleinstehende Frau mit einem Einkommen unter dem vierfachen Sozialhilferegelsatz (+ Mehrbedarfszuschlag + Unterkunftskosten) und einem Vermögen unter 10 000 DM haben Sie Aussicht auf eine Förderung mit einem Zuschuß, der häufig bis zu zwölf (in Ausnahmen bis zu 36) Monaten gezahlt werden kann. Den derzeit in Ihrem Bereich gültigen Regelsatz und Mehrbedarfszuschlag erfahren Sie bei Ihrem Sozialamt.

→ Sind Sie verheiratet, muß das Familieneinkommen unter den doppelten Regelsätzen (+ Mehrbedarf + Unterkunftskosten) liegen.

→ Zuwendungen dieser Stiftung dürfen nicht auf eine Sozialhilfe angerechnet werden. Das Sozialamt darf Sie nicht auf eine vorrangige Inanspruchnahme der Stiftung verweisen oder ansonsten zustehende Leistung unter Hinweis auf die Möglichkeiten dieser Stiftung verweigern.

→ Die Beträge richten sich nach den Vergaberichtlinien der Stiftung, die Sie bei den örtlich zuständigen Stellen erhalten oder zumindest einsehen können.

Merke: Wenden Sie sich frühestmöglich an die Stiftung. Bitten Sie
- um eine monatliche Zuwendung,
- einen Zuschuß für die Kleidung,
- eine monatliche Zuwendung nach dem Erziehungsgeld.

→ Einen Antrag auf finanzielle Zuwendung sollten Sie auf jeden Fall vor der achten Schwangerschaftswoche schriftlich stellen. Manche Stellen geben nämlich Zuwendungen nach der zwölften Woche nur noch zögernd oder teilweise.

§ 218 StGB nach Neufassung

→ Die straffreien Möglichkeiten:

1. **Abbruch innerhalb von 12 Wochen** nach Empfängnis durch einen Arzt mit Bescheinigung einer anerkannten Einrichtung.

2. **Medizinische Indikation:** Keine zeitliche Grenze, wenn der Abbruch zum Schutz der körperlichen oder seelischen Gesundheit der Schwangeren notwendig ist.

3. **Kriminologische Indikation:** bis zur 12. Woche nach Empfängnis bei einer Sexualstraftat.

→ Ein Abbruch bis 22. Woche ist rechtswidrig, die Mutter bleibt aber straffrei. Eine »embryopathische« Lösung gibt es nicht mehr.

→ Die Kosten für 2. und 3. trägt Ihre Krankenkasse. Bei einem Abbruch nach der Beratungsregelung besteht bei Bedürftigkeit Anspruch nach dem »Gesetz zur Hilfe für...«. Erfragen Sie das zuständige Amt beim Sozialamt Ihres Rathauses.

→ Für die Kostenübernahme sollten Sie in jedem Fall den Antrag rechtzeitig vor einem Abbruch stellen.

Informationen – Beratung

- **Chromosomenschädigung:** Selbsthilfegruppe LEONA e.V., Jahnstr. 12, 59590 Geseke, T.: 0 29 42/43 22 (nicht Down und Trisomie 21)

● **Vorgeburtliche Diagnostik:** Netzwerk unabhängige Beratung und kritische Information zu vorgeburtlicher Diagnostik, c/o Bundesverband für Körper- und Mehrfachbehinderte, Brehmstr. 5–7, 40239 Düsseldorf, T.: 02 11/6 40 04–11, Fax: –20

● **Glücklose Schwangerschaft:** Regenbogen e.V., Burgstr. 6, 73614 Schorndorf, T.: 0 71 81/2 12 75 (Mo.–Fr. bis 20.00 Uhr)
● **Krise nach der Geburt:** Arbeitskreis Schatten & Licht e.V., In den Bellen 6, 67360 Lingenfeld, T.: 0 63 44/93 91 73

12.3. Früherkennung – Frühförderung

Ab wann – wer leitet sie ein?

→ Viele Behinderungen sind bei der Geburt eines Kindes nicht sofort zu erkennen. Verzögerungen und Schädigungen der geistigen Entwicklung und Einschränkungen in den Wahrnehmungsfähigkeiten eines Säuglings können meist erst später sicher diagnostiziert werden.

→ Abgesehen von den Müttern und Vätern selbst, kommt vor allem den Kinderärzten vor Ort und in den Kliniken und dem Fachpersonal in den (Mütter-)Beratungsstellen die entscheidende Bedeutung bei der Früherkennung zu. Je früher nämlich eine Behinderung diagnostiziert und von diesen Fachleuten eine wirkungsvolle und umfassende Theorie eingeleitet und dann auch durchgezogen wird, um so größer sind die Chancen, eine Schädigung erheblich zu mildern oder gar beseitigen zu können.

→ Damit Gefährdungen und Schädigungen für die Mutter und das werdende Leben bzw. das Baby ausgeschlossen oder frühzeitig erkannt werden, sollten alle Vorsorgeuntersuchungen zur gesamten Entwicklung des Kindes in der Schwangerschaft und bis zum sechsten Geburtstag des Kindes durchgeführt werden.

Frühförderung

→ Seit Ende der achtziger Jahre werden bundesweit sogenannte *Frühförderzentren*

eingerichtet, meist in freier Trägerschaft. Es gibt auch *Sozialpädiatrische Zentren*.

Wer finanziert die Frühförderung?

→ Ganz einfach: Ihre Krankenkasse. Sind Sie nicht krankenversichert, bezahlt das auf Antrag Ihr Sozialamt.

Wodurch kann gefördert werden?

→ Im Rahmen einer solchen Zusammenstellung kann leider auf vielfältige Möglichkeiten nicht näher eingegangen werden. In der Regel wird zuerst der Kinderarzt die nötigen Maßnahmen in einem Attest festhalten und verordnen, der auf örtlicher Ebene Beratungs- und Therapieangebot genau kennt.

→ Daneben sollten Sie alle denkbaren Beratungsinstrumentarien und Therapiealternativen gründlich prüfen. Im folgenden, in Kapitel 1. und im Anhang finden Sie Organisationen, die Ihnen fachkundig und bedarfsgerecht helfen können.

Beratung/Hilfe

● Die Gesundheits-, Sozialämter und Wohlfahrtsverbände
● *Einrichtungen und Stellen der Frühförderung in Deutschland,* Bundesarbeitsministerium, Pf. 14 02 80, 53107 Bonn oder T.: 02 28/5 27–11 11

● Stiftung für das behinderte Kind zur För-
derung von Vorsorge- und Früherkennung,
Gartenstr. 179, 60596 Frankfurt/M.
● Dt. Kinderhilfswerk, Rungestr. 20, 10179
Berlin, T.: 0 30/2 79 56 56/78,
Fax: 0 30/2 79 56 34
● Bundesverband Das frühgeborene Kind,
Von der-Tann-Str. 7, 69126 Heidelberg,
T.: 0 62 21/3 23 45
● Geburtshilfeschädigung, Nordsehler Str.
30, 31655 Stadthagen, T.: 0 57 21/7 23 72

● Stiftung Hilfswerk für behinderte Kinder,
Wielandstr. 4, 53273 Bonn, T.: 02 28/83 11
● Aktion Sorgenkind, Franz-Lohe-Str. 17,
53129 Bonn, T.: 02 28/2 26–1 oder
2 26–2 62/2 63
● Behinderte türkische Kinder, Vahren-
walder Str. 194, 30165 Hannover, T.: 05 11/
7 98 40 43
● Bundeselternvereinigung anthroposophi-
sche Heilpädagogik und Sozialtherapie,
Schloßstr. 9, 61209 Echzell,
T.: 0 60 35/8 11 90

12.4. Kinderkrippe – Kindergarten

› Der Kinderhort- und Kindergartenbe-
such gilt als heilpädagogische Maßnahme
und eine Pflichtleistung der Eingliederungshilfe, die Sie beim Sozialamt beantragen
müssen.
› Ideal ist eine Regeleinrichtung, die auch
die nötigen therapeutischen Voraussetzungen erfüllt. Bei den Schulen war bereits
festzuhalten, daß die Integration behinderter Kinder immer wieder an der mangeln-
den Flexibilität der Nichtbehinderten schei-
tert.
› Bedarf Ihr Kind wegen der Art oder
Schwere der Behinderung der umfassenden
Betreuung in einer sehr speziellen Einrichtung, sollte das Ziel Ihrer Bemühungen ein
Sonderkindergarten oder ein Heilpädagogi-
sches Zentrum sein. Eine Anmeldung ist
frühzeitig, also noch im Babyalter Ihres Kindes, notwendig.
› Die Gewerkschaft Erziehung und Wissenschaft berät fachkundig und engagiert.

Sie trifft nämlich bundesweit für eine inte-
grative Erziehung ein. Auch mehrere Elternorganisationen setzen sich für eine Integration ein.

Informationen – Beratung
● Fragen Sie zuerst in Ihrem Rathaus/Orts-
amt nach geeigneten Einrichtungen. Überregional kann Ihnen das Jugendamt Ihrer
Kreis-/Stadtverwaltung entsprechend helfen.
● **Tagesmütter:** Bundesverband für Kinderbetreuung in Tagespflege e.V., Breite Str. 2,
40670 Meerbusch, T.: 0 21 59/13 77
● **Berufstätige Mütter:** Verein berufstätige
Mütter e.V., Annostr. 27–33, 50678 Köln, T.:
02 21/32 65 79
● Gewerkschaft Erziehung und Wissenschaft (GEW), siehe regionale Verbände (zu
erfragen über DGB-Kreisverbände)
● Zahlreiche Elternorganisationen kümmern sich besonders engagiert um eine Integration (↗ Kap. 1., 12.10. und Anhang)

12.5. Erziehungsurlaub – Erziehungsgeld

Erziehungsurlaub

→ Erwerbstätige Mütter oder Väter, die ihr neugeborenes Kind selbst betreuen und erziehen, können bis zum Ende des dritten Lebensjahres des Kindes Erziehungsurlaub nehmen. Mütter und Väter können sich während dieser Zeit bis zu dreimal abwechseln.

→ Der Erziehungsurlaub muß spätestens vier Wochen nach der Geburt beim Arbeitgeber angemeldet werden. Der Kündigungsschutz tritt mit Bekanntwerden der Schwangerschaft ein.

Erziehungsgeld

→ Mütter oder Väter, die ihr Kind selbst betreuen und erziehen und nicht mehr als 19 Wochenstunden arbeiten, erhalten bis zum Ende des zweiten Lebensjahres einkommensabhängig ein Erziehungsgeld von 600 DM im Monat. Bei Überschreitung von Einkommensgrenzen wird es ab dem siebenten Lebensmonat stufenweise reduziert. Bei einem hohen Einkommen entfällt es von Geburt an ganz.

→ Mehrere Bundesländer zahlen anschließend ein *Landeserziehungsgeld,* das ebenfalls bei den für das Erziehungsgeld zuständigen Behörden und Institutionen zu beantragen ist.

Erziehungsgeld und andere Sozialleistungen

→ Wer Arbeitslosengeld erhält, hat keinen Anspruch auf Erziehungsgeld; anders Empfänger von Arbeitslosenhilfe, Wohngeld und Sozialhilfe. Mutterschaftsgeld wird generell auf das Erziehungsgeld angerechnet.

→ Bestand vorher eine entsprechende Pflichtversicherung, so sind Zeiten des Erziehungsgeldbezuges Beitragszeiten in der Arbeitslosenversicherung und in der gesetzlichen Krankenversicherung gleichgestellt; für die Krankenversicherung auch Erziehungsurlaub.

→ Lassen Sie Ihre Erziehungszeiten rechtzeitig auf Ihrem Rentenversicherungskonto gutschreiben. (↗ Kap. 10.1.!)

Antragstellung

→ Anträge werden entweder an das Amt für Versorgung, Soziales und Familie, das Versorgungsamt oder das Jugendamt gestellt. In Berlin und Hamburg sind es die Bezirksämter und in Baden-Württemberg ist es die Landeskreditbank. Die zuständige Stelle erfahren Sie bei jedem Standes-, Sozial- oder Jugendamt.

12.6. Kindergeld

Kindergeld oder Freibetrag

→ Das Kindergeld ist nach der Zahl der Kinder gestaffelt und beträgt monatlich DM:

Das	1. Kind	220
das	2. Kind	220
das	3. Kind	300
ab	4. Kind	350

Seit dem 1. 1. 1996 gibt es nur noch Kindergeld oder Steuerfreibetrag (97: 6912 DM). Das Finanzamt prüft von Amts wegen, ob ein Steuerfreibetrag günstiger gewesen wäre.

Wie lange?

→ Kindergeld gibt es generell für alle Kinder bis zum 18. Lebensjahr.

- Bis zum 21. für Kinder ohne Ausbildungs- und Arbeitsplatz,
- bis zum 27. für Kinder in der Ausbildung und
- ohne zeitliche Begrenzung für Kinder, die sich wegen ihrer Behinderung nicht selbst unterhalten können.

↗ Die Behinderung und die Unfähigkeit, sich selbst zu unterhalten, müssen bereits vor dem 27. Geburtstag vorgelegen haben. Die Behinderung muß die Ursache dafür sein, daß das Kind nicht selbst für seinen Lebensunterhalt sorgen kann.

↗ Diese Ursächlichkeit ist zum Beispiel dann anzunehmen,

- wenn im Behindertenausweis das Merkzeichen »H« (= hilflos) eingetragen ist oder

- der Grad der Behinderung mindestens 50% beträgt und *besondere Umstände* die Erwerbsfähigkeit des Kindes auf dem allgemeinen Arbeitsmarkt einschränken.

↗ Nicht als Einkünfte gelten z. B. Unterhaltsleistungen von Verwandten, Pflegegeld, Blindengeld, Sozialhilfe usw.

! Überschreiten die jährlichen Nettoeinkünfte den Betrag von 12 000 DM nicht, kann davon ausgegangen werden, daß das behinderte Kind sich nicht selbst unterhalten kann. (↗ auch Seite 132!)

Wer ist zuständig?

↗ Zuständig ist die Kindergeldkasse des Arbeitsamtes oder der Arbeitgeber.

12.7. Notmütterdienst

↗ Wird die Mutter oder die alleinerziehende Person krank und ist gleichzeitig ein behindertes Kind zu versorgen, können sich äußerst problematische Situationen ergeben. Alternativen bzw. Ersatz zusätzlich oder neben der familiären oder freundschaftlichen Hilfe, wie zum Beispiel von einem Sozialdienst, der Krankenkasse oder über das Sozial- oder Jugendamt, kann oft nur sehr verzögert beschafft werden.

↗ In einer solchen Situation kann vielleicht ein Anruf bei der Bundeszentrale Notmütterdienst schnell weiterhelfen: T.: 0 69/77 66 11, Sophienstraße 28, 60487 Frankfurt/M. Notmütter sind familienerfah-

rene Hausfrauen, die Kinder und Haushalt versorgen, wenn Sie dies selbst wegen Krankheit, Krankenhausaufenthalt oder einer notwendigen Kur nicht können.

↗ In den neuen Bundesländern ist das Netz der Notmütter erst im Aufbau. Sie können sich aber ebenfalls jederzeit nach Frankfurt wenden.

↗ Der Notmütterdienst trägt die Kosten, wenn kein anderer Kostenträger vorhanden ist. Der Dienst berät Sie auch über die Möglichkeiten, einen Kostenträger zu finden. Es gibt auch Familienentlastende Dienste (FED), meist in freier Trägerschaft, die Hilfestellung bieten.

12.8. Haftungsfragen bei Kindern

Die Geschäftsfähigkeit

↗ *Geschäftsunfähig* ist, wer das siebte Lebensjahr noch nicht vollendet hat. Er kann keinerlei Geschäfte oder Verträge abschließen.

↗ *Beschränkt geschäftsfähig* sind Minderjährige ab vollendetem siebten Lebensjahr bis zur Volljährigkeit (Vollendung des 18. Lebensjahres). Sie können Geschäfte in

Höhe der ihnen zur Verfügung stehenden Mittel tätigen (Taschengeldparagraph). Bei schwerwiegenden Angelegenheiten bedarf es der Zustimmung der Eltern/des gesetzlichen Vertreters.

→ *Unbeschränkt geschäftsfähig* ist, wer das 18. Lebensjahr vollendet hat.

Geschäftsunfähigkeit

→ Neben der am Lebensalter orientierten Abstufung der Geschäftsfähigkeit gibt es noch die in § 104 Ziffer BGB näher beschriebene; danach ist geschäftsunfähig, »wer sich in einem die freie Willensbestimmung ausschließenden Zustand krankhafter Störung der Geistestätigkeit befindet, sofern nicht der Zustand seiner Natur nach ein vorübergehender ist«.

→ Eine krankhafte Störung der Geistestätigkeit ist gegeben, wenn jemand zu einer selbständigen und vernünftigen Willensbildung nicht oder nicht mehr in der Lage ist. Das ist anzunehmen, wenn ihm die notwendige Kritik- und Urteilsfähigkeit fehlt, wenn er seine Entscheidungen nicht vernünftig abwägen und deren Folgen nicht im erforderlichen Ausmaße überblicken kann. In diesem Fall haben seine Willenserklärungen keine rechtliche Bedeutung. Sie sind nichtig. Eine – aus welchen Gründen auch immer – geschäftsunfähige Person kann also selbst keinerlei Verträge schließen.

Die Schadenshaftung

→ Wer das siebte Lebensjahr noch nicht vollendet hat, kann für keinen Schaden haftbar gemacht werden.

Von der Vollendung des siebten Lebensjahres an bis zur Volljährigkeit haften Minderjährige entsprechend ihrer Einsichtsfähigkeit für ihr Handeln und die daraus entstandenen Schäden. Ein Urteil bleibt 30 Jahre lang vollstreckbar.

→ *Einsichtfähigkeit* ist anzunehmen, wenn das Kind in der Lage ist, das Unrecht seiner Handlung gegenüber dem Mitmenschen und zugleich die Verpflichtung zu erkennen, für die Folgen seiner Handlung in irgendeiner Weise selbst einstehen zu müssen. Einen Schuldvorwurf kann man ihm letztlich nur dann machen, wenn es auch in der Lage war, sich der Einsicht entsprechend zu verhalten.

Haftung der Aufsichtspflichtigen

→ Haben Minderjährige einen Schaden verursacht und ist bei ihnen keine Entschädigung zu holen, kann das finanzielle Problem sehr schnell auf die Eltern bzw. Aufsichtspflichtigen zukommen. Eine Schadenersatzpflicht ist nur dann hinfällig, wenn die Eltern beweisen können, daß sie ihre Aufsichtspflichten ausreichend erfüllt haben.

→ In höchstrichterlichen Entscheidungen wurde festgelegt, daß sich das »Maß der gebotenen Aufsicht nach Alter, Eigenart und Charakter des Kindes, nach der Vorhersehbarkeit des schädigenden Verhaltens sowie danach richtet, was verständige Eltern nach vernünftigen Anforderungen in der konkreten Situation an erforderlichen und zumutbaren Maßnahmen treffen müssen, um Schädigungen Dritter durch ihr Kind zu verhindern«.

»Je geringer der Erziehungserfolg bzw. je jünger ein Kind ist, um so intensiver müssen Aufsicht und Überwachung sein.«

Haftungsfragen bei geistiger Behinderung

→ Ein ausführliches Merkblatt *Die Position des geistig behinderten Menschen in der Rechtsordnung der BRD* können Sie beziehen bei: Bundesvereinigung Lebenshilfe für geistig Behinderte e.V., Raiffeisenstr. 18, 35043 Marburg, T.: 0 64 21/4 91–1 16.

In Kindergarten und Schule

→ Für Personenschäden in und auf den Wegen von und zu Kindergarten und Schule – auch berufliche, weiterführende und Hochschule – tritt die gesetzliche Unfallversicherung ein. Wird jemand in diesen Einrichtungen oder auf den Wegen verletzt, muß er bzw. die Erziehungsberechtigten beim zuständigen Träger für eine Unfallmeldung sorgen.

12.9. Mutter und Kind im Krankenhaus

→ Betreuungsleistungen von Mutter oder Vater im Krankenhaus für Kinder durch eine Mitaufnahme werden von den Kassen nur zögerlich gezahlt. Haben Sie ohne entsprechenden schriftlichen Nachweis des einweisenden und des entscheidungsbefugten Krankenhausarztes bei der Aufnahme eine Kostenübernahmeerklärung unterschrieben, müssen Sie sich auf eine Bezahlung aus der eigenen Tasche gefaßt machen.

→ Es muß eine medizinische Notwendigkeit vorliegen, die vom Arzt ermessen wird.
→ Holen Sie sich Rat: Aktionskomitee Kind im Krankenhaus, Kirchstr. 34, 61440 Oberursel, T.: 0 61 72/30 36 00.
→ Besorgen Sie sich auch »Katrin kommt ins Krankenhaus« bei der Bundeszentrale für gesundheitliche Aufklärung, Ostmerheimer Str. 200, 51109 Köln.

12.10. Selbsthilfegruppen für Eltern – Netzwerke

(Bitte Rückporto nicht vergessen!)

Sie suchen eine Selbsthilfegruppe für die Behinderung/Krankheit Ihres Kindes? Hier kann man Ihnen weiterhelfen:

● Kindernetzwerk e.V. für Kranke und behinderte Kinder und Jugendliche in der Gesellschaft, Hanauer-Str. 15, 63739 Aschaffenburg,
T.: 0 60 21/1 20 30, Fax: 1 24 46
● NAKOS, Infostelle zu Selbsthilfegruppen, Albrecht-Achilles-Str. 65, 10709 Berlin, T.: 0 30/8 91 40 19, Fax: 8 93 40 14
● Bundesarbeitsgemeinschaft Elterninitiativen, Einsteinstr. 111, 81675 München, T.: 4 70 65 03

● **Eltern beraten Eltern** von Kindern mit und ohne Behinderungen e.V., Gritznerstr. 18/20 (Patmos Gemeinde), 12163 Berlin, T.: 0 30/8 21 67 11
● **Familienberatungsstellen:** Bundeskonferenz für Erziehungsberatung e.V., Amalienstr. 6, 90763 Fürth, T.: 09 11/97 71 40
● Bundesverband der **Pflege- und Adoptiveltern** e.V., Roggenmarkt 9, 48143 Münster, T.: 02 51/45 94 00
● Verband **Alleinerziehender** Mütter und Väter, Von-Groote-Platz 20, 53173 Bonn, T.: 02 28/35 29 95
● Dt. Liga für das **Kind in Familie und Gesellschaft,** Chausseestr. 17, 10115 Berlin, T.: 0 30/28 59 99 70
● Interessenverband **Unterhalt und Familienrecht,** Pf. 21 01 07, 90119 Nürnberg
● **Jugendhilfe:** Aktion Junge Menschen in

Not e.V., Verein für Resozialisierungshilfe, Frankfurter Str. 48, 35392 Gießen, T.: 06 41/7 86 60
- Plötzlicher **Säuglingstod:** GEPS, Pf. 1126, 31501 Wonstorf, T./Fax: 0 50 31/91 27 27

- SHG Initiative Säuglingstod, Droste-Hülshoff-Str. 9, 50968 Köln, T.: 02 21/3 76 14 95

12.11. Inzest – Kindesmißbrauch/-mißhandlung

- **Opfer-Notruf bundesweit:** 0 18 03/34 34 34; Weißer Ring, Verein zur Unterstützung von Kriminalitätsopfern, Weberstr. 16, 55130 Mainz, T.: 0 61 31/83 03–0, Fax: –45
- **Kindesmißbrauch:** Mannege, Haus der Demokratie, Friedrichstr. 165, 10117 Berlin (frank. Rückkuvert)
- Ärztl. Beratungsstellen gegen **Vernachlässigung und Mißhandlung** von Kindern, Weberplatz 1, 45127 Essen, T.: 02 01/23 66 11
- Dt. **Kinderschutzbund,** Schiffgraben 29, 30159 Hannover, T.: 05 11/3 04 85–0
- BAG der **Kinderschutz-Zentren,** Spichernstr. 55, 50672 Köln, T.: 02 21/52 93 01

- Bundesverein **Prävention** von sexuellem Mißbrauch an Mädchen und Jungen e.V., Ruhnmark 11, 24975 Maasbüll/Flensburg
- **Mißbrauch im Kindesalter:** I.S.A., Incest Survivors Anonymus, Pf. 13 10, 87713 Mindelheim
- **Kinder in Not:** terre des hommes, Ruppenkampstr. 11a, 49084 Osnabrück, T.: 05 41/7 10 10

Kinder- und Jugendtelefon
(bundesweite kostenfreie Sondernummer)
01 30 / 81 11 03

12.12. Hilfe und Beratung für Frauen

Behinderte Frauen
- **Sehr zu empfehlen** ist das Taschenbuch von Dr. Sigrid Arnade »Weder Küsse noch Karriere. Erfahrungen behinderter Frauen«, Fischer-Verlag
- »**Literatur** von, für, über Frauen mit Behinderung«, eine Übersicht zu allen relevanten Themen, erhältlich beim Hessischen Koordinationsbüro (3 DM in Briefmarken beifügen!)
- **Netzwerk** behinderter Frauen, c/o Dr. Sigrid Arnade, Liebstöckelweg 14, 13503 Berlin, T.: 0 30/4 31 77 16, Fax: 4 36 44 42

- **Hessisches** Netzwerk, c/o LAG Hilfe für Behinderte, Raiffeisenstr. 15, 35043 Marburg, T.: 0 64 21/4 20 44, Fax: 5 17 15 Koordinationsbüro: Jordanstr. 5, 34117 Kassel, T.: 05 61/7 28 85–22, Fax: –29
- **Netzwerk:** c/o Andrea Hammann, Sickenberghof 17, 30455 Hannover, T.: 05 11/49 93 90
- **Netzwerk NRW,** Büro: c/o LAG SB NRW, Beelertstiege 5–6, 48143 Münster, T.: 02 51/4 34 00, Fax: 51 90 51

Eltern – Familie – Scheidung

● Bundesarbeitsgemeinschaft **Elterninitiativen,** c/o Die Mitarbeit, Einsteinstr. 111, 81675 München, T.: 0 89/4 70 65 03

● BAG **Mütter- und Familienselbsthilfe** e.V., Müggenkampfstr. 30 a, 20257 Hamburg, T.: 0 40/40 17 06 06

Gesundheit

↗ Kap. 1.8. »Geschlechtsorgane«, 1.23. »Psychosen – Neurosen – Phobien«

● Dachverband der **Frauengesundheitsprojekte,** Goetheallee 9, 37073 Göttingen, T.: 05 51/48 45 30

● **Gebärmutterentfernung:** IFF, Information für Frauen e.V., Alte Eppelheimer-Str. 38, 69115 Heidelberg, T.: 0 62 21/2 13 17

● **Gynäkologische** Probleme: AK Frauenberatung/Frauenselbsthilfe, Hindenburgstr. 1a, 32257 Bünde, T.: 0 52 23/18 83 20

Mütter

● **Mütterzentren**-Bundesverband e.V., Müggenkampstr. 16, 22257 Hamburg, T.: 0 40/49 61 56

● **Müttergenesungswerk,** Pf. 12 60, 90547 Stein, T.: 09 11/96 71 10

● **Notmütterdienst,** Bundeszentrale, Sophienstr. 28, 60487 Frankfurt, T.: 0 69/77 90–81, Fax: –83

● **Stillen:** AG Freier Stillgruppen e.V., Am Lehester Deich 108 a, 28357 Bremen, T./Fax: 04 21/2 76 87 61

● Tagesmütter-Bundesverband, Breite Str. 2, 40670 Meerbusch, T.: 0 21 59/13 77

Sucht – Gewalt – Sonstige

↗ Kap. 1.27. »Suchtkrankheiten«

● **Alkoholsucht:** Dt. Frauenbund für alkoholfreie Kultur, Kurt-Tucholsky-Str. 7, 63329 Egelsbach, T./Fax: 0 61 03/4 27 31

● **Frauenhäuser:** Zentrale Infostelle: T.: 0 40/4 39 37 62

● Hydra e.V., Treffpunkt und Beratung für **Prostituierte** e.V., Rigaer Str. 3, 10247 Berlin, T.: 0 30/4 22 46 46

● **Sexuelle Gewalt:** Wildwasser e.V., Friesenstr. 6, 10965 Berlin, T.: 0 30/6 93 91 92

● Verband **alleinstehender** Frauen e.V., Pf. 6703, 97017 Würzburg, T.: 09 31/7 52 90

● Anschriften von Beratungsstellen/Selbsthilfegruppen erhalten Sie bei DONNA VITA, Pf. 5, Post Husby, 24973 Ruhnmark (12 DM Bearbeitungsgebühr)

Bitte denken Sie an ausreichend Rückporto!

12.13. Freizeitkontakte – Partnersuche – Zusammenleben ohne Trauschein

Nicht zu Hause einigeln: Freizeitkontakte

› Daß ein Freizeit- oder Lebenspartner als Märchenprinz oder Traumprinzessin so einfach zu Ihnen kommt, ist äußerst unwahrscheinlich. Wer also des Alleinseins und der Einsamkeit müde ist, kommt um ein klein wenig Selbstüberwindung und Eigeninitiative nicht herum. Je länger Sie nämlich so nur Ihre eigenen gesundheitlichen (vielleicht sogar unveränderbaren) Probleme solo kultivieren, desto schwieriger wird es, sich für intensivere zwischenmenschliche Beziehungen zu öffnen und einer Partnerschaft gewachsen zu sein.

› Es ist gar nicht so schwierig, wenn man

die Möglichkeiten und Interessen etwas abcheckt, sich erst einmal überwunden und dann noch den kleinen »Schritt« zur ersten Initiative unternommen hat. Meist nimmt die eigene Freizeitgestaltung sehr schnell ein positives Eigenleben an, wenn man mit Offenheit und einer kleine Portion Frohsinn in einer Selbsthilfegruppe, bei den Veranstaltungen eines Behindertenverbandes, in Vereinen, bei der Erwachsenenbildung, beim Sport usw. versucht, etwas auf die Menschen bewußt zuzugehen.

Partnersuche

→ Der Eheanbahnungsmarkt boomt wie nie zuvor. Obwohl ca. 80 % der Kunden mit den Diensten der einschlägigen Institute unzufrieden sind, werden dort Unsummen umgesetzt oder besser – abgesehen von seriösen Partnervermittlungen – gutgläubigen Menschen aus der Tasche gezogen. Hat man einen Vertrag erst einmal unterschrie-

ben, kann man mit meist sehr hohen Vorauszahlungen auch sehr schnell über den Tisch gezogen werden.

→ Lassen Sie das am besten bleiben. Prüfen Sie die Möglichkeiten, die Ihnen eine Chance bieten, mit wenig Aufwand viel Erfolg zu haben. Das sind auf keinen Fall Heiratsinstitute, Rendezvous anbietende Telefondienste, Internet-Angebote und was sonst noch an zweifelhaften Möglichkeiten der Markt hergibt.

→ Versuchen Sie es ganz einfach mit einer eigenen Anzeige in seriösen Blättern. Wenn Sie sich dabei etwas systematisch vortasten und von anfänglichen Mißerfolgen nicht abschrecken lassen, kann das ein sehr preisgünstiger und recht vernünftiger Weg sein. Den Erfolg haben Sie mit Ihrem Anzeigentext – zumindest was die Resonanz anbelangt – weitestgehend selbst in der Hand! Also: Lassen Sie doch ganz einfach einmal einen Versuchsballon steigen.

»Bedienungsanleitung« für eine Annonce:

1. Prüfen Sie: Was wollen Sie, wen wollen Sie ansprechen, wie soll der Partner sein bzw. nicht sein…?
2. Mit Einschätzungen zur eigenen Person behutsam umgehen, sagen Sie Ihre Vorlieben (z. B. mag Katzen, tanzen). Suchen Sie auf dem »angemessenen Attraktivitätsniveau«!
3. Konkrete Informationen zu: Geschlecht, Alter, Größe, Beruf, Hobbys, Aussehen, Bart, Raucher. Bei der Wahrheit bleiben!
4. Keine »Aufreißer-Methoden« und kein »lauwarmes Geschwätz« (z. B. »vielseitig interessiert«). Vermeiden Sie z. B. »aufgeschlossen, tolerant, flexibel«! Wofür, wobei…? Kürzen Sie wenig ab.
5. Formulieren Sie Ihre Wünsche allgemein. Je mehr Sie eingrenzen, desto geringer wird die Anzahl der Interessenten.
6. Formulieren Sie positiv: Keinen Frust rüberbringen (z. B. »Nach großer Enttäuschung«)

→ Und wie bring' ich den Text zu Papier? Anhand anderer Annoncen erkennen Sie sehr schnell, wie Sie es nicht wollen. Dann kommt die Ideenliste zum gewünschten Partner und zu Ihnen (was will ich unbe-

dingt mitteilen?). Testen Sie den Entwurf bei einer Vertrauensperson. Formulieren Sie dezent herzlich. Das ermuntert zur Reaktion. Vermeiden Sie Fehler.

→ Bei der Auswertung der Antworten sortieren Sie in vier Kategorien: in jedem Fall anrufen – eventuell anrufen – na ja, abwarten – Papierkorb. Prüfen Sie auch, ob es sich um »professionelle« Interessenten handeln könnte: Sex-Schmarotzer, Heiratsschwindler …?

Eheinstitute – Partnervermittlung

→ Die Wahrscheinlichkeit, daß Sie über ein Institut den gewünschten Partner finden, ist – etwas übertrieben ausgedrückt – etwa so groß wie der berühmte Sechser im Lotto. Das Institut ist nach diesem Abenteuer um ca. 5000 – 10 000 DM reicher. Sie sind natürlich auch sehr viel reicher, nämlich meist an unerfreulichen Erfahrungen. Ausnahmen bestätigen die Regel. Agenturen, die eine kostenlose Vermittlung oder nur die »üblichen Telefongebühren« versprechen, sollten Sie mit allergrößter Vorsicht begegnen. Niemand schenkt Ihnen etwas!

! Vorsicht: Behinderte sind in der Regel in Eheanbahnungsinstituten **keine erwünschte Kundschaft!** Die Satzung des Berufsverbandes kann sogar eine Vermittlung von Behinderten ausschließen.

→ Unterzeichnen Sie keinen Vertrag in einem Institut. Lesen Sie sich alles zu Hause zuerst sehr genau durch, und telefonieren Sie mit der nächstgelegenen Verbraucherberatung. Zahlen Sie grundsätzlich keine Vorabkasse und nur in kleinen Raten Zug um Zug gegen entsprechende Partnervorschläge! Geht beides nicht, kann etwas faul sein! Haben Sie erst einmal bezahlt, sehen Sie das Geld nie mehr wieder. Stimmt die Vermittlungsleistung nicht, können Sie den Vertrag sofort kündigen.

→ Ist der Zweck des Vertrages im Kleingedruckten ausschließlich die Partnervermittlung? Sollen Sie auch die Erstellung von

sündhaft teuren (völlig unsinnigen und wertlosen) »Persönlichkeitsprofilen, Videos, Analysen usw« finanzieren?

! Auch dazu ist größte Vorsicht geboten! Derartige Praktiken haben einen Hintergrund: Honorare für Partnervermittlungen sind meist nicht einklagbar. Man leimt die Interessenten mit Nebenleistungen, die mit blumigen Schilderungen und eindrucksvollen Beispielen untergejubelt werden.

! Fotos und Institutsanzeigen in Zeitungen sind in der Regel nur Köder. Schreiben Sie also grundsätzlich nur an offensichtlich seriöse Chiffre-Anzeigen.

Wo eine Annonce veröffentlichen?

→ Abgesehen von den örtlichen Zeitungen können Sie auch in zahlreichen Zeitschriften von Behindertenorganisationen eine Annonce aufgeben, wie zum Beispiel bei:
● Lichtblick für Menschen mit Handicaps, Börse für Freizeitkontakte des Behindertenverbandes Neubrandenburg e.V., Am Blumenborn 23, 17033 Neubrandenburg, T.: 03 95/3 68 49 30 (eine tolle Sache; Rückporto!)
● Zeitschrift »Leben & Weg« des BSK, Bundesverband Selbsthilfe Körperbehinderter, Altkrautheimer-Str. 17, 74238 Krautheim, T.: 0 62 94/68-1 09, Fax: 9 53 83 (sehr zu empfehlen; Rückporto!)
Siehe Übersicht von Zeitschriften im Anhang!

Zusammenleben ohne Trauschein

● Ein paar Punkte sollten Sie beherzigen, wenn Sie mit einem Partner ohne Trauschein zusammenleben wollen:
1. Achten Sie darauf, daß Sie als MieterIn im Mitvertrag mit eingetragen sind und mit unterschrieben haben.
2. Schließen Sie einen Partnerschaftsver-

trag, der beide gleichermaßen vor Überraschen bewahrt.

3. Erstellen und unterschreiben Sie beide eine Besitzliste.

4. Sorgen Sie für den Notfall vor, und bevollmächtigen Sie sich gegenseitig.

5. Für einen nicht berufstätigen PartnerIn, sollte der Mindestbeitrag in die Rentenversicherung gezahlt werden.

6. Prüfen Sie ein gemeinsames Testament und Lebensversicherungen. Ohne Trauschein gibt es keine Witwenrente!

13. Neue Bundesländer

13.1. Rehabilitierungsgesetze

Strafrechtliche Rehabilitierung

→ Nach einer Aufhebung eines Strafurteils/-befehles sind für die materiellen Entschädigungsleistungen die folgenden Behörden zuständig:

● Rehabilitierungsbehörde: Erstattung von Geldstrafen, Verfahrenskosten, Gebühren und Auslagen im Zusammenhang mit dem Gerichtsverfahren und Kapitalentschädigung für die Zeit der Freiheitsentziehung (für Geschädigte oder Erben).

● Stiftung für ehemalige politische Häftlinge: Unterstützungsleistungen (für Geschädigte; nach deren Tod auch Familienangehörige, wenn sie erheblich mitbetroffen sind).

● Versorgungsamt: Beschädigtenversorgung (nur für Geschädigte) und Hinterbliebenenversorgung (Antragstellung nur durch Hinterbliebene). Als Hinterbliebene gelten: Witwe/r, Waisen, Verwandte der aufsteigenden Linie.

● Bundesversicherungsanstalt für Angestellte: Anerkennung als versicherungspflichtige Tätigkeit bei der Rentenversicherung. Fristen ↗ Kapitel 13.4.

● Amt zur Regelung offener Vermögensfragen oder Vermögensamt: Rückübertragung oder Rückgabe von Vermögen.

Verwaltungsrechtiche und berufliche Rehabilitation

→ Für die Leistungen sind zuständig:

● Gesundheitsschäden: Versorgungsämter,

● Vermögensschäden: Vermögensämter,

● Fortbildung und Umschulung: Arbeitsämter (↗ Kapitel 9.4. und 9.5.),

● Ausgleichsleistungen bei Bedürftigkeit: Sozialämter,

● Rentenerhöhungen: Rentenversicherungsträger.

→ Bei Ablehnung sollten Sie grundsätzlich das Rechtsmittel vor Ablauf der Frist sehr gründlich überdenken. Verzichten Sie nicht leichtfertig auf einen Widerspruch bzw. eine Klage. Vor allem bei den Gesundheitsschäden geht es immer um beachtliche Rentenbeiträge für Sie selbst und Fürsorgeleistungen für Ihre Angehörigen.

→ Bei psychischen Schäden sollten Sie besondere Vorsicht walten lassen. Während bei Opfern des Nazi-Terrors noch in über 80 % der Fälle die Anerkennung einer psychischen Gesundheitsstörung zu einer Rente geführt hat, sind es bei den politischen Verfolgten des Stalinismus unter 1 %!

Wichtige Termine:

● Bis 31. 12. 1998 muß der Antrag auf bevorzugte Förderung einer Fortbildung und Umschulung gestellt werden.

● Die Ausnahme von der Altersgrenze und Studienförderung setzt einen Beginn der Ausbildung vor dem 1. 1. 1998 voraus.

● Ein Antrag auf Ausgleichsleistungen für besonders Bedürftige kann nur bis 31. 12. 1998 gestellt werden.

Rehabilitierungsbehörden

● Landesversorgungsamt, Alt-Friedrichsfelde 60, 10315 Berlin

● Brandenburg: Innenministerium, Henning-von-Treskow-Str. 9–13, 14467 Potsdam,

- Mecklenburg-Vorpommern: Rehabilitierungsbehörde beim Justizministerium, Wismarsche Str. 323 b, 19055 Schwerin
- Sachsen: Rehabilitationsbehörde, Rößlerstr. 9, 09120 Chemnitz; Gutzkowstr. 10, 01069 Dresden; Jacobstr. 3, 04105 Leipzig
- Sachsen-Anhalt (jeweils Regierungspräsidium): Ferdinand-v.-Schill-Str. 7, 06844 Dessau; Dessauer Str. 70, 06118 Halle; Olvenstedter Str. 1–2, 39108 Magdeburg
- Thüringen: Landesamt für Rehabilitierung, Schleusinger Str. 44 a, 98646 Hildburghausen

Ämter – Archive - Institutionen

- Bundesversicherungsanstalt für Angestellte, Ruhrstr. 2, 10709 Berlin (mit zahlreichen regionalen Außenstellen)

- Stiftung für ehemalige politische Häftlinge, Wurzerstr. 106, 53175 Bonn, T.: 02 28/35 11 38, Fax: 02 28/36 41 31; in Berlin: Marienfelder Allee 66–80, 12277 Berlin
- Heimkehrerstiftung, Pf. 20 06 56, 53136 Bonn
- Bundesarchiv, Fehrbelliner Platz 3, 10707 Berlin
- Gauck-Behörde ↗ Kapitel 13.5.

Beratung/Hilfe

- Bund der Stalinistisch Verfolgten, Georg-Schumann-Str. 357, 04159 Leipzig, T.: 03 41/1 23 47–90, Fax: –91
- Bundesverband Information & Beratung für NS-Verfolgte, Kämmergasse 1, 50676 Köln, T.: 02 21/23 33 23, Fax: 02 21/23 49 91

13.2. Soziales Entschädigungsrecht

Wer ist anspruchsberechtigt?

→ Nach dem sozialen Entschädigungsrecht (Bundesversorgungsgesetz) können bei entsprechend verursachten gesundheitlichen Schäden die folgenden Personen Ausgleichsleistungen (u. a. eine Rente) erhalten:

- Kriegsopfer (↗ Kapitel 13.3.),
- Wehrdienst- und Grenzschutz-, Zivildienst- und Haftgeschädigte,
- Opfer von Gewalttaten,
- Impfgeschädigte, Geschädigte nach dem Bundesseuchengesetz,
- Geschädigte nach den SED-Unrechtbereinigungsgesetzen.

→ Zuständige Behörde ist das Versorgungsamt (Amt für Versorgung und Familie), das Sie über Ihr Rathaus erfahren.

> **Merke:** Auch wenn die Ereignisse, durch die Sie Ihren Schaden erlitten haben, vielleicht schon länger zurückliegen: Zögern Sie nicht! Verschenken Sie nicht leichtfertig etwaige Rentenansprüche und Fürsorgeleistungen für sich selbst und für Ihre Angehörigen!

→ Sorgen Sie in Ihrem eigenen Interesse für eine glaubhafte Darstellung und Beweise Ihrer Schäden im Zusammenhang mit den oben angeführten Schadensursachen. Ihr persönlicher Einsatz beschleunigt die Arbeit der Versorgungsämter (↗ Kapitel 1. bis 3.)

Beweiserleichterungen

→ Im gesamten Bereich des Sozialen Entschädigungsrechtes hat das Bundessozialministerium auf ein entsprechendes Urteil des Bundessozialgerichtes (Kriegsopfer, Rehabilitierung usw.) hin eine Beweiserleichterung angeordnet. Danach ist auch die Anwendung des »Anscheinsbeweises« für typische Geschehensabläufe einzuräumen.

→ Im Klartext heißt das, daß es Ihnen letztlich nicht zugemutet werden kann, Beweisunterlagen für Ihre Angaben vorzulegen, wenn Sie diese durch besondere Umstände und Zeitablauf entweder gar nicht bekommen konnten oder nicht mehr in Ihrem Besitz haben.

Wer kann Kriegsopfer-Fürsorge beantragen?

→ Die Kriegsopfer-Fürsorge (KOF) ist eine Ergänzung zu allen genannten sozialen Entschädigungsmöglichkeiten, also nicht nur für Kriegsopfer. Wer aufgrund eines derartigen

Schadens oder als Hinterbliebener eines Geschädigten eine Rente erhält oder Anspruch auf eine Beihilfe hat, kann auch die Leistungen der KOF in Anspruch nehmen.

→ Zuständig sind die Hauptfürsorgestellen (in Mecklenburg-Vorpommern auch örtliche Fürsorgestellen bei den Sozialämtern), die Sie über Ihr Rathaus erfragen können.

Beratung/Hilfe

→ Das soziale Entschädigungsrecht ist die besondere Spezialität der beiden großen Behindertenorganisationen VdK und Reichsbund. Anschriften ↗ Anhang.
Empfehlenswert: *Handbuch des sozialen Entschädigungsrechts,* ca. 25 DM, VdK Service GmbH, Wurzerstr. 2–4, 53175 Bonn

→ Umfassende Beratung erhalten Sie auch bei den Kriegsopferfürsorgestellen (KOF-Stelle) der Kreisverwaltungen.

13.3. Kriegsopferversorgung

Wer kann Kriegsopfer-Versorgung beantragen?

› Wer durch Kriegseinwirkungen einen gesundheitlichen Schaden erlitten hat, der auch heute noch besteht, hat ein Anrecht auf Kriegsopferversorgung. Das gilt insbesondere für:
● Straf- oder Zwangsmaßnahmen im militärischen oder militärähnlichen Dienst (auch Gefangenschaft),
● Kampfhandlungen,
● Flucht, Internierung, Verschleppung, Umsiedlung,
● Ausquartierung oder Verhaftung als Geisel,
● Gewaltakte der Besatzungsmächte (Verletzung, Vergewaltigung),
● Unfälle mit Fahrzeugen der Besatzungsmächte,
● Ausnahmezustand anläßlich der Unruhen zum 17. Juni 1953,

● nachträgliche Auswirkungen (z. B. durch Kriegsmunition),
● Grenzsperren der DDR usw.
→ Auch Hinterbliebene von Beschädigten, die an den Folgen der erlittenen Schädigung gestorben sind, können Versorgungsleistungen erhalten. Neben den Versorgungsämtern sind vor allem der VdK und der Reichsbund in allen Fragen der Kriegsopferversorgung besonders routiniert. Vor einer Antragstellung sollten Sie sich deshalb dort beraten lassen.

Antragstellung

→ Zuständige Behörde ist das für Ihren Wohnsitz zuständige Versorgungsamt, das Sie über Ihr Rathaus erfragen können.

13.4. Rentenversicherung

Beratung/Hilfe

→ Besorgen Sie sich unbedingt die VHS-Videokassette *Rentenreform 1992* (leihweise): Dt. Filmzentrum e.V., Dorotheenstr. 239, 53119 Bonn, T.: 02 28/9 85 59 11.

→ Hier finden Sie alle Termine, die Sie im Zusammenhang mit den Rehabilitierungsgesetzen einhalten müssen: *Die Rente,* T.: 02 28/5 27–11 11 (Anrufbeantworter).

→ Beim *Bürgertelefon* des Bundessozialministeriums gibt es telefonische Beratung zur Rente unter 01 30–62 80 (gebührenfrei).

Beratung

→ Kostenlose Auskünfte erteilen die Fachleute der Rentenversicherungsträger.

→ Verlassen Sie sich in wichtigen Fragen nicht auf mündliche Auskünfte; bestehen Sie auf einer schriftlichen Bestätigung.

Klärung von Ansprüchen

→ Auch wenn man es in jungen Jahren noch nicht so sieht, die Rente ist die wichtigste Zukunftssicherung. Fordern Sie bei Ihrer Rentenversicherung einen Auszug vom Rentenkonto an.

→ In aller Regel können auch die Filialen der Rentenversicherer einen aktuellen Auszug zum Rentenkonto aus dem Zentralrechner abrufen.

→ Versicherungsälteste sind speziell geschulte ehrenamtliche Fachleute, die Sie sogar zu Hause beraten und bei allen Fragen und Problemen helfen können. Erkundigen Sie sich bei Ihrem Rathaus, an wen Sie sich wenden können.

Muster für Anfragen zum Rentenkonto
Rentenversicherungs-Nr.: ....
Sehr geehrte Damen und Herren!
Bitte sind Sie so freundlich, und übersenden Sie mir einen Auszug zu meinem Rentenversicherungskonto.
Sollte noch eine Kontenklärung notwendig sein, darf ich Sie gleichzeitig um Übersendung der entsprechenden Vordrucke bitten.

Antrag für Zusatzversorgungsanspruch stellen!

→ Die Überführung von Zusatz*versorgungsanwartschaften* (nicht Zusatz-Rentenversicherung!) in die Rentenversicherung *erfolgt nur auf Antrag!* Entsprechende Antragsvordrucke erhalten Sie beim örtlichen Versicherungsamt/Versicherungsältesten im Rathaus Ihrer Stadt/Gemeinde oder unmittelbar bei der BfA, Versorgungsträger für die Zusatzversorgungssysteme, Postfach, 10317 Berlin.

→ Eine Überführung erfolgt für alle
● am 30. 6. 1990 bestehenden Zusatz*versorgungs*anwartschaften,
● vorher erloschene Zusatz*versorgungs*anwartschaften,
● Zusatz*versorgungs*anwartschaften mit und ohne Beiträge zur freiwilligen Zusatzrentenversicherung (FZR),
● erstattete Zusatz*versorgungs*anwartschaften (Beitragszahlung) und
● in die FZR übertragene Zusatz*versorgungs*anwartschaften.

→ Klären Sie Ihre Ansprüche und etwaige Zweifel jetzt und nicht erst dann, wenn eine Rente beantragt wird! Muß dann für Ihr Rentenkonto noch eine zeitraubende Kontenklärung durchgeführt werden, könnten Sie längere Zeit auf Rente warten müssen. Am schnellsten erreichen Sie das bei einem persönlichen Besuch in einer »BfA-Filiale« oder bei einer örtlichen Sprechstunde der BfA-Spezialisten.

13.5. Gauck-Behörde

Wenn Sie Zugang zu den über Ihre Person gespeicherten Informationen haben wollen oder Unterstützung bei einer Rehabilitierung benötigen, wenden Sie sich formlos an den Beauftragten für die Unterlagen des Staatssicherheitsdienstes der ehemaligen DDR (BStU oder Gauck-Behörde), Glinkastr. 35, 10117 Berlin, T.: 0 30/23 13–70, Fax: 0 30/23 13–77 62.

Von dort erhalten Sie den nötigen Antragsvordruck, eine Anschriften- und Literaturliste.

14. Erbfall – Betreuung – Patiententestament

14.1. Erben und Vererben

Grundzüge des Erbrechtes

→ Nur ein eigenhändig geschriebenes oder notariell beglaubigtes Testament ist gültig. Liegt keine derartige gültige Regelung oder kein notarieller Erbvertrag vor, treten Schwierigkeiten auf, besonders wenn mehrere Erben (Erbengemeinschaft) beteiligt sind.

→ Der sicherste Weg ist es, für die Erstellung eines Testamentes einen Notar aufzusuchen. Das kostet – je nach Vermögenswerte – Gebühren, stellt aber sicher, daß alle wichtigen Aspekte, auch steuerliche Folgen, bedacht sind.

→ Zur Vorbereitung eines notariellen Beratungsgespräches sollten Sie sich allerdings schon mit einer paar Grundsätzen und Lösungsideen vertraut machen:

Erbfolge

Die Verwandten des Verstorbenen (Erblasser) sind in Ordnungen zum Erbe berufen.
Gesetzliche Erben der 1. Ordnung sind die Kinder des Erblassers. Sie erben zu gleichen Teilen.
Gesetzliche Erben der 2. Ordnung sind die Eltern des Erblassers und deren Abkömmlinge, wobei die Eltern, sofern sie leben, allein, zu gleichen Teilen erben. Bei Wegfall eines Elternteils treten die Kinder an dessen Stelle. Ebenso ist es bei den *Erben der 3. Ordnung* (Großeltern und deren Abkömmlinge). *Der überlebende Ehegatte* ist zum Erben berufen neben Verwandten der 1. Ordnung zu einem Viertel, neben Verwandten der 2. Ordnung zur Hälfte. Daneben steht ihm ein weiteres Viertel beim gesetzlichen Güter-

stand der Ehe als Zugewinngemeinschaft zu. Sind weder Verwandte der 1. und 2. Ordnung vorhanden, so erhält der überlebende Gatte die ganze Erbschaft.

Wer kann ein Testament errichten?

→ Jeder ab dem 16. Lebensjahr ist testierfähig, wenn er bei der Errichtung des Testamentes nicht geistesgestört, geistesschwach oder bewußtseinsgestört ist. Auch Personen, für die eine Betreuung angeordnet ist, können in wenigen Fällen an der Errichtung eines eigenen Testaments gehindert werden.

Testierfähigkeit

→ Zweifel an der Fähigkeit, im Vollbesitz der geistigen Fähigkeiten ein Testament wirksam errichten zu können, können zum Beispiel erhoben werden bei

● Schwerst-Pflegebedürftigkeit je nach Pflegesituation,

● nach einem Unfall (Bewußtseinseintrübung, Schockzustand),

● nach einem schweren Schlaganfall.

Erhoben werden solche Zweifel meist von Personen, die in einem Letzten Willen nicht oder nicht erwartungsgemäß bedacht wurden.

→ Sind derartige Zweifel zu erwarten, sollten Sie kurzfristig den Notar entweder ins Haus oder in das Krankenhaus bitten und in jedem Fall ein schriftliches ärztliches Gutachten/Attest einholen und dafür sorgen, daß es der Notar neben seiner eigenen Einschätzung zum Bestandteil seiner Urkunde macht. Zu Hause kann das Ihr Hausarzt erledigen. Je nach Umfang des Gutachtens/ Attestes entstehen Kosten.

Enterbung – Pflichtteilsanspruch

→ Enterben ist nur bedingt möglich, weil der Erbteil der Erben 1. Ordnung verpflichtend ist. Der Pflichtteil ist die Hälfte des Erbanspruches. Das Thema Pflichtteil ist vor allem dann eminent wichtig, wenn Erstattungsansprüche eines Sozialhilfeträgers drohen könnten. (↗ Kapitel 14.4.)

→ Der Sozialhilfeträger kann aber auch dem Pflichtteilsberechtigten zumuten, den Pflichtteil selbst geltend zu machen, um sich die zur Beseitigung seiner Notlage nötigen Mittel zu beschaffen. In der Praxis dürfte das so ablaufen, daß der Sozialhilfeträger auf Darlehensbasis in Vorleistung tritt, den Anspruch gleichzeitig auf sich überleitet und so zur Abgeltung der Darlehen einfordert.

→ Der Pflichtteilsberechtigte ist kein Erbe. Er kann den Pflichtteilsanspruch nur gegen die Erben geltend machen.

Die Erbenordnung

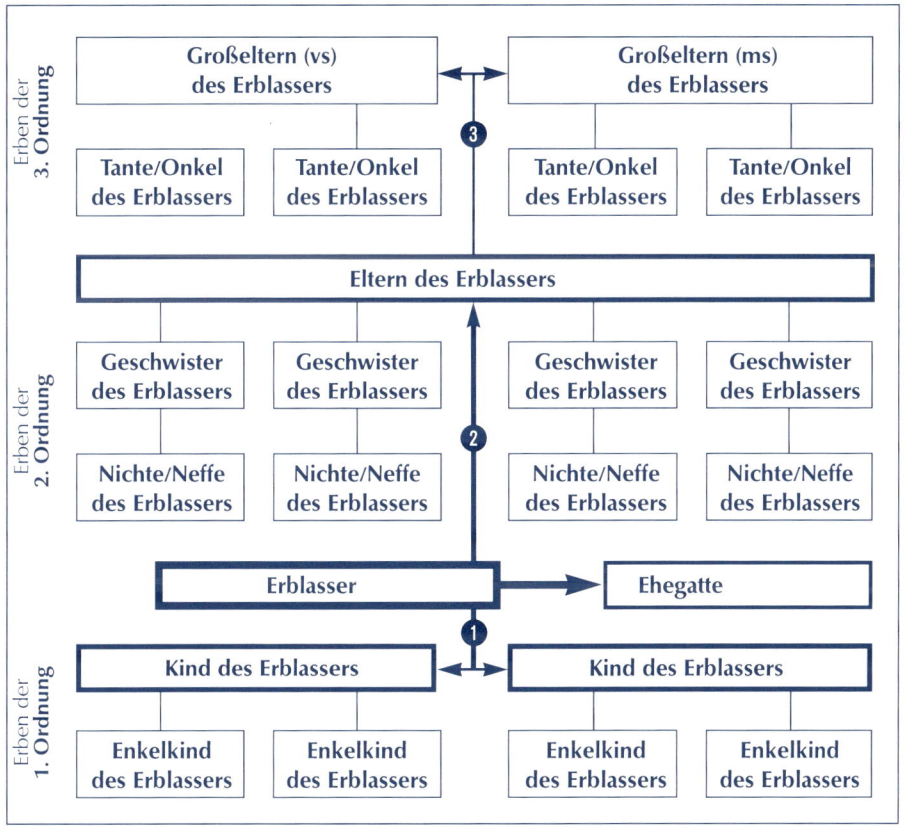

Grundsätze

→ Das Erbrecht des überlebenden Ehegatten gilt unabhängig von den übrigen Erben:
- Bei Zugewinngemeinschaft: $1/2$
- Bei Gütertrennung: Der überlebende Ehegatte erhält neben den Kindern nur $1/4$ der Erbmasse. Damit aber die Kinder nicht mehr erben als der überlebende Ehegatte, gilt als Ausnahme von der Regel: Kinder und Ehegatte erben zu gleichen Teilen, wenn nur ein oder zwei Kinder erbberechtigt sind.

→ **Solange Erben der 1. Ordnung leben, erben nur diese. Solange Erben der 2. Ordnung leben, gehen die der 3. Ordnung leer aus.**

Erbverzicht

→ Erklärungen über die Ausschlagung oder einen Verzicht sind generell an eine notarielle Beurkundung gebunden. Eine Erbschaft kann nur in den ersten sechs Wochen nach der Testamentseröffnung ausgeschlagen werden.

→ Weiterer Hinderungsgrund für einen Erbverzicht könnte eine beschränkte Geschäftsfähigkeit (z. B. bei Geisteskrankheit) sein. Mitunter ist ein derartiger Verzicht – wenn ein Betreuer bestellt ist – auch nicht durchsetzbar, weil ein etwaiger Ergänzungsbetreuer dafür nicht die erforderliche Genehmigung des Vormundschaftsgerichtes erhalten wird.

→ Ein Erbverzicht oder eine Erbausschlagung ist prüfenswert, wenn die gesamten (offenen und versteckten) Verbindlichkeiten (Schulden usw.) den Wert des Nachlasses übersteigen.

→ Um den Sozialhilfeträger als Miterben auszuschließen, ist ein Erbverzicht untauglich. Auch bei einem Erbverzicht ist der Sozialhilfeträger sofort mit einer Überleitungsanzeige zur Stelle und verlangt den Pflichtteilsanspruch.

Nießbrauch

→ Der Erblasser kann Nießbrauch an Grundstücken (Wohnrecht), an Wertpapieren oder Forderungen und am Nachlaß gewähren. Der Nießbrauch ist nicht übertragbar und unvererblich.

Wohnrecht

→ Wird Wohnrecht auf Lebenszeit gewährt, ist zu bedenken, daß die damit bedachte Person pflegebedürftig werden kann, in ein Heim muß und die entstehenden Kosten selbst zu tragen hat.

Merke: Treffen Sie keine Regelungen, die auch nur im entferntesten irgendwann für Ihre Erben zugunsten der öffentlichen Kasse eine Belastung werden könnten. Damit wird auch dem Behinderten geschadet, weil sich sehr schnell zwischen dem Behinderten und den Miterben eine Kluft auftun kann. Geschwisterliebe ist bei finanziellen Pflichten und Belastungen kein unbegrenzt dehnbares Band.

Vor-, Nach-, Schlußerbe

→ Diese Begriffe werden Ihnen in den folgenden Abschnitten mehrfach begegnen. Sie bedürfen deshalb vorweg einer kurzen Erläuterung und Darstellung der jeweiligen Konsequenz:

Der *Vorerbe* ist ein Erbe, der in seiner Verfügung über den Nachlaß durch die Einsetzung eines Nacherben beschränkt ist. Wird der Vorerbe vom Erblasser befreit, so unterliegt er keiner Beschränkung.

Der *Nacherbe* wird erst Erbe, wenn der Vorerbe stirbt.

Setzen Ehegatten sich gegenseitig als Alleinerben ein und bestimmen gleichzeitig, daß nach dem Tod des Längstlebenden der

Nachlaß an einen Dritten fällt, so heißt dieser Dritte *Schlußerbe*.

› Bei einer nicht befreiten Vorerbschaft sind die Verfügungsgewalten erheblich eingeschränkt. Ein Sozialhilfeträger hat damit keinerlei Zugriffsmöglichkeit auf einen Nachlaß, der von einem Testamentsvollstrecker für einen Vorerben verwaltet wird. Vorerbe und Testamentsvollstrecker können in bezug auf den Nachlaß keinerlei Vollstreckungshandlungen vornehmen.

Testamentsvollstreckung

› Wenn Sie sicherstellen wollen, daß Ihr Letzter Wille auch tatsächlich entsprechend vollzogen wird, können Sie in Ihrem Letzten Willen einen »Testamentsvollstrecker« einsetzen. Eine entsprechende Verfügung muß sich aus Ihrem Testament oder Erbvertrag ergeben. Meist werden mit einer solchen Aufgabe ein Miterbe, sonstiger Angehöriger, Freund oder Rechtsanwalt beauftragt.

› Wenn Sie sichergehen wollen, daß die von Ihnen dafür vorgesehene Person diese Aufgabe auch annimmt, sollten Sie vor einer solchen Festlegung mit ihr sprechen. Dabei könnten Sie auch eine angemessene Vergütung (z. B. ...% des Nachlassses), die zu einem »Zankapfel« mit den Erben werden kann, erörtern und im Testament dann selbst so festschreiben.

› Der Testamentsvollstrecker hat zur Verwaltung des Erbes relativ weitreichende Möglichkeiten. Er ist nur dessen Verwalter, der nach Ihren Wünschen das Testament zu vollziehen hat. Er darf aus dem Erbe nichts verschenken und damit keine Geschäfte machen, die ihm als Privatperson Vorteile verschaffen. Verletzt er seine Pflichten, kann er vom Nachlaßgericht von seiner Aufgabe entbunden werden.

Behindertentestament – Lösungsideen

⇢ Für die Eltern behinderter Kinder geht es bei der Gestaltung eines Testaments in erster Linie darum,

• nach dem Erbfall den Zugriff eines Sozialhilfeträgers auf das Erbe des Behinderten zu verhindern,

• dem Behinderten Vorteile zu verschaffen, die seine Lebensqualität dauerhaft verbessern, die aber weder von einem Sozialhilfeträger übergeleitet noch auf Sozialhilfeleistungen angerechnet werden können.

• Zudem geht es häufig darum, daß beim Tod des behinderten Kindes das Erbe in der eigenen Familie verbleibt.

› Das größte Problem ist meist – wie schon angedeutet – der Schutz des Erbes vor etwaigen Erstattungsansprüchen eines Sozialhilfeträgers. Im deutschen Erbrecht kann ein Vollstreckungsschutz nur mit der Anordnung einer Vor- und Nacherbfolge mit (Dauer-)Testamentsvollstreckung erreicht werden.

› Darauf aufbauend können die Eltern eines behinderten Kindes in einem Erbvertrag frühzeitig u. a. die folgenden Möglichkeiten ergänzend prüfen:

Inhalt eines Behindertentestaments

• Die Eltern setzen den Behinderten in Höhe einer unwesentlich (1 %) über seiner Pflichtteilsquote liegenden Erbquote zu ihrem nicht befreiten Vorerben ein und bestimmten dessen Geschwister bzw. deren Nachkommen als Nacherben.

! Eine Einsetzung des Behinderten als befreiten Vorerben würde den Nachlaß zumindest indirekt dem Zugriff des Sozialhilfeträgers aussetzen.

Wichtig: Die Anordnung einer Nacherbfolge verhindert, daß das elterliche Vermögen beim Tod des Behinderten in dessen Nachlaß fällt. Damit kann es nicht zum Ersatz von Sozialhilfeaufwendungen herangezogen werden.

● Die Eltern sehen eine Teilungsanordnung vor.

● Sie ordnen eine Dauer-Testamentsvollstreckung an und weisen den Testamentsvollstrecker (TV) etwa wie folgt an: »Der TV wird im Wege der verbindlichen Verwaltungsanordnung gem. § 2216 II BGB angewiesen, dem behinderten Miterben X aus den ihm gebührenden anteiligen jährlichen Reinerträgen des Nachlasses nach billigem Ermessen solche Geld- oder Sachleistungen zukommen zu lassen, die zwar zur erheblichen Verbesserung seiner Lebensqualität beitragen, aber auf die Sozialhilfeträger keinen Zugriff haben und die auch nicht auf Sozialhilfeleistungen anrechenbar sind (z. B. zusätzliches Taschengeld, besondere Kleidung, Geschenke zu den üblichen Gelegenheiten, Ferien- und Kuraufenthalt). Diese Leistungen entfallen, wenn sie auf die Sozialhilfe oder andere Leistungen usw. angerechnet werden und soweit ein anderer Kostenträger ganz oder teilweise für die Geld- oder Sachleistung verpflichtet ist.«

❗ Errichten die Eltern des Behinderten einen Ehegatten-Erbvertrag oder ein gemeinschaftliches Testament, muß schon der Erbanteil für den erstversterbenden Elternteil so festgelegt werden, daß er entweder geringfügig über der Pflichtteilsquote liegt oder zumindest dem Wert des Pflichtteils entspricht. Ansonsten entsteht ein überleitbarer Pflichtteilsanspruch.

(Quelle: NJW 1/94)

Nottestamente

› Ein Testament muß immer handschriftlich persönlich geschrieben und unterschrieben sein (auch Datum und Ort gehören dazu). Ehegatten können gemeinsam ein Testament errichten (einer setzt es auf, beide unterschreiben).

› Vielfach sind Menschen – auch in jungen Jahren – durch überraschende gesundheitliche Probleme oder Unfälle daran gehindert, Ihr Testament eigenhändig niederzuschreiben. In einer solchen Notsituation gibt es für das Zustandekommen eines gültigen Testaments die folgenden Möglichkeiten:

Es wird ein Notar herbeigerufen, der zum Beispiel am Krankenbett den Letzten Willen beurkundet.

Das *Bürgermeistertestament:* Der Bürgermeister und zwei Zeugen nehmen die Wünsche entgegen, schreiben sie nieder und unterzeichnen sie an Ort und Stelle.

Das *Dreizeugentestament:* Besteht die Möglichkeit, daß der Testierwillige bereits vor dem Eintreffen eines Notars stirbt, genügt auch seine mündliche Erklärung gegenüber drei Zeugen (z. B. Arzt, Sanitäter, Nachbar), die sie nieder- und unterschreiben.

Werden dabei entscheidende Punkte nicht beachtet, kann das zur Ungültigkeit des Testaments führen:

1. Die *Niederschrift* muß zu Lebzeiten des Kranken erstellt, dem Kranken vorgelesen, von ihm unterschrieben und von allen drei Zeugen ebenfalls unterzeichnet werden. Aus ihr muß sich zweifelsfrei ergeben,

– daß man die Angaben zur Person des Kranken geklärt hat,

– Ort, Datum und Zeit der Verfügungen, genaue Personalien und Unterschrift der drei Zeugen (Name, Vorname, Anschrift),

– warum ein Nottestament erstellt wird (»Sorge, daß ein Notar nicht rechtzeitig vor dem Tode eintrifft«),

– daß keinerlei Zweifel an der Testierfähigkeit bestehen,
– die Erklärungen des Kranken,
– ein Hinweis, daß ihm das Testament vorgelesen wurde, und
– die Unterschrift des Kranken, gegebenenfalls Begründung, warum er sie nicht mehr
selbst unterschreiben kann.
2. Die drei *Zeugen* dürfen mit dem Kranken
nicht verwandt oder verschwägert sein. Sie
müssen während des gesamten Nottesta-
mentes anwesend sein.
3. Um die *Testierfähigkeit* und die nahe To-
desgefahr festzustellen, sollte umgehend
auch ein Arzt hinzugezogen werden, der
dies in diesem gesonderten Gutachten, das
der Niederschrift beigefügt wird, bestätigt.

Erbschaftsteuer

› Auch die steuerlichen Aspekte dürfen
Sie bei Ihren Regelungen nicht aus den Augen lassen. Bei Unklarheiten sollten Sie auf
jeden Fall einen Steuerberater aufsuchen.

Sonderregelungen für die neuen Bun-
desländer

→ Im Erbrecht gibt es Regelungen, für die
auch weiterhin das Zivilrecht der DDR an-
zuwenden ist. Unter anderem behalten die
vor dem 3. 10. 1990 geborenen nichteheli-
chen Kinder zeitlebens die nach dem Zivil-
gesetzbuch der DDR zuerkannten Rechte.
Näheres sollten Sie ggf. bei Ihrem Nachlaßgericht erfragen.

14.2. Vollmacht statt Betreuung

Betreuung nur bei zwingender
Notwendigkeit

› Vor allem für Behinderte, die in Einrichtungen auf Dauer untergebracht waren,
wurde bis zum 31. 12. 1991 vielfach eine
Pflegschaft (und mitunter sogar eine Sterili-
sation) aus den verschiedenen Gründen für
dringend empfehlenswert erachtet. Die
Richter und Rechtspfleger an den Vor-
mundschaftsgerichten haben dabei meist –
soweit sie zuständig waren – das Schlimm-
ste verhindert.

› Das mit Wirkung vom 1. 1. 1992 in Kraft
getretene Betreuungsgesetz hat die Ent-
mündigung abgeschafft und den Behinderten mit einer entscheidenden Stärkung ihrer Rechte und Möglichkeiten ein Stück
Menschenwürde zurückgegeben.

› Die vielfache Erfahrung lehrt, daß eine
Betreuung bei allen Formen einer organischen, körperlichen und meist auch psychischen Behinderung in aller Regel nur
im Ausnahmefall und dann auch nur vor-

übergehend zweckmäßig oder notwendig
ist.

› Für körperlich Behinderte darf eine Betreuung sowieso nur auf Antrag des Behinderten bestellt werden, es sei denn, er
kann seinen Willen nicht kundtun.

› Grundsätzlich sollte der Schutz und die
Hilfe einer Betreuung immer gemeinsam
mit dem Betroffenen und nur mit der fachkundigen Beratung der Betreuungsstelle
und des Vormundschaftsgerichtes vor einer
Antragstellung geprüft werden.

→ Gegen den Willen eines Betroffenen
kann und wird eine Betreuung nur dann
vom Vormundschaftsrichter genehmigt,
wenn sie zur Abwendung einer (zeitweiligen oder dauernden) Gefährdung für Leib
und Leben oder aufgrund des Gesundheitszustandes des Betroffenen unumgänglich
und zwingend notwendig ist (z. B. schwere-
re Form einer Geisteskrankheit, ausgeprägte Alkoholkrankheit, Koma-Patient).

Eine Betreuung bringt Vor- und Nachteile

> Die Betreuungsstelle (Landratsamt/Kreisverwaltung) und der Rechtspfleger des Vormundschaftsgerichtes können Ihnen sehr ausführlich alle positiven und negativen Folgen einer Betreuung darlegen. Dort erfahren Sie auch, welche Voraussetzungen erfüllt sein müssen und welche Verantwortung und Beschränkungen dem Betreuer auferlegt werden.

> Vor allem bei der Regelung von Vermögensfragen können sich Probleme auftun. Für wirksame Verträge wird weitestgehend die Genehmigung des Vormundschaftsgerichtes benötigt. Verträge zwischen dem Behinderten und dem Betreuer kommen wirksam nur zustande, wenn ein vom Gericht bestellter Ergänzungsbetreuer und anschließend das Gericht zustimmen.

> Am besten informieren Sie sich vor einem Gespräch bei der Betreuungsstelle oder beim Vormundschaftsgericht anhand der sehr aufschlußreichen Info-Schrift des Bundes: *Betreuungsgesetz*, Bundesjustizministerium, 53170 Bonn.

Vollmacht statt Betreuung

> In vielen Fällen genügt eine vom Behinderten unterzeichnete Vollmacht. Um ganz sicherzugehen, sollten Sie die (relativ unbedeutenden) Gebühren für den Notar aufwenden. Das Muster kann vielleicht Ihre eigenen Vorstellungen etwas abrunden:

Muster einer Vollmacht

Herrn .... Notar
                Urkunde-R Nr.
Es erscheinen heute der mir persönlich bekannte ......, geb. am ......, wohnhaft in ......, und die mir ebenfalls persönlich bekannten Eheleute ...... (geb. am ......) und ...... (geb. am ......), beide wohnhaft in ....

Ich beurkunde wunschgemäß die folgenden Verfügungen:

I. Vollmacht

Ich, ..., geb. am ..., wohnhaft in ...
         b e v o l l m ä c h t i g e
hiermit meine Eltern, ... (geb. am ......) und ...... (geb. am ......), beide wohnhaft in ......, daß sie generell, jederzeit und uneingeschränkt in allen mich mittel- oder unmittelbar betreffenden Angelegenheiten an meiner Stelle einzeln oder gemeinsam tätig werden, Verträge abschließen und kündigen, Verfügungen treffen, Erklärungen abgeben und Anträge stellen und zurückziehen können, so, wie sie es für zweckmäßig erachten; eingeschlossen ist ein uneingeschränktes Verfügungsrecht über mein gesamtes Vermögen.

II. Verfügung für den Fall einer Betreuung

Sollte sich für mich die Notwendigkeit einer Betreuung ergeben, bitte ich in jedem Fall meine Eltern als Betreuer zu bestellen.

III. Erbvertrag

Mein gesamtes Vermögen erben zu gleichen Teilen meine Eltern. Sollte ein Elternteil bei meinem Tode bereits verstorben sein, erbt der noch lebende Elternteil alles. Sollten beide bei meinem Tode bereits verstorben sein, erben mein Bruder und meine Schwester zu gleichen Teilen. Solange noch ein Elternteil lebt, ist der Erbvertrag im beidseitigen Einverständnis jederzeit änderbar.

Unterschriften aller Genannten
Die vorstehenden Unterschriften wurden heute, am ..., vor mir vollzogen:
Unterschrift des Notars

Auswirkungen des Pflegegesetzes

> Mit dem neuen Pflegegesetz wurden ab 1.4.1995 für die häusliche Pflege und für die stationäre Pflege ab dem 1.7.1996 zum

Teil Probleme gelöst. Erstattungsansprüche dürften sich dann zumindest zum Teil erledigen, weil sich der Einsatz von Sozialhilfe erübrigt. Nehmen Sie auch dann vorsichtshalber das Thema Erstattungsansprüche sehr ernst, und machen Sie die Sache in jedem Fall möglichst gründlich und unangreifbar mit fachkundiger Unterstützung eines Notars. (↗ Kapitel 14.1.)

Sichern Sie einen Behinderten optimal ab!

→ In allen anderen Fällen, wenn also kein dauernder Heimaufenthalt bestand, besteht oder zu befürchten ist und keine Sozialhilfeleistungen bezogen wurden/werden, sollten Sie gemeinsam mit einem Notar alles tun im Interesse einer höchstmöglichen Absicherung Ihres behinderten Kindes und ohne Reibungsverluste gegenüber Ihren anderen Sprößlingen.

→ Daß Sie dabei – je nach Schwere der Behinderung – auch eine deutlich spürbare Anhebung des Erbteiles für die behinderungsbedingten Nachteile Ihres Kindes prüfen, versteht sich von selbst.

14.3. Schenkung – Vorsorge zu Lebzeiten

Schenkungsteuer

→ Die Schenkung- und Erbschaftsteuer sind weitgehend identisch. (↗ Kapitel 14.1.)

→ Wer mit der Schenkung- oder Erbschaftsteuer Probleme befürchten muß, sollte ein Beratungsgespräch mit einem Steuerberater führen. Wer eine solche frühzeitige Abklärung versäumt, muß sich mit dem Gedanken anfreunden, daß sein eventuell mühsam erspartes Vermögen zum Teil an das Finanzamt fällt.

Vorsorge zu Lebzeiten

→ Prüfen Sie für alle Bankguthaben die Möglichkeit einer Kontoumschreibung. Damit erfährt das Finanzamt bei Ihrem Tod nichts über dieses Konto. Ist es Ihr Konto, muß die Bank oder Sparkasse bei Beträgen über 2000 DM umgehend dem Finanzamt eine Meldung schicken.

Vertrag zugunsten Dritter

→ Prüfen Sie auch die Möglichkeiten des Vertrages zugunsten Dritter. Mit dem können Sie zwar die Meldung an das Finanzamt nicht umgehen, aber Sie können rechtzeitig außerhalb des Testaments zusätzliche Regelungen treffen. Fragen Sie bei Ihrer Bank danach.

Vollmacht für den Todesfall

→ Überlegen Sie, ob Sie jemandem eine sogenannte Vollmacht für den Todesfall für Ihr Bankkonto geben. Sonst kann nach Ihrem Tod ohne Erbschein niemand an Ihr Geld, Depot und ein etwaiges Schließfach. Lassen Sie sich dazu von Ihrer Bank beraten. Wenn die Vollmacht für Immobilien gelten soll, ist eine notarielle Beurkundung notwendig.

Muster einer Vollmacht

Name, Vorname

Vollmacht

Ich bevollmächtige hiermit ... nach meinem durch eine Sterbeurkunde zu belegenden Tod über mein Konto Nr. ... bei ... zu verfügen.

Ort, Datum   *Unterschrift*

Name, Vorname
Generalvollmacht
Ich erteile hiermit ... als Vollmacht auf den Todesfall mit Wirkung über meinen Tod hinaus eine Generalvollmacht für alle Rechtsgeschäfte und Rechtshandlungen, bei denen eine gesetzliche Vertretung möglich ist.

Ort, Datum   *Unterschrift*

→ Eine derartige Vollmacht können Sie und Ihre Erben jederzeit widerrufen.

Lebensversicherungen

→ Klären Sie, ob bei etwaigen Lebensversicherungen eine widerrufliche oder unwiderrufliche Bezugsberechtigung festgelegt ist. Ihre Versicherung wird Sie dazu aufklären; auch, ob und inwieweit Schenkungsteuer anfallen kann.

Das Finanzamt prüft sehr genau

→ Die Finanzämter haben im Todesfall ein ausgeklügeltes und bestens funktionierendes internes Informationssystem. Ergeben sich zum Nachlaß Widersprüchlichkeiten gegenüber Ihren Steuererklärungen, kann zum Teil hochverzinst bis zu zehn Jahre nachgefordert werden!

Schenkungen und Sozialhilfe

→ Schenkungen können in der Regel nur sehr bedingt einen Zugriff des Sozialhilfeträgers verhindern: Wer sein Vermögen durch Schenkung so verringert, daß er sozialhilfebedürftig wird, kann vom Sozialhilfeträger darauf verwiesen werden, die Schenkung vom Beschenkten zurückzufordern.

→ Derartige Notarverträge sind gegenüber dem Sozialhilfeträger wirkungslos, wenn zwischen dem Abschluß eines Schenkungsvertrages und dem Tod des Erblassers noch keine zehn Jahre verstrichen sind. Die Mög-

lichkeit der Rückforderung ist außerdem ausgeschlossen,

● wenn der Beschenkte das Geschenk verkauft und das Geld bereits ausgegeben hat; ist das Geld noch vorhanden, kann es zurückverlangt werden.

● wenn der standesgemäße Unterhalt oder die Erfüllung von Unterhaltspflichten durch die Herausgabe gefährdet wird.

● wenn der Schenker seine Bedürftigkeit vorsätzlich oder durch grobe Fahrlässigkeit herbeigeführt hat.

● wenn es sich um Anstandsgeschenke handelte.

● wenn der Schenker nicht verarmt ist. Als verarmt gilt nur, wer keinerlei Vermögen – also auch kein geschontes Vermögen – mehr besitzt.

→ Vor Ablauf der Zehnjahresfrist wird der Sozialhilfeträger in jedem Fall den Rückforderungsanspruch des verarmten Schenkers auf sich überleiten und dann im eigenen Namen gegen den Beschenkten geltend machen, vorausgesetzt, im Antrag sind Anhaltspunkte für eine Schenkung vermerkt. Wie und woher sollte ansonsten der Sozialhilfeträger solche Informationen erhalten? Alle Sparbücher der letzten zehn Jahre wird er Ihnen nur bei begründeten Anhaltspunkten für eine Schenkung abverlangen.

→ Wurde die Schenkung mit einer Vereinbarung verbunden (z. B. Pflege und Versorgung), muß der bis zum Zeitpunkt der Rückforderung erbrachte Teil der Gegenleistungen aufgerechnet werden. Der Sozialhilfeträger kann nur den übersteigenden Wert zurückverlangen.

→ Der Sozialhilfeträger kann auch unter Hinweis auf die Rückforderungsmöglichkeit einen Antrag auf Sozialhilfe bis zum Verbrauch der zurückgeforderten Schenkung ablehnen. Er wird allerdings – zum Beispiel bei einer dringenden Pflegeheimunterbringung – vorerst Leistungen mittels Darlehen

gewähren und gleichzeitig selbst die Rückforderung mit einer Überleitungsanzeige
einleiten.

→ In den neuen Bundesländern können alle Schenkungen, die vor dem 3. 10. 1990
erfolgten, nicht zurückverlangt werden, da
das Recht der DDR eine derartige Vorschrift
nicht enthielt.

Beratung/Hilfe

• Fragen Sie bei Ihrer Sparkasse nach den
kostenlosen Broschüren zum Thema *Erbschaft.*

• Sehr informativ ist auch der *Erbschafts-
Block,* DG-Verlag, Leipziger Str. 35, 65191
Wiesbaden (Kosten: ca. 10 DM).

• Bei der VdK-Service GmbH, Wurzerstr.
2–4, 53175 Bonn, erhalten Sie *Vermögen –
Erben und Vererben* (9,50 DM).

• Steuerberater können Sie erfragen bei:
Bundessteuerberaterkammer, Dechenstr.
14, 53115 Bonn, T.: 02 28/72 63 90.

14.4. Rückzahlung von Sozialhilfe

Überleitungsansprüche – Miterbe Staat

› Die Sozialämter prüfen grundsätzlich, ob
und inwieweit mit Überleitungsanzeigen
gegenüber Unterhaltspflichtigen, Erben,
Schuldnern usw. Ansprüche auf sie übergeleitet, also zurückgefordert werden können.

› Gegen eine solche Anzeige sollten Sie
in jedem Fall Widerspruch erheben. Tun Sie
es nicht, wird sie rechtskräftig und, wenn
Sie nicht freiwillig zahlen, vollstreckt. Ihre
Zahlungsverpflichtung und eine Voll-
streckung können Sie dann nur mit einer
einstweiligen Verfügung des zuständigen
Gerichtes aufhalten.

› Rechnen Sie nicht mit dem Entgegenkommen der Behörde; die will Ihr Geld,
und zwar möglichst schnell. Eine einstwei-
lige Verfügung wird nicht innerhalb weniger
Tage erlassen. Es kann Wochen dauern,
wenn Sie bei der Antragstellung dem Gericht keine schlüssigen Gründe für die Verfügung aufzeigen.

› An Instrumentarien und Rechtsgrundla-
gen zum Ausforschen überleitbarer Ansprüche haben die Sozialämter übrigens im
Bundessozialhilfegesetz und aufgrund der

Pauschalerklärung des Hilfeempfängers im
Sohi-Antrag mehr als genug. Außerdem
können sie auf dem Wege der Amtshilfe
andere Behörden einspannen. Für besondere Fälle gibt es sogar noch den Hausbesuch.

Angaben im Antrag

› Chronische Überlastung, Personalmangel und -fluktuation hindern die Sozialämter zwar manchmal daran, allen Auffälligkei-
ten nachzugehen. Wer allerdings eine
Nachlässigkeit des Amtes beim Ausfüllen
des Antrages einkalkuliert, wird in der Regel sehr unangenehme Überraschungen erleben.

Was muß zurückgezahlt werden?

› Sozialhilfe (Sohi) ist – bis auf wenige
Ausnahmen – im Regelfall nicht zurückzu-
zahlen. Kommentierung und Rechtsprechung sagen ganz eindeutig, daß Sohi-Lei-
stungen unabhängig von der Frage eines
Kostenersatzes zu sehen sind.

› Eine Verpflichtung zum Kostenersatz
bzw. zur Rückzahlung kann es nur in besonders begründeten Fällen geben:

• Vorsätzliche oder grob fahrlässige Herbeiführung des Sohi-Bedarfs (z.B. Einkommen verschenkt, verspielt, Sperrzeit des Arbeitsamtes, wissentliche falsche Angaben usw.),

• beim Tod des Hilfeempfängers in Höhe des Nachlasses seitens der Erben,

• in Fällen, in denen Sozialhilfe als Darlehen gewährt wird.

→ Wird das Darlehen nicht an einen Hilfesuchenden, sondern an eine Einsatzgemeinschaft (Eltern und minderjährige Kinder) vergeben, haften alle für die Rückzahlung.

→ Akzeptieren Sie keine Rückzahlungen oder Aufrechnungen aus einer laufenden Hilfe. Das wäre unzulässig.

→ Bei Überzahlungen ist Ihr Vertrauen in die Rechtmäßigkeit der Zahlung dann schutzwürdig, wenn die erbrachte Leistung bereits verbraucht ist. Wie sollen Sie auch etwas, das schon verbraucht ist, zurückzahlen?

Sozialhilfe als Darlehen

→ Nicht alles, was man den Sozialhilfeantragstellern nur aufgrund eines Darlehensvertrages gewährt, darf auch immer in dieser Form gewährt werden.

→ Wann darf Sozialhilfe als Darlehen gewährt werden?

• Als Hilfe zum Lebensunterhalt, wenn sie voraussichtlich nur für kurze Dauer (ca. sechs Monate) erforderlich ist. Ein Darlehen wäre unzulässig, wenn bereits bei der Entscheidung über den Antrag feststeht, daß Sohi langfristig nicht zurückgezahlt werden kann.

! Bei einer Bezugsdauer unter sechs Monaten müssen Sie die auf Darlehensbasis gewährte Sohi auch dann nicht zurückerstatten, wenn Ihr Einkommen nur geringfügig über der Sohi liegt. Stellen Sie einen Antrag auf verlorenen Zuschuß. Bei dessen Ablehnung bitten Sie um Ratenzahlung (Verjährungsfrist: 4 Jahre).

• Als Miet- und Stromschulden, wenn es sich nur um eine vorübergehende Notlage handelt.

• Im Rahmen der Hilfe in besonderen Lebenslagen zur Beschaffung eines Kfz, einer Wohnung und zur Beschaffung von Gegenständen sowie anderer Leistungen zur Aufnahme oder Fortsetzung einer Tätigkeit im Arbeitsleben.

• Pflegegeld und Eingliederungshilfe werden mitunter dann als Darlehen gewährt, wenn nichtverwertbares Vermögen vorhanden ist. Nach dem Tod werden die Erben zur Rückzahlung aus dem Nachlaß verpflichtet.

Haus- und Grundvermögen

→ Sind Vermögenswerte vorhanden, wird Ihr Antrag besonders genau geprüft. Ein Wohnhaus, das Sie selbst bewohnen, bleibt Ihnen zwar erhalten. Es kann Ihnen aber passieren, daß man bei einer Hilfegewährung einen Rückzahlungsanspruch durch eine Hypothekenbestellung, Abtretungen, Übereignungen oder sogar durch die Stellung eines Bürgen sichert.

→ Tritt der Erbfall ein, werden die Forderungen sehr schnell versilbert. Notfalls wird sogar eine Zwangsversteigerung betrieben.

→ Lassen Sie sich bei Haus- und Grundvermögen am besten rechtzeitig von einem Notar beraten. Prüfen Sie auch, ob Forderungen der Erben frühzeitig in Ihrer speziellen Situation auch mit anderen Mitteln (z. B. Mahnbescheide, Wechsel usw.) gesichert werden können. Der Sozialhilfeträger wird Ihnen nämlich für Verkauf, eigene Hypothekenbestellungen usw. keinen Spielraum lassen. Notfalls wird Ihnen dann einfach die Sozialhilfe gestrichen.

Beratung/Hilfe

• Fragen Sie bei der Bundesarbeitsgemeinschaft der Sozialhilfeinitiativen, Moselstr. 25, 60329 Frankfurt/M., T.: 0 69/25 00 30, Fax: 23 55 84, nach einer in Ihrer Nähe gelegenen Beratungsgruppe.

14.5. Heimunterbringung: Erwachsene Kinder sollen zahlen

Pflegeleistungen – »Hotelkosten«

› Für den Pflegebedarf zahlt die Pflegeversicherung je nach Pflegestufe 2000/2500/2800/Härtefälle 3300 DM (ab 1. 1. 98 alle Stufen 2800 DM), wenn Sie in einem Alten-/oder Pflegeheim ganz oder zeitweilig wohnen müssen. Was Ihnen jedoch immer bleibt, sind die sogenannten »Hotelkosten«, die für Unterkunft und Verpflegung entstehen. Können Sie diesen Aufwand nicht selbst aus Einkünften und Vermögen bezahlen, trägt sie das Sozialamt. Dann erhalten Sie selbst nur noch ein monatliches Taschengeld.

› Zuerst müssen Sie Ihr Vermögen (z. B. Bankguthaben, verwertbare Immobilien) aufwenden, bis Sie Leistungen aus der Sozialhilfe erhalten. In der Regel wird allerdings das Sozialamt in Vorleistung treten und Haus- und Grundvermögen so für sich sichern, daß es spätestens im Erbfall eine Zugriffsmöglichkeit hat. Schenkungen werden im Rahmen des Zulässigen rückgängig gemacht (↗ Kap. 14.3.!). Ist kein einsetzbares Vermögen vorhanden, zahlt das Sozialamt. Das holt sich die Leistungen aber wieder – soweit irgendwie möglich – von den Kindern des Heimbewohners zurück.

Unterhaltsanspruch der Eltern gegenüber Kindern

› Bei Verwandtschaft in gerader Linie besteht eine Unterhaltspflicht nach dem Bürgerlichen Recht, wenn diese Verwandten – ohne selbst zum Sozialfall zu werden – diesen Unterhalt erbringen können. Erklärungen, daß auf einen Unterhalt verzichtet wird, sind zwecklos. Sie wären unwirksam, weil sittenwidrig.

› Zahlt das Sozialamt zu den Pflegeheimkosten dazu, wird es sofort den Unterhaltsanspruch der Eltern auf sich überleiten und gegen die Kinder des Pflegeheimbewohners geltend machen.

Wer kann zur Kasse gebeten werden?

› *Nur Kinder,* keine Enkelkinder oder Geschwister. Auch die *Ehegatten* der Kinder sind in der Regel davon ausgenommen. Gegen die Kinder hat das Sozialamt einen anteilmäßigen zivilrechtlichen Anspruch, der sich an deren Einkommens- und Vermögensverhältnissen orientiert. Vor allem jetzt in Zeiten leerer Kassen wird der meist auch ziemlich unnachsichtig durchgesetzt. Rechnen Sie also nicht mit dem Entgegenkommen des Sozialamtes. Ein Unterhaltsanspruch kann nur in sehr seltenen Ausnahmefällen entfallen. Gleichwohl sollten Sie dort auf jeden Fall Kontakt aufnehmen und Unklarheiten persönlich vor Ort abklären, bevor Sie zum Beispiel Rechtsmittel einsetzen.

› Das Bundessozialhilfegesetz mit den Ländergesetzen und Ausführungsbestimmungen läßt für ein Entgegenkommen nur äußerst geringe Spielräume. Wenn etwas zu holen ist, wird (muß) man Forderungen eintreiben. In den meisten Sozialämtern gibt es dafür sogar eine spezialisierte Abteilung, die nur Rückforderungen, überleitbare Ansprüche usw. prüft und durchsetzt.

Das Verfahren

→ Sehen Sie dazu Kap. 14.4.! Mit der Überleitungsanzeige erhalten die Kinder des Heimbewohners einen sehr umfänglichen Fragebogen zur Einkommenssituation. Gegen diese Anzeige sollten Sie Widerspruch erheben, wenn es Anhaltspunkte gibt, die gegen einen überleitbaren Unterhaltsanspruch sprechen. Sobald das Sozialamt von allen unterhaltpflichtigen Kindern die Einkommensverhältnisse geklärt hat, wird es prüfen, wer davon in welcher Höhe zur Erstattung herangezogen werden kann. Faustregel: hohes Einkommen = hohe Leistungspflicht; mittleres/niedriges Einkommen = niedrige bis keine Leistungspflicht; kein Einkommen = keine Leistungspflicht.

Einkommensprüfung

→ Zum Einkommen dazugerechnet wird der Wohnwert einer mietfreien Wohnung. Bei der Ermittlung des Einkommens werden abgezogen:

• Steuern und Sozialversicherungsbeiträge oder vergleichbare notwendige Aufwendungen (keine Versicherungen!),

• bei Erwerbstätigkeit pauschal 10 % des bereinigten Nettoeinkommens für berufsbedingte Aufwendungen.

• Zins und Tilgungsraten für die Abzahlung der eigenen Wohnung/Hauses werden im üblichen Rahmen anerkannt. Darüber hinaus gibt es keine Abzüge. Eine Vermögensbildung zu Lasten des Unterhaltsberechtigten ist ausgeschlossen. Geschont ist das eigene Haus/Wohnung. Darüber hinaus gibt es wenig Spielraum. Gegebenenfalls kann (und wird) man Sie auch zum Verkauf zwingen.

• Hat der Ehegatte ebenfalls Einkünfte, wird geprüft, wie hoch dessen Anteil an der Schuldenabtragung ausfällt.

• Abgezogen wird außerdem pauschal ein Eigenbedarf des Unterhaltsverpflichteten, seines Ehegatten und der Kinder, soweit er deren Einkünfte überschreitet.

Der verbleibende Betrag wird mit mindestens der Hälfte bis maximal zur Höhe der Gesamtforderung kassiert und notfalls sogar eingetrieben.

14.6. Patientenverfügungen – Patiententestament

Rechtsprechung des BGH

→ In seinem Urteil vom 13. 9. 1994 (NJW 3/95) hat der Bundesgerichtshof zur Zulässigkeit des Abbruchs einer ärztlichen Behandlung bei mutmaßlichem Einverständnis geurteilt [Das Urteil ist im Wortlaut der NJW-Veröffentlichung wiedergegeben]:

• Bei einem unheilbar erkrankten, nicht mehr entscheidungsfähigen Patienten kann der Abbruch einer ärztlichen Behandlung oder Maßnahme aus-

nahmsweise auch dann zulässig sein, wenn die Voraussetzungen der von der Bundesärztekammer verabschiedeten Richtlinien für die Sterbehilfe nicht vorliegen, weil der Sterbevorgang noch nicht eingesetzt hat. Entscheidend ist der mutmaßliche Wille des Kranken.

• An die Voraussetzungen für die Annahme eines mutmaßlichen Einverständnisses sind strenge Anforderungen zu stellen. Hierbei kommt es vor allem auf frühere mündliche oder schriftliche Äußerungen des Patienten, seine religiöse Überzeugung, seine sonstigen persönlichen Wertvorstellungen, seine altersbedingte Lebenserwartung oder das Erleiden von Schmerzen an.

• Lassen sich auch bei der gebotenen sorgfältigen Prüfung konkrete Umstände für die Feststellung des individuellen mutmaßlichen Willens des Kranken nicht finden, so kann und muß auf Kriterien zurückgegriffen werden, die allgemeinen Wertvorstellungen entsprechen. Dabei ist jedoch Zurückhaltung geboten; im Zweifel hat der Schutz menschlichen Lebens Vorrang vor persönlichen Überlegungen des Arztes, eines Angehörigen oder einer anderen beteiligten Person.

Selbstbestimmungsrecht des Patienten

› Jeder Mensch kann frei entscheiden, ob er seine Existenz unter allen Umständen fortsetzen oder Sterbeerleichterung oder sogar indirekte Sterbehilfe in Anspruch nehmen möchte. Wenn es dem ausdrücklichen oder mutmaßlichen Patientenwillen entspricht, müssen Ärzte lebensverlängernde Behandlungsmethoden durch Intensivtherapie oder Medikamente im Sterbeprozeß unterlassen und eine effektive Schmerzlinderung vornehmen, die den früheren Tod des Schwerkranken in Kauf nimmt.

› Eine gezielte Lebensverkürzung durch Eingriffe, die den Tod herbeiführen oder beschleunigen sollen, ist unzulässig und mit Strafe bedroht. Das würde den Tatbestand der »Tötung« erfüllen.

Patientenverfügung/-testament

› In einer Patientenverfügung, bekannt auch als »Patiententestament«, können Sie klar festlegen, was Sie in welcher Situation wollen und was unterbleiben muß. Allerdings sollten Sie dabei ein paar Mindestanforderungen berücksichtigen:

• Die Verfügung sollten Sie auf jeden Fall selbst *handschriftlich* abfassen. Damit gehen Sie sicher, daß niemand Zweifel an Ihren Bestimmungen anmelden kann.

• Sie sollte von *zwei* Personen Ihres Vertrauens als *Zeugen* mitunterzeichnet sein, die gleichzeitig bestätigen, daß Sie im Vollbesitz Ihrer geistigen Kräfte (»testierfähig«) sind.

• Sie muß aktuell sein. Die Abfassung sollte nicht Jahre zurückliegen, weil sich im Laufe der Zeit ein Standpunkt ändern kann. Nur eine Änderung des Datums wäre unzureichend! Fügen Sie deshalb von Zeit zu Zeit mit neuem Datum und erneuter Unterschrift einen Vermerk an, daß dies auch heute noch Ihr ausdrücklicher Wille ist.

• Beschreiben Sie *möglichst genau,* was Sie in einer bestimmten Situation wollen bzw. was Sie nicht wünschen.

• Sie können ausdrücklich eine *Vertrauensperson* zur Entscheidung anhand der aktuellen Situation bevollmächtigen.

• Besprechen Sie Ihre Wünsche mit Ihren *Angehörigen,* vor allem auch Ihrem *Arzt,* und geben Sie das Dokument der Person Ihres Vertrauens, die es bei Bedarf an die behandelnden Ärzte weiterreicht.

• Sollten Sie im Krankenhaus noch selbst mit den Ärzten sprechen können, sollten Sie denen zudem Ihre Wünsche in aller Offenheit und Deutlichkeit sagen.

• Das nachfolgende etwas modifizierte Muster der Hamburger Ärzteschaft, die freundlicherweise den Abdruck erlaubt hat, kann Ihnen bei der Abfassung Ihrer Verfügung vielleicht als Anhaltspunkt dienen.

! Bitte legen Sie die Verfügung auf keinen Fall zu Ihrem Letzten Willen. Der wird nämlich erst nach dem Ableben herausgeholt!

Vorschlag für eine persönliche Verfügung im Falle einer schweren, unheilbaren Erkrankung oder eines Unfalles

———————————— Bitte handschriftlich abfassen! ————————

Vorname, Name   Ort, Datum
Anschrift

An meine Familie/Ärzte/Pastor/Pfarrer/Rechtsanwalt

1. Ich gebe diese Erklärung nach sorgfältiger Überlegung und zu einer Zeit ab, da ich im Vollbesitz meiner geistigen Kräfte bin. Für den Fall, daß ich einmal nicht mehr über meine eigene Zukunft entscheiden kann, soll diese Erklärung als meine letztwillige Verfügung gelten.

2. In einem Zustand, der mir nach ärztlicher Einschätzung meine Urteils- und Entscheidungsfähigkeit auf Dauer nimmt, sind jegliche intensiv-medizinische Maßnahmen und Handlungen, die zu einer Leidens- und Sterbensverlängerung führen, zu unterlassen.

3. Ich fordere, daß man die notwendigen Medikamente anwendet, die mich von Schmerzen und großer Belastung befreien, auch wenn dadurch der Augenblick meines Todes früher eintreten würde. Eine aktive Sterbehilfe (Euthanasie) lehne ich ab.

4. Für Situationen, die eine ergänzende Entscheidung über ein weiteres Vorgehen erfordern, verlange ich, daß die verantwortlichen Ärzte mit .... Rücksprache nehmen und sich an deren Maßgaben orientieren.

Die Erklärung ist von mir unterzeichnet und datiert in Gegenwart von zwei Zeugen, die durch ihre Unterschrift unter dieses Dokument auf mein Ersuchen hin meinen Willen beglaubigen.

Unterschrift der/s Verfasserin/s
Die unterzeichneten Zeugen bestätigen, daß ... bei der Abfassung und Unterzeichnung dieser Verfügung im Vollbesitz ihrer/seiner geistigen Kräfte und keinerlei Beeinflussung ausgesetzt ist.

Name   Vorname   Anschrift   Unterschrift der Zeugen
Diese Verfügung entspricht nach wie vor meinem Willen. (Jährlich wiederholen!)

Ort   Datum   Unterschrift der/s Verfasserin/s

Information – Beratung

• Eine Patientenschutzmappe mit zahlreichen Mustern und Merkblättern können Sie erhalten bei der DGHS, Deutsche Gesellschaft für Humanes Sterben e.V., Pf. 11 05 29, 86030 Augsburg, T.: 08 21/50 23 50 (10 DM Überweisung auf Kto. 301002660,

BLZ 720 901 00, Augusta Bank Augsburg, »PS-Mappe«)

• Informationen erhalten Sie auch beim Humanistischen Verband Deutschlands, Hobrechtstr. 8, 12043 Berlin, T.: 0 30/61 39 04–0, Fax: –50

14.7. Hospiz – Sterbebegleitung

Heute: Einsam und allein gelassen

→ Während in früheren Jahren die Menschen in ihrer gewohnten Umgebung ihre letzten Tagen im Kreis der Familie erlebten, sterben heute in städtischen Bereichen über 90 % und in ländlichen Bereichen über 60 % leider einsam und verlassen in Krankenhäusern und Pflegeheimen. Die Zahlen stehen im krassen Widerspruch zum Wunsch der meisten Menschen, die in ihren letzten Tagen und Stunden nicht in irgendwelchen sterilen und nüchternen Einrichtungen allein dem Jenseits der Zeit entgegendämmern möchten. Das ist unmenschlich und grausam.

In Würde sterben dürfen

→ Die mittlerweile über 1000 Hospizvereine, ca. 250 Hospize, 150 ambulante Dienste und ca. 30 Palliativstationen in der Bundesrepublik haben sich dieses Anliegens angenommen. Ihr Anliegen ist je nach Möglichkeiten:

• Sterbende nicht allein zu lassen, eine menschenwürdige Sterbebegleitung möglichst in der gewohnten Umgebung,

• keine künstliche Lebensverlängerung gegen den Wunsch eines Sterbenden,

• Linderung der Schmerzen durch eine wirksame Schmerztherapie

• und eine psychosoziale Betreuung der Sterbenden und der Angehörigen während der Pflege und beim Abschied.

→ Die Hospizbewegung betrachtet das Sterben als einen Teil des Lebens, als einen Vorgang, der weder verkürzt noch künstlich verlängert werden soll. Diese lebensbejahende Grundhaltung schließt eine aktive Sterbehilfe (Euthanasie) aus. Ziel ist es vielmehr, daß der Kranke möglichst ohne Beschwerden bis zuletzt leben kann, umsorgt von Familie, Freunden und Betreuern.

Hospizkosten

→ Seit dem 1. 7. 97 können die Krankenkassen für Hospizeinrichtungen einen erheblichen Teil der Kosten übernehmen.

Hospizeinrichtungen – Sterbebegleitung

→ Wenn Sie sich für eine solche Organisation interessieren, können Sie sich wenden an (Rückporto nicht vergessen!):

• Bundesarbeitsgemeinschaft Hospiz e.V., Steinweg 54, 06110 Halle (Saale)

• Omega – Mit dem Sterben leben e.V., Kasseler Schlagd 19, 34346 Hannoversch-Münden, T.: 0 55 41/53 56

• Malteser Werke e.V., Fachstelle Hospizarbeit, Steinfelder Gasse 9, 50670 Köln, T.: 02 21/9 82 21 15

• Diakonisches Werk, Pf. 10 11 42, 70010 Stuttgart

• Deutsche Hospizhilfe e.V., Reit 25, 21244 Buchholz/Nordheide

• ALPHA, Von-Hompesch-Str. 8, 53123 Bonn

• Deutsche Hospiz-Stiftung, Hohle Eiche 29, 44229 Dortmund

• Deutsche Gesellschaft für Palliativmedizin, Josef-Stelzmann Str. 9, 50931 Köln, T.: 02 21/4 78 33 62

• Arbeitsgruppe »Zu Hause sterben« an der Ev. Fachhochschule Hannover, Blumhardtstr. 2, 30625 Hannover (Prof. Dr. Student)

• Christophorus Hospiz-Verein e.V., Rotkreuzplatz 2 a, 80634 München, T.: 0 89/13 07 87–0, Fax: –13

• Siehe Anschriften bei Kap. 14.6.!

14.8. Medizinischer Familienstammbaum – Familienanamnese

Viele Veranlagungen sind vererbt

→ Zahlreiche Erkrankungen sind genetisch bedingt oder zumindest teilweise mitbedingt. Sie werden als Veranlagung vererbt, was im Grunde genommen noch nichts Aufregendes bedeutet, weil nicht alle Veranlagungen dann auch zum Ausbruch kommen. Man sollte das Problem allerdings auch nicht unterschätzen und zumindest das tun, was jeder für sich erledigen kann: Im Laufe der Zeit Daten für eine Familienanamnese zusammentragen.

→ Das kann Sie zwar vor Krankheiten (z. B. Krebserkrankungen, Diabetes, Herzerkrankungen, Suchtkrankheiten, Allergien, psychische Erkrankungen) nicht bewahren. Sie können sich allerdings frühzeitig mit Ernährung, Lebenswandel, regelmäßigen Untersuchungen, Tests usw. darauf problemlos einstellen und vorbeugen. Ein frühzeitiges Erkennen reduziert das Gefährdungspotential erheblichst!

Ergebnisse nur mit Genetikern abklären!

→ Fachkundig analysiert kann eine solche Anamnese, auch als »Medizinischer Familienstammbaum« bezeichnet, wertvolle Erkenntnisse zum eigenen Verhalten liefern. Solche Spezialisten finden Sie bei den »Genetischen Beratungsstellen« der Universitätskliniken (↗ Kap. 12.1.!). *Nur dort* kann man Ihnen nach dem aktuellen Stand der Forschung zuverlässig, umfassend und – soweit das schon möglich ist – konkret sagen,

worauf Sie besonders achten sollen, was Sie zur Vorsorge unternehmen können, wofür und wo es sinnvolle Tests und Untersuchungen gibt usw.

> **Wichtig:** Klären Sie Fragen im Zusammenhang mit dem Medizinischen Stammbaum grundsätzlich und ausschließlich nur mit den Wissenschaftlern der Genetischen Beratungsstellen nach Rücksprache mit Ihrem Arzt, der Ihnen auch einen entsprechenden Überweisungsschein ausstellt.

Gemeinsamkeiten in der Blutsverwandtschaft

→ Diesen Prozentsatz an Genen haben Sie – stark vereinfacht gesehen – gemeinsam: 50 % mit Geschwister, Vater und Mutter, 25 % mit Großvater/-mutter, Nichten, Neffen, Onkel und Tanten. Damit wird Ihnen bereits der Schwerpunkt Ihrer »Ermittlungen« deutlich. Er sollte in der Blutsverwandtschaft des 1. und 2. Grades und – soweit überhaupt noch rekonstruierbar – des 3. Grades liegen. Für weiter zurückliegende Generationen kann Ihnen meist nur noch ein Blick in die Sterbebücher (»liber mortuuorum«) der zuständigen Pfarrgemeinden weiterhelfen. Dort sind teilweise bis ca. zum Jahr 1850 sogar die Todesursachen vermerkt.

Medizinischer Familienstammbaum
Familienanamnese

Zahlreiche Erkrankungen sind genetisch bedingt oder zumindest mitbedingt, haben wir als Veranlagung geerbt. Erforschen Sie deshalb Ihre persönliche »medizinische Vergangenheit«, und besprechen Sie das Ergebnis mit Ihrem Arzt.

	Selbst	Geschwister	Mutter	Geschw. Mutter	Oma ms	Opa ms	Uroma ms 1	Uropa ms 1	Uroma ms 2	Uropa ms 2	Vater	Geschw. Vater	Oma vs	Opa vs	Uroma vs 1	Uropa vs 1	Uroma vs 2	Uropa vs 2
Allergien																		
Arterien, Venen																		
Asthma																		
Augen																		
Blut																		
Chromosomen																		
Diabetes (Typ)																		
Diphtherie																		
Durchblutung																		
Erbkrankheit																		
Geschlechtsorgane																		
Harnwege, Nieren																		
Haut																		
Herz																		
Infektionen																		
Knochen, Gelenk																		
Kopf:																		
– Alzheimer																		
– Anfälle																		
– Autismus																		
– geistig behindert																		
– Huntington																		
– Krampfanfall																		
– Migräne																		
– Parkinson																		
– Schlaganfall																		
Krebs																		
Kreislauf																		
Leber																		
Lunge, Luftwege																		
Magen, Darm																		
Milz, Galle																		
Muskeln, Sehnen																		
Nerven, MS																		
Ohren																		
Psychosen/Neurosen																		
Rheuma																		
Röteln																		
Ruhr, Scharlach																		
Schilddrüse																		
Selbstmord																		
Speiseröhre																		
Stoffwechsel																		
Sucht (Alkohol)																		
Tropenkrankheit																		
Übergewicht																		
Wirbelsäule																		

15. Akten – Daten – Rechte – Pflichten

15.1. Akteneinsicht

Die Rechtsgrundlage

→ Dreh- und Wendepunkt der Akteneinsicht ist für den gesamten Sozialbereich der § 25 des X. Sozialgesetzbuches:

Akteneinsicht durch Beteiligte

»(1) Die Behörde hat den Beteiligten Einsicht in die das Verfahren betreffenden Akten zu gestatten, soweit deren Kenntnis zur Geltendmachung oder Verteidigung ihrer rechtlichen Interessen erforderlich ist. Dies gilt bis zum Abschluß des Verwaltungsverfahrens, nicht für Entwürfe zu Entscheidungen sowie für Arbeiten zu ihrer unmittelbaren Vorbereitung.

(2) Soweit die Akten Angaben über gesundheitliche Verhältnisse eines Beteiligten enthalten, kann die Behörde den Inhalt der Akten dem Beteiligten durch einen Arzt vermitteln lassen.

(3) Die Behörde ist zur Gestattung der Akteneinsicht nicht verpflichtet, soweit die Vorgänge wegen der berechtigten Interessen der Beteiligten oder dritter Personen geheimgehalten werden müssen.

(4) Die Akteneinsicht erfolgt bei der Behörde, die die Akten führt. Im Einzelfall kann die Einsicht auch bei einer anderen Behörde oder bei einer diplomatischen oder berufskonsularischen Vertretung der Bundesrepublik Deutschland im Ausland erfolgen; weitere Ausnahmen kann die Behörde, die die Akten führt, gestatten.

(5) Soweit die Akteneinsicht zu gestatten ist, können die Beteiligten Auszüge oder Abschriften selbst fertigen oder sich Ablichtungen durch die Behörde erteilen lassen.

Die Behörde kann Ersatz der Aufwendungen in angemessenem Umfang verlangen.«

Meine guten Rechte

→ In allen Verfahren des Sozialrechtes (Renten, Sozialhilfe, Krankenversicherung, Pflegeversicherung, Schwerbehindertengesetz, Behindertenausweis usw.) haben Sie ein Akteneinsichtsrecht, und Sie können Kopien aus Ihrer Akte anfertigen lassen.

→ Während die Akteneinsicht innerhalb der Sprechzeiten der Behörde in der Regel jederzeit problemlos und natürlich kostenlos erfolgen kann, ist bei Kopien mit Kosten zu rechnen (pro Seite ca. 1 DM). Bei Zusendung der Kopien müssen Sie diese Kosten vorher bezahlen.

> **Wichtig:** Sollte Ihnen persönlich die Akteneinsicht oder Kopien aus Ihrer Akte verweigert werden, muß es dafür sehr triftige Gründe geben. Willkürlich wird Ihnen keine Behörde ein solches Recht beschneiden. Um in diesem Fall keine wichtige Zeit zu verlieren, bitten Sie Ihren Arzt, daß er – unter Vorlage Ihrer Vollmacht – die entsprechenden Kopien für Sie anfordert und selbst mit der Behörde telefoniert.

→ Ihre Anforderungen könnten Sie etwa nach dem folgenden Beispiel abfassen. Der Inhalt der Anforderung richtet sich natürlich nach dem Gegenstand des Verfahrens. Bei einem Renten- oder Sozialhilfeverfahren kann Ihnen etwas anderes wichtig sein als beispielsweise bei einem Antrag auf Feststellung einer Behinderung, wie in dem Muster.

Wann müssen Sie den Akteninhalt kennen?

→ Wichtig werden Akteneinsicht und Kopien aus der Akte immer dann, wenn Sie einen Widerspruch oder eine Klage prüfen oder eine Begründung dazu nachreichen müssen. Dann müssen Sie die Grundlagen der zu attackierenden Entscheidung genau kennen, um auf die Angriffspunkte eingehen zu können.

Muster für die Anforderung von Befunden

An
§ 25 SGB X –
Kopien aus meiner Akte ...
Bitte übersenden Sie mir aus meiner Akte
● Kopien sämtlicher Befundberichte,
● Gutachten, auch Festlegung der Einzel-GdBs und alle
● internen Auswertungen und Stellungnahmen,
die Grundlage Ihrer jüngsten Entscheidung waren. Die Kosten dafür übernehme ich selbstverständlich. Die Rechtsgrundlage für diese Anforderung mögen Sie bitte in § 25 SGB X sehen.

> **Wichtig:** Die Fristen für die Rechtsmittel Widerspruch, Klage usw. müssen Sie in jedem Fall einhalten und zumindest mit dem bei ↗ Kapitel 16.1. genannten Beispiel rechtzeitig wegschicken. Die Begründung reichen Sie erst dann nach, wenn Sie die nötigen Kopien erhalten und geprüft haben.

> **Wichtig:** Statt Kopien anzufordern, kann es zeitsparender sein, wenn Sie Ihre Akte zur Einsicht an das Sozialamt Ihres (näher gelegenen) Rathauses usw. schicken lassen. Sie können selbst entscheiden, wovon Sie eine Kopie haben möchten, und diese gleich (gegen Bezahlung) mitnehmen.

Versorgungsamt

→ Die Herausgabe von Kopien erfolgt meist problemlos. Allerdings muß man mitunter mit einer erheblichen zeitlichen Verzögerung rechnen, weil zum Teil die Kopien erst nach Bezahlung der vorausgeschickten Rechnung zugesandt werden.

→ Die wichtigsten Unterlagen sollten Sie sich grundsätzlich bei allen Ablehnungen und bei allen Anträgen, die mit Geldleistungen verbunden sind, besorgen. Wird über einen Antrag auf finanzielle Leistungen (z. B. Rente nach dem Bundesversorgungsgesetz) erstmals entschieden und waren dabei ärztliche Gutachten für die Höhe maßgebend, sollten Sie ebenfalls die Akte einsehen oder diese Gutachten in Kopie anfordern.

→ Machen Sie das sofort nach Eingang des Bescheides mit einem Widerspruch. Dann erlangt der Bescheid keine Rechtskraft, und Sie können in aller Ruhe prüfen, ob man Sie gerecht behandelt hat. Einen Widerspruch können Sie jederzeit und kostenfrei mit einem kurzen Brief wieder zurücknehmen.

Rentenversicherungsträger

→ Das Problem stellt sich hauptsächlich bei Erwerbs- und Berufsunfähigkeitsrentenanträgen und Kuranträgen. Während die Landesversicherungsanstalten mit der Herausgabe von Kopien meist zuverlässig und schnell reagieren, geschieht dies bei der Bundesversicherungsanstalt für Angestellte nur sehr zögerlich, vor allem bei einem EU-Rentenantrag.

→ Lassen Sie sich unter keinen Umständen verunsichern, und bleiben Sie hartnäckig! Sie haben ein Recht auf Kopien aller Unterlagen.

Sozialhilfe und Jugendamt

→ Akteneinsichts- und Kopienwünsche werden von den Sozialämtern quer durch die Bundesrepublik nur zögerlich bearbeitet.

→ Aber lassen Sie sich nicht entmutigen, und nehmen Sie Ihr Recht wahr; notfalls benutzen Sie zur Durchsetzung Ihrer Rechte den Beschwerdeweg innerhalb der Behörde, bemühen einen Anwalt oder wenden sich an die Bundesarbeitsgemeinschaft der Sozialhilfeinitiativen, Moselstr. 25, 60329 Frankfurt/M., T.: 0 69/25 00 38.

Kranken- und Pflegeversicherungen

→ Geheime Akten gibt es auch bei den Kranken- und Pflegekassen nicht. In der Regel sind aber nicht die Akten der Kranken- und Pflegekasse, sondern das zugrunde liegende Gutachten des Medizinisches Dienstes (MDK) für einen Widerspruch wichtig. Gleichwohl können Sie Unterlagen grundsätzlich nur bei Ihrer Kranken- bzw. Pflegekasse anfordern, die sie aber meist problemlos herausgeben.

Berufsgenossenschaften/Unfallversicherungen

→ Die entsprechenden Wünsche werden in der Regel rasch und zuverlässig erfüllt. Kosten entstehen dabei meist nicht.

Gerichte

→ Die Gerichte versenden Kopien der eingeholten Gutachten und Stellungnahmen von sich aus und eröffnen dabei eine Möglichkeit zur ergänzenden Prüfung.

15.2. Patientenrecht auf Akteneinsicht

Ärztliche Dokumentationspflicht

→ Jeder Arzt, ob niedergelassen oder in einem Krankenhaus tätig, hat die Pflicht, über das Befinden, die Behandlung, Medikamentenverabreichungen und -verordnungen usw. Aufzeichnungen zu führen.

→ Daneben muß er den Patienten natürlich jeweils sehr genau und umfassend über den genauen Ablauf und die Auswirkung eines Eingriffs, jeder Behandlung und Medikation informieren. (↗ Kapitel 16.6.) Entsprechende Maßgaben enthält die Berufsordnung und der Bundesmantelvertrag zwischen den Ärzten und der Kassenärztlichen Bundesvereinigung.

Verwahrungspflichten

→ Auch hierfür gibt es berufsständische Regelungen der Ärztekammern und Kassenärztlichen Vereinigungen. Ärztliche Patientenunterlagen müssen in der Regel nach dem Standesrecht zehn Jahre unter strikter Einhaltung der Schweigepflicht verwahrt werden. Krankenhäuser, vor allem Universitätskliniken, haben sehr viel längere Aufbewahrungsfristen.

→ Für Röntgenaufnahmen gelten zehn Jahre; bei Strahlenbehandlungen müssen die Unterlagen mindestens 30 Jahre sicher verwahrt werden.

→ Wenn Sie mit der Auffindung von Unterlagen, zum Beispiel wegen einer Praxisaufgabe, Probleme haben, sollten

Sie sich an die zuständige Ärztekammer wenden.

Patientenrechte

→ Krankenakten sind Eigentum des Arztes bzw. des Krankenhauses. Früher – zum Teil auch heute noch – waren die Ärzte der Auffassung, daß ihre Aufzeichnungen nur für sie selbst gedacht waren und deshalb der Patient keinen Zugriff dazu haben sollte. Diese Auffassung hat sich gewandelt und wurde höchstrichterlich mehrfach eindeutig korrigiert.

→ Danach schuldet der Arzt im Rahmen des Behandlungsvertrages eine vollständige Niederschrift sämtlicher Aspekte, die sich aus Besuch, Untersuchung und Behandlung ergeben. Verweigert ein Arzt das Einsichtsrecht, verstößt er gegen den stillschweigend zustande gekommenen Vertrag zwischen Arzt und Patienten und den sich daraus ergebenden Verpflichtungen. Er würde auch das verfassungsmäßig garantierte Selbstbestimmungsrecht jedes einzelnen mit einer solchen Verweigerung beschneiden.

Merke: Der Patient hat grundsätzlich das Recht auf Einsicht in seine Patienten- bzw. Krankenakte. Er hat zudem das Recht auf eine Kopie dieser Akte, egal ob bei niedergelassenen Ärzten oder in einem Krankenhaus, in einer Privatklinik, bei einem Heilpraktiker o. ä.

→ Verweisen Sie bei einer Ablehnung auf die folgenden Gerichtsentscheidungen, die maßgebend sind:

Krankenakten-Urteile
→ Bundesgerichtshof 23. 11. 1982 – VIZR 222/79: (NJW 1983, 328)
»Der Patient hat gegenüber Arzt und Kran-

kenhaus grundsätzlich auch außerhalb eines Rechtsstreits Anspruch auf Einsicht in die ihn betreffenden Krankenunterlagen.«
→ Oberlandesgericht Köln vom 12. 11. 1981:
»Der Arzt ist verpflichtet, Fotokopien sämtlicher objektiver Krankenunterlagen zu fertigen und diese mit der schriftlichen Bestätigung der Vollständigkeit und Richtigkeit gegen Erstattung der Fotokopierkosten zu übersenden.«
→ Oberlandesgericht Düsseldorf vom 28. 7. 1983 (Az: 8 U 22/83) und Amtsgericht Bochum vom 20. 3. 1985 (Az: 43 C489/84):
»Der Arzt/das Krankenhaus ist verpflichtet, Namen und ladungsfähige Anschriften der verantwortlichen Ärzte und die tatsächlichen Dienstzeiten mitzuteilen.«
→ Weitere Urteilsquellen zum Thema: Verwaltungsgerichtshof München BayVBl. 1988 209ff. in NJW 1988, 1615/Bundesverwaltungsgericht DVBl. 1989, 880 in NJW 1989, 2960/Bundesgerichtshof in DuD 1991, 536. (NJW = Neue Juristische Wochenschrift)

→ Für die Anforderung einer Kopie Ihrer Krankenakte können Sie sich an dem nachfolgenden Muster orientieren.

Anforderung von Krankenunterlagen
Kopie meiner gesamten Krankenakte zum stationären Aufenthalt in Ihrem Haus vom ...... bis ....
In der oben genannten Zeit war ich auf der Station .... Patient Ihres Hauses. Im Zusammenhang mit zwischenzeitlich eingetretenen Behinderungen darf ich Sie
• um Kopie meiner kompletten Krankenakte und
• um leihweise Überlassung sämtlicher Röntgenaufnahmen bitten. Kopier- und Portokosten bezahle ich natürlich.
• Bitte sind Sie auch so freundlich, und las-

sen Sie die Vollständigkeit und Richtigkeit durch eine autorisierte Person bestätigen bzw. beglaubigen.

In mehrfachen höchstrichterlichen Entscheidungen haben Bundesgerichtshof und Oberlandesgerichte entsprechende und umfassende Rechte des Patienten bestätigt. Diese Entscheidungen sind Ihnen sicher bekannt. Sie mögen bitte darin die Rechtsgrundlage für die Erfüllung meiner Bitte sehen. Für Rückfragen stehe ich Ihnen jederzeit zur Verfügung.

➡ Nicht jedes Krankenhaus oder jeder Arzt wird auf eine derartige Anforderung wie gewünscht und prompt reagieren. Haken Sie deshalb nach spätestens zwei Wochen beim Verwaltungsleiter eines Krankenhauses oder bei der Sprechstundenhilfe des angeschriebenen Arztes telefonisch nach.

➡ Entscheidend ist natürlich, warum Sie die Kopien haben möchten. In der Regel wird es der sehr konkrete Verdacht eines Kunstfehlers sein, der ein solches Begehren auslöst. Aus rein taktischen Gründen kann es klüger sein, die eigentlichen Motive zu verbergen, bis es unvermeidbar wird.

➡ Folgende Argumentationsbeispiele können bei unnötigen Verzögerungen Druck auf das Krankenhaus ausüben:

● Die Dauer könnte die Vermutung zulassen, daß man etwas zu verbergen hat oder gar vertuschen will.

● Bei weiterer Verzögerungen müßten Sie die Möglichkeiten einer Strafanzeige/-antrag wegen des Verdachts auf Körperverletzung bei der Behandlung anwaltlich prüfen lassen.

● Eine logische Konsequenz wäre dann auch ein Vorgehen über die Kassenärztliche Vereinigung und die Ärztekammer.

● Kein Arzt oder Krankenhausträger kann ein Interesse daran haben, daß der Staatsanwalt die Akten beschlagnahmt und die Kripo gegen Personal ermittelt. Spätestens dann hätten Sie über Ihren Anwalt sowieso eine uneingeschränkte Einsichtsmöglichkeit.

● All diese kleinen Umwege würden die Sache nur unnötig komplizieren und verzögern. Ob das dann alles vor den Medien noch zurückgehalten werden kann, ist äußerst fraglich.

Beratung/Hilfe

➡ Bundesarbeitsgemeinschaft der PatientInnenstellen c/o Gesundheitsladen München, Auenstr. 31, 80469 München, T.: 0 89/77 25 65, Fax: 7 25 05 74

➡ Siehe auch Kap. 16.7. und 16.9.!

15.3. Datenschutz

Arztgeheimnis

➡ Ärzte sind standes-, straf- und datenschutzrechtlich zur absoluten Verschwiegenheit verpflichtet über alles, was ihnen in ihrer Eigenschaft als Arzt anvertraut oder bekannt geworden ist. Für diese absolute Verschwiegenheit muß er auch bei seinem Personal und bei der Verwahrung und Handhabung der Patientenunterlagen sorgen.

➡ Nach der ärztlichen Berufsordnung darf ein Arzt nur dann etwas offenbaren, wenn ihn der Patient (in der Regel schriftlich) von der Schweigepflicht entbunden hat oder soweit die Offenbarung zum Schutz eines höherwertigen Rechtsgutes erforderlich ist. Untersuchen oder behandeln mehrere Ärzte, so sind sie untereinander von der Schweigepflicht befreit, wenn der Patient nichts anderes bestimmt hat.

Sozialdatenschutz

‣ Sämtliche Sozialdaten unterliegen einem besonderen gesetzlichen Schutz, der im Bundesdatenschutzgesetz und in den einzelnen Sozialgesetzbüchern geregelt ist: für Renten-, Kranken-, Pflege-, Unfall- und Arbeitslosenversicherung, für den Bereich des sozialen Entschädigungsrechtes, des Schwerbehinderten-, Bundessozialhilfe- und Jugendhilferechtes.

‣ Ohne Ihr schriftliches Einverständnis wird keine dieser Behörden Daten oder Unterlagen aus Ihren Akten herausgeben.

‣ Wer quer durch die Republik die Abläufe in den Sozialämtern etwas genauer kennt, wird sehr schnell feststellen, daß man den Schutz der Privatsphäre, der persönlichen Daten, Probleme usw. der Antragsteller häufig nicht sehr ernst nimmt. Deshalb hier der eindringliche Hinweis: Sie haben ein weitreichendes Recht auf den genannten Schutz und sollten dabei grundsätzlich keinerlei Kompromisse akzeptieren.

Datenschutzbeauftragte

‣ Einen solchen Beauftragten gibt es in jeder Behörde. Haben Sie das Gefühl, daß man Sie nicht ernst nimmt, drohen Sie ruhig mit einer Strafanzeige und Beschwerde beim Landes-Datenschutzbeauftragten.

‣ Einen Landesbeauftragten gibt es in je-

dem Bundesland und Stadtstaat. Die Anschrift erfahren Sie über den Innensenator/das Innenministerium oder beim Bundesbeauftragten für den Datenschutz, Riemenschneiderstraße 11, 53175 Bonn, T.: 02 28/8 19 95–0, Fax: 02 28/8 19 95 50.

‣ Mit dem Arztgeheimnis und Sozialdatenschutz beschäftigt sich besonders die Dt. Vereinigung für Datenschutz, Fridastr. 12, 30161 Hannover, T.: 05 11/1 20–20 83.

Privater Schutz

‣ Mit einem Eintrag in die »Robinson-Liste« können Sie privat mittelfristig ungebetene Anschreiben etwas abbremsen: Robinson-Liste, Pf. 14 01, 71243 Ditzingen, T.: 0 71 56/95 10 10.

‣ Widersprechen Sie grundsätzlich auf entsprechende Fragen, ob eine Weitergabe möglich ist, von Firmen, Versandhandel, Behörden, Kreditkartenunternehmen usw.

‣ Bei der Schufa werden alle Schulden gespeichert. Mit einer Selbstauskunft (ca. 15 DM) erfahren Sie, was dort über Sie gespeichert ist: Örtliche Schufa-Stellen erfahren Sie unter T.: 06 11/39 59 80

‣ Grundsätzlich gilt, daß niemand ohne Ihre Zustimmung oder ausdrückliche gesetzliche Erlaubnis über Sie Daten speichern darf. Sie sollten das auch generell nicht akzeptieren und notfalls sofort mit einer Strafanzeige unterbinden.

15.4. Mitwirkungspflicht

Mitwirkungspflicht im Sozialbereich

§ 60 des I. Sozialgesetzbuches (SGB I) sagt dazu:»Wer Sozialleistungen beantragt oder erhält, hat
1. alle Tatsachen anzugeben, die für die Leistung erheblich sind, und auf Verlangen des zuständigen Leistungsträgers der Erteilung

der erforderlichen Auskünfte durch Dritte zuzustimmen,
2. Änderungen in den Verhältnissen, die für die Leistung erheblich sind oder über die im Zusammenhang mit der Leistung Erklärungen abgegeben worden sind, unverzüglich mitzuteilen,

3. Beweismittel zu bezeichnen und auf Verlangen des zuständigen Leistungsträgers Beweisurkunden vorzulegen oder ihrer Vorlage zuzustimmen. Gleiches gilt für denjenigen, der Leistungen erstatten muß.

→ Auf Verlangen sollen Sie zur mündlichen Erörterung eines Antrages oder zur Vornahme anderer für die Entscheidung über die Leistung notwendiger Maßnahmen persönlich erscheinen.

→ Einer ärztlichen und psychologischen Untersuchung müssen Sie sich unterziehen, soweit dies für die Entscheidung über die beantragte Leistung notwendig ist.

Heilbehandlung

→ Beantragen Sie wegen einer Krankheit oder Behinderung eine Leistung, kann man von Ihnen verlangen, daß Sie sich einer Heilbehandlung unterziehen, wenn dadurch eine Besserung des Gesundheitszustandes erreicht oder eine Verschlechterung verhindert werden kann. In der Regel ist das eine Kur oder sonstige Rehabilitationsmaßnahme (↗ Kapitel 10.).

Berufsfördernde Maßnahmen

→ Wer wegen einer Erwerbsminderung oder wegen Arbeitslosigkeit Sozialleistungen beantragt oder erhält, soll auf Verlangen an berufsfördernden Maßnahmen teilnehmen, wenn dadurch seine Erwerbs- oder Vermittlungsfähigkeit auf Dauer gefördert oder erhalten werden kann.

Grenzen der Mitwirkungspflicht

→ Eine Mitwirkungspflicht besteht nach § 65 SGB I nicht,

• wenn ihre Erfüllung nicht in einem angemessenen Verhältnis zur Leistung oder ihrer Erstattung steht,

• wenn ihre Erfüllung dem Betroffenen aus einem wichtigen Grund nicht zugemutet werden kann,

• wenn sich die Behörde die nötige Erkenntnis mit einem geringeren Aufwand selbst beschaffen kann.

→ Behandlungen und Untersuchungen können Sie ablehnen,

• wenn dadurch mit hoher Wahrscheinlichkeit ein Schaden für Ihr Leben und Ihre Gesundheit nicht ausgeschlossen werden kann,

• wenn sie mit erheblichen Schmerzen verbunden sind,

• wenn erheblich in Ihre körperliche Unversehrtheit eingegriffen würde.

→ Angaben, mit denen der Antragsteller sich oder nahestehende Personen der Gefahr einer Strafverfolgung aussetzt, können verweigert werden.

Folgen mangelnder Mitwirkung

→ Auch das ist natürlich im SGB I (§ 66) klar geregelt: Kommen Sie Ihren Mitwirkungspflichten nicht nach und wird dadurch die Aufklärung des Sachverhaltes erheblich erschwert, kann der Leistungsträger ohne weitere Ermittlungen die Leistungen bis zur Nachholung der Mitwirkung ganz oder teilweise versagen oder entziehen.

→ Wenn Sie wegen Arbeitsunfähigkeit, wegen Gefährdung oder Minderung der Erwerbsfähigkeit oder aufgrund Arbeitslosigkeit Leistungen beantragen oder erhalten und Ihre Mitwirkungspflichten nicht erfüllen, kann die Leistung ebenfalls ganz oder teilweise versagt oder wieder entzogen werden.

15.5. Beratungspflicht der Behörden

→ Auch hierzu ein Zitat aus dem SGB I: »Die Leistungsträger, ihre Verbände und die sonstigen in diesem Gesetzbuch genannten öffentlich-rechtlichen Vereinigungen sind verpflichtet, im Rahmen ihrer Zuständigkeit die Bevölkerung über die Rechte und Pflichten nach diesem Gesetzbuch aufzuklären.«

→ Die größten Lücken gibt es dazu bisweilen bei den Arbeits- und Sozialämtern. Arbeitslose und Sozialhilfeempfänger haben geduldig und ergeben das an- und hinzunehmen, was ihnen angeboten wird. Nehmen sie die Angebote nicht wahr, werden ihnen Sperrzeiten oder gar Streichungen angedroht.

Merke: Alle Behörden und Institutionen, die am Vollzug des gesamten Sozialrechtes unmittelbar oder mittelbar beteiligt sind, haben eine **umfassende und übergreifende Beratungspflicht!** Beispiel: Ein Arbeitsamt muß in erster Linie über die Arbeitsförderung informieren. Es muß aber auch auf die – zum Teil sehr tiefgreifenden – Folgen bei der Rentenversicherung aufmerksam machen und darf sich der Beratungspflicht nicht mit einem Hinweisschild im Warteraum auf die Beratungsstellen der Rentenversicherungsträger entledigen.

16. Wie komme ich zu meinem Recht?

16.1. Widerspruch und Klage

Welches Gericht ist zuständig?

→ Keine Sorge, Sie können gar nicht irren, da Sie sich in jedem Fall nur an der Rechtsmittelbelehrung des Widerspruchsbescheides orientieren. Dort ist immer das zuständige Gericht mit Anschrift genannt. Fehlt diese Belehrung (auch als Rechtsbehelf bezeichnet), ist es kein Bescheid, sondern nur ein Schreiben, dem Sie innerhalb eines Jahres widersprechen können.

→ Die **Sozialgerichte** sind insbesondere zuständig für:
- Arbeitsförderung
- Kindergeld
- Kriegsopferversorgung
- Opferentschädigung
- Soldatenversorgung
- Sozialversicherungsrecht (Rente, Krankenkasse, Pflegeversicherung)
- Schwerbehindertenrecht.

→ Die **Verwaltungsgerichte** sind für die übrigen Gebiete des Sozialrechtes zuständig; insbesondere für das Sozialhilferecht, Kriegsopferfürsorge, Wohngeld, Wehrdienst usw.

Verfahrensgrundsätze

→ Ein Verfahren vor den Gerichten beruht immer auf den folgenden Grundsätzen.

Amtsermittlung: Der gesamte Streitstoff wird durch das Gericht neu von Amts wegen ermittelt.

Mündlichkeit und rechtliches Gehör: Die Entscheidung ergeht aufgrund einer mündlichen Verhandlung.

Unmittelbarkeit: Das Gericht muß den Sachverhalt aus eigener und unmittelbarer Wahrnehmung kennen.

Freie Beweiswürdigung: Das Gericht entscheidet nach freier, aus dem Gesamtergebnis der Verhandlungen gewonnener Überzeugung.

Verfahrensablauf

→ Die meisten Mitmenschen haben vor einem Widerspruchsweg und dem Gang vor das Gericht eine gewisse Angst. Das folgende Beispiel soll den Verfahrensablauf etwas verständlicher machen:

Verfahrensablauf beim Behindertenausweis

Bürger stellt Antrag
↓
Versorgungsamt erteilt Bescheid
↓
Widerspruch des Bürgers
entweder Abhilfe = korrigierter
Bescheid oder Weiterleitung an
Landesversorgungsamt
↓
Widerspruchsbescheid
des Landesversorgungsamtes
↓
Klage zum Sozialgericht
↓
Berufung zum Landessozialgericht
↓
Revision zum Bundessozialgericht
Grundsatzentscheidungen:
Großer Senat des BSG

Verfahrensablauf beim Verwaltungsgericht

Bürger beantragt Sozialhilfe
↓
Sozialamt lehnt Antrag ab
↓
Widerspruch
entweder Abhilfe = korrigierter
Bescheid oder Weiterleitung an
Rechtaufsichtsbehörde
↓
Widerspruchsbescheid der Rechts-
aufsichtsbehörde
↓
Klage zum Verwaltungsgericht
↓
Berufung zum Oberverwaltungsgericht
↓
Revision
zum Bundesverwaltungsgericht

Frist muß eingehalten werden!

→ Die in der Rechtsmittelbelehrung angegebene Frist müssen Sie in jedem Fall einhalten. Wenn Sie auf Anhieb einen Widerspruch oder anschließend eine Klage nicht
ausschließen wollen, aber für die Prüfung
und Beschaffung von Beweisen noch Zeit
benötigen, müssen Sie zumindest das
Rechtsmittel, den Widerspruch, sofort ab-
schicken. Zurücknehmen können Sie es jederzeit ohne Kosten und Probleme.

Widerspruch: Wann?

→ Die Vielfalt der Sozialgesetze macht eine Darstellung bestimmter Fälle (Ausnahme: Widerspruch bei Behindertenausweis)
unmöglich. Deshalb nur ein paar allgemeine Hinweise und Empfehlungen:
Erheben Sie einen Widerspruch/Klage
● Grundsätzlich bei allen ablehnenden Entscheidungen im sozialen Entschädigungsrecht und der Unfallversicherungen: Ermes-
sensspielraum wird hierbei nie zugunsten

des Betroffenen ausgeschöpft. Ärztliche Be-
gutachtungen werden von den befaßten
Behörden und Institutionen immer mit ei-
genen Kräften durchgeführt. Vor allem bei
Beschwerden, die nicht durch entsprechen-
de Befunde belegt werden können, ist de-
ren Objektivität in Frage zu stellen.
● Grundsätzlich bei allen Ablehnungen zu
Erwerbsunfähigkeitsrentenanträgen. (↗ Ka-
pitel 10.2.)
● Grundsätzlich bei Ablehnungen und
Sperrzeitverhängungen des Arbeitsamtes.
● Grundsätzlich bei verhaltensbedingten
Streichungen (z. B. mangelnde Mitwirkung)
der Sozialhilfe, der Renten-, Unfall- und
Krankenversicherungen.
● Grundsätzlich dann, wenn Sie sich unge-
recht behandelt fühlen.

Widerspruch beim Behinderten-
ausweis

→ Bei einem Antrag für einen Behindertenausweis stellt sich am häufigsten die Frage
nach einem Widerspruch oder einer Klage.
Er ist schließlich die Legitimation u. a. für
die Inanspruchnahme der Nachteilsaus-
gleichsmöglichkeiten. Ein paar Hinweise
aus der Praxis sollen Ihnen Ihre grundsätzli-
che Entscheidung und die Abfassung erleichtern.
→ Angelpunkt Ihres Interesses ist natürlich
der Grad der Behinderung und die Frage,
ob die Prozente annähernd den tatsächlichen Gegebenheiten entsprechen. (↗ Kapitel 4.1. Seite 89.)

Widerspruchsprüfung beim
Behindertenausweis

→ Eine gründliche Prüfung können Sie nur
dann durchführen, wenn Sie alle Entscheidungsgrundlagen kennen. Das gilt generell
für alle Rechtsmittelverfahren. Mit Ihrem
Widerspruch besorgen Sie sich deshalb
gleichzeitig die nötigen Unterlagen.

→ Verwenden Sie vorerst nur den folgenden Text (Namen, Anschrift und Aktenzeichen natürlich nicht vergessen!):

Muster für einen Widerspruch
An ......
Gegen den Bescheid vom ......, den ich heute erhalten habe, erhebe ich hiermit
W i d e r s p r u c h.
Die Begründung reiche ich Ihnen nach, wenn mir die hiermit gleichzeitig erbetenen Kopien sämtlicher ärztlichen Gutachten, Stellungnahmen, Befundberichte und internen Auswertungen vorliegen. Die Kosten für die Kopien übernehme ich. Dazu darf ich Sie auf § 25 SGB X verweisen. Den Eingang des Widerspruches darf ich Sie bitten, kurz zu bestätigen.

→ Prüfen Sie Bescheid, Befundberichte und amtsärztliche Auswertung mit Festlegung der Einzel-GdBs nach den folgenden Kriterien:
1. Sind alle Behinderungen, Leiden usw. aufgeführt?
2. Stimmt der Zeitpunkt für die Rückwirkung mit den Gegebenheiten (z. B. Herzinfarkt) überein?
3. Wurden alle angegebenen Ärzte befragt?
4. Haben sich neue noch wesentliche Untersuchungen, Krankenhaus- oder Kuraufenthalte ergeben?
5. Sind die Befundberichte der Ärzte vollständig?
6. Enthalten die Befundberichte auch Angaben zu Ihren ständigen außergewöhnlichen Beschwerden und Einschränkungen?
7. Wurden die Einzel-GdBs richtig gewichtet?
8. Fehlen Merkzeichen, die Ihnen zustehen könnten?
9. Haben sich seit dem Antrag sonst irgendwelche Änderungen ergeben, die noch nicht berücksichtigt werden konnten?

10. Wurden die richtigen Rechtsvorschriften angewendet?
→ Eine derartige Verfahrensweise dürfte allerdings nur gerechtfertigt und auch sinnvoll sein, wenn bereits auf den ersten Blick ein wesentlicher Mangel erkennbar ist.
→ Es kann klüger sein, eine unbefriedigende Entscheidung hinzunehmen und mit neuen Fakten und Unterlagen ca. $1/2$ bis $3/4$ Jahr später eine Verschlimmerung zu beantragen.

Widerspruchs-Begründung
→ Beginnen Sie mit Ihren Notizen sofort. Wenn die Unterlagen alle zusammen sind und ausgewertet werden, sind die Argumente und Ideen frisch und Motivation und Kreativität am größten. Beachten Sie dabei die beim ↗Kapitel 5.7. genannten Grundregeln.

Klage
→ Es reicht auch hier, wenn Sie zur Wahrung der Frist möglichst bald nach Eingang des Widerspruchsbescheides vorerst nur Klage erheben und die Begründung nachreichen, wenn Ihnen alle Entscheidungsgrundlagen (↗ Widerspruch) zur Auswertung vorliegen.

Klage-Muster
Sozialgericht .....
Vollzug des Schwerbehindertengesetzes; Klage gegen den Bescheid des Versorgungsamtes ...... vom ......
AZ: .....
Anlage: 3 Abdrucke dieses Schreibens **(wichtig)**

Sehr geehrte Damen und Herren!
Gegen den Bescheid des Versorgungsamtes ...... vom ....., den ich heute erhalten habe, erhebe ich hiermit
K l a g e.

Die Begründung reiche ich Ihnen nach, wenn mir die gleichzeitig mit einem Abdruck dieses Schreibens beim Versorgungsamt erbetenen Kopien aller Gutachten, Stellungnahmen, internen Auswertungen usw. aus dem Widerspruchsverfahren vorliegen. Etwaige Kosten für die Kopien übernehme ich selbstverständlich.

Mit einer Kopie dieses Schreibens an das Versorgungsamt bitten Sie um Übersendung der oben genannten Kopien.

Anträge nicht vergessen

> Zu jedem Widerspruch, jeder Klage und Berufung gehören, neben der Sachverhaltsdarstellung und der Begründung, auch die Anträge. Diese Anträge könnten dann zum Beispiel lauten:

Anträge bei Widerspruch/Klage

Ich beantrage:
1. Den Bescheid des Versorgungsamtes vom ... aufzuheben und für meine Behinderung einen GdB von 80 % mit den Merkzeichen G, aG und B festzustellen.
2. Die Behinderung rückwirkend zum ...... anzuerkennen.
3. Meinen Behindertenausweis für fünf Jahre zu verlängern.
4. Aktuelle Befundberichte bei folgenden Ärzten einzuholen:
a) Dr. ......, Facharzt für Inneres,
b) Dr. ......, Facharzt für Orthopädie.
Außerdem beantrage ich, daß meine Begründung bei der Einholung der Befundberichte und Gutachten beigeführt wird.

(Entsprechend viele zusätzliche Kopien beifügen.)

16.2. Anwaltszwang – Gerichtskosten

Anwaltszwang

> Ein Anwalt ist im Revisionsverfahren vor dem Bundessozial- und vor dem Bundesverwaltungsgericht erforderlich. In der 1. und 2. Instanz können Sie Ihre Interessen selbst vertreten. In vielen Fällen ist es jedoch hilfreich, einen Anwalt zu Rate zu ziehen.

Gerichtskosten

> Bei den Sozialgerichten besteht generelle *Kostenfreiheit*. Sie müssen also keine Gerichtskosten bezahlen, außer wenn Sie sich einen Anwalt nehmen und den Prozeß verlieren. Dann müssen Sie die Anwaltskosten übernehmen. (↗ Prozeßkostenhilfe, Kapitel 16.5.) Auch die Kosten für ein *selbst* in Auftrag gegebenes, zusätzliches Gutachten müssen Sie zunächst übernehmen, erhalten die Aufwendungen jedoch zurück, wenn Sie den Prozeß gewinnen.
Bei den *Verwaltungsgerichten* sind *kostenfrei*: Sozialhilfe-, Jugendhilfe-, Kriegsopfer- und Schwerbehindertenfürsorgerecht. Bei den übrigen Zuständigkeiten der Verwaltungsgerichte (u. a. auch Wehrpflicht ↗ Kapitel 9.10.) richten sich die Gerichtskosten nach dem Streitwert.

Wägen Sie zum Beispiel bei Zivilprozessen genau ab:

Justitia gibt es nicht kostenlos! (Circa-Gesamtkosten in DM)

Streitwert	1. Instanz		1.+2. Instanz		1.+2.+3. Instanz	
	West	Ost	West	Ost	West	Ost
600	600	550	–	–	–	–
1200	1000	850	–	–	–	–
3000	2000	1800	4500	4000	–	–
5000	3000	2500	6500	5800	–	–
10000	5000	4500	11500	10200	–	–
25000	8500	7800	19500	17500	–	–
50000	12000	11000	27500	24500	–	–
100000	18000	16500	40500	36500	63000	57000
250000	27000	24500	60000	54000	93500	84000

16.3. Dienstaufsichtsbeschwerde – Untätigkeitsklage

Dienstaufsichtsbeschwerde

→ Bleibt ein Antrag über längere Zeit unerledigt oder gibt das Verhalten eines Sachbearbeiters oder die Sachbehandlung Grund zur Beschwerde, können Sie Dienstaufsichtsbeschwerde gegen den entsprechenden Sachbearbeiter erheben.

→ An eine bestimmte Form oder Frist sind Sie dabei nicht gebunden. In Ihrem an den Leiter der Behörde gerichteten Schreiben sollten Sie sehr konkret herausstellen, gegen wen und warum Sie Ihre Beschwerde erheben.

Untätigkeitsklage

→ Eine Untätigkeitsklage können Sie beim zuständigen Gericht (↗ Kapitel 16.1.) erheben, wenn sechs Monate nach der Antragstellung noch keine Entscheidung getroffen wurde.

→ Das gleiche gilt, wenn über einen Widerspruch nicht in angemessener Frist entschieden ist. Richtet sich der Widerspruch gegen eine Krankenkasse oder das Arbeitsamt, gilt als angemessene Frist ein Monat; ansonsten drei Monate.

Auswirkungen in der Praxis

→ Dienstaufsichtsbeschwerde und Untätigkeitsklage bringen meist wenig bis nichts. Das gilt vor allem dann, wenn andere Behörden, Gutachter usw. gehört werden müssen.

→ Zu beiden Mitteln kann nur geraten werden, wenn alle übrigen Mittel (Telefonate, Schreiben, Besuche) gänzlich ausgeschöpft sind und schwerwiegende Angriffspunkte vorliegen, die anderweitig nicht mehr ausgeräumt werden können.

16.4. Anhörung in Sozialverfahren

Wann muß angehört werden?

→ § 24 des Sozialgesetzbuches X regelt diese Frage sehr konkret: »Bevor ein Verwaltungsakt (Anm.: Bescheid) erlassen wird, der in (Anm.: bereits bestehende) Rechte eines Beteiligten eingreift, ist diesem Gelegenheit zu geben, sich zu den für die Entscheidung erheblichen Tatsachen zu äußern.« Sie kann u. a. bei Gefahr oder drohender Fristversäumnis unterbleiben.

→ Eine Anhörung soll den Betroffenen vor einer überraschenden Entscheidung schützen und ausreichend Gelegenheit zur Einflußnahme auf den Entscheidungsfindungsprozeß geben. Angehört wird zum Beispiel dann, wenn beabsichtigt ist, einen Grad der Behinderung zu reduzieren.

→ Die Behörde muß die Gründe der beabsichtigten Entscheidung im einzelnen nennen. Ein pauschaler Hinweis zum Beispiel auf das Ergebnis einer ärztlichen Untersuchung, Befunderhebung oder ähnliches genügt nicht, vielmehr sind die entscheidenden Untersuchungsergebnisse mitzuteilen.

Folgen einer unterlassenen Anhörung

→ Eine unterlassene Anhörung ist ein wesentlicher Verfahrensmangel, der mit einer Klage anfechtbar ist.

→ Hat Ihnen die Behörde bei einem Anhörungsverfahren die erbetenen Unterlagen nicht zugeleitet, so ist das wie eine unterlassene Anhörung zu bewerten.

Was bewirkt eine Reaktion?

→ Fast immer wenig bis nichts. Diese Anhörungspflicht dient der Formvorschrift, bevor die längst feststehende Entscheidung bekanntgegeben wird. Die Anhörungsverfahren der Behörden sind reine Augenwischerei, die dem Bürger eine echte Beteili-

gung und einen fairen Entscheidungsprozeß vorgaukeln sollen.

Gleichwohl sollten Sie sich kurz innerhalb der Frist dazu äußern. Notfalls können Sie auch um Fristverlängerung bitten, wenn Sie sich vor einer Stellungnahme noch die wesentlichen Unterlagen aus Ihrer Akte in Kopie besorgen wollen.

Muster für die Unterlagenanforderung

An ......
AZ: ...... Anhörungsverfahren;
Ihr Brief vom ......
Sehr geehrte Damen und Herren!
Verbindlichen Dank für Ihren Brief vom ...
In jedem Fall bin ich mit Ihrer geplanten Entscheidung nicht einverstanden. Stellung nehmen kann ich allerdings erst, wenn mir Ihre wesentlichen Entscheidungsgrundlagen vorliegen. Ich darf Sie deshalb um schnellstmögliche Übersendung aller relevanten Unterlagen,

insbesondere Befundberichte,
Gutachten, interne Auswertungen,
Stellungnahmen usw.,

in Kopie bitten. Die Kosten dafür übernehme ich. Auf die entsprechende Rechtsgrundlage in § 25 SGB X darf ich Sie verweisen. Vorsorglich darf ich Sie gleichzeitig um eine Fristverlängerung für den Eingang meiner Stellungnahme bis zum ...... bitten.

› Die für eine Prüfung nötigen Unterlagen legen die Behörden dem Anhörungsanschreiben nicht bei. Es wird nur grob auf die geplanten Änderungen hingewiesen.

› Geben Sie sich damit nicht zufrieden. Sie haben bei einer Anhörung ein Recht auf diese Unterlagen. Nur wenn Sie wissen, warum genau zu Ihrem Nachteil geändert werden soll, können Sie sich dazu äußern.

→ Vier Möglichkeiten haben sich in der Praxis herauskristallisiert:

1. Man verzichtet auf eine ausführliche Äußerung, weil sie ja sowieso nichts bewirkt, und antwortet mit pauschalen Gegenargumenten.

2. Man äußert sich umfassend und optimal und hofft auf eine Änderung.

3. Man fordert zuerst einmal sämtliche wesentlichen Unterlagen an (↗ Muster) und äußerst sich erst dann.

4. Man fordert auf jeden Fall die entscheidungsrelevanten Unterlagen an, nimmt in einem Antwortschreiben Stellung und bereitet sich für das folgende Widerspruchsverfahren vor.

→ Häufig ist die vierte Möglichkeit schon allein deshalb am zweckmäßigsten, weil sie einen erheblichen Zeitgewinn für die Besorgung neuer Unterlagen und die Schaffung neuer Fakten bedeutet.

16.5. Prozeßkostenhilfe

Gewährung von Prozeßkostenhilfe

→ Die Prozeßkostenhilfe ist die teilweise oder vollständige Befreiung einer finanziell minderbemittelten Partei (eines Beteiligten) von den Prozeßkosten.

→ Prozeßkostenhilfe (PKH) wird gewährt für Verfahren

• vor den Zivilgerichten (Amts-, Land-, Kreisgerichte usw.), im Mahnverfahren, bei Arrest, einstweiliger Verfügung, Beweissicherung außerhalb eines Prozesses,

• in der Zwangsvollstreckung,

• vor Arbeits-, Finanz-, Patent-, Sozial-, Verwaltungsgerichten,

• in Entschädigungssachen und Angelegenheit der freiwilligen Gerichtsbarkeit.

→ Das Gericht gewährt PKH für jede Instanz gesondert.

→ Die PKH umfaßt in der 1. Instanz auch einen Vergleich, Verfahren nach Einspruch, Verweisung des Rechtsstreits und die Kostenfestsetzung. Sie ist bei Maßnahmen der Zwangsvollstreckung, bei Arrest, einstweiliger Verfügung, Rechtsmittel, Klageerweiterung und Widerklage jeweils gesondert zu beantragen.

→ Bei Familiensachen sind die Scheidungs- und Folgesachen in einer bewilligten PKH enthalten.

→ Sie wird nicht für das PKH-Verfahren selbst und für Schlichtungsverfahren gewährt.

Antragsberechtigung

→ PKH kann sowohl vom Kläger als auch vom Beklagten und von juristischen Personen beantragt werden.

→ PKH wird nur auf schriftlichen (gesetzlich vorgeschriebenen Vordrucken) Antrag bei der Rechtsantragsstelle des für den Prozeß selbst zuständigen Gerichtes vor Beginn des Gerichtsverfahrens gewährt.

→ PKH kann unter bestimmten Bedingungen auch für Klagen und Vollstreckungen im Ausland gewährt werden.

Weitere Möglichkeiten zur Kostensenkung

• die persönliche Gebührenfreiheit,

• eine Herabsetzung des Streitwertes,

• Niederschlagung der Kosten wegen Vermögenslosigkeit,

• Absehen von einem Kostenansatz,

• Nichterhebung von Kosten,

• vorläufige Befreiung von der Vorauszahlungspflicht.

Was wird geprüft?

→ Der beabsichtigte Klageantrag muß dargelegt und begründet werden. Die vorgesehenen Verteidigungs-/Beweismittel (Unterlagen, Zeugen, Gutachten usw.) müssen angegeben und – soweit möglich – vorgelegt werden. Anhand dieser Unterlagen prüft das Gericht, ob die Klage hinreichende Aussicht auf Erfolg hat und die Behauptungen und Beweismittel schlüssig erscheinen.

→ Die Einkommens- und Vermögenssituation ist sehr genau anzugeben und nachzuweisen.

→ Geprüft wird auch, ob zum Beispiel *Mutwilligkeit* und ein ausreichendes *Rechtsschutzbedürfnis* vorliegen. Wer zum Beispiel in einer selbstverschuldeten Notlage ist, kann nicht mit dem Wohlwollen des Gerichtes rechnen.

Kostenschätzung – Einkommen

→ Für den beabsichtigten Rechtsstreit werden die voraussichtlichen Anwalts-, Gerichts-, Zeugen und Gutachterkosten zusammengezogen und der Differenz zwischen Einkommen und Ausgaben gegenübergestellt.

→ Zum Einkommen zählen Einkünfte aus

• Lohn, Gehalt (nicht des Ehepartners oder der Kinder),
• aus selbständiger oder freiberuflicher Tätigkeit,
• Versorgung durch den Partner bei nichtehelicher Lebensgemeinschaft,
• Unterhaltsleistungen (z. B. geschiedener Ehegatte),
• Renten, Pensionen, Wert freier Kost und Logis, Kindergeld,
• Renten nach Bundesentschädigungs- und -versorgungsgesetz,
• Sparzulagen (Arbeitnehmersparzulage),
• Sozialhilfe, Wohngeld, BAföG, Kranken-/Arbeitslosengeld,

• Urlaubs- und Weihnachtsgeld ($^1/_{12}$ des Jahresbetrages),
• nicht rückzahlbare Darlehen, Einnahmen aus Kapitalvermögen,
• Mietnetto-/Verpachtungseinnahmen ($^1/_{12}$ des Jahresbetrages).

Absetzbare Ausgaben

→ Vom Gesamtbetrag der Einkünfte sind absetzbar:

• Steuern (auch Kirchen- und Gewerbe-),
• Pflichtbeiträge zur Sozial- und Arbeitslosenversicherung,
• Renten-, Kranken-, Haftpflicht-, Unfall-, Lebens-, Sterbegeld- und Hausratversicherung; außerdem andere Versicherungsbeiträge, soweit sie vorgeschrieben oder angemessen sind,
• Betriebsausgaben, Werbungskosten,
• Kosten und Nebenkosten der Wohnung (Heiz-/Betriebskosten),
• Zins- und Tilgungsraten bei Wohnungseigentum, die für Kauf oder Erhaltung anfallen; Heizungs- und Betriebskosten,
• besondere Belastungen (Unterhalt, hohe Kreditraten),
• krankheits- oder behinderungsbedingte Aufwendungen,
• Freibeträge für Antragsteller, Ehegattin, Kinder und sonstige Unterhaltsberechtigte.

Vor Hilfe einzusetzendes Vermögen

→ Vermögen muß in gewissen Grenzen vor Gewährung einer PKH eingesetzt werden. Dies gilt insbesondere für:

• Ansprüche aus Rechtsschutz- oder Haftpflichtversicherung,
• je nach Streitgegenstand: Rechtsschutz von einer Behindertenorganisation, Mieterverein, Gewerkschaft,
• Luxus-Gegenstände,
• Vermögenswerte, Miteigentumsanteile im Ausland, Außenstände,

- Wertpapiere (Kurswert), Lebens-/Kapital-versicherungen,
- Sparverträge, Forderungen, Zugewinn-ausgleichsanspruch,
- Bargeld über 4500 DM (+ 500 DM pro unterhaltende Person).
→ Nicht anrechenbar sind:
- Bausparvertrag (wenn z. B. für dringende Hausreparatur),
- Sparkonto, wenn z. B. für Ausbildung der Kinder notwendig,
- selbstgenutztes angemessenes Familien-heim, Hausrat,

- übliche Gegenstände der Berufsausbil-dung und -ausübung,
- Familien- und Erbstücke, deren Veräuße-rung unzumutbar ist.

Höhe der Eigenbeteiligung – Monatsraten

→ Einen Prozeß ganz zum Nulltarif gibt es nur dann, wenn nach Abzug der Ausgaben monatlich ein Einkommen von 30 DM ver-bleibt. Das monatlich verbleibende Ein-kommen ist für die Bestreitung der Prozeß-kosten wie folgt einzusetzen:

Von den Einkünften einzusetzende Monatsraten

Einzusetzendes Einkommen DM	Monatsrate DM	Einzusetzendes Einkommen DM	Monatsrate DM
bis 30	0	800	270
100	30	900	310
200	60	1000	350
300	90	1100	400
400	120	1200	450
500	150	1300	500
600	190	1400	550
700	230	1500*)	600*)

*) Liegt das einzusetzende Einkommen über 1500 DM, beträgt die Monatsrate 600 DM + Betrag über 1500 DM.
→ Wer PKH beantragt, muß nach dieser Tabelle bis zu maximal 48 Monatsraten seines einzusetzenden Ein-kommens – unabhängig von den Instanzen – selbst aufbringen.

Quelle: Info-Schrift des Bundesjustizministeriums

Folgen einer Bewilligung

→ Wer PKH bekommt, muß – je nach per-sönlichen und wirtschaftlichen Verhältnis-sen – keine Zahlungen leisten.
→ Bei einer Niederlage erstattet die PKH dem Prozeßgegner dessen Gerichtskosten.

Eigene Kosten und Auslagen für den Anwalt müssen nur nach Maßgabe des Bewil-ligungsbeschlusses gezahlt werden. Die Anwaltskosten des Gegners muß der PKH-Berechtigte selbst aufbringen, wenn er ver-liert.

16.6. Rechtsberatung

Wo finden Sie Rat?

→ Abgesehen von einer anwaltlichen Beratung, erhalten Sie bei den folgenden Stellen Rechtsberatung:

• Rechtsberatungsstellen der Amtsgerichte,
• Bürgerhilfestellen der Kreisverwaltungen/ Landratsämter,
• Beratungsstellen der Verbraucherverbände,
• Beratungsstelle des Anwaltvereins (u. a. Münchener Amtsgericht),
• Öffentliche Rechtsberatung (Bremen und Hamburg),
• Schieds- und Schlichtungsstellen,
• Arbeiter-/Angestelltenkammern (Bremen und Saarland),
• Außerdem ist jede Behörde (auch Finanzamt) und Institution (z. B. Krankenkasse, Rentenversicherer) im Rahmen ihrer Zuständigkeiten zur eingehenden Beratung verpflichtet.

→ *Verbrechensopfer* sollten sich an den Weißen Ring wenden. Sie können von dessen regionalen ehrenamtlichen Betreuern einen kostenlosen Beratungsscheck für einen Anwalt erhalten. ↗ Siehe Kap. 3.7.!

Beratungshilfe

→ Wer außerhalb eines gerichtlichen Verfahrens eine anwaltliche Beratung benötigt und sich das finanziell aber nicht leisten können, kann in Zivil-, Verwaltungs-, Verfassungs-, Straf-, Ordnungswidrigkeiten und in den meisten Bundesländern (neue Länder, Bayern, Niedersachsen, Rheinland-Pfalz, Saarland) auch in Arbeits- und Sozialrechtsfragen Beratungshilfe beantragen.

→ Zuständig ist die Rechtsantragsstelle des für den Wohnort zuständigen Amtsgerichtes. Auf schriftlichen Antrag erhält man, wenn die Voraussetzungen erfüllt sind, einen Berechtigungsschein, den man einem Anwalt für ein Beratungsgespräch vorlegt.

Die Kosten dafür übernimmt die Staatskasse. Der Anwalt erhält vom Ratsuchenden nur 20 DM.

→ Man kann allerdings auch den umgekehrten Weg wählen und dem Anwalt die für eine Einkommensprüfung und Antragstellung nötigen Unterlagen bei der Beratung mitbringen.

Wer bekommt Beratungshilfe?

→ Jeder, der die Einkommensvoraussetzungen erfüllt. Die prüfenden Stellen verfahren dabei in der Regel nicht kleinlich. Einkommen und finanzielle Belastungen werden den folgenden Beträgen gegenübergestellt:

• 643 DM für jede erwachsene Person,
• 452 DM pro Kind und weitere unterhaltsberechtigte Personen.

Bei einer Familie mit zwei Kindern läge also die Grenze bei 2 x 643 DM + 2 x 452 DM = 2190 DM Einkommensgrenze.

Auch wenn diese Beträge überschritten sind, kann bei besonderen Belastungen ein Anspruch auf kostenlose Beratung bestehen.

→ Das Nettoeinkommen ist das Einkommen, das nach Abzug der Steuern, Sozialabgaben, Krankenversicherung und der Werbungskosten bleibt. Vermögen muß man nur dann einsetzen, wenn es zumutbar ist. Ein eigenes Haus schließt Beratungshilfe nicht aus. Hochwertige Vermögensgegenstände müssen jedoch eingesetzt werden.

→ Behinderte sollten sich vorher alle ihre behinderungs- und krankheitsbedingten Aufwendungen sehr genau aufschreiben und bei der Antragstellung vorlegen. Vom Behindertenpauschbetrag bis zu Unkosten des regelmäßig nötigen Hallenbadbesuches ist dabei alles denkbar.

→ Die Beträge können je nach Bundesland abweichen; zudem werden Sie immer wieder der Einkommensentwicklung angepaßt. Fragen Sie also auf jeden Fall telefonisch bei der zuständigen Stelle Ihres Amtsgerichtes nach Ihren individuellen Voraussetzungen. Der Antrag ist relativ einfach und meist schnell erledigt, und Sie können eine fast kostenlose Rechtsberatung in Anspruch nehmen.

Anwaltssuche

↗ Siehe Kap. 16.8.!

16.7. Patientenrechte

Arztwahl/-wechsel – Behandlungstermin

→ Daß jeder seinen Arzt frei auswählen kann, ist allgemein bekannt. Das Problem ist eher, daß nicht jeder Arzt jeden Patienten behandelt bzw. nicht jeder Arzt auch die für eine kostenfreie Behandlung nötige Kassenzulassung hat. Diese Frage klärt sich im Vorfeld telefonisch.

→ Ihren Arzt dürfen Sie jederzeit wechseln, wenn Sie mit dessen Leistungen nicht zufrieden sind oder wenn das Vertrauensverhältnis nachhaltig gestört ist. Einfach geht das zu Beginn des neuen Quartals. Während des Quartals sollten Sie zumindest Ihrem Sachbearbeiter bei der Krankenkasse den Grund für den Wechsel erläutern.

→ Allerdings kann auch ein Arzt jederzeit einen Patienten ablehnen. Diese Freiheit endet allerdings, wenn es um eine dringend notwendige medizinische Maßnahme geht. Bei Behandlungsverweigerung würde er sich der unterlassenen Hilfeleistung schuldig machen.

→ Versäumen Sie einen Behandlungstermin, kommen Sie mit erheblicher Verspätung oder sagen Sie einen fest vereinbarten Termin erst kurzfristig ab, kann das beim Arzt zu einem Liquidationsverlust führen. Konnte er die für Sie vorgesehene Zeit nicht anderweitig nutzen, kann er von Ihnen den entstandenen Verlust einfordern.

Der ärztliche Vertrag

→ Sobald Sie Ihre Versicherungskarte abgegeben haben und der Arzt mit einer Behandlung beginnt, ist stillschweigend zwischen Ihnen und dem Arzt ein Dienstvertrag zustande gekommen. Er verpflichtet den Arzt, alles in seiner Macht Stehende zur Besserung oder Wiederherstellung Ihrer Gesundheit zu tun.

→ Das durch den Vertrag dem Arzt zustehende Honorar bezahlt bei Kassenpatienten die Krankenkasse.

→ Der Arzt kann eine Behandlung bei einem wichtigen Grund (z. B. Beleidigung) nur abbrechen, wenn die weitere Behandlung durch einen anderen Arzt gesichert ist.

Häuslicher Krankenbesuch

→ Hindert Sie eine Erkrankung an einem Besuch in der Praxis Ihres Arztes, kann der Arzt spätestens nach Ende seiner Sprechstunde zu einem Hausbesuch verpflichtet sein, es sei denn, er wird durch schwerwiegende Gründe daran gehindert.

→ Nimmt ein Arzt die ihm geschilderten alarmierenden Symptome nicht genügend ernst, unterläßt er einen Verweis auf einen diensthabenden Kollegen und den dringend nötigen Hausbesuch, kann das im Schadensfall (Tod, lebensbedrohliche Folgen) zu einer Anklage wegen unterlassener Hilfeleistung führen. Der Nachweis eines ärztlichen Versäumnisses dürfte allerdings sehr schwer sein.

↪ Der ideale Arzt bietet seinen Patienten – wenn er nicht gerade verreist ist – auf einem Anrufbeantworter außerhalb der Sprechzeit für dringende Fälle seine Privatnummer an.

Unliebsame Behandlungsmethoden

↪ Medikamente und Behandlungen, die Ihnen nicht zusagen, können Sie ablehnen. Machen Sie das aber mit sehr viel Fingerspitzengefühl. Der Arzt soll nicht den Eindruck gewinnen, daß Sie an seiner Qualifikation oder seinem Können zweifeln. Das kann das Arzt-Patienten-Verhältnis kräftig erschüttern und einen Arztwechsel heraufbeschwören.

Dokumentation

↪ Die Verpflichtung jedes Arztes, alle für die Gesundheit des Patienten wichtigen Informationen, Erkenntnisse und Umstände aufzuzeichnen, ist im Kapitel 15.2. erläutert.

Beratungs-/Aufklärungspflicht

↪ Nur wer über seine gesundheitlichen Probleme, die Therapiemöglichkeiten, Wirkungen, Risiken, Folgen usw. genaustens informiert ist, kann sein im Grundgesetz gesichertes Selbstbestimmungsrecht auch wahrnehmen.

↪ Jeder Patient hat ein Recht auf die volle Wahrheit. Diesem Recht steht die Verpflichtung jedes Arztes gegenüber, den Patienten – entsprechend seinem Auffassungsvermögen – über Sinn, Zweck, Wirkung, Risiko usw. jeder Untersuchung, Diagnose, jedes Eingriffs und jeder Behandlung ausführlich und rechtzeitig zu informieren. Das Recht des Patienten, über alles, was seinen Körper betrifft, uneingeschränkt und allein zu entscheiden, darf durch nichts und niemanden beschnitten werden.

Der Arzt muß dabei jedoch abwägen, wieviel Wahrheit der Patient in seinem körperlichen und vor allem auch psychischen Zustand vertragen kann.

↪ Vor Operationen sollten Sie von sich aus auf eine umfassende Information bedacht sein und nicht vorschnell Einverständniserklärungen und Bestätigungen über eine erfolgte Aufklärung unterschreiben. Besonders wichtig ist das Gespräch mit dem Anästhesisten, der über alle Risikofaktoren (Allergien, Rauchen usw.) sehr genau Bescheid wissen muß.

↪ Bei Personen unter 18 Jahren gilt eine Einverständniserklärung dann, wenn die sogenannte Einsichtsfähigkeit gegeben ist. In aller Regel wird der Arzt aber bei diesen Patienten die nötigen Erklärungen von den Eltern oder gesetzlichen Vertretern unterzeichnen lassen.

↪ Eingriffe ohne Aufklärung und schriftliches Einverständnis gibt es nur im Ausnahmefall, z. B. bei Willensunfähigen, Bewußtlosen, wenn Gefahr droht und wenn ein Eingriff lebensnotwendig ist. In diesen Fällen darf der Arzt von einer vermutlichen Einwilligung ausgehen.

Honorarvereinbarungen

↪ Bei Kassenpatienten stellt sich die Frage nach Honorarvereinbarungen normalerweise nicht. Die Abrechnung des Arztes geht vierteljährlich zur Prüfung an die zuständige Kassenärztliche Vereinigung und von dort zur Anweisung an Ihre Krankenkasse.

↪ Wichtig wird diese Frage nur bei Privatpatienten, denen zusätzliche Honorarvereinbarungen zur Unterschrift vorgelegt werden oder die mit der privaten Versicherung nur einen Basisvertrag, der sich an den Leistungen der gesetzlichen Krankenkasse orientiert, abgeschlossen haben.

Beim Zahnarzt

Leistungen der Kassen ↗ Kapitel 11.2.
Zu Honorarvereinbarung ↗ oben.

→ Auch beim Zahnarzt haben Sie natürlich ein Recht auf umfassende Informationen und Erklärungen

- zu den geplanten Maßnahmen und Materialien,
- zu der Eignung der Materialien und deren Einbringung,
- zu etwaigen Risiken, Folgen und Wirkungen und
- zu Alternativen und kostengünstigeren Lösungen.

Ein guter Zahnarzt wird Ihnen diese Informationen von sich aus im Rahmen seiner Erläuterung des Behandlungs- und Kostenplanes anbieten und Fragen bereitwillig beantworten.

→ Sollen Sie zusammen mit dem Heil- und Kostenplan gleichzeitig auch noch weitere Vereinbarungen und Erklärungen unterschreiben, ist besondere Vorsicht geboten. Dabei kann es sich um Honorarvereinbarungen handeln, die über das Kassenniveau oder das Ihrer Privatversicherung hinausgehen.

→ Läßt sich zum Beispiel bei einem neuen Gebiß auch nach mehrfachen Korrekturen das Problem nicht beheben, können Sie bei Ihrer Krankenkasse ein Mängelgutachten beantragen, das die Krankenkasse bezahlt. Privatpatienten sollten sich an die zuständige Zahnärztekammer wenden.

! Ein Mängelgutachten können Sie nur innerhalb eines halben Jahres verlangen.

→ Wenn Sie den Gang zum Gericht vermeiden wollen, sollten Sie sich bei Ihrer zuständigen Zahnärztekammer nach den Bedingungen für ein Verfahren bei der Schlichtungsstelle erkundigen.

Im Krankenhaus

Begleitperson aus medizinischen Gründen ↗ Kapitel 12.9.

→ Anders als bei Ihren Ärzten müssen Sie im Krankenhaus sehr schnell nach der Aufnahme meist mehrere Schriftstücke unterschreiben. Lassen Sie sich dabei nicht – wie es häufig geschieht – drängen, und bitten Sie um ein Duplikat des Vertrages. Wenn Sie sich die Schriftstücke genau durchgelesen haben, wird Ihnen klar sein, daß Sie zwar gewisse Rechte haben, aber auch zahlreiche Verpflichtungen eingehen.

→ Seien Sie nicht nur ein braver, sondern auch ein sehr gewissenhafter Patient:

Merke: Notieren Sie von der ersten Stunde Ihres Krankenhausaufenthaltes an mit Datum (und allen Namen):
- Ihre genauen Beschwerden, Therapiemaßnahmen,
- Gespräche mit den Ärzten, Injektionen,
- Untersuchungen (was, wer, warum, Ergebnis),
- Medikamentenverordnungen (was, ab wann, Dosierung),
- Blutabnahmen und deren wesentliche Ergebnisse.

Schreiben Sie genau auf, wobei und durch wen Sie sich unzureichend und falsch behandelt fühlen.
Notieren Sie auch, wann Sie den Arzt über Ihre Bedenken, Vorbehalte, Beschwerden usw. informiert haben.

Beratung/Hilfe

→ Vor allem bei den Patientenberatungsstellen und in Gesundheitsläden, die es in Großstädten gibt, finden Sie für Ihr Problem Rat und Unterstützung. Beratungsstellen erfahren Sie bei der Bundesarbeitsgemein-

schaft der PatientInnenstellen, c/o Gesundheitsladen München, Auenstr. 31, 80469

München, T.: 0 89/77 25 65, Fax: 7 25 05 74
(Infoheft für 5 DM + Porto).

16.8. Kunstfehler – Anwaltssuche

Arzthaftung

⌐ Für Schäden, die ein Arzt einem Patienten zufügt – egal, ob niedergelassen oder
in einer Klinik tätig –, kann er wie folgt zur
Verantwortung gezogen werden: Auf der
Grundlage des mit Beginn der Behandlung
zustande gekommenen Behandlungsvertrages (↗ Kapitel 16.7.) bzw. Krankenhausver-
trages kann der Patient bei Verstößen gegen die anerkannten Regeln der medizinischen Wissenschaft wegen einer sogenannten positiven Vertragsverletzung nur Schadensersatzansprüche (kein Schmerzensgeld) geltend machen.
Macht der Patient Ansprüche wegen einer
unerlaubten Handlung, der sogenannten
deliktischen Haftung, geltend, können mit
der Schadensersatzforderung alle mittel-
und unmittelbaren Schäden, also auch
Schmerzensgeld, gefordert werden.

Was ist ein Behandlungs-/Kunstfehler?

⌐ Hat ein Arzt vorsätzlich oder fahrlässig
gegen die anerkannten Regeln der medizinischen Wissenschaft verstoßen, kann das
ein Behandlungs-/Kunstfehler sein.
⌐ Wer sich einmal mit dieser Materie etwas näher beschäftigt hat, kennt die häufig
fast unüberwindbare Kluft zwischen Recht-
haben und Rechtbekommen. Wer einen
Kunstfehler nachweisen, Schadensersatz-
anspüche durchsetzen und dabei die richtigen Wege einschlagen möchte, benötigt
vor allem professionellen Rat (↗ Kapitel
16.7.), einen spezialisierten Anwalt, ein gutes Nervengerüst und sehr viel Geduld.
Vom Geld gar nicht zu reden.

Kunstfehler-Ursachen

Beispiele für Ursachen von Kunstfehlern

• Operationsfehler: Anhaltspunkte liefern
zum Beispiel ein atypischer Verlauf und besondere Begleiterscheinungen des Hei-
lungsprozesses, Nachoperationen; Therapiemaßnahmen, die zur Operationsursache
und zur Operation keine Beziehung haben;
Ausfallerscheinungen, die vorher nicht vorhanden waren.
• Narkosefehler aufgrund unzureichender
vorheriger Untersuchung oder Fehlleistung
vor, während und nach der Operation.
• Unterlassene oder mangelnde Vorsicht
bei der Untersuchung.
• Nicht oder zu spät eingeleitete Therapiemaßnahmen.
• Fehleinschätzungen, die für – ansonsten
vermeidbare – Schädigungen an Leib und
Leben ursächlich sind.
• Anwendung von Außenseitermethoden,
obwohl es andere anerkannte Methoden
gibt.
• Mangelnde Sorgfalt bei Untersuchung
oder Behandlung.
• Ungenügende Aufklärung vor Untersu-
chung oder Eingriff.
• Mangelnde Vorsicht bei Behandlung.
• Mangelhafte Kontrolle/Überwachung
(auch durch Pflegepersonal).
• Falsche oder unzureichende Medikamen-
tierung.
• Versuche ohne ausreichende Aufklärung
und Einwilligung.
• Unzureichende Pflegemaßnahmen.
• Schlechte hygienische Verhältnisse.
• Verletzungen aufgrund technischer Män-

gel oder unsachgemäßer Handhabung von Instrumenten oder Geräten.
• Versäumte oder zu spät veranlaßte Überweisung an eine Fach-/Universitätsklinik.

Begründete Zweifel zur Todesursache

→ Auch wenn Ihnen vermutlich beim Verlust einer nahestehenden Person nicht nach nüchternen Überlegungen zumute ist, sollten Sie bei einem überraschenden Todesfall im Krankenhaus der Frage nach einem möglichen Kunstfehler nachgehen. Jede Stunde kann dann wichtig sein. Bitten Sie den zuständigen Chefarzt um eine umfassende Aufklärung, und verlangen Sie eine sofortige Kopie der gesamten Krankenakte.

→ Wenn Sie dabei eine denkbare Anzeige bei der Kripo mit Beschlagnahmungen durch die Staatsanwaltschaft erwähnen, werden Sie staunen, wie gern sich der Arzt Zeit für ein ausführliches Gespräch nimmt.

Außergerichtliche Einigung

→ Den für Ihr spezielles Problem richtigen Weg werden Sie nur dann einschlagen können, wenn Sie zuerst das Gespräch mit einer Patientenberatungsstelle suchen.

→ Für eine außergerichtliche Einigung bieten sich die folgenden Möglichkeiten:
• Der Arzt zahlt freiwillig angemessenen Schadenersatz.
• Die Haftpflichtversicherung des Arztes bietet angemessene Schadenersatzleistungen an.
• Sie schalten die Schlichtungsstelle bei der Ärzte- bzw. Zahnärztekammer ein und hoffen auf Schadenersatz.

! Bei einer Ablehnung risikieren Sie sogar eine Deckungszusage Ihrer Rechtsschutzversicherung. Der attackierte Arzt muß mit der Einschaltung der Schlichtungsstelle einverstanden sein. Für die Haft-

pflichtversicherer ist deren Spruch jedoch nicht verbindlich.

→ Die Anschrift der Schlichtungsstelle erfahren Sie bei:
• Bundesärztekammer, Herbert-Lewin-Str. 1, 50931 Köln, T.: 02 21/40 04–2 79
• Bundeszahnärztekammer, Universitätsstr. 71–73, 50931 Köln, T.: 02 21/40 01–0.

Sachverständigen-Gutachten

→ Das Sachverständigen-Gutachten ist bei Verdacht auf Kunstfehler entscheidend. Also ist die Frage zu prüfen, wie Sie am günstigsten an ein Gutachten kommen:
• Durch die Schlichtungsstelle: Nachteil: Ein Gutachter wird von der Stelle ausgesucht.
• Strafanzeige und Strafantrag: Den kostenlosen Gutachter beauftragt die Staatsanwaltschaft bzw. das Gericht. Sie können über das Gutachten verfügen und stärken damit – je nach Urteil – Ihre Position im Zivilverfahren.
• Schadenersatzklage aufgrund unerlaubter Handlung: Sie haben die Beweislast und müssen ein Gutachten selbst bezahlen.

Zivilklage

→ Ohne Rechtschutzversicherung und ohne einen im Medizinrecht routinierten Rechtsanwalt sollten Sie diese Möglichkeit sehr gut überlegen. Die Haftpflichtversicherer – Ihre Gegner – werden Sie nämlich hemmungslos durch alle Instanzen schikken, wenn Ihnen nicht schon vorher wegen der Kosten die Puste ausgeht.

→ Im Medizinrecht erfahrene Anwälte gibt es auch in Ihrer Nähe. Fragen Sie:
• Arbeitsgemeinschaft Rechtsanwälte im Medizinrecht, Erftstr. 78, 41460 Neuss, T.: 0 21 31/92 05 23
• Dt. Anwaltverein, Adenauerallee 106, 53113 Bonn, T.: 02 28/26 07 66
• direct-Anwaltvermittlung: Bis zu sechs

Fach-Anwälte erfahren Sie über T.: 01 90/ 51 46 14 (1,20 DM pro Minute).

• Anwalt-Suchservice, Unter den Ulmen 96, 50968 Köln, T.: 01 80/5 25 45 55 (kostenloser Service der Anwaltskammer)

Strafanzeige/-antrag

› Diesen Weg müssen Sie wegen einer Fristversäumnis zumindest teilweise sehr rasch entscheiden. Sie sollten ihn nur wählen, wenn ein Fachanwalt dazu rät und dafür die nötigen Schritte mit Ihnen einleitet. Er berät Sie auch zur Frage, ob und inwieweit Sie als Nebenkläger dabei auftreten können/sollen.

› Für ein Tätigwerden der Staatsanwaltschaft muß ein öffentliches Interesse vorliegen. Bei einem begründeten Verdacht auf Körperverletzung wird dieses öffentliche Interesse in der Regel vorliegen. Die Beweiserhebung erfolgt durch die Staatsanwaltschaft, die sich bei ihren Ermittlungen u. a. der Kripo bedient.

Verjährung

› Lassen Sie sich dazu unbedingt anwaltlich oder von einer Patientenberatungsstelle beraten! Schmerzensgeldansprüche verjähren nach drei Jahren, Schadensersatzansprüche nach 30 Jahren. Für einen Strafantrag gilt eine Dreimonatsfrist ab dem Zeitpunkt, zu dem Sie erstmals von der Schädigung Kenntnis erhalten haben.

Verpfuschen folgt Vertuschen?

› Wer für einen ärztlichen Kunstfehler oder aufgrund einer sonstigen Schädigung bei einem Krankenhausaufenthalt Schadenersatz geltend machen möchte, fühlt sich sehr schnell völlig hilflos, betrogen und mit seinem Schaden und dem Kampf gegen die Ärzte und deren Versicherungen allein gelassen. Damit Ihnen das nicht passiert, einige Anregungen:

Merke:

• Rechnen Sie nicht mit einem Entgegenkommen oder Einlenken des Arztes. Sobald Sie den Verdacht eines Kunstfehlers äußern, sind der Arzt, seine Kollegen und die Verwaltungsleitung in einem Krankenhaus Ihre erbitterten Feinde.

• Sprechen Sie über einen Verdacht nur mit Personen, denen Sie vertrauen können oder die auf Ihrer Seite stehen. Ärzte einer Region kennen sich meist untereinander. Seien Sie also auch bei privat bekannten Ärzten mit Verdächtigungen sehr vorsichtig, solange Sie noch nicht die Kopie der Akte haben.

• Versuchen Sie zusammen mit einer fachkundigen Person aus Ihrem Bekanntenkreis Einblick in Ihre Krankenakte zu bekommen. Wenn Sie den wahren Grund nennen, könnte man die Akte bereits im Vorfeld *säubern*. Machen Sie sich dabei Aufzeichnungen über den genauen Akteninhalt. Eine Kopie verlangen Sie erst danach.

• Notieren Sie alles, was mit dem Kunstfehler auch nur im entferntesten im Zusammenhang stehen könnte. Erinnern Sie sich an jeden Namen, jedes Gespräch, jede Behandlung und Untersuchung. Versuchen Sie, ein lückenloses Bild der gesamten Abläufe vor und nach dem Kunstfehler zusammenzutragen.

Äußerung eines Verdachtes

› Ihre ersten Ansprechpartner müssen die Patientenberatungsstellen sein. Dort kann Ihnen von Fachleuten, die auf Ihrer Seite stehen, zu Ihrem konkreten Fall sehr viel gesagt und Informationsmaterial gegeben werden. Anhand Ihrer Schilderung können Sie meist prüfen, welche konkreten Wege für Ihr Problem aussichtsreich sein können.

→ Das nächste Ziel ist Ihre Krankenkasse, der Sie (oder ein Bevollmächtigter) das Problem schildern und dazu um Vertraulichkeit bitten, solange Sie keine offiziellen Schritte unternommen haben. Ist Ihr Fall begründet, werden Sie in den gesetzlichen Krankenkassen in der Regel einen sehr wichtigen Verbündeten finden. Für die Ersatzkassen und privaten Versicherungen liegen keine entsprechenden Erkenntnisse vor.

→ Schreiben Sie sofort an Ihre Rechtsschutzversicherung, die Sie lange vor dem Krankenhausaufenthalt vorsorglich abgeschlossen haben. Schildern Sie kurz, um was es geht, und bitten Sie um Deckungszusage für die Beauftragung eines Anwaltes.

→ Notieren Sie alle Ausgaben und Aufwendungen, die mit dem Problem im Zusammenhang stehen.

→ Werden Sie kein Opfer Ihrer Unerfahrenheit und Naivität. Bei Personen und Institutionen, die für Sie zahlen sollen, hat Freundlichkeit einen einzigen Zweck: Sie auf ein hauchdünnes Eis zu führen.

Beratung/Hilfe

↗ Kapitel 16.7.

• Verbraucherzentrale Berlin, Bayreuther Str. 40, 10787 Berlin, T.: 0 30/21 90 72, Fax: 0 30/21 48 51 10

• Arbeitskreis Kunstfehler in der Geburtshilfe, Rosental 23, 44135 Dortmund, T.: 02 31/52 58 72, Fax: 02 31/52 60 48

• Notgemeinschaft der Medizingeschädigten, Ulmenallee 15, 41540 Dormagen, T.: 0 21 33/4 67 53

• Beschwerdezentrum Psychiatrie e.V., Liebigstr. 25, 50823 Köln, T.: 02 21/55 61 89

• Zahnmedizinische Patienteninitiative, Selbsthilfezentrum München, Bayerstr. 77a Rgb.; 80335 München, T.: 0 89/59 79 13

• Bundesinteressengemeinschaft Geburtshilfegeschädigter, Nordsehler Str. 30, 31655 Stadthagen, T.: 0 57 21/7 23 72

• Allgemeiner Patienten-Verband e.V., Pf. 11 26, 35001 Marburg/Lahn, T.: 0 64 21/6 47 35

• Dt. Patientenschutzbund e.V., Adenauerallee 11, 53111 Bonn, T.: 02 28/27 88 01

• Institut für Medizinschaden-Begutachtung, 72074 Tübingen, T.: 0 70 71/22 90–0

• Notgemeinschaft Medizingeschädigte Baden-Württemberg e.V., Schillerstr. 23, 88239 Wangen, T.: 0 75 22/42 55, Fax: 31 39

16.9. Petitionen

Wann einreichen?

→ Wenn Sie sich von einer öffentlichen Stelle ungerecht behandelt fühlen, haben Sie auch das Recht, sich mit einer Petition oder Beschwerde an die kommunalen Gebietskörperschaften und die gesetzgebenden Organe auf allen Ebenen zu wenden: Gemeinderat, Stadtrat, Kreis-, Bezirks-, Land- und Bundestag. Die Landtage und der Deutsche Bundestag haben dafür sogar einen eigenen Ausschuß.

→ Erwarten Sie aber nicht zuviel. Diese Institutionen können nur im Rahmen ihres Zuständigkeitsbereiches tätig werden und nur Empfehlungen aussprechen. Petitionen ersetzen keine Rechtsmittel!

→ Richten Sie Ihr Anliegen möglichst an den Ausschuß-Vorsitzenden. Für die kommunale Ebene erfahren Sie die Anschrift bei Ihrem Rathaus. Den Petitions- oder Beschwerdeausschuß Ihres Bundeslandes erfahren Sie beim Landtag Ihres Bundeslandes oder beim Petitionsausschuß des Deutschen Bundestages, Bundeshaus, 53113 Bonn, T.: 02 28/16–53 42.

Wie einreichen?

→ Petitionen auf Landes- und Bundesebene müssen Sie schriftlich einreichen. An eine bestimmte Form sind Sie dabei nicht gebunden. Schildern Sie kurz, präzise und vor allem sehr sachlich den Grund der Petition oder Beschwerde.

Wer kann noch helfen?

→ Mit einem örtlichen, regionalen oder allgemeinen Anliegen können Sie sich jederzeit auch an die gewählten Volksvertreter auf allen Ebenen wenden. Diese Damen und Herren können meist eine wertvolle Schützenhilfe sein. Die Anschriften erfahren Sie in Ihrem Rathaus und bei den Geschäftsstellen der Parteien.

→ Haben Sie ein Problem vorzubringen, das auch andere Behinderte betreffen könnte, sollten Sie Ihren Behindertenverband darüber informieren. Für eine effektive Behindertenarbeit ist ein ständiger überregionaler Erfahrungsaustausch unerläßlich.

Bürgerbeauftragter der Europäischen Union

→ Neben dem Petitionsausschuß des Europäischen Parlaments können Sie sich neuerdings auch an den für fünf Jahre vom Europäischen Parlament gewählten Bürgerbeauftragten wenden: Jacob Södermann, B.P. 1024, F-67070 Straßburg Cedex, Frankreich

16.10. Schlichtungsstellen

→ Handel, Handwerk, Mieterbund, Haus- und Grundbesitzer, Architekten, Ärzte, Zahnärzte, Verbraucherorganisationen usw. haben für eine außergerichtliche schnelle Abwicklung von Streitigkeiten Schlichtungsstellen eingerichtet. Deren Anschrift, Zuständigkeit und Aufgaben ersehen Sie aus der kostenlosen Broschüre *Schlichten ist besser als Richten,* die Sie beim Bundespresseamt, Welckerstr. 11, 53113 Bonn, anfordern können.

→ Erwarten Sie davon keine Wunderdinge. Bei höheren Schadenersatzforderungen sollten Sie immer eine anwaltliche Beratung in Betracht ziehen.

16.11. Medikamentenstudien – Versuchskaninchen im Dienste der Pharmafirmen

Arzneimittelprüfung

→ Das gesamte Verfahren bis zum fertigen und letztlich amtlich zugelassenen Medikament umfaßt in Deutschland während der vier Phasen sehr strenge behördliche Kontrollen. In der Phase I wird ein neues Medikament an bezahlten gesunden Freiwilligen getestet. Ab der Phase II folgt dann an Patienten die Erprobung, für deren Krankheit es später endgültig zugelassen werden soll.

→ Dabei kann es Ihnen passieren, daß man Sie in einer Klinik oder sogar beim Hausarzt um eine Teilnahme an einer solchen Studie bittet. Das machen diese Ärzte nicht ganz uneigennützig. Sie erhalten von den Pharmafirmen dafür beachtliche Honorare. Für Sie fällt davon in der Regel nichts ab. Sie sollen nur das »Versuchskaninchen« abgeben.

Ihre Rechte – Pflichten der Ärzte

→ Der Ablauf derartiger Studien ist an strengste Bestimmungen gebunden, deren Nichtbeachtung mit hohen Strafen bedroht ist. Die konsequente Einhaltung dieser Maßgaben sollten Sie, wenn Sie sich für eine solche Sache zur Verfügung stellen, auf jeden Fall im Auge haben:

• Eine Teilnahme ist grundsätzlich freiwillig und kann jederzeit abgebrochen werden.

• Der Arzt muß Sie umfassend über Art, Zielsetzung und Ablauf der Studie aufklären (z. B. völlig neues Medikament oder neue Anwendungsmöglichkeit eines vorhandenen).

• Nach dem Arzneimittelgesetz müssen Sie genau über eine zusätzliche Versicherung informiert werden.

• Mit welchen zusätzlichen Untersuchungen ist zu rechnen?

• Als Patient sind Sie zur Teilnahme an besprochenen Kontrolluntersuchungen, zu genauesten Aufzeichnungen über alle Medikamenteneinnahmen, Wirkungen und Nebenwirkungen verpflichtet.

• Während einer Studie dürfen Sie keinerlei weitere Medikamente ohne Absprache mit dem Arzt einnehmen!

17. Freizeit – Reise – Sport

17.1. Informationsquellen

Reiseratgeber

→ Vergessen Sie bei Anfragen an Verbände nie *Rückporto*!

→ *Reise-ABC 97* ist ein Muß für reisende Behinderte; Sie bekommen sehr viel Information für wenig Geld: Bundesverband Selbsthilfe Körperbehinderter e.V., BSK Altkrautheimer Str. 17, 74238 Krautheim.

→ *Reisen mit Handicap,* eine sehr kompetente und umfassende Broschüre der Bundesarbeitsgemeinschaft für Behinderte, Kirchfeldstr. 149, 40215 Düsseldorf, T.: 02 11/31 00 60, Fax: 02 11/3 10 06 48.

→ *Happy Holiday mit Handicap* und zusätzliche Infos: Listen der Reiseveranstalter, Reiseführer, Kataloge, Prospekte und Broschüren von Einrichtungen, Adressenlisten von Hotels, Ferienwohnungen, Pensionen usw. gibt es bei der Bundesarbeitsgemeinschaft Club Behinderte und ihre Freunde (BAG CBF), Eupener Str. 5, 55131 Mainz, T.: 0 61 31/22 55 14, Fax: 0 61 31/23 88 34. Auch hierbei waren Spezialisten am Werk, die wissen, worauf es ankommt; das Markenzeichen des CBF.

→ *Geistig behinderte Menschen und Touristik* erhalten sie bei der Bundesvereinigung Lebenshilfe für geistig Behinderte, Raiffeisenstr. 18, 35043 Marburg, T.: 0 64 21/4 91–16.

→ Wenden Sie sich auch an Ihren Fachverband, ob dort für Ihre spezielle Behinderung und besondere Bedürfnisse für einen Urlaubsaufenthalt Informationen, Erfahrungen und besonders geeignete Angebote vorliegen (↗ Kapitel 1. und Anhang).

→ Unabhängige, kritische und sehr ausführliche Werke bietet die Fremdenverkehrs-Marketing GmbH (Pf. 1547, 53005 Bonn, T.: 02 28/61 61 33, Fax: 02 28/62 35 00) an. Sie gehören mit zu den führenden Informationsquellen. Mit fachkundiger Professionalität werden unzählige Objekte präsentiert: *Handicapped Reisen Deutschland* (38 DM), und *Reisen Ausland* (38 DM), *Reisen für Behinderte* (24 DM).

→ Folgende Broschüren sollten Sie sich per Postkarte für eine optimale Reisevorbereitung besorgen:

• *Urlaub,* Bundespresseamt, Welckerstr. 11, 53113 Bonn (kostenlos)

• *Rollis auf Reisen, Campen auch mit Handicap,* Behindertenbeauftragter Niedersachsen, Pf. 1 41, 30001 Hannover

• *Tips für einen unbeschwerten Urlaub* (auch Impfschutz), Bundeszentrale für gesundheitliche Aufklärung, Pf. 91 01 52, 51071 Köln

Reiseveranstalter

→ Spezielle Kataloge und Übersichten zu barrierefreien Urlaubszielen können Sie außerdem anfordern bei:

• *»Reisen für Behinderte«,* Brigitte Zellmer, Am Anker 2, 40668 Meerbusch, T.: 0 12 50/18 61 (auch Braille, Tonkassetten, Disketten)

• *»behindertenfreundlich & barrierefrei«,* ein außerordentlich attraktives Angebot des Allgemeinen Behindertenverbandes Land Brandenburg e.V., Hegelallee 8, Haus 2, 14467 Potsdam, T.: 03 31/2 80 38 10 (3 DM Porto beifügen)

• *Radfahren auch für Behinderte!,* Informa-

tionen erhalten Sie beim ADFC, Pf. 10 77 47, 28077 Bremen (ca. 10 DM Schutzgebühr)
● Ein Verzeichnis der barrierefreien *Jugendherbergen* erhalten Sie beim DJH-Verlag, Bismarckstr. 8, 32756 Detmold, T.: 05 31/74 01 13
● *Gruppen- und Einzelreisen* für Menschen mit Behinderungen: VdK, Wurzerstr. 2–4, 53175 Bonn, T.: 02 28/82 09 30

● *»Frauenorte aktuell«*, ein Buch, das ausführlich und umfassend über Reisen für Frauen informiert: Buchhandel, ca. 28 DM
● *»Touristinnen mit Handicap«*, P. Ladies' Travel, Kurhessenstr. 122, 60431 Frankfurt, T.: 0 69/51 52 80
● *Reisemobile für Behinderte* und weitere *Reiseveranstalter:* Siehe »Reise ABC« des BSK bei 17.1.!

17.2. Krankheit und Reise

Krankenversicherungsschutz
→ Ob nichtbehindert oder behindert, eine Auslandsreise ohne Krankenversicherungsschutz ist immer eine unverzeihliche Dummheit.
→ Ihre Krankenkassenkarte und die deutschen Krankenscheine sind im Ausland nicht verwendbar. Sie benötigen in den Mitgliedstaaten der EU zumindest die speziellen Anspruchsberechtigungs-Scheine und natürlich auch die spezifischen Informationen, was im Krankheitsfall geschieht. Ihre Krankenkasse bietet dazu eine entsprechende Broschüre.
→ Große finanzielle Probleme drohen Ihnen in den europäischen Kleinstaaten (u.a. Monaco, Liechtenstein), in den Staaten, die nicht der EU angehören und in Staaten, für die es kein Sozialversicherungsabkommen gibt. Dort zahlen Sie nämlich unter Umständen – ohne Erstattung – alles selbst, wenn Sie nicht privat abgesichert sind.
→ Mit einer privaten Reisekrankenversicherung sind Sie in der Regel gut abgesichert und werden im Notfall – meist ohne zusätzlichen Beitrag – sogar in eine deutsche Klinik geflogen. Eine Übersicht der Anbieter solcher Versicherungen mit Angaben zum Höchsteintrittsalter finden Sie in der Broschüre *Versicherungen für die Reise,* die Sie beim Gesamtverband der Dt. Versiche-

rungswirtschaft (GDV), Presse und Info, Walter-Flex-Str. 3, 53113 Bonn, erhalten.
→ Für Vorerkrankungen oder aufgrund des Lebensalters (ab 69 bis 80) kann die Deckung einer privaten Reisekrankenversicherung ausgeschlossen sein (z. B. Dialysepatienten). Die Krankenkassen können in solchen Fällen bei einer unverzüglich notwendigen Behandlung die Kosten bis zu sechs Wochen ganz oder teilweise übernehmen, wenn Ihnen das jeweils von Ihrer Krankenversicherung vor allem für Länder, mit denen kein Sozialversicherungsabkommen besteht (u. a. fast alle afrikanische Staaten, Amerika, osteuropäische, asiatische Staaten, Monaco usw.), vorher konkret und möglichst schriftlich zugesichert war.
→ Am besten beraten sind Sie, wenn Sie das generell vor allem bei chronischen Erkrankungen mit Ihrer Krankenkasse rechtzeitig vorher (telefonisch) bei Ihrem zuständigen Sachbearbeiter abklären. Man wird Ihnen dann im Regelfall alle nötigen Unterlagen problemlos per Post umgehend zuleiten.
→ Bei privaten Krankenversicherungen kann ein Auslands-Krankenversicherungsschutz und eine Rückholung im Krankheitsfall eingeschlossen sein. Prüfen Sie, ob Ihre Versicherungsbedingungen auch für Ihr Reiseziel und alle Durchfahrtsstaaten gelten.
→ Prüfen Sie in Ihren Versicherungsbedin-

gungen auch, ob eine Vorerkrankungsklausel und der Ausschluß einer Leistungspflicht für den Fall enthalten ist, daß bereits vor Reiseantritt die Notwendigkeit einer Behandlung während des Auslandsaufenthaltes feststeht. Ggf. sollten Sie eine Kündigung prüfen und bei einer anderen Versicherung einen Vertrag abschließen.

Gesundheitsvorsorge für eine Reise

→ Eine umfassende reisemedizinische Vorbereitung ist vor allem bei allen Reisen in Länder außerhalb Mitteleuropas unverzichtbar. Klären Sie dabei nicht nur den Impfschutz oder eine medikamentöse Prophylaxe. Lassen Sie sich auch über spezifische gesundheitliche Gefahren und entsprechende Vorsorge informieren. Sehr ergiebig können dabei die folgenden Info-Quellen sein:

• Infopaket mit individuellem Reise-Gesundheitsbrief des Centrums für Reisemedizin, Oberrather-Str. 10, 40472 Düsseldorf, T.: 02 11/90 42 90 (ca. 18 DM + Porto)

• Ärztlicher Ratgeber für Auslandsaufenthalte von E. Müller-Sacks der LTU (ausgezeichnet!), erhältlich beim BAD, Flughafen, Halle 4, 40474 Düsseldorf (mit 3 DM frankiertes Kuvert beifügen!)

• Zu Impfungen kann Ihnen das Deutsche Grüne Kreuz, Schuhmarkt 4, 35037 Marburg/Lahn, T.: 0 64 21/29 30 umfassenden Rat geben (Rückporto nicht vergessen!).

AOK-Servicestellen für Urlauber

→ Die AOK hat auf Mallorca eine eigene Filiale eingerichtet, um den deutschen Urlaubern vor Ort wirksam helfen zu können. Bei Bedarf wenden Sie sich an die AOK, Santa Catalina de Siena Nr. 2, Los Geranios, Palma de Mallorca, T.: 00 34 72–71 41 72 (Eingang durch LTU-Büro im 1. Stock).

→ Derartige Servicestellen für die »last minute-Vorsorge« bestehen auch auf den Flughäfen in Düsseldorf, Frankfurt/Main, Leipzig und Dresden.

AOK-ADAC-Urlaubs-Hotline

Hier werden AOK-Versicherte von 9–19 Uhr beraten, T.: 0 89/76 76 42 00.

Unfall im Ausland

→ Sind Sie berufstätig, müssen Sie sofort, möglichst per Fax oder Telegramm und Telefonat, Ihrem Arbeitgeber Ihre Anschrift und voraussichtliche Krankheitsdauer mitteilen. Sonst kann es großen Ärger geben. (↗ Kapitel 9.6. und 9.11.!)

Pflegegeld und Reise

→ Beziehen Sie *Pflegegeld*, können Sie bis zu sechs Wochen pro Kalenderjahr eine Reise unternehmen. Für diesen Zeitraum bleibt Ihnen das Pflegegeld erhalten. (↗ Kapitel 5.1.)

Krankengeld und Reise

→ *Krankengeld* kann bei einer Urlaubsreise weitergezahlt werden, wenn Sie sich bei Ihrer Krankenkasse vor der Reise eine entsprechende Genehmigung besorgt haben. Am besten beantragen Sie diese persönlich und legen dabei ein Attest Ihres Arztes vor, daß Sie gesundheitlich reisefähig sind.

Arbeitslos und Reisen

→ Beziehen Sie *Arbeitslosenunterstützung*, so können Sie bis zu drei Wochen in Urlaub fahren, wenn Sie das beim Arbeitsamt vorher schriftlich gemeldet haben. Das sollten Sie in jedem Fall tun. Wer den Antrag versäumt, muß mit einer Streichung des Arbeitslosengeldes rechnen.

! Wer 58 Jahre oder älter ist, kann beim Arbeitsamt bis zu 7 Wochen Urlaub ohne Auswirkung auf die Leistung erhalten, wenn er vorher beantragt wurde.

Hilfe – Schutzbrief

→ Schutzbriefe mit zum Teil vergleichbarem Preis-Leistungs-Verhältnis können Sie bei den Automobilclubs und bei vielen Versicherungen abschließen. Die Mitgliedschaft in einem Automobilclub, die es für Behinderte meist preisgünstig gibt, und ein Schutzbrief sollten vor allem für Behinderte auf Auslandsreise heute fast schon eine Pflichtübung sein.

→ Unfallgeschädigte Reisende können sich auch an den Helferkreis für verunglückte Touristen und Reisende wenden: Gisela Arp, Azaleenweg 9, 21218 Seevetal, T.: 0 41 05/5 14 40

→ Siehe auch die bei den Kap. 7.11. und 9.7. genannten Organisationen, die Rat und Hilfe für Unfallgeschädigte anbieten.

Reisevorbereitung

→ Wie Sie unliebsame Überraschungen vermeiden:

• Überprüfen Sie rechtzeitig Ihren Medikamentenbedarf.

• Müssen Sie einen Medikamentenvorrat mitführen (z. B. Diabetiker, Dialysepatienten, Blutkrankheiten), sollten Sie sich bei Ihrem Arzt eine entsprechende Bestätigung besorgen. Der ADAC hilft Ihnen (für Mitglieder kostenlos) mit Übersetzungen für etwaige Zollkontrollen.

• Der ADAC kann Ihnen auch Ärzte am Urlaubsort benennen.

• Denken Sie daran, daß ggf. in Ihrem Reisegepäck ist: Impf-, Gesundheits-, Röntgen-, Diabetiker-, Allergie-, Bluterpaß, Blutgruppenausweis usw.

• Welche Ärzte und Apotheken es am Urlaubsort gibt, erfahren Sie dort in jedem Rathaus und Tourismusbüro.

• Prüfen Sie als Gehbehinderter auch die Möglichkeit, für die Zeit der Reise einen Rollstuhl auszuleihen. Fragen Sie bei Ihrer Krankenkasse oder einem Behindertensportverband in Ihrer Nähe nach einer sportlichen Version.

Dialyse im Urlaub

→ Lassen Sie sich vor allem zuerst in Ihrem Dialysezentrum von Personal und Mitpatienten Erfahrungen berichten. Zudem sollten Sie u. a. bei den folgenden Fachverbänden anfragen (Rückporto):

• Selbsthilfeverband Dialysepatienten, Weberstr. 2, 55130 Mainz (Übersicht zu Feriendialyseplätzen)

• Dialyse-Gesellschaft niedergelassener Ärzte, Pf. 13 23 04, 42050 Wuppertal, T.: 02 02/44 56 55 (Verzeichnis für Gast- und Feriendialyse, auch Ausland; 3 DM Versandkosten beifügen!)

• Eine Übersicht über Dialysemöglichkeiten für Gastdialysen ist erhältlich beim Diatra-Verlag, Blücherstr. 12–14, 65195 Wiesbaden.

• Vertrags-Dialyseeinrichtungen der AOK in Belgien, Dänemark, Frankreich, Griechenland, Italien, Niederlande, Österreich, Portugal und Spanien ersehen Sie auch aus dem *Merkblatt Dialyse 1* (Bestell-Nr. 55018), das Sie beim AOK-Verlag, Pf. 11 20, 53423 Remagen, erhalten können (kostenpflichtig). Auch Ihr AOK-Berater müßte dieses Merkblatt kennen und Auskünfte geben können.

Impfungen

→ Schutzimpfungen werden generell nicht mehr von den Krankenkassen bezahlt. Ausnahme: Der Auslandsaufenthalt ist beruflich bedingt.

Nachteilsausgleiche für Behinderte bei der Bahn

Art des Nachteilsausgleichs	Ausweis zur unentgeltlichen Beförderung im öffentlichen Personenverkehr (grün/orange)	Schwerbehindertenausweis (grün/orange)
Unentgeltliche Beförderung des Ausweisinhabers mit Beiblatt/ Wertmarke und *mit* Streckenverzeichnis	• auf Strecken lt. Strecken- verzeichnis in der 2. Klasse – in IR und D[3] – in E, RSB, CB, RB, N und S • innerhalb von Verbund- strecken in der 2. Klasse – in für Verbund-FA freigege- benen IR, D, E, RSB, CB, N und S-Bahnen • auf NE-Strecken 2. Klasse • auf bestimmten Buslinien nach [1] im Nahverkehr	Ausgenommene Buslinien sind in den Kursbuchtabellen durch einen Hinweis gekenn- zeichnet Für zuschlagpflichtige Züge sind für Fernverkehrs- verbindungen innerhalb von Verkehrsverbünden und Gemeinschaftsverkehren die tarifmäßigen Zuschläge zu zahlen
Unentgeltliche Beförderung des Ausweisinhabers mit Beiblatt/Wertmarke *ohne* Streckenverzeichnis	• innerhalb von Verkehrsverbünden und Nahverkehrstarifgemein- schaften in der 2. Klasse in Zügen, die mit Verbundfahr- scheinen benutzt werden dürfen (ausgenommen EC/IC)	• auf NE-Strecken in der 2. Klasse • auf Omnibuslinien im Nahverkehr Für zuschlagpflichtige Züge sind die entsprechenden Fv-Auf- preise zu zahlen
Unentgeltliche Mitfahrt der not- wendigen Begleitpersonen, wenn B im Ausweis nicht gelöscht ist[2]	• in allen Zügen des Nah- und Fernverkehrs (ausgenommen in Sonder- zügen und -wagen) in der Klasse, die der Ausweisinhaber benutzt; keine Zuschläge (EC/IC, IR, D) für die Begleit- person erforderlich	• auf Omnibuslinien nach [2] im Nah- und Fernverkehr Wichtiger Hinweis: Behinderte mit Ausweismerk- zeichen B sind als unentgeltlich zu befördernde Begleitpersonen nicht zugelassen
Benutzung der 1. Klasse durch den Ausweisinhaber, wenn im Ausweis die 1.-Klasse-Benutzung zugestanden ist[2]	• in allen Zügen des Nah- und Fernverkehrs (ausgenommen Sonderzüge und Sonderwagen sowie bei Fahrten mit FA, deren Preise Kostenzuschläge für Arrangements o.ä. enthalten), und zwar – mit Fahrschein 2. Klasse, auch zum ermäßigten Preis (auch ohne Beiblatt/Wertmarke)	• mit Streckenverzeichnis auf den darin genannten Strecken (mit Beiblatt/Wertmarke) Für zuschlagpflichtige Züge sind im • EC und IC • IR und D in Fernverkehrsver- bindungen innerhalb von Verkehrs- verbünden und Gemeinschafts- verkehren die tarifmäßigen Zuschläge zu zahlen
Unentgeltliche Beförderung eines mitgeführten Krankenfahrstuhls und orthopädischer Hilfsmittel[2]) **(auch ohne Beiblatt/Wertmarke)**	• in allen Zügen des Nah- und Fernverkehrs (ausgenommen in Sonderzügen und Sonderwagen) in Verbindung mit Fahrschein (auch ermäßigt) bzw. mit Strecken- verzeichnis	• auf Omnibuslinien (soweit die Beschaffenheit der Busse dies zuläßt) nach [2] im Nah- und Fernverkehr
Unentgeltliche Beförderung eines Führhundes[2]): **(auch ohne Beiblatt/Wertmarke, wenn im Ausweis auf der Rückseite Merk- zeichen Bl eingetragen ist)**	• in allen Zügen des Nah- und Fernverkehrs (ausgenommen in Sonderzügen und Sonderwagen) in Verbindung mit Fahrschein	• (auch ermäßigt) bzw. mit Streckenverzeichnis • auf Omnibuslinien nach [1] im Nah- und Fernverkehr

Abkürzungen: Fv-Aufpreis = Fernverkehrsaufpreis, NE = Nichtbundeseigene Eisenbahnen, FA = Fahrausweis
Erläuterungen der Hinweise   Entnommen der Info-Broschüre der Bahn AG
Zu 1) Es handelt sich um Omnibuslinien der regionalen Omnibusgesellschaften der Deutschen Bahn
Zu 2) In den einzelnen Verkehrsverbünden sind ggf. besondere Tarifbestimmungen zu beachten.
Zu 3) Züge des Fernverkehrs   Züge des Nahverkehrs

ICE	InterCityExpress	EN	EuroNight	RSB	RegionalSchnellBahn	RB	RegionalBahn
EC	EuroCity	IR	InterRegio	E	Eilzug	N	Nahverkehrszug
IC	Intercity	D	Schnellzug	CB	CityBahn	S	S-Bahn

17.3. Familienferien

→ Über die kommunalen Jugend- oder Sozialämter, die freien Verbände und kirchlichen Einrichtungen besteht vielfach für Alleinerziehende mit Kindern und für Familien eine einkommensabhängige Zuschußmöglichkeit für einen Urlaubsaufenthalt. Am besten wenden Sie sich rechtzeitig vorher an bzw. besorgen Sie sich:

• Familienferienführer des ADAC, ADAC-Verlag GmbH, Pf. 70 01 26, 81373 München, T.: 0 89/76 76-0 (auch ADAC-Geschäftsstellen)

• Evang. Arbeitskreis für Familienerholung, Altensteinstr. 51, 14195 Berlin, T.: 0 30/8 30 01–4 50

• Kath. Arbeitskreis für Familienerholung, Hochkreuzallee 1, 53175 Bonn, T.: 02 28/9 59 17 14

• Arbeitskreis für Familienerholung, DPWV; Heinrich-Hoffmann-Str. 3, 60528 Frankfurt, T.: 0 69/67 06–0

• Dt. Familienverband, Argelander Str. 71, 53115 Bonn, T.: 02 28/24 10 40

• *Urlaub auf dem Bauernhof:* großer Katalog (ca. 19,50 DM), erhältlich beim DLG-Verlag, Eschborner-Landstr. 122, 60489 Frankfurt/M., T.: 0 69/24 78 84 51

• Besorgen Sie sich auch die kostenlose Broschüre *»Informationen für Familien«* beim Infoamt, Postfach, 53105 Bonn

17.4. Autobahnrastplätze – Behindertentoiletten

Autobahn-Service der Tank & Rast AG

→ Ein ausgezeichnetes (kostenloses) Faltblatt mit Informationen zur Ausstattung der Raststätten, wichtig vor allem für Rollstuhlfahrer, können Sie anfordern bei der Gesellschaft für Nebenbetriebe der BAB, Poppelsdorfer Allee 24, 53115 Bonn, T.: 02 28/70 90.

→ Für das Ausland bekommen Sie über die jeweiligen Fremdenverkehrsämter Informationen. ↗ Kap. 17.1.»Reise ABC« des BSK!

Behinderten-WC an Autobahnen

→ Sämtliche Behindertentoiletten in den deutschen Autobahn-Raststätten sind mit dem gleichen Türschloß ausgerüstet; ebenso die Behinderten-WCs von über 200 Städten in Deutschland. Diesen Schlüssel (ca. 20 DM) erhalten Sie beim CBF Darmstadt, Palleiswiesenstr. 123 a, 64293 Darmstadt, T.: 0 61 51/8 12 20, Fax: 0 61 51/81 22 81. Eine Bestellung gegen Rechnung ist nur bei Verbänden und Behörden möglich. Ihrer schriftlichen Anforderung müssen Sie beifügen: 25 DM in bar oder Briefmarken und eine Kopie des Behindertenausweises.

17.5. Reisen mit der Bahn – Seilbahnen

Info für Behinderte

→ Vor allem für Rollstuhlfahrer sind die (kostenlosen) *Informationen für behinderte Reisende* der Deutschen Bahn AG ein unverzichtbares Nachschlagewerk. Die Broschüre enthält neben wichtigen Hinweisen ein Bahnhofsverzeichnis, Grundrisse der Reisezugwagen und Reise-Voranmeldekarten für Behinderte. Sie erhalten die Broschüre bei der Bahn AG, Geschäftsbereich

Fernverkehr, 55118 Mainz oder DB Zentralstelle Absatz, Rhabanusstr. 3, 55118 Mainz, und an den meisten Bahnhöfen.

› Blinde können sich wegen einer entsprechenden (kostenpflichtigen) Kassette an den Bayerischen Blindenbund, Arnulfstr. 22, 80335 München, T.: 0 89/5 59 88–0, wenden.

› Die öffentlichen Nah- oder Regionalverkehrsbetriebe halten meist vor allem für Rollstuhlfahrer ein entsprechendes Faltblatt mit Angaben u. a. zur Erreichbarkeit der Bahnhöfe und zum Einsatz von Niederflurbussen bereit.

Kostenlose Reservierung bei der DB AG

› Blinde und Behinderte mit den Merkzeichen »B« können für sich und ihre Begleitperson in den deutschen Zügen kostenlos Plätze reservieren lassen. Sollte Ihnen jemand aus Unkenntnis diese Erleichterung nicht zugestehen, kann die DB-Filiale (Bahnhof, Reisebüro) sich auf Empfehlung des Geschäftsbereiches Fernverkehr wenden an: T.: 0 61 31/15 55 54

Berg-/Seilbahnen

› Die Berg-/Seilbahnen sind in Deutschland größtenteils rollstuhlgerecht; ebenso die Einrichtungen (Restaurant, Hotel usw.) auf den jeweiligen Bergen. Eine entsprechende Übersicht über den rollstuhlgerechten Ein- und Ausstieg und Restaurants kann Ihnen zur Verfügung stellen: Verband der deutschen Seilbahnen und Schlepplifte e.V., Westendstr. 199, 80686 München, T.: 0 89/57 91–13 15 (Rückporto nicht vergessen!)

17.6. Flugreisen für Behinderte

»Flugtauglichkeit« vorher abklären

› Niedrige Luftfeuchtigkeit, das Sauerstoffangebot, der Kabinendruck und die psychische Belastung bedeuten in der Regel eine hohe körperliche Belastung, die gesunde Menschen meist gut ausgleichen können. Klären Sie ab, ob Ihr Arzt und Ihr Fachverband (siehe Kapitel 1.!) in Ihrem Fall Bedenken anmelden und worauf Sie besonders achten müssen. Dies gilt zum Beispiel insbesondere für alle Herz-, Luftwege-, Kreislauf-, Augen- und Ohrenerkrankungen. Für Schwangere gelten besondere Bestimmungen.

› Wenn Sie ganz sichergehen wollen, fragen Sie telefonisch den Medizinischen Dienst Ihres Flughafens/Fluggesellschaft oder dort bekannte »Flug-Ärzte«.

› Benötigen Sie während des Fluges eine spezielle Diät, klappt das problemlos, wenn Sie das rechtzeitig bei der Buchung vorbestellen (z. B. Diabetes).

Ermäßigung des Flugpreises

› Die deutschen Linienfluggesellschaften gewähren im innerdeutschen Flugverkehr Schwerkriegs- und Wehrdienstbeschädigten der Bundeswehr sowie rassisch und politisch Verfolgten mit einem GdB von wenigstens 50% eine Ermäßigung, wenn dieser GdB vor dem 1. 10. 1979 festgestellt wurde. Nach diesem Zeitpunkt ist in der Regel eine Zusatzbescheinigung des Versorgungsamtes erforderlich.

› Für Flüge in die und innerhalb der USA gibt es für Behinderte generell (also nicht nur für die obigen Ausnahmen) bei der Lufthansa und amerikanischen Fluggesellschaften (American Airlines) Ermäßigungen auf Anfrage und bei Vorlage des Ausweises (vor Reisebeginn).

Begleitperson

→ Ist im Behindertenausweis mit einem *B* die Notwendigkeit einer Begleitung nachgewiesen, befördern die deutschen Flugliniengesellschaften innerhalb Deutschlands diese Begleitperson meist unentgeltlich.

Infos für Behinderte

→ Den *Ratgeber für behinderte Fluggäste,* der alle wesentlichen Informationen für eine Buchung, Vorbereitung und Ablauf am Flughafen umfaßt, erhalten Sie bei allen Büros der Deutschen Lufthansa oder mitunter über Reisebüros.

→ Die *Reisefibel für Kranke und Behinderte* der Swissair AG erhalten Sie über deren Büros an den Flughäfen.

→ Bei der Arbeitsgemeinschaft Deutscher Verkehrsflughäfen können Sie eine (kostenlose) Broschüre mit wichtigen Informationen, wichtigen Rufnummern usw. für Behinderte zur Vorbereitung einer Flugreise und zu allen deutschen Flughäfen anfordern. Die Anschrift: ADV Geschäftsführung, Flughafen, 70629 Stuttgart, Fax: 07 11/9 48 47 46.

→ *Reise-Ratschläge für behinderte Fluggäste,* erhältlich bei der LTU (Luftransport-Unternehmen GmbH) oder über das LTU-Servicetelefon: 02 11/9 41 88 88.

Flughafen-Info für Ihren Abflughafen

→ Wollen Sie über einen Flughafen sehr genaue Informationen haben, so schreiben Sie ganz einfach an die jeweilige Pressestelle und bitten um Übersendung einer Info-Broschüre über den Flughafen.

Bei wem klappt's am besten?

→ Besonders gut bedient werden Sie meist bei der LTU und der Lufthansa. Versuchen

Sie deshalb nach Möglichkeit immer zuerst, bei einer dieser beiden Fluggesellschaften Ihre Reise zu buchen. Alle nötigen Maßnahmen und Hilfen sind dort gut und zuverlässig durchorganisiert. Das Personal ist sehr freundlich und einfühlsam und um ein Höchstmaß an Individualität bemüht. Natürlich hängt das – wie immer – auch etwas vom Verhalten des Fluggastes ab.

Sonderservice – Parkplätze an Flughäfen

→ An den deutschen Flughäfen besteht neben den Betreuungsdiensten der Fluggesellschaften für Behinderte teilweise auch ein entsprechender Fluggast-Sonderservice des Flughafens. Einzelheiten, die Ihre Reise erleichtern, erfahren Sie in einem kostenlosen Faltblatt der FAG, 60547 Frankfurt/M.

→ Einen Sonderservice gibt es meist auch für parkplatzsuchende Behinderte mit den Merkzeichen »aG«, »H« oder »Bl«. Sie erhalten bis zu 50 % Ermäßigung auf die (meist sehr hohen) Parkgebühren. Sie können auch Parkplätze belegen, die näher am jeweiligen Abflugbereich liegen. Rat und Hilfe gibt Ihnen dazu die Parkleitzentrale Ihres Flughafens, die meist per Sprechfunk mit den Kassenautomaten der Parkdecks verbunden ist.

Fliegen? Kein Problem!

→ Wenn Sie ganz sichergehen wollen, daß beim Abflug und bei der Ankunft im Urlaubsland alles reibungslos klappt, sollten Sie rechtzeitig ein paar Punkte beherzigen:
1. Buchen Sie frühzeitig. Buchen Sie nach Möglichkeit nur Reisen, bei denen Ihnen entweder die LTU oder die Lufthansa im Ticket ausdrücklich zugesichert werden kann.
2. Besorgen Sie sich die in diesem Kapitel genannten Info-Unterlagen bei Ihrem Flug-

Ihr Formblatt mit Betreuungshinweisen.
Bitte am Abflugtag am LTU/Lufthansa-Schalter abgeben.

Auszustellen für
– altersbedingt hilfsbedürftige, blinde, taube oder taubstumme Fluggäste
– Fluggäste mit Querschnitts-, Kinder- oder spastischer Lähmung (ohne Hirnschädigung)
– bei Entwicklungsschaden oder Amputation an Gliedmaßen
– Fluggäste mit ärztlich versorgten Knochenverletzungen, Wunden oder Verbrennungen (ausgenommen
  Schädel-, Hirn- und innere Verletzungen sowie Schwerverletzte), die Hilfe vor/nach dem und beim Ein-
  und Aussteigen und evtl. während des Fluges benötigen und einen Fluggastsitz mit aufgestellter
  Rückenlehne benutzen können.

Betreuungshinweis –
Behinderter Fluggast (Handicap)

Handicapped PAX

A	Bei FS Kennbuch-staben angeben	Name (oder »Group« und Anzahl Behinderter in der Gruppe)			Alter	Geschlecht
B		Reiseweg von	nach	Flug	Klasse	Datum
		_____	_____	_____	_____	_____
		_____	_____	_____	_____	_____
C		Art der Behinderung				
		_____				
E						
☐	UNNACCOMP	Fluggast reist allein				
☐	ESGORT	Fluggast reist in einer Behindertengruppe/Anzahl der Begleitpersonen _____ Fluggast reist in Begleitung nicht behinderter, erwachsener Personen/ Anzahl der Personen _____				
☐	SMOKING	Raucher				
☐	NON-SMOKING	Nichtraucher				
E		Erforderliche Unterstützung				
☐	DEAF	Taubheit				
☐	DEAF/MUTE	Taubstumm				
☐	BLND	Blind				
☐	WCHR	gehfähig, aber gehbehindert: Braucht Hilfe im Flughafengebäude zum/vom Gate sowie Roll-stuhl o. ä. im Falle Ein-/Aussteigen mittels Fußweg über Vorfeld. Braucht keine Hilfe in einem Vorfeldbus, auf einer Flugzeugtreppe und in der Kabine zum Sitz, zu den Toiletten, bei den Mahlzeiten.				
☐	WCHS	gehfähig, aber stark behindert: Kann Vorfeldbus nicht benutzen und braucht Hilfe beim Ein-/Aussteigen (z.B. über Flugzeugtreppe). Braucht keine Hilfe in der Kabine (zum/vom Sitz, zu den Toiletten, bei den Mahlzeiten).				
☐	WCHS/OWN	wie vorstehend – führt auf der Reise eigenen Rollstuhl mit. Hinzufügen »/BD«, falls batterie-betriebener Rollstuhl.				
☐	WCHC	gehunfähig (z.B. querschnittsgelähmt): Braucht auch in der Kabine Hilfe zum/vom Sitz zu den Toiletten und evtl. bei den Mahlzeiten *(ggf. Einzelheiten unter K angeben)*.				
☐	WCHC/OWN	wie vorstehend – führt auf der Reise eigenen Rollstuhl mit. Hinzufügen »/BD«, falls batteriebetriebener Rollstuhl. *Nur Trockenbatterien oder besonders auslaufgesicherte Naßbatterien dürfen mit Passagier-flugzeugen befördert werden.*				
K		Sonstige Hinweise und/oder erforderliche Maßnahmen				

hafen usw. Damit können Sie sich über alle Fragen (z. B. Parkplätze, Wege, Einchecken, Toiletten, Restaurant usw.) sehr konkret informieren.

3. Verlangen Sie bei der Buchung im Reisebüro unbedingt den *Vordruck für den Betreuungsservice* und die *Infobroschüre* für Behinderte der LTU oder der Lufthansa, und füllen Sie ihn genau aus (siehe Muster!). Am Tag vor dem Abflug lassen Sie sich telefonisch von Ihrem Reisebüro den nötigen Betreuungsservice der Fluggesellschaft oder des Flughafens ausdrücklich bestätigen. Kann Ihnen Ihr Büro dabei nicht weiterhelfen, sind Sie im falschen Reisebüro.

4. Lassen Sie sich im Reisebüro auch zusagen, daß am *Zielflughafen* und beim *Rückflug* dort und zu Hause ebenfalls alle nötigen Serviceleistungen zuverlässig ablaufen. Am Tag vor dem Rückflug sollten Sie sich bei Ihrer Fluggesellschaft vor Ort noch mal kurz telefonisch vergewissern.

5. Etliche ausländische Fluggesellschaften befördern Behinderte nur *bedingt und verlangen sogar generell eine Begleitperson.* Wenn Sie sich für die LTU oder Lufthansa entscheiden, werden Sie derartige Diskriminierungen nicht erfahren. Allerdings müssen auch diese Gesellschaften die sehr strengen deutschen Vorschriften für eine Fluggastbeförderung einhalten und dürfen Menschen mit bestimmten gesundheitlichen Problemen nur bedingt, also mit Begleitperson, oder gar nicht mitfliegen lassen.

6. Wenn einmal etwas nicht ganz so ideal abläuft: Verlieren Sie bitte nie die Geduld. Sie kennen ja das berühmte Sprichwort: »Wie man in den Wald hineinruft, so…«. Und wenn wirklich einmal eine massive Beschwerde angebracht ist, wenden Sie sich am besten an den entsprechenden Flughafenbetreiber oder an Ihre Fluggesellschaft (LTU oder Lufthansa-Geschäftsleitung, Flughafen, 60547 Frankfurt/M.). Anregungen und Verbesserungen greift man in der Regel gern auf.

17.7. Behindertensport

Vor allem weil ich aus unzähligem eigenem Erleben zur Genüge weiß, daß man schwerbehindert auch aus der sportlichen Betätigung kämpferischen Mut und Selbstdisziplinierung lernen und unendlich viel Kraft schöpfen kann, sei dieser Abschnitt allen Behinderten ganz besonders ans Herz gelegt. Jeder kann Sport treiben, ob zu Hause oder in der Gruppe. Wer das Gegenteil behauptet und tut, pflegt nur seine Bequemlichkeit!

Ohne Eigeninitiative geschieht wenig bis nichts

→ Organisierte, fachlich betreute und zum Teil sogar ärztlich kontrollierte sportliche Betätigung ist für viele Behinderte mittlerweile ein fester Bestandteil einer aktiven sinnvollen Freizeitgestaltung. Viele können sich leider nicht zu einer solchen Eigeninitiative durchringen und damit – egal, ob nur im privaten Rahmen oder in einer Gruppe – etwas an Bequemlichkeit aufgeben.

→ Wer als Behinderter nicht von sich aus tätig wird, wird irgendwann nur noch reagieren können. Er muß vielleicht einmal bitter bereuen, daß er die vielfältigen Chancen, frühzeitig und freiwillig etwas für seine Gesundheit oder Behinderung zu tun, nicht genutzt hat. Eine wirkungsvolle und echte Rehabilitation ohne konsequente Eigeninitiative gibt es nicht. Fast jeder hat es mehr oder weniger selbst in der Hand. Ausreden gibt es nicht.

Sport: Pflichtaufgabe und Medizin

→ Eine auf die persönlichen Bedürfnisse und Möglichkeiten zugeschnittene sportliche Betätigung ist für die Behinderung, egal, ob körperlich, geistig oder seelisch bedingt, ausnahmslos eine Pflichtaufgabe. Von der Herz- und Tumorerkrankung bis zur Kriegsbeschädigung, von der psychischen Erkrankung bis zur körperlichen Behinderung ist damit ein bedarfsgerechter Ausgleich zu finden. Bei Sport und Spiel kann jedermann/-frau seine Vor- oder Nachsorge, Rehabilitation oder Therapie gezielt aufbauen, ergänzen oder ganz einfach Spaß haben.

→ Daß vor allem in Gruppen und Vereinen neben der rein körperlichen Aktivierung auch die kameradschaftliche Begegnung und Gesprächsmöglichkeit unter Gleichgesinnten mindestens genauso wichtig ist, kann und soll auch ein wesentlicher Beweggrund sein.

→ Sport kann für Behinderte sein: Bewegung, Begegnung, Erlebnis, Spiel, Spaß, Freude, Gesundheit, Vor- und Nachsorge, Rehabilitation. Bedarfsgerecht betrieben kann es für Leib und Seele eine Art Wundermedizin ohne Nebenwirkung sein.

Gaffer: »Nicht einmal ignorieren!«

→ Viele Behinderte, vor allem Frauen, haben Scheu vor den Mitmenschen und gehen deshalb nicht zu Sportgruppen oder in das Hallenbad. Der zitierte Ausspruch von Karl Valentin sagt eigentlich alles, was Sie sich dafür aneignen müssen: eine grenzenlose Gleichgültigkeit. Und sollte tatsächlich jemand eine unpassende Bemerkung machen, reagieren Sie am besten mit einem Ausspruch von Richard von Weizsäcker: »Nicht behindert zu sein ist ein Geschenk, das uns jeden Tag genommen werden kann.«

Es gibt wunderbare Vorbilder!

→ Nehmen Sie sich nur ein Beispiel an den vielen, die trotz eines Handicaps Leistungssport betreiben und auf allen Ebenen, bis hin zur Olympiade, sich selbst disziplinieren und kämpfen. Das sind die eigentlich bewundernswerten sportlichen Vorbilder, weil sie sich – ohne zahlungskräftige Sponsoren und von den Medien sträflich vernachlässigt – mit weitgehend eigenem Geld, unendlich viel Kraft und Zeit neben dem Beruf für Ihre Ideale und die Ziele des Behindertensportes regelrecht aufopfern.

Ihr persönliches Aktionsprogramm

→ Lassen Sie sich etwas animieren, und tun Sie etwas für Ihren Körper, Geist und Ihre Seele:

Der Weg zur Zauberformel

■ Lassen Sie sich von Ihrem Arzt Krankengymnastik verschreiben. Dabei lernen und üben Sie die für Ihre Behinderung nötigen Bewegungen und erfahren gleichzeitig, wie Sie ein Programm sinnvoll ergänzen können.

■ Sport kann es übrigens für spezielle Einrichtungen auch auf ärztliche Verordnung geben. Manche Orthopäden bieten sogar eigene Therapieprogramme an.

■ Der Fachhandel hält (↗ Anhang) für spezielle Bewegungs- und Aktivierungsprogramme die zweckmäßigen Geräte und Hilfsmittel bereit. Besorgen Sie sich Prospekte, und reden Sie mit Ihrem Arzt (und anschließend mit der Krankenkasse) wegen einer entsprechenden Verordnung.

■ Wenn die Krankenkasse etwas nicht finanzieren kann, fragen Sie vor der Beschaffung in jedem Fall beim Sozialamt nach der Möglichkeit, über die Eingliederungshilfe Hilfsmittel zu erwerben.

■ Wenden Sie sich an die für Ihre Behinderung zuständigen Fachverbände (↗ Kap. 1.), und fragen Sie nach Info-Unterlagen. Rückporto bitte nicht vergessen!

■ Fragen Sie Ihren (Fach-)Arzt nach seriösen privaten Einrichtungen mit speziellen Trainingsprogrammen. Unterschreiben Sie einen Vertrag erst nach einer Probestunde.

■ Überwinden Sie sich, und setzen Sie nach den Maßgaben des Krankengymnasten zu Hause Ihr persönliches Programm fort.

■ Prüfen Sie gleichzeitig Ernährung und Gewohnheiten (Rauchen usw.). Als flankierende Maßnahme können Sie dadurch – ärztlich begleitet – mit der Zeit sogar ein völlig neues Lebens- und Selbstwertgefühl aufbauen.

■ Gehen Sie den Weg der kleinen Schritte, und bauen Sie Ihr persönliches Programm Stück für Stück auf und aus.

■ Suchen Sie Kontakt in einer Gruppe, wo immer sich eine Möglichkeit bietet. Sie werden staunen, was Offenheit bewirken kann und Ihnen persönlich bringt.

■ Nehmen Sie Sport als eine schöne Nebenbeschäftigung. Wichtig ist bei jeder sportlichen Betätigung, daß Sie sie überzeugt, freudig, beständig, maßvoll und konsequent durchführen. Dann wird Sport zur persönlichen Zauberformel.

Sportunfälle

→ Die Krankheitskosten für Sportunfälle übernimmt in der Regel Ihre Krankenkasse dann, wenn die Verletzungen nicht vorsätzlich herbeigeführt wurden. Sie wird Ihnen sehr schnell einen Fragebogen zum Unfallhergang und zu einem etwaigen Verursacher oder Mitschuldigen zusenden, um abzuklären, ob und inwieweit jemand haftbar gemacht werden kann. Sie berührt das nicht weiter.

Ist die Sportverletzung aufgrund eines groben Fouls passiert, wird die Krankenkasse nachhaken und eine Haftung des Verursachers prüfen.

→ Der Arbeitgeber muß Ihnen in der Regel bei einem Sportunfall Lohnfortzahlung gewähren. Ist allerdings der Unfall Folge einer besonders gefährlichen Sportart oder betätigen Sie sich in einer deutlich übersteigerten Intensität, die nicht mehr Ihren Kräfte- und Leistungsverhältnissen entspricht, kann es mit Ihrer Lohnfortzahlung sehr schnell kritisch werden.

→ Für den Betriebssport gilt meist der Schutz der Unfallversicherung, wenn die sportliche Betätigung die Arbeit im Betrieb ausgleichen soll und Ihre Arbeitskraft fördert.

→ Geben Sie nach einem solchen Unfall keinerlei mündliche oder schriftliche Erklärungen, Zusicherungen oder ähnliches ab, egal, wer und wie man Sie dazu drängt. Das würde für Sie immer zu einem Bumerang werden.

→ Gibt es einen mittel- oder unmittelbaren Schädiger, sichern Sie sofort Zeugen und Beweise und lassen Verletzungen bei einem Chirurgen gründlich untersuchen und dokumentieren. Wegen Ihrer Schadenersatzansprüche suchen Sie umgehend anwaltliche Beratung.

→ Sichern Sie sich in jedem Fall auch gegen eine eigene Haftung ab. Verlassen Sie sich – als Vereinsmitglied – nicht auf eine globale Vereinshaftpflichtversicherung. Klären Sie sehr genau mit Ihrer privaten Haftpflichtversicherung, ob und inwieweit *sportliche Risiken* enthalten sind, und lassen Sie sich die Auskünfte schriftlich bestätigen. Akzeptieren Sie ggf. nicht vorschnell Erhöhungsbeträge und vergleichen Sie mehrere Angebote.

→ Prüfen Sie für sportliche Risiken auch Angebote für eine private Unfall- und eine Berufsunfähigkeitsversicherung. Stimmen Kosten und Nutzen überein, so unterzeichnen Sie den Versicherungsvertrag grundsätzlich erst nach reiflicher Überlegung und nicht in Anwesenheit eines Versicherungsberaters.

Beratung – Auskünfte

↗ Die Teilnahme an einer (möglichst fachlich betreuten) Sportgruppe ist – egal, wie alt Sie sind und welche Behinderung Sie haben – immer eine ungeheure Bereicherung. Ergreifen Sie dieses Stück mehr an Lebensqualität. Übrigens bieten mittlerweile auch Sportvereine und -verbände für behinderte Sportinteressenten Angebote oder sind bereit dazu, auf besondere Bedürfnisse einzugehen. Also: Erkundigen Sie sich, wo Behindertensportgruppen sind, oder fragen Sie bei:

● Dt. Behindertensportverband, Fachverband für Leistungs-, Breiten- und Rehabilitations-Sport (auch Dt. Rollstuhlsport-Verband), Friedrich-Alfred-Straße 10, 47055 Duisburg, T.: 02 03/7 38 16 20

● Dt. Verband Gesundheitssport und Sporttherapie, Vogelsanger Weg 48, 50354

Hürth-Efferen, T.: 0 22 33/6 50 17-19, Fax: 022 33/6 45 61

● Info- und Beratungsstelle für den Sport Behinderter, Rheinbabenallee 14, 14199 Berlin, T.: 0 30/8 24 37 31

● Dt. Gehörlosen-Sportverband, Adolfstr. 3, 45130 Essen, T.: 02 01/77 76 71, Fax: 78 33 02

● Dt. Sportbund, Otto-Fleck-Schneise 12, 60528 Frankfurt, T.: 0 69/6 70 00

● »Sport für betagte Bürger«, Aachener Straße 418, 41069 Mönchengladbach, T.: 0 21 61/5 46 81

● Dt. Gesellschaft für Prävention und Rehabilitation von Herz- und Kreislauferkrankungen, Rizzastr. 34, 56068 Koblenz, T.: 02 61/30 92 31

● Tumorerkrankungen bei Frauen: Fragen Sie auch bei den regionalen Frauenbeauftragtinnen!

● ↗ Fachverbände (z. B. Koronargruppen) und Selbsthilfegruppen

17.8. Fitneß-Studios

↗ Wenn Sie sich für diese Form einer gezielten und regelmäßigen sportlichen Betätigung entscheiden, sollten Sie ein paar Anforderungen vor einer Unterschrift näher prüfen:

1. Wie umfänglich ist das Angebot? Bietet das Studio auch sinnvolle/notwendige medizinische Bereiche an?

2. Entscheidend ist, wie intensiv und vor allem versiert der Anfangs-Check-up mit Prüfung der Belastbarkeit und Festlegung eines auf Ihre individuellen Bedürfnisse abgestimmten Programmes, das beständig fachkundig überwacht und weiterentwickelt wird.

3. Ist ein Probetraining möglich? Wie steht es mit Hygiene und Sauberkeit?

4. Ist der »Diagnose«- und Gerätepark auf einem aktuellen Stand oder offensichtlich veraltet? Werden die Geräte mit allen Vor- und Nachteilen und vor allem Auswirkungen und richtiger Bedienung vor Beginn ausreichend erläutert?

5. Endet Ihr Vertrag automatisch bei Wehrpflicht, Schwangerschaft oder Umzug? Was passiert bei Krankheit oder Unfall? Haftungsausschlüsse und mangelhafte Kündigungsrechte wurden von deutschen Gerichten abgelehnt. Bei Krankheit sollte keine Zahlungspflicht bestehen.

↗ Über manche Studios werden von Patienten mit den unterschiedlichsten gesundheitlichen Problemen (Herz, Kreislauf, Rücken, Gelenke, Übergewicht, Psyche usw.) wahre Wunderdinge berichtet. Wenn Sie die monatlichen Kosten eines solchen Studios erübrigen können und bei der Auswahl etwas aufpassen, sollten Sie sich eine solche Möglichkeit auf jeden Fall näher ansehen. Investieren Sie damit in Ihre Gesundheit. Es ist die beste und rentabelste Investition, die es überhaupt geben kann!

17.9. Reiseruf – Kummertelefon im Ausland

Reiseruf im Notfall

→ Im Notfall (z. B. schwere Erkrankung, Todesfall, schwerer Unglücksfall) können Ihre Angehörigen einen Reiseruf über den Rundfunk Ihres Urlaubsgebietes und/oder über die Deutsche Welle veranlassen. Ihr erster Ansprechpartner sollte dabei der ADAC sein. Telefonisch, per Fax oder persönlich in jeder Geschäftsstelle kann ein entsprechender Antrag gestellt werden. Die Dringlichkeit muß verständlicherweise von einer amtlichen Stelle oder kompetenten Institution (z. B. Rathaus, Krankenhaus, Polizei) bestätigt werden.

→ Ihre Angaben müssen dabei enthalten: Personalien des Gesuchten, Kennzeichen, Typ und Farbe des Kfz, eine triftige Begründung mit Nachweis oder Angaben, wer das zuverlässig bestätigen kann, und Personalien des Antragstellers. Rund um die Uhr und täglich erreichen Sie dazu die ADAC-Zentrale, Westpark 8, 81373 München unter T.: 0 89/76 76-26 53 oder Fax: –48 00

→ Bei der Deutschen Welle, Zeitfunkredaktion des deutschen Programms, können Sie Notrufe für das außereuropäische Ausland und Übersee beantragen unter T.: 02 21/3 89 44 31. Die Redaktion ist von 4.00 bis 0.30 Uhr besetzt. Es bestehen die gleichen Voraussetzungen wie beim ADAC. Der Service ist kostenlos.

Kurzwellenempfang im Ausland

→ Auf den folgenden Frequenzen finden Sie im Ausland deutsche Sender:

Sender	Frequenz in kHz	Programm	Empfangs- gebiet	Empfangs- zeit *)
Deutsche Welle	6075	Deutsche Welle	Europa	24 Stunden
Deutschland Radio	6005	Deutschland Radio	Europa	24 Stunden
Bayerischer RF	6085	BR 1	Europa	24 Stunden
Radio Bremen	6190	Hansawelle	Europa	24 Stunden
Radio Luxemburg	15350	Oldie-Sender	Europa	24 Stunden
Süddeutscher RF	6030	SDR 1	Mittel-Skandinav. Sizilien, Ost-Spa- nien, West-Balkan	6.00–0.05
Südwestfunk	7265	SWF 3	Weltweit	24 Stunden
*) Mitteleuropäische Sommerzeit				[Quelle: ADAC]

Kummertelefon im Urlaub

→ Vom Juli bis September richten für Urlauber in Italien, Spanien, Portugal und Griechenland örtliche Verbraucherorganisationen ein Kummertelefon ein. Dort hilft man vor Ort bei Problemen. Wenn nötig, wird zum Beispiel auch ein deutschsprachiger Rechtsanwalt vermittelt. Eine Übersicht für 1997 liegt noch nicht vor. Hier deshalb die Telefonnummern von 1996, die größtenteils noch aktuell sind:

• **Italien** (Mo.–Mi. 15–18 Uhr,
Fr. 9.30–12.30 Uhr):
Rom: 06/39 72 57 65,
Mailand: 02/6 96 15 50,
Forli: 05 43/16 23,

Genua: 0 10/8 31 84 28,
Neapel: 0 81/7 61 45 24

• **Spanien** (Mo.–Fr. 10–13 Uhr):
Madrid: 91/3 88 74 24,
Barcelona: 93/2 18 06 11

• **Portugal** (Mo.–Fr. 10–13 Uhr):
Lissabon: 08 00 20 02 17,
Porto: 08 00 20 02 19
Coimbra: 08 00 20 02 18

• **Griechenland** (Mo.–Fr. 9–14 und
18–20.30 Uhr):
Athen: 01/3 30 44 44,
Volos: 04 21/3 92 66,
Heraklion: 0 81/24 06 66,
Cavala: 0 51/22 11 59,
Patras: 0 61/22 68 93

Vordruck zu Kapitel 5.6.

Medizinischer Dienst
der Krankenversicherung

Gutachten
zur Feststellung der Pflegebedürftigkeit gemäß SGB XI

Versicherter:

Name, Vorname .... Geb. Datum ☐☐☐☐☐☐   Geschl. m ☐   w ☐
Telefon-Nr. .... ggf. davon abweichender
Straße .... derzeitiger Aufenthaltsort   Straße ....
                                                                                Ort ☐☐☐☐☐ ....
                                                                                wohnhaft bei ....

Wohnort (PLZ) ☐☐☐☐☐ ....
Pflegekasse: (Name) ☐ (Adresse) (IK)
behandelnder Arzt: (Name, Facharzt für Adresse, Tel.-Nr.) ....

Pflegeperson/en
A Name, Vorname .... B Name, Vorname ....
C Name, Vorname .... D Name, Vorname ....

Pflegeinstitution:
Name: .... Straße: .... Ort: .... Tel.-Nr.: ....

Antrag auf Sachleistung: ☐   auf Geldleistung: ☐   auf kombinierte Geld-/Sachleistung: ☐
Derzeitige Pflegestufe:* ☐ I   ☐ II   ☐ III   ☐ keine   *nur bei Wiederholungsbegutachtung

Untersuchung am: ☐☐☐☐☐☐ um .... Uhr, durch ....
Untersuchungsort: Privatwohnung ☐   Pflegeeinrichtung ☐   Sonstiges ☐ ....

Versorgungssituation und pflegebegründende Vorgeschichte nach Angaben
der/des ....
1. Derzeitige Versorgung/Betreuung
1.1. Ärztliche Betreuung: ja ☐   nein ☐

Medikamentöse Versorgung ....

1.2. Heilmittelversorgung/häusliche Krankenpflege
Krankengymnastik ☐   Behandlungspflege ☐
Ergotherapie   ☐   Grundpflege   ☐
Logopädie   ☐   Sonstiges   ☐ ....

1.3. Versorgung mit Hilfsmitteln/technischen Hilfen/Verbrauchsgütern
Vorhandene Hilfsmittel? ....

Welche Verrichtungen sind hierdurch voll kompensiert? ....

Ungenutzte Hilfsmittel? ....

1.4. Umfang der pflegerischen Versorgung

Pflege durch Angehörige/Bekannte	☐ x	tägl.	wöchentl.	fallweise	rund um die Uhr
Pflege durch Pflegeinstitutionen					
● ambulanter Pflegedienst	☐ x	tägl.	wöchentl.	fallweise	
● Tagespflege/Nachtpflege	☐ x		wöchentl.	fallweise	
● Kurzzeitpflege	☐ x		wöchentl.	fallweise	

Welche der angegebenen Pflegepersonen pflegt pro Woche			
	weniger als 14 Std.	mindestens 14 Std.	mindestens 21 Std.	mindestens 28 Std.
Pflegeperson A	☐	☐	☐	☐
Pflegeperson B	☐	☐	☐	☐
Pflegeperson C	☐	☐	☐	☐
Pflegeperson D	☐	☐	☐	☐

1.5   Pflegerelevante Aspekte der Betreuungssituation
Versicherte(r) alleinlebend   ja ☐   nein ☐
Tagesstrukturierende Einrichtung   ☐ ....
Sonstiges: ☐
....

1.6   Pflegerelevante Aspekte der Wohnsituation

2.   Pflegebegründende Vorgeschichte ....
....

Seit wann ist selbständige Lebensführung eingeschränkt? (Monat/Jahr)   M M J J ☐☐☐☐

Gutachterliche Befunde und Stellungnahme
3.   Würdigung vorliegender Fremdbefunde
....

4.   Erhobene pflegebegründende Befunde
4.1   Allgemeinbefund
....   gut   ☐
....   mäßig   ☐
....   deutlich reduziert ☐

4.2   Funktionelle Einschränkungen
4.2.1   des Stütz- und Bewegungsapparates
wo? .... Form? .... Grad? ....
....   keine   ☐
....   mäßig   ☐
....   schwer   ☐
....   schwerst/völliger Funktionsausfall ☐

4.2.2   der Inneren Organe
wo? .... Form? .... Grad? ....
....   keine   ☐
....   mäßig   ☐
....   schwer   ☐
....   schwerst/völliger Funktionsausfall ☐

4.2.3   der Sinnesorgane
wo? .... Form? .... Grad? ....
....   keine   ☐
....   mäßig   ☐
....   schwer   ☐
....   schwerst/völliger Funktionsausfall ☐

4.2.4   des ZNS und der Psyche
wo? .... Form? .... Grad? ....
....   keine   ☐
....   mäßig   ☐
....   schwer   ☐
....   schwerst/völliger Funktionsausfall ☐

Desorientierung: keine ☐   zum Ort ☐   zur Zeit ☐   zur eigenen Person ☐
Bewußtseinslage: wach ☐   schläfrig ☐   benommen ☐   somnolent ☐   komatös ☐
4.2.5   Pflegebegründende Diagnose/n:
....   ICD ☐☐☐☐☐

4.3. Fähigkeiten in bezug auf die Aktivitäten des täglichen Lebens

4.3.1 Vitale Funktionen aufrechterhalten
- selbständig ☐
- bedingt selbständig ☐
- teilweise unselbständig ☐
- unselbständig ☐

4.3.2 Sich situativ anpassen können
- selbständig ☐
- bedingt selbständig ☐
- teilweise selbständig ☐
- unselbständig ☐

4.3.3 Für Sicherheit sorgen können
- selbständig ☐
- bedingt selbständig ☐
- teilweise selbständig ☐
- unselbständig ☐

4.3.4 Sich bewegen können
- selbständig ☐
- bedingt selbständig ☐
- teilweise selbständig ☐
- unselbständig ☐

4.3.5 Sich sauberhalten und kleiden können
- selbständig ☐
- bedingt selbständig ☐
- teilweise selbständig ☐
- unselbständig ☐

4.3.6 Essen und trinken können
- selbständig ☐
- bedingt selbständig ☐
- teilweise selbständig ☐
- unselbständig ☐

4.3.7 Ausscheiden können
- selbständig ☐
- bedingt selbständig ☐
- teilweise selbständig ☐
- unselbständig ☐

4.3.8 Sich beschäftigen können
- selbständig ☐
- bedingt selbständig ☐
- teilweise selbständig ☐
- unselbständig ☐

4.3.9 Kommunizieren können
- selbständig ☐
- bedingt selbständig ☐
- teilweise selbständig ☐
- unselbständig ☐

4.3.10 Ruhen und schlafen können
- selbständig ☐
- bedingt selbständig ☐
- teilweise selbständig ☐
- unselbständig ☐

4.3.11 Soziale Bereiche des Lebens sichern können
- selbständig ☐
- bedingt selbständig ☐
- teilweise selbständig ☐
- unselbständig ☐

5. Bestimmung der Pflegebedürftigkeit	Hilfebedarf		
5.1 Körperpflege	nein	ja	falls ja, wie oft täglich
Waschen	☐	☐	....
Duschen/Baden	☐	☐	....
Zahnpflege	☐	☐	....
Kämmen/Rasieren	☐	☐	....
Dam-/Blasenentleerung	☐	☐	....
5.2 Ernährung			
mundgerechte Zubereitung	☐	☐	....
Nahrungsaufnahme	☐	☐	....
5.3 Mobilität			
Aufstehen/Zu-Bett-Gehen	☐	☐	....
An-/Auskleiden	☐	☐	....
Stehen	☐	☐	....
Gehen	☐	☐	....
Treppensteigen	☐	☐	....
Verlassen/Wiederaufsuchen der Wohnung	☐	☐	....
5.4 Hauswirtschaftliche Versorgung			falls ja, wie oft pro Woche
Einkaufen	☐	☐	....
Kochen	☐	☐	....
Reinigen der Wohnung	☐	☐	....
Spülen	☐	☐	....
Beheizen der Wohnung	☐	☐	....
Wechseln/Waschen der Wäsche/Kleidung	☐	☐	....

Bemerkungen: (insbes. für Kinder und psychisch Kranke/geistig Behinderte) ....

6. Ergebnis der Prüfung des Vorliegens von Pflegebedürftigkeit
6.1 Liegt Pflegebedürftigkeit vor?   nein ☐   ja ☐
....   und zwar Pflegestufe I (mind. 1,5 Std.)   ☐
....   und zwar Pflegestufe II (mind 3,0 Std.)   ☐
....   und zwar Pflegestufe III (mind 5,0 Std.)   ☐
                                                                                                              seit wann? ....
Liegt ein außergewöhnlich hoher Pflegeaufwand vor? ....

6.2 Wenn nein, sind präventive Maßnahmen zur Vermeidung einer drohende Pflegebedürftigkeit angezeigt?   ja ☐
     Gegebenenfalls welche? ....

6.3 Wenn ja, Prognose über die weitere Entwicklung: ....

6.4 Ist die häusliche Pflege in geeigneter Weise sichergestellt?   ja ☐   nein ☐
     Wenn nein, Erläuterung: ....

Häusliche Pflegeeinsätze im Umfang von .... Std./Woche notwendig
6.5 Liegen Hinweise für folgende Ursachen der Pflegebedürftigkeit vor?
     Unfall ☐   Berufserkrankung ☐   Versorgungsleiden ☐   nein ☐

7.   Empfehlungen an die Pflegekasse/individueller Pflegeplan

7.1 Maßnahmen zur Rehabilitation   nicht erforderlich ☐
     Krankengymnastik, welche ....   ☐
     Ergotherapie, welche ....   ☐
     Logopädie, welche ....   ☐
     Sonstiges, was ....   ☐

7.2 Verbesserung/Veränderung der Hilfsmittelversorgung
7.2.1 Hilfsmittel der GKV, welche ....   nicht erforderlich ☐
Erläuterung: ....   ☐
7.2.2 Pflegehilfsmittel   nicht erforderlich ☐
     zur Körperpflege und Hygiene, welche ....   ☐
     zur Ernährung ....   ☐
     zur Mobilität innerhalb und außerhalb der Wohnung, welche ....   ☐
     zur Erleichterung der Pflege für die Pflegeperson, welche ....   ☐
     Erläuterung: ....   ☐

7.3 Technische Hilfen und bauliche Maßnahmen zur Anpassung des Wohnumfelder   nicht erforderlich ☐
     Erläuterung: ....   erforderlich ☐

7.4 Art und Umfang von Pflegeleistungen
7.4.1 Unterstützung/Veränderung in bezug auf Antragsteller/Pflegeperson im Hinblick
     auf Art und Umfang der Pflege   nicht erforderlich ☐
     Hauswirtschaftlicher Bereich, welcher ....   ☐
     Grundpflege, welche ....   ☐
     Behandlungspflege, welche ....   ☐
     Sonstiges, was ....   ☐
7.4.2 Entlastung in bezug auf Antragsteller/Pflegeperson durch: ....   nicht erforderlich ☐
     Tages-/Nachtpflege, welche ....   ☐
     Kurzzeitpflege, welche ....   ☐
     Heimpflege, welche ....   ☐
     Sonstige Betreuungsformen, welche ....   ☐
7.4.3 Beratung in bezug auf Antragsteller/Pflegepersonal durch: ....   nicht erforderlich ☐
     Pflegedienst/-einrichtung, welche ....   ☐
     Pflegekurs/Anleitung, welche(r) ....   ☐
     HWV/Essen auf Rädern ....   ☐
     Sonstiges, was ....   ☐

7.5 Mögliche kurative Defizite
     ....

8.   Zusätzliche Empfehlungen/Bemerkungen
     ....

9.   Empfehlung zum Termin der Wiederholungsbegutachtung:

Vordruck zu Kapitel 5.1., 5.7.

Hilfe-/Pflegebedarf

Pflegebedürftige(r)

Name: .... Vorname: .... Geb.Tag: ....

Wohnung: ....

Die Angaben erfolgen durch ☐ Pflegebedürftige(n)

☐ Pflegeperson: ....

☐ Betreuer/in: ....

.... den ....

Unterschrift

Behandelnder Arzt/in

Die Angaben werden aus ärztlicher Sicht bestätigt: Ja ☐ Nein ☐

Anmerkungen: ....

....

.... den ....

Unterschrift

A. Körperpflege

1	Waschen	selbständig	☐
		bedingt selbständig	☐
		teilweise selbständig	☐
		unselbständig	☐
	weil:		

2	Duschen	selbständig	☐
		bedingt selbständig	☐
		teilweise selbständig	☐
		unselbständig	☐
	weil:		

3	Baden	selbständig	☐
		bedingt selbständig	☐
		teilweise selbständig	☐
		unselbständig	☐
	weil:		

4	Zahnpflege	selbständig	☐
		bedingt selbständig	☐
		teilweise selbständig	☐
		unselbständig	☐
	weil:		

5	Kämmen	selbständig	☐
		bedingt selbständig	☐
		teilweise selbständig	☐
		unselbständig	☐
	weil:		

6	Rasieren	selbständig	☐
		bedingt selbständig	☐
		teilweise selbständig	☐
		unselbständig	☐
	weil:		

7	Darm-/Blasenentleerung	selbständig	☐
		bedingt selbständig	☐
		teilweise selbständig	☐
		unselbständig	☐
	weil:		

B. Ernährung

8	Nahrungszubereitung	selbständig	☐
		bedingt selbständig	☐
		teilweise selbständig	☐
		unselbständig	☐
	weil:		

9	Nahrungsaufnahme	selbständig	☐
		bedingt selbständig	☐
		teilweise selbständig	☐
		unselbständig	☐
	weil:		

C. Mobilität

10	Aufstehen/Zubettgehen	selbständig	☐
		bedingt selbständig	☐
		teilweise selbständig	☐
		unselbständig	☐
	weil:		

11	An-/Auskleiden	selbständig	☐
		bedingt selbständig	☐
		teilweise selbständig	☐
		unselbständig	☐
	weil:		

12	Gehen	selbständig	☐
		bedingt selbständig	☐
		teilweise selbständig	☐
		unselbständig	☐
	weil:		

13	Stehen	selbständig	☐
		bedingt selbständig	☐
		teilweise selbständig	☐
		unselbständig	☐
	weil:		

14	Treppen steigen	selbständig	☐
		bedingt selbständig	☐
		teilweise selbständig	☐
		unselbständig	☐
	weil:		

15	Wohnung verlassen/ wieder aufsuchen	selbständig	☐
		bedingt selbständig	☐
		teilweise selbständig	☐
		unselbständig	☐
	weil:		

16	Einkaufen	selbständig	☐
		bedingt selbständig	☐
		teilweise selbständig	☐
		unselbständig	☐
	weil:		

17	Kochen	selbständig	☐
		bedingt selbständig	☐
		teilweise selbständig	☐
		unselbständig	☐
	weil:		
	....		

18	Reinigung der Wohnung	selbständig	☐
		bedingt selbständig	☐
		teilweise selbständig	☐
		unselbständig	☐
	weil:		
	....		

19	Spülen	selbständig	☐
		bedingt selbständig	☐
		teilweise selbständig	☐
		unselbständig	☐
	weil:		
	....		

20	Kleiderpflege	selbständig	☐
		bedingt selbständig	☐
		teilweise selbständig	☐
		unselbständig	☐
	weil:		
	....		

21	Beheizen der Wohnung	selbständig	☐
		bedingt selbständig	☐
		teilweise selbständig	☐
		unselbständig	☐
	weil:		
	....		

Es bedeuten

- *selbständig:* es ist keine Hilfsperson notwendig
- *bedingt selbständig:* meist keine Hilfsperson erforderlich, praktisch nur vereinzelt und mitunter, fast kein Hilfebedarf
- *teilweise selbständig:* einzelne Verrichtungen werden unvollständig ausgeführt, eine Hilfsperson ist zur Anleitung bei der Vorbereitung/Durchführung bzw. zu ihrer zeit-/teilweisen Übernahme erforderlich
- *unselbständig:* Hilfe in allen Phasen notwendig.

Anschriften für Beratung und Hilfe

(Soweit nicht bei den Kapiteln 1–17 genannt)
Bitte bei Anfragen an nichtamtliche Stellen immer ca. 5 DM in Briefmarken
für Rückporto und Sachaufwand beifügen!

■ **Arbeiter-Samariter-Bund** Deutschland e.V., Sülzburgstr. 140, 50937 Köln-Sülz, T.: 02 21/47 60 53 17

■ **Allgemeiner Behindertenverband** in Deutschland für Selbstbestimmung und Würde e.V., Am Köllnischen Park 6–7, 10179 Berlin, T./Fax: 0 30/23 80 66 73

■ **Behinderte** in den Medien, Arbeitsgemeinschaft e.V., Bonner-Platz 1/V, 80803 München, T.: 0 89/30 79 92–0, Fax: –22

■ **Behindertenverband** in Deutschland e.V., Allgemeiner, Am Köllnischen Park 6–7, 10179 Berlin, T.: 0 30/23 80 66 73

■ **Camphill** e.V., Freundeskreis, Gütergotzer Str. 85, 14165 Berlin,
T.: 0 30/8 01 20 69

■ **Clubs Behinderte** und ihre Freunde (CBF) e.V., Bundesarbeitsgemeinschaft, Eupener Str. 5, 55131 Mainz, T.: 0 61 31/22 55 14

■ **Frauenhäuser,** Zentrale Informationsstelle für, Postfach 10 41 43, 34041 Kassel, T.: 05 61/8 43 13

■ **Frauenring** e.V., Deutscher, Lessingstr. 9, 61231 Bad Nauheim

■ **Frauenselbsthilfe** und Beratung (Gewalt gegen Frauen), Wildwasser e.V., Friedenstr. 6, 10965 Berlin, T.: 0 30/6 93 91 92

■ **Grünes Kreuz** e.V., Dt., Schuhmarkt 4, 35037 Marburg/Lahn, T.: 0 64 21/29 30

■ **»Hilfe für Behinderte«** e.V., Bundesarbeitsgemeinschaft, Kirchfeldstr. 149, 40215 Düsseldorf, T.: 02 11/3 10 06–0

■ **Hilfe zur Selbsthilfe,** Pf. 10 29 03, 69019 Heidelberg, T.: 0 62 21/76 76 55

■ **Körperbehinderten Selbsthilfe,** Bundesverband e.V., Altkrautheimer Str. 17–25, 74238 Krautheim/Jagst, T.: 0 62 94/6 80

■ **Körper- und Mehrfachbehinderte** e.V.,

Bundesverband für, Brehmstr. 5–7, 40239 Düsseldorf, T.: 02 11/62 66 51

■ **Krebs Frauenselbsthilfe,** Bundesverband Frauenselbsthilfe nach Krebs e.V., B 6 10/11, 68159 Mannheim, T.: 06 21/2 44 34

■ **Krebsgesellschaft** e.V., Dt., Paul-Ehrlich-Straße, 60596 Frankfurt, T.: 0 69/63 00 96–0

■ **Krebshilfe** e.V., Dt., Thomas-Mann-Str. 40, 53111 Bonn, T.: 02 28/7 29 90–0

■ **Organtransplantierten** e.V., Bundesverband der, Unter den Ulmen 98, 47137 Duisburg, T.: 02 03/44 20 10

■ **Rehabilitation Behinderter,** Deutsche Vereinigung, e.V., Friedrich-Ebert-Anlage 9, 69117 Heidelberg, T.: 0 62 21/2 54 85

■ **Rehabilitation,** Stiftung, Bonhofferstraße, 69123 Heidelberg, T.: 0 62 21/88–0

■ **Reichsbund** der Kriegs- und Wehrdienstopfer, Behinderten, Sozialrentner und Hinterbliebenen e.V., Beethovenallee 56–58, 53173 Bonn, T.: 02 28/95 64–0

■ **Sozialverband VdK,** Verband der Kriegs- und Wehrdienstopfer, Behinderten und Sozialrentner Deutschlands e.V., Wurzerstr. 2–4, 53175 Bonn, T.: 02 28/8 20 93–0

■ **Volkssolidarität** e.V., Rykestr. 53, 10405 Berlin, T.: 0 30/44 30 33 00,
Fax: 4 42 72 84

Wohlfahrtsverbände

■ **Arbeiterwohlfahrt,** Bundesverband e.V., Oppelner Str. 130, 53119 Bonn,
T.: 02 28/6 68 50

■ **Caritasverband** e.V., Deutscher, Karlstr. 40, 79104 Freiburg, T.: 07 61/2 00–0

■ **Diakonisches Werk** der Evangelischen Kirche in Deutschland e.V., Stafflenbergstr. 76, 70184 Stuttgart, T.: 07 11/21 59–0

- **Freien Wohlfahrtspflege** e.V., Bundesarbeitsgemeinschaft der, Franz-Lohe-Str. 17, 53129 Bonn, T.: 02 28/2 26–1
- **Paritätischer Wohlfahrtsverband** e.V., Dt. Gesamtverband, Heinrich-Hoffmann-Str. 3, 60528 Frankfurt, T.: 0 69/67 06–0
- **Rotes Kreuz,** Dt., e.V., Friedrich-Ebert-Allee 71, 53113 Bonn, T.: 02 28/54 11
- **Zentralwohlfahrtsstelle der Juden** in Deutschland e.V., Hebelstr. 6, 60318 Frankfurt, T.: 0 69/94 43 71–0

Berufliche Bildungs- und Förderungswerke

- **Berufsbildungswerke** Bundesarbeitsgemeinschaft der, Waldwinkler Str. 1, 84544 Aschau a. Inn, T.: 0 86 38/6 42 50
- **Berufsförderungswerke** Arbeitsgemeinschaft Deutscher, August-Krogmann-Straße 52, 22159 Hamburg, T.: 0 40/64 58 12 01
- **Medizinisch-berufliche** Rehabilitationseinrichtungen, Bundesarbeitsgemeinschaft, Waldstr. 2-10, 53177 Bonn, T.: 02 28/39 12 06
- **Werkstätten für Behinderte** e.V., Bundesarbeitsgemeinschaft der, Sonnemannstr. 5, 60314 Frankfurt/M, T.: 0 69/43 99 05

Ministerien – Informationsstellen

- **Behindertenbeauftragter** der Bundesregierung, Lengsdorfer Hauptstr. 80, 53127 Bonn, T.: 02 28/5 27–29 44
- **Bundesministerien:**
 – Gesundheit, Am Probsthof 78 a, 53121 Bonn, T.: 02 28/9 41 10 21
 – Familie, Senioren, Frauen und Jugend, Kennedyallee 105–107, 53175 Bonn, T.: 02 28/9 30 27 29
 – Arbeit und Soziales, Rochusstr. 1, 53123 Bonn, T.: 02 28/5 37 21 85
 – Justiz, Heinemannstr. 6, 53175 Bonn, T.: 02 28/58 40 10
- **Bundeszentrale** für gesundheitliche Aufklärung, Ostmerheimer Str. 200, 51109 Köln, T.: 02 21/89 92–0
- **Medizinische Dokumentation** und Information, Dt. Institut für, Weißhausstr. 27, 50939 Köln, T.: 02 21/47 24–1
- **Presse- und Informationsamt** der Bundesregierung, Welckerstr. 11, 53113 Bonn, T.: 02 28/2 08–0
- **Verbraucherverbände,** Arbeitsgemeinschaft der, Heilsbachstr. 20, 53123 Bonn, T.: 02 28/64 89–0
- **Volksgesundheitspflege** e.V., Dt. Zentrale für, Münchener Str. 48, 60329 Frankfurt/M., T.: 0 69/23 57 62

Ergänzungs- und Änderungswünsche zu den Adressen der Kapitel 1–17

Bitte an die Redaktion »Ratgeber für Behinderte«, Ullstein Verlag, Frau Gudrun Jänisch, Brieffach 8030, 10888 Berlin, Fax: 0 30/2 51 72 59. Es können nur Verbände, Vereine, Institutionen, Selbsthilfeeinrichtungen und -gruppen aufgenommen werden, deren Tätigkeit überregional ausgerichtet ist.

Herstellerverzeichnis

Arjo Systeme
für Rehabilitation GmbH
Rudolf-Diesel-Str. 5
65719 Hofheim-Wallau
Tel.: 0 61 22 / 80 40
Fax: 0 61 22 / 80 41 60

Auto-Depot GmbH & Co.
Autoservice KG
Kolonnenstraße 30 h
10829 Berlin
Tel.: 0 30 / 7 81 10 11
Fax: 0 30 / 7 81 70 14

Biedermann MOTECH GmbH
Medizin-Orthopädie-Technik
Berta-Suttner-Str. 23
78054 Villingen-Schwenningen
Tel.: 0 77 20 / 85 10-0
Fax: 0 77 20 / 85 10-66

Bentronic
Gesellschaft für
Medizin-Elektronik mbH
Kreillerstr. 56 a
81673 München
Tel.: 0 89 / 43 66 91-0
Fax: 0 89 / 4 36 13 35

Duravit AG
Postfach 240
78128 Hornberg
Tel.: 0 78 33 / 70-0
Fax: 0 78 33 / 7 02 89

Griep-West Behindertentechnik
RASANT-AUTOMOBILE GMBH
Am Detershof 2-4
26655 Westerstede
Tel.: 0 44 88 / 30 05
Fax: 0 44 88 / 40 05

Handy Tech
Elektronik GmbH
Brunnenstr. 10
72160 Horb
Tel.: 0 74 51 / 55 46-0
Fax: 0 74 51 / 48 64
E-Mail: 100350.3564@Compuserve.com

Robert Hoening
Spezialfahrzeuge GmbH
Ulmer Straße 16/2
71229 Leonberg
Tel.: 0 71 52 / 9 79 49-0
Fax: 0 71 52 / 9 79 49-9
E-Mail: r.hoening@t-online.de

HNE - Huntleigh Nesbit
Evans Healthcare GmbH
Im Hülsenfeld 19
40721 Hilden
Tel.: 0 21 03 / 97 11-0
Fax: 0 21 03 / 97 11-80

Holz - Hoerz GmbH
Postfach 1103
72521 Münsingen / Württ.
Tel.: 0 73 81 / 93 57 0
Fax: 0 73 81 / 93 57 40

Hoyer GmbH
Reha-Lift + Transfer
Industriepark HOYER-Am Hetgesborn 15
35510 Butzbach
Tel.: 0 60 33 / 9 65 20
Fax: 0 60 33 / 96 52 52

Autohaus Keyssler
Moderne Technik für
körperbehinderte Autofahrer
Neuenlander Straße 91
28199 Bremen
Tel.: 04 21 / 53 69 40
Fax: 04 21 / 55 30 60

Dr. Koopmann GmbH
Einbauküchen
Industriestraße 11
35684 Dillenburg
Tel.: 0 27 71 / 81 54-0
Fax: 0 27 71 / 81 54 44

Lekis
Spielwaren, Lernmittel, Bücher
Immermannstraße 11
40210 Düsseldorf
Tel.: 02 11 / 35 21 91
Fax: 02 11 / 1 64 08 11

Lück GmbH
Vennweg 22
46395 Bocholt
Tel.: 0 28 71 / 99 79-0
Fax: 0 28 71 / 99 79-10

Minitrac GmbH
Am Holzbach 25
61273 Wehrheim 4
Tel.: 0 60 81 / 21 74
Fax: 0 60 81 / 6 70 74

Mobilcenter Zawatzky GmbH
Bermannsbruch 2–4
74909 Meckersheim bei Heidelberg
Tel.: 0 62 26/92 17-0
Fax: 0 62 26/92 17 92

M.O.H.I. GmbH
Alleinvertretung für
ROHO-Sitzkissen und -Matratzen
Hardtstraße 51
69207 Sandhausen
Tel.: 0 62 24 / 93 27-0
Fax: 0 62 24 / 93 27-20

ORTHO-FIT
Sanitätshaus & Orthopädietechnik GmbH
Altheimer Eck 2
80331 München
Tel.: 0 89 / 23 50 82-0
Fax: 0 89 / 23 50 82-20

F.H. Papenmeier GmbH & Co. KG
Fachbereich Reha-Technik
Postfach 16 20
58211 Schwerte
Tel.: 0 23 04 / 9 46-0
Fax: 0 23 04 / 9 46 - 246
E-Mail: FHP@rehatec.un.eunet.de

Petri + Lehr GmbH
Bernardstraße 79
63067 Offenbach/Main
Tel.: 0 69 / 82 97 93-0
Fax: 0 69 / 82 97 93 30

REHA-Autotechnik GmbH
An der Berleburg 2
36110 Schlitz
Tel.: 0 66 42 / 70 25
Fax: 0 66 42 / 73 76

REHACOM
Färber + Jacobi
Technik für behinderte Menschen
Lange Straße 44
89129 Langenau
Tel.: 0 73 45 / 50 44
Fax: 0 73 45 / 50 43

DIE REHA GRUPPE GmbH
Kleinhülsen 41
40721 Hilden
Tel.: 0 21 03 / 58 76-0
Fax: 0 21 03 / 58 76-99
http://www.reha.com
E-Mail: INFO@REHA.COM

REHA MOBIL Berlin
Skalitzer Straße 127-128
10999 Berlin
Tel.: 0 30 / 6 15 10 14 / 15
Fax: 0 30 / 6 14 21 87

Reinecker Reha-Technik GmbH
Sandwiesenstraße 19
64665 Alsbach-Hähnlein
Tel.: 0 62 57 / 48 97 / 30 73 / 93 11-0
Fax: 0 62 57 / 25 61

RKT – Rehamittelvertrieb- und -beratung
für Kehlkopflose und Tracheotomierte
GmbH
Schmellerstr. 12
80337 München
Tel.: 0 89 / 7 21 38 09
Fax: 0 89 / 7 25 17 89

Sani-trans
Lange Straße 37
89129 Langenau
Tel.: 0 73 45 / 40 11
Fax: 0 73 45 / 2 33 74

Schröttle-Gerätebau GmbH
Hauptstraße 1-3 a
86679 Ellgau
Tel.: 0 82 73 / 9 18 05
Fax: 0 82 73 / 9 18 06

SMT Servox Medizintechnik GmbH
Zweigniederlassung der Madaus AG
Servatiusstr. 69 d
51109 Köln
Tel.: 02 21 / 8 99 00-0
Fax: 02 21 / 8 99 00 77

SORG
Rollstuhltechnik GmbH + Co. KG
Benzstr. 3
68794 Oberhausen-Rheinhausen
Tel.: 0 72 54 / 92 79-0
Fax: 0 72 54 / 92 79-10

Auto Specht
Spezialbetrieb für Autofahrer
die körperbehindert sind
Schöneicher Allee 50 a
15370 Fredersdorf bei Berlin
Tel.: 03 34 39 / 8 05 31
Fax: 03 34 39 / 8 05 32

Hilfsmittelverzeichnis

Anti-Dekubitus-Systeme
- HNE - Huntleigh Nesbit
  Evans Healthcare GmbH
  Im Hülsenfeld 19
  40721 Hilden

- M.O.H.I
  Alleinvertretung für
  ROHO-Sitzkissen und -Matratzen
  Hardtstraße 51
  69207 Sandhausen

Arbeitsplatz-Ausstattung
- Handy Tech
  Elektronik GmbH
  Brunnenstr. 10
  72160 Horb

- RehaCom
  Färber + Jacobi
  Technik für behinderte Menschen
  Lange Straße 44
  89129 Langenau

- Reinecker Reha-Technik GmbH
  Sandwiesenstraße 19
  64665 Alsbach-Hähnlein

Aufzüge
- Hoyer GmbH
  Reha-Lift + Transfer
  Industriepark HOYER-Am Hetgesborn 15
  35510 Butzbach

Auto-Ausstattung
- Auto-Depot GmbH & Co.
  Autoservice KG
  Kolonnenstraße 30 h
  10829 Berlin

- Autohaus Keyssler
  Moderne Technik für
  körperbehinderte Autofahrer
  Neuenlander Straße 91
  28199 Bremen

- Petri + Lehr GmbH
  Bernardstraße 79
  63067 Offenbach/Main

- REHA-Autotechnik GmbH
  An der Berleburg 2
  36110 Schlitz

- DIE REHA GRUPPE GmbH
  Kleinhülsen 41
  40721 Hilden

- REHA Mobil Berlin
  Skalitzer Straße 127-128
  10999 Berlin

- Schröttle-Gerätebau GmbH
  Hauptstraße 1-3 a
  86679 Ellgau

Auto-Schwenksitz
- Griep-West Behindertentechnik
  RASANT-AUTOMOBILE GmbH
  Am Detershof 4
  26655 Westerstede

- Autohaus Keyssler
  Moderne Technik für
  körperbehinderte Autofahrer
  Neuenlander Straße 91
  28199 Bremen

- Petri + Lehr GmbH
  Bernardstraße 79
  63067 Offenbach/Main

- DIE REHA GRUPPE GmbH
  Kleinhülsen 41
  40721 Hilden

- REHA Mobil Berlin
  Skalitzer Straße 127-128
  10999 Berlin

Bade-Lifter

- Arjo Systeme
  für Rehabilitation GmbH
  Rudolf-Diesel-Str. 5
  65719 Hofheim-Wallau

- Hoyer GmbH
  Reha-Lift + Transfer
  Industriepark HOYER-Am Hetgesborn 15
  35510 Butzbach

Bade-Lifter/-kran

- HNE - Huntleigh Nesbit
  Evans Healthcare GmbH
  Im Hülsenfeld 19
  40721 Hilden

Bein-/Arm-Prothesen

- Biedermann MOTECH GmbH
  Medizin-Orthopädie-Technik
  Berta-Suttner-Str. 23
  78054 Villingen-Schwenningen

Bert-Decken/-Einlagen

- Lück GmbH & Co. KG
  RHOMBO-MEDICAL
  Vennweg 22
  46395 Bocholt

Betten-Lifter

- Hoyer GmbH
  Reha-Lift + Transfer
  Industriepark HOYER-Am Hetgesborn 15
  35510 Butzbach

Bildschirm-Lesegerät

- Reinecker Reha-Technik GmbH
  Sandwiesenstraße 19
  64665 Alsbach-Hähnlein

Blinden-Hilfsmittel

- Handy Tech
  Elektronik GmbH
  Brunnenstr. 10
  72160 Horb

Blinden-Spiele

- Lekis
  Spielwaren, Lernmittel, Bücher
  Immermannstraße 11
  40210 Düsseldorf

Braille-Modul/-Displays

- Handy Tech
  Elektronik GmbH
  Brunnenstr. 10
  72160 Horb

Computer Systeme

- Handy Tech
  Elektronik GmbH
  Brunnenstr. 10
  72160 Horb

Drei-Räder

- Bentronic
  Gesellschaft für
  Medizin-Elektronik mbH
  Kreillerstr. 56 a
  81673 München

Dreipunktkorsett

- Biedermann MOTECH GmbH
  Medizin-Orthopädie-Technik
  Berta-Suttner-Str. 23
  78054 Villingen-Schwenningen

Dusch-Sitze

- Arjo Systeme
  für Rehabilitation GmbH
  Rudolf-Diesel-Str. 5
  65719 Hofheim-Wallau

Einbauküchen

- Dr. Koopmann GmbH
  Einbauküchen
  Industriestraße 11
  35684 Dillenburg

Elektro-Rollstühle

- Bentronic
  Gesellschaft für
  Medizin-Elektronik mbH
  Kreillerstr. 56 a
  81673 München

Elektronische Hilfsmittel

- Handy Tech
  Elektronik GmbH
  Brunnenstr. 10
  72160 Horb

- RehaCom
  Färber + Jacobi
  Technik für behinderte Menschen
  Lange Straße 44
  89129 Langenau

Fahrzeuge

- Autohaus Keyssler
  Moderne Technik für
  körperbehinderte Autofahrer
  Neuenlander Straße 91
  28199 Bremen

- DIE REHA GRUPPE GmbH
  Kleinhülsen 41
  40721 Hilden

- REHA Mobil Berlin
  Skalitzer Straße 127-128
  10999 Berlin

Fahrzeug-Zubehör

- Griep-West Behindertentechnik
  RASANT-AUTOMOBILE GmbH
  Am Detershof 4
  26655 Westerstede

- Petri + Lehr GmbH
  Bernardstraße 79
  63067 Offenbach/Main

- DIE REHA GRUPPE GmbH
  Kleinhülsen 41
  40721 Hilden

- REHA Mobil Berlin
  Skalitzer Straße 127-128
  10999 Berlin

- Schröttle-Gerätebau GmbH
  Hauptstraße 1-3 a
  86679 Ellgau

Früh-Förderung

- Lekis
  Spielwaren, Lernmittel, Bücher
  Immermannstraße 11
  40210 Düsseldorf

Führerschein-Ausbildung

- DIE REHA GRUPPE GmbH
  Kleinhülsen 41
  40721 Hilden

Hebebühnen

- Hoyer GmbH
  Reha-Lift + Transfer
  Industriepark HOYER-Am Hetgesborn 15
  35510 Butzbach

- Autohaus Keyssler
  Moderne Technik für
  körperbehinderte Autofahrer
  Neuenlander Straße 91
  28199 Bremen

- Petri + Lehr GmbH
  Bernardstraße 79
  63067 Offenbach/Main

- REHA Mobil Berlin
  Salitzer Straße 127-128
  10999 Berlin

Heber

- Autohaus Keyssler
  Moderne Technik für
  körperbehinderte Autofahrer
  Neuenlander Straße 91
  28199 Bremen

Inhalations-Geräte

- SMT Servox Medizintechnik GmbH
  Zweigniederlassung der Madaus AG
  Servatiusstraße 69 d
  51109 Köln

Inkontinenz-Hilfen

- Bentronic
  Gesellschaft für
  Medizin-Elektronik mbH
  Kreillerstr. 56 a
  81673 München

Kehlkopf-Hilfsmittel

- SMT Servox Medizintechnik GmbH
  Zweigniederlassung der Madaus AG
  Servatiusstraße 69 d
  51109 Köln

Kfz-Ausstattung

- Autohaus Keyssler
  Moderne Technik für
  körperbehinderte Autofahrer
  Neuenlander Straße 91
  28199 Bremen

- DIE REHA GRUPPE GmbH
  Kleinhülsen 41
  40721 Hilden

- REHA Mobil Berlin
  Skalitzer Straße 127-128
  10999 Berlin

- Schröttle-Gerätebau GmbH
  Hauptstraße 1-3 a
  86679 Ellgau

Kfz-Hilfen

- Autohaus Keyssler
  Moderne Technik für
  körperbehinderte Autofahrer
  Neuenlander Straße 91
  28199 Bremen

- REHA Mobil Berlin
  Skalitzer Straße 127-128
  10999 Berlin

Kfz-Umrüstung

- Griep-West Behindertentechnik
  RASANT-AUTOMOBILE GmbH
  Am Detershof 4
  26655 Westerstede

- Autohaus Keyssler
  Moderne Technik für
  körperbehinderte Autofahrer
  Neuenlander Straße 91
  28199 Bremen

- Mobilcenter Zawatzky GmbH
  Bemannsbruch 2–4
  74909 Meckesheim bei Heidelberg

- Petri + Lehr GmbH
  Bernardstraße 79
  63067 Offenbach/Main

- REHA-Autotechnik GmbH
  An der Berleburg 2
  36110 Schlitz

- DIE REHA GRUPPE GmbH
  Kleinhülsen 41
  40721 Hilden

- REHA Mobil Berlin
  Skalitzer Straße 127-128
  10999 Berlin

- Schröttle-Gerätebau GmbH
  Hauptstraße 1-3 a
  86679 Ellgau

- Auto Specht
  Spezialbetrieb für Autofahrer
  die körperbehindert sind
  Schöneicher Allee 50 a
  15370 Fredersdorf bei Berlin

Kommunikations-Hilfen
- RehaCom
  Färber + Jacobi
  Technik für behinderte Menschen
  Lange Straße 44
  89129 Langenau

Küchen-Ausstattung/-Hilfen
- Dr. Koopmann GmbH
  Einbauküchen
  Industriestraße 11
  35684 Dillenburg

Lifter
- Arjo Systeme
  für Rehabilitation GmbH
  Rudolf-Diesel-Str. 5
  65719 Hofheim-Wallau

- Hoyer GmbH
  Reha-Lift + Transfer
  Industriepark HOYER-Am Hetgesborn 15
  35510 Butzbach

- HNE - Huntleigh Nesbit
  Evans Healthcare GmbH
  Im Hülsenfeld 19
  40721 Hilden

Matratzen
- Lück GmbH & Co. KG
  RHOMBO-MEDICAL
  Vennweg 22
  46395 Bocholt

Medizinische Elektronik
- Bentronic
  Gesellschaft für
  Medizin-Elektronik mbH
  Kreillerstr. 56 a
  81673 München

Musik-Therapie-Geräte
- Lekis
  Spielwaren, Lernmittel, Bücher
  Immermannstraße 11
  40210 Düsseldorf

Nerven-Stimulatoren
- Bentronic
  Gesellschaft für
  Medizin-Elektronik mbH
  Kreillerstr. 56 a
  81673 München

Orthopädie-Bedarf
- Biedermann MOTECH GmbH
  Medizin-Orthopädie-Technik
  Berta-Suttner-Str. 23
  78054 Villingen-Schwenningen

Pedalo®-System
- Holz - Hoerz GmbH
  Pedalo, Pertra, Perbo
  Postfach 1103
  72521 Münsingen / Württ.

Personenauto-Lifter
- Autohaus Keyssler
  Moderne Technik für
  körperbehinderte Autofahrer
  Neuenlander Straße 91
  28199 Bremen

Pertra®-Spielsatz
- Holz - Hoerz GmbH
  Pedalo, Pertra, Perbo
  Postfach 1103
  72521 Münsingen / Württ.

Pflege-Betten
- HNE - Huntleigh Nesbit
  Evans Healthcare GmbH
  Im Hülsenfeld 19
  40721 Hilden

Physiotherapeutischer Bedarf

- Lekis
  Spielwaren, Lernmittel, Bücher
  Immermannstraße 11
  40210 Düsseldorf

Prothesen/Orthesen

- Biedermann MOTECH GmbH
  Medizin-Orthopädie-Technik
  Berta-Suttner-Str. 23
  78054 Villingen-Schwenningen

Rampen

- Autohaus Keyssler
  Moderne Technik für
  körperbehinderte Autofahrer
  Neuenlander Straße 91
  28199 Bremen

- Lück GmbH & Co. KG
  RHOMBO-MEDICAL
  Vennweg 22
  46395 Bocholt

- Petri + Lehr GmbH
  Bernardstraße 79
  63067 Offenbach/Main

- REHA Mobil Berlin
  Skalitzer Straße 127-128
  10999 Berlin

Reha-Geräte

- Bentronic
  Gesellschaft für
  Medizin-Elektronik mbH
  Kreillerstr. 56 a
  81673 München

- Holz - Hoerz GmbH
  Pedalo, Pertra, Perbo
  Postfach 1103
  72521 Münsingen / Württ.

Reizstrom-Therapie

- Bentronic
  Gesellschaft für
  Medizin-Elektronik mbH
  Kreillerstr. 56 a
  81673 München

Rollstuhl-Antriebe

- Bentronic
  Gesellschaft für
  Medizin-Elektronik mbH
  Kreillerstr. 56 a
  81673 München

Rollstuhl-Hebebühne/-Lift

- Hoyer GmbH
  Reha-Lift + Transfer
  Industriepark HOYER-Am Hetgesborn 15
  35510 Butzbach

- Autohaus Keyssler
  Moderne Technik für
  körperbehinderte Autofahrer
  Neuenlander Straße 91
  28199 Bremen

- REHA-Autotechnik GmbH
  An der Berleburg 2
  36110 Schlitz

- REHA Mobil Berlin
  Skalitzer Straße 127-128
  10999 Berlin

- Sani-trans
  Lange Straße 37
  89129 Langenau

Rollstuhl-Sitzkissen

- HNE - Huntleigh Nesbit
  Evans Healthcare GmbH
  Im Hülsenfeld 19
  40721 Hilden

Rollstuhl-Zugeräte

- Minitrac GmbH
  Am Holzbach 25
  61273 Wehrheim 4

Rollstühle

- SORG
  Rollstuhltechnik GmbH + Co. KG
  Benzstr. 3
  68794 Oberhausen-Rheinhausen

Rollstühle mit Fahrradantrieb

- Bentronic
  Gesellschaft für
  Medizin-Elektronik mbH
  Kreillerstr. 56 a
  81673 München

Rumpf-/Beinorthesen

- Biedermann MOTECH GmbH
  Medizin-Orthopädie-Technik
  Berta-Suttner-Str. 23
  78054 Villingen-Schwenningen

Schreib-/Lesegeräte (Blinde)

- Handy Tech
  Elektronik GmbH
  Brunnenstr. 10
  72160 Horb

- Reinecker Reha-Technik GmbH
  Sandwiesenstraße 19
  64665 Alsbach-Hähnlein

Sport-/Spielgeräte

- Holz - Hoerz GmbH
  Pedalo, Pertra, Perbo
  Postfach 1103
  72521 Münsingen / Württ.

- Lekis
  Spielwaren, Lernmittel, Bücher
  Immermannstraße 11
  40210 Düsseldorf

Sprach-Erkennung/-Steuerung

- Bentronic
  Gesellschaft für
  Medizin-Elektronik mbH
  Kreillerstr. 56 a
  81673 München

Sprachausgabe/-eingabe

- Handy Tech
  Elektronik GmbH
  Brunnenstr. 10
  72160 Horb

- RehaCom
  Färber + Jacobi
  Technik für behinderte Menschen
  Lange Straße 44
  89129 Langenau

Sprachausgabe (synthetisch)

- Reinecker Reha-Technik GmbH
  Sandwiesenstraße 19
  64665 Alsbach-Hähnlein

Sprachheilpädagogik

- Lekis
  Spielwaren, Lernmittel, Bücher
  Immermannstraße 11
  40210 Düsseldorf

Sprech-Hilfen/-Hilfsgeräte

- SMT Servox Medizintechnik GmbH
  Zweigniederlassung der Madaus AG
  Servatiusstraße 69 d
  51109 Köln

Steh-Hilfen

- Arjo Systeme
  für Rehabilitation GmbH
  Rudolf-Diesel-Str. 5
  65719 Hofheim-Wallau

Stimulatoren

- Bentronic
  Gesellschaft für
  Medizin-Elektronik mbH
  Kreillerstr. 56 a
  81673 München

Stoma-Versorgung
- SMT Servox Medizintechnik GmbH
  Zweigniederlassung der Madaus AG
  Servatiusstraße 69 d
  51109 Köln

Textverarbeitung (Sehbehinderte)
- Handy Tech
  Elektronik GmbH
  Brunnenstr. 10
  72160 Horb

- Reinecker Reha-Technik GmbH
  Sandwiesenstraße 19
  64665 Alsbach-Hähnlein

Therapie-/Lern-Spielzeug
- Holz - Hoerz GmbH
  Pedalo, Pertra, Perbo
  Postfach 1103
  72521 Münsingen / Württ.

- Lekis
  Spielwaren, Lernmittel, Bücher
  Immermannstraße 11
  40210 Düsseldorf

Therapie-Geräte
- Bentronic
  Gesellschaft für
  Medizin-Elektronik mbH
  Kreillerstr. 56 a
  81673 München

- Holz - Hoerz GmbH
  Pedalo, Pertra, Perbo
  Postfach 1103
  72521 Münsingen / Württ.

Therapie-Hilfsmittel
- HNE - Huntleigh Nesbit
  Evans Healthcare GmbH
  Im Hülsenfeld 19
  40721 Hilden

Toilettenanlagen
- Duravit AG
  Postfach 240
  78128 Hornberg

Toilettenanlagen (autom.)
- Bentronic
  Gesellschaft für
  Medizin-Elektronik mbH
  Kreillerstr. 56 a
  81673 München

Treppen-Lifte /-Sitzlifte
- Hoyer GmbH
  Reha-Lift + Transfer
  Industriepark HOYER-Am Hetgesborn 15
  35510 Butzbach

- Sani-trans
  Lange Straße 37
  89129 Langenau

Treppen-Raupen
- Sani-trans
  Lange Straße 37
  89129 Langenau

Treppen-Schrägaufzug
- Sani-trans
  Lange Straße 37
  89129 Langenau

Umweltkontroll-System
- RehaCom
  Färber + Jacobi
  Technik für behinderte Menschen
  Lange Straße 44
  89129 Langenau

Waschbecken
- Duravit AG
  Postfach 240
  78128 Hornberg

Literaturhinweise

Bei den genannten Verlagen und Verbänden können Sie jeweils ein Verzeichnis der verfügbaren Veröffentlichungen anfordern.

> Bitte bei Verbänden, Arbeitsgemeinschaften/-kreise usw. **Rückporto nicht vergessen!**

Erkrankungen der Atmungsorgane:
- Prof. Dr. Bergmann, *Allergien,* Techniker Krankenkasse, 22291 Hamburg.
- Hans Blaha, *Bronchitis und Asthma,* Verlag Gesundheit.
- Wolfgang Petro, *Sauerstoff-Langzeit-Therapie bei Krankheiten der Atmungsorgane,* Verlag Gesundheit.
- Bernhard Lauber, *Chronische Bronchitis,* Verlag Gesundheit.
- Konrad Schultz/Heinz Jürgen Stark, *Asthma bronchiale,* Verlag Gesundheit.

Frauen und Behinderung
- Dr. Sigrid Arnade »Weder Küsse noch Karriere«. Erfahrungen behinderter Frauen, Fischer Verlag.

Brustkrebs:
- Manfred Kindler u. a., *Brustkrebs,* Verlag Gesundheit.
- Donna Dawson, *Krebs bei Frauen,* Heyne.

Diabetes:
- Ruth Menzel, *Insulin zum Leben,* Verlag Gesundheit.
- Insuliner-Verlag, Am Heydwolf 16, 35274 Kirchhain-Schönbach.

Geistige Behinderung:
- Lebenshilfe Verlag, Raiffeisenstraße 18, 35043 Marburg.
- Gerda Jun, *Kinder, die anders sind,* Ullstein Medicus.

Hauterkrankungen:
- Dt. Psoriasis-Bund, *Psoriasis-Magazin,* Hamburg.
- Hans Meffert, *Akne,* Ullstein Medicus.
- Hans Meffert, *Schuppenflechte,* Ullstein Medicus.
- E. Schröpl/R. Malcomess, *Neurodermitis bei Kindern,* Ullstein Medicus.
- Hans-Werner-Tüttenberg, *Neurodermitis,* Verlag Gesundheit.

Herz- und Kreislauferkrankungen
- AG für kardiologische Prävention und Rehabilitation, *Psychische Situation Koronarkranker nach Herz-Infarkt,* Höhenried 1, 82347 Bernried.
- M. Conradt, *Das Herz,* Techniker Krankenkasse, 22291 Hamburg.
- Dolf Künzel, *Das neue Leben nach dem Herzinfarkt,* Ullstein Medicius.
- Christian Zippel, *Schlaganfall,* Ullstein Medicus.
- Hans-Dieter Faulhaber, *Hoher Blutdruck,* Ullstein Medicus.
- Elke Eberhardt, *Wenn die Beine nicht mehr wollen,* Ullstein Medicus.

Hörbehinderung:
- Signum-Verlag Hamburg, *Das Zeichen,* Zeitschrift, Zentrum für Dt. Gebärdensprache, Hans-Albers-Platz 2, 20359 Hamburg.

- O. Wolf u. a., *Hörgeschädigt*, Verlag Gesundheit.
- M. Herzogenrath, *Mein Weg aus der Stille*, Hohlsteinstr. 9, 57080 Siegen, 20 DM + Porto.

Knochenerkrankungen:
- Peter Matzen, *Das künstliche Hüftgelenk*, Verlag Gesundheit.
- Peter Matzen, *Das künstliche Kniegelenk*, Verlag Gesundheit.
- Peter Matzen, *Orthopädische Erkrankungen im Kindesalter*, Ullstein Medicus.

Körperbehinderungen
- Verlag des Bundesverbandes für Körper- und Mehrfachbehinderte, Brehmstr. 5–7, 40239 Düsseldorf.
- Verlag des BSK, *Leben und Weg*, Zeitschrift, Altkrautheimer Str. 17, 74238 Krautheim.

Krebserkrankungen:
- Hermann Delbrück, *Krebsschmerz*, Verlag Kohlhammer, Stuttgart.
- Manfred Reitz/Peter Gutjahr, *Krebs besiegen, Entstehung – Behandlung – Erfolge*, Ullstein Verlag.
- Siehe auch Patienten-Literatur-Dienst bei »Rheuma«.

Multiple Sklerose:
- Dr. Eva Maida, *Der MS-Ratgeber*, Thieme-Verlag.

Psychische Erkrankungen:
- U. Nuber, *Bin ich denn verrückt*, Kreuz-Verlag.
- Aktion psychisch Kranke, Graurheindorfer Str. 15, 53111 Bonn.

- Karl Hecht, *Selbsthilfe bei Schlafstörungen*, Ullstein Medicus.
- Jochen Quandt/Karl O. Hiller, *Depression und Angst*, Ullstein Medicus.
- Karl Kulitza, *Ich hatte Depressionen*, Ullstein Taschenbuch-Verlag.
- Frank Naumann, *Erste Hilfe für die Seele*, Verlag Gesundheit.

Querschnittslähmung:
- Zeitschrift »paraplegiker«, vfm, Pf. 10 57 67, 69047 Heidelberg.

Rehabilitation:
- Arbeitshilfen der Bundesarbeitsgemeinschaft für Reha, Walter-Kolb-Str. 9–11, 60594 Frankfurt/M. (Koronarkranke, Schädel-Hirn-Verletzte, Asthma, Schlaganfall, Rheuma, ältere Menschen, Krebskranke, Wiedereingliederung in den Arbeitsprozeß).

Rheuma:
- Patienten-Literatur-Dienst, Danziger Str. 11, 53757 St. Augustin.
- Wolfgang Keitel, *Rheuma – Zum Schmerz verurteilt?*, Verlag Gesundheit.

Schlaganfall:
- Bundesgesundheitsministerium, *Schlaganfall*, 53108 Bonn.
- Christian Zippel, *Schlaganfall*, Ullstein Medicus.

Selbsthilfegruppen/-verbände mit lokalen Anlaufstellen
- Wegweiser »Wer hilft weiter?«, Verlag Schmid-Römhild, Mengstr. 16, 23552 Lübeck

Zeitschriften für Behinderte

»Bechterew Brief«
Mitteilungsblatt der Dt. Vereinigung Morbus Bechterew e.V., Metzgergasse 16, 97421 Schweinfurt, T.: 0 97 21/2 20 33

»Das Band«
Zeitschrift des Bundesverbandes für Körper- und Mehrfachbehinderte, Brehmstr. 5–7, 40239 Düsseldorf, T.: 02 11/62 66 51

»Das Herz«
Ratgeber aus der Apotheke für Herz und Kreislauf, Dt. Herzstiftung e.V., Vogtstr. 50, 60322 Frankfurt, T.: 0 69/9 55 12 80

»Deutsche Behinderten-Zeitung«
Reha-Verlag, Pf. 20 11 61, 53141 Bonn, T.: 02 28/35 23 28

»Die Stütze«
Allgemeiner Behindertenverband in Deutschland für Selbstbestimmung und Würde e.V., Am Köllnischen Park 6–7, 10179 Berlin, T./Fax: 0 30/23 80 66 73

»handiCAP –
Das Magazin für Lebensfreude«
esv-Verlag, Wallbergstr. 3, 82024 Taufkirchen, Fax: 0 89/6 12 02 25

»Leben & Weg«
Bundesverband Selbsthilfe Körperbehinderter e.V., Altkrautheimer-Str. 17, 74238 Krautheim/Jagst, T.: 0 62 94/68–1 09

»mobil«
Magazin der Dt. Rheuma Liga, Pf. 22, 67133 Maxdorf, T.: 02 28/9 57 50–0

»Die NEUE für Gehörlose«
Magazin des Fördervereins der Gehörlosen der neuen Bundesländer e.V., Schiffbauerdamm 13, Berlin, T./SchreibT/Fax: 0 30/2 29 40 55

»paraplegiker«
Das Nachrichtenmagazin der Querschnittsgelähmten, Pf. 10 57 67, 69047 Heidelberg, T.: 0 62 21/4 06 20

»Rechtsdienst der Lebenshilfe«
Bundesvereinigung Lebenshilfe für geistig Behinderte e.V., Raiffeisenstr. 18, 35043 Marburg, T.: 0 64 21/4 91–0
→ Ein »Muß« für alle, die in der Behindertenarbeit tätig sind, sehr professionell und umfassend!

»Selbsthilfe«
Zeitschrift der Bundesarbeitsgemeinschaft Hilfe für Behinderte, Verlag H.P. Meyer, Pf. 10 26 12, 45026 Essen

»Sozialcourage«
das neue Magazin für soziales Handeln, Lorenz-Werthmann-Haus, Karlstr. 40, 79104 Freiburg, T.: 07 61/2 00–4 17

Stichwortverzeichnis

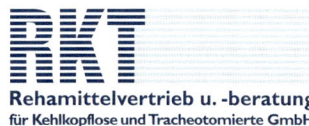

RKT

Rehamittelvertrieb u. -beratung
für Kehlkopflose und Tracheotomierte GmbH

Unser besonderes Angebot für Sie:

Der Rundumservice für Kehlkopflose und Tracheotomierte

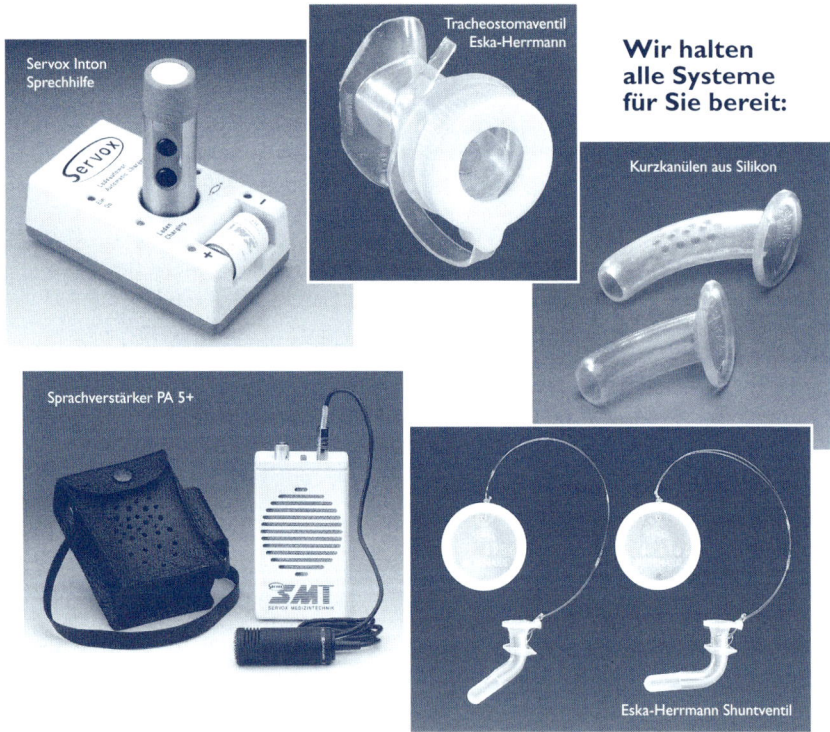

Servox Inton
Sprechhilfe

Tracheostomaventil
Eska-Herrmann

Wir halten
alle Systeme
für Sie bereit:

Kurzkanülen aus Silikon

Sprachverstärker PA 5+

Eska-Herrmann Shuntventil

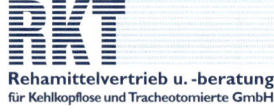

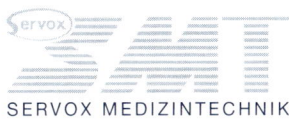
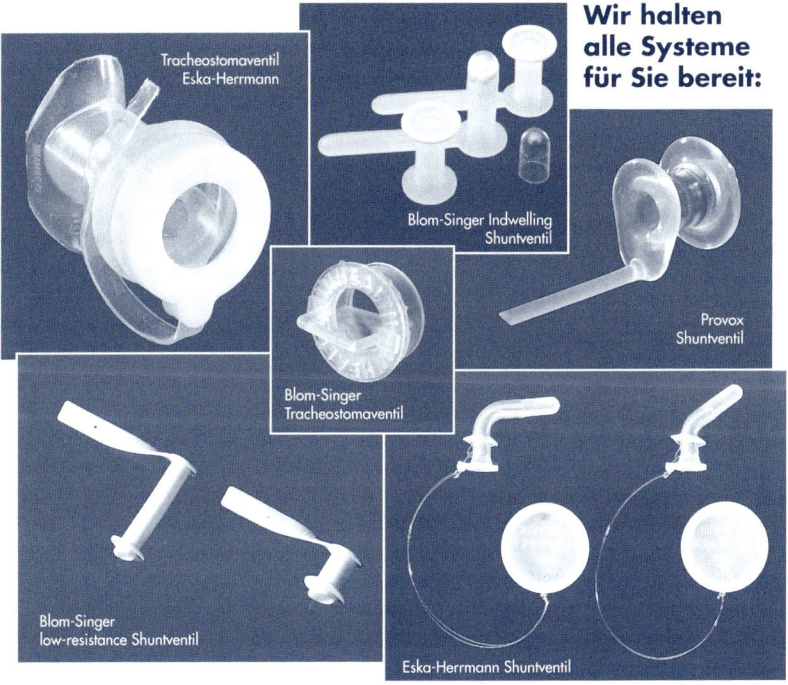

Die Deutsche Bibliothek – CIP-Einheitsaufnahme

Bauer, Franz:
Ratgeber für Behinderte / Franz Bauer. – 4., überarb. und erw. Aufl. – Berlin :
Verl. Gesundheit, 1997
ISBN 3-333-01010-0